SpringerWienNewYork

Miroslav Ferenčík, Jozef Rovenský,
Vladimír Maťha und Manfred Herold

Kompendium der Immunologie

Grundlagen und Klinik

SpringerWienNewYork

Prof. Ing. Miroslav Ferenčík, DrSc.
Neuroimunologický ústav, Slovenskej akadémie vied Bratislava a
Imunologický ústav, Lekárskej fakulty Univerzity Komenského
Bratislava, Slovenská Republika

Prof. MUDr. Jozef Rovenský, DrSc., FRCP
Národný ústav reumatických chorôb, Piešťany, Slovenská Republika

Doc. Ing. Vladimír Maťha, DrSc.
IVAX Pharmaceuticals, s.r.o., Opava, Česká Republika

Ao. Univ.-Prof. Dr. Dr. Manfred Herold
Klinische Abteilung für Allgemeine Innere Medizin, Medizinische Universität Innsbruck,
Innsbruck, Österreich

Die Originalausgabe erschien unter dem Titel Imunitný Systém
© 2004 Slovak Academic Press, s.r.o.
Übersetzt aus dem Slowakischen unter Mithilfe von Dr. Katarína Zervan
(geborene Krajčušková)

Gedruckt mit Unterstützung des Bundesministeriums für Bildung, Wissenschaft und Kultur
in Wien, der Stadt Piestany, Novartis, Schering Plough und der Slovak Academic Press in
Bratislava.

SpringerWienNewYork ist ein Unternehmen von Springer Science+Business Media
springer.at
Die Wiedergabe von Gebrauchsnamen, Handelsnamen, Warenbezeichnungen usw. in diesem Buch berechtigt auch ohne besondere Kennzeichnung nicht zu der Annahme, dass
solche Namen im Sinne der Warenzeichen- und Markenschutz-Gesetzgebung als frei zu
betrachten wären und daher von jedermann benutzt werden dürfen. Produkthaftung:
Sämtliche Angaben in diesem Fachbuch/wissenschaftlichen Werk erfolgen trotz sorgfälti-
ger Bearbeitung und Kontrolle ohne Gewähr. Insbesondere Angaben über Dosierungs-
anweisungen und Applikationsformen müssen vom jeweiligen Anwender im Einzelfall
anhand anderer Literaturstellen auf ihre Richtigkeit überprüft werden. Eine Haftung der
Autoren oder des Verlages aus dem Inhalt dieses Werkes ist ausgeschlossen.

Textkonvertierung und Umbruch: Grafik Rödl, Pottendorf, Österreich

Gedruckt auf säurefreiem, chlorfrei gebleichtem Papier – TCF
SPIN 11414902

Mit 55 zum Teil farbigen Abbildungen

Bibliografische Information Der Deutschen Bibliothek
Die Deutsche Bibliothek verzeichnet diese Publikation in der
Deutschen Nationalbibliografie; detaillierte bibliografische Daten
sind im Internet über http://dnb.ddb.de abrufbar

ISBN-10 3-211-25536-2 SpringerWienNewYork
ISBN-13 978-3-211-25536-0 SpringerWienNewYork

Vorwort

Schon seit Urzeiten suchen Menschen die Antwort auf die Frage nach ihrem Ursprung, nach Sinn und Zukunft ihrer Existenz und nach der Welt, die sie umgibt. Ihre Vorstellungen entwickelten sich schrittweise von primitivsten bis zu komplexeren Modellen, die sich immer präziser, wenn auch oft nur teilweise den richtigen Antworten annähern. Ermöglicht wird es durch die Wissenschaft und die vielen gelehrten Männer und Frauen, die der Wissenschaft ihr Leben gewidmet haben. Sie konnten ihre Gedanken nicht nur entwickeln und mit bekannten Sachverhalten vergleichen, sondern „ihre Lösungen" zur Weiterentwicklung auch an andere weitergeben. Für sie ist die Wissenschaft ein faszinierendes Betätigungsfeld und eine unersetzliche Erfahrung.

Zur gegenwärtigen Kenntnis der Gesetzlichkeiten unserer Makro- und Mikrowelt hat in großem Maße der geniale Physiker Albert Einstein beigetragen, der seine Einstellung zur Wissenschaft mit folgenden Worten ausdrückte: „Ich habe eine Tatsache während meines langen Lebens verstanden: unsere gesamte Wissenschaft ist im Vergleich zur Realität primitiv und kindlich, aber trotzdem die wertvollste Sache, die wir haben." Die Wissenschaft ist für interessierte Menschen deshalb so faszinierend und aufregend, weil sie einen *Prozess* darstellt, der nie zu Ende geht. Sobald wir uns dem Horizont einer gewissen Erkenntnis nähern, erscheinen neue Fragen, auf die weitere Antworten gesucht werden müssen. Die Wissenschaft gibt uns somit ständig neue Rätsel auf, für deren Lösung neue und noch nicht entdeckte Bereiche erforscht werden müssen. Eine der natürlichsten Eigenschaften des Menschen ist das Streben nach Wissen und Entdecken von bisher Unbekanntem oder Unerforschtem. Deshalb findet die Wissenschaft so viele Anhänger.

Die Physik gehört zu den ältesten Wissenschaftsbereichen, wobei die Molekularbiologie und die Immunologie eher Bereiche sind, deren erfolgreiche Entwicklung erst vor wenigen Jahrzehnten begann. Sir Martin Rees, einer der bekanntesten Kosmologen und Urheber der gegenwärtigen Ansichten über das Entstehen von Galaxien, schwarzen Löchern, Quasaren und des Ursprungs des Weltalls, hat die Beziehung zwischen den Wissenschaften über die leblose und die lebende Natur auf interessante Weise charakterisiert: „Die Wissenschaft über das Leben ist viel größer und komplexer als die Wissenschaft über das Weltall, weil der lebende Organismus viele komplexe Ebenen und sich gegenseitig überschneidende Systeme hat. Dies kann für einen Wissenschafter eine größere Herausforderung sein als Planeten, Sterne, Nebel und Galaxien. Ich habe die zweite Möglichkeit gewählt, weil ich glaube, dass mein einfaches Gehirn einfacher die Anordnung des Weltalls verstehen wird, als die Gesetzlichkeiten, die das Leben charakterisieren." Diese Ansicht kann sicherlich nicht verallgemeinert werden. Sie ist die Äußerung einer individuellen Lebenserfahrung.

Viele wissenschaftliche Bereiche haben ihre ungelösten Rätsel und Geheimnisse, wobei jene, die das Leben betreffen, einen unmittelbaren Wert für jeden Menschen in seinem aktuellen Zeitraum darstellen.

Die Gesetzlichkeiten, die die Existenz lebender Systeme einschließlich des Menschen bestimmen, werden in vielen Wissenschaftsbereichen erforscht. Von diesen nehmen in den letzten Jahrzehnten die Molekularbiologie, die Genetik und die Immunologie eindeutig die vordersten Plätze ein. Einer der bedeutendsten Beweise dieser Behauptung sind die Nobelpreise. Zwischen 1901 und 2005 wurden insgesamt 95 Nobelpreise für Medizin oder Physiologie an 187 Laureaten vergeben. Von diesen arbeiteten ungefähr 90% in den drei oben genannten Wissensgebieten oder verwendeten deren methodische Verfahren zur Begründung ihrer Entdeckungen. Von 95 Nobelpreisen waren 42 Preise für Arbeiten vergeben, die entweder direkt oder in sehr engem Zusammenhang mit Immunologie standen. Unter den 187 mit dem Nobel ausgezeichneten Wissenschaftern waren 80 Immunologen.

Die außergewöhnliche Entwicklung der Immunologie vor allem in den letzten 50 Jahren ließ sie nicht nur zu einem schnell wachsenden selbstständigen Wissenschaftsbereich werden, sondern bewirkte auch das Vordringen seiner Erkenntnisse und Methoden in praktisch alle medizinische Bereiche einschließlich moderner medizinischer Biotechnologien. Viele diagnostische Verfahren, bei denen monoklonale Antikörper verwendet werden, waren vor zwei Jahrzehnten noch praktisch undurchführbar. Dieses Beispiel kann noch weiter entwickelt werden, da monoklonale Antikörper nicht nur unschätzbare chemische Reagenzien sind, sondern auch einzigartige Molekülsonden, die mithelfen, grundsätzlichen Fragen der gegenwärtigen Molekularbiologie und Medizin zu lösen.

Das Immunsystem wird nicht mehr als reine Schutzvorrichtung gegen Infektionsauslöser wahrgenommen. In den Vordergrund drängt sich immer mehr die Vorstellung einer gegenseitigen Wechselwirkung mit anderen physiologischen Systemen, insbesondere mit dem Nerven-, Hormon-, Herz-Kreislauf-, Verdauungs- und Atmungssystem und anderen funktionellen Einheiten. Ein Fehler des Immunsystems kann sich auf diese Systeme folglich auch pathologisch auswirken und umgekehrt. Damit muss auch ein Arzt bei seinen konkreten Patienten rechnen. Neben den schon länger bekannten Autoimmunerkrankungen wird ein autoimmuner Ursprung auch bei solchen Krankheiten in Erwägung gezogen, bei denen er bis vor kurzem noch nicht vermutet wurde (Arteriosklerose, Schizophrenie, Autismus, Glatzköpfigkeit, andere). Es gibt immer mehr Beweise dafür, dass die bestimmenden Faktoren für die Aktivität des Immunsystems nicht nur das Vorhandensein von Antigenen und von einer genetischen Veranlagung sind, sondern auch Umweltfaktoren einschließlich Stresssituationen. Die Funktionen von Vitaminen, Spurenelementen, Essgewohnheiten und der Lebensweise äußern sich insbesondere in der Aufrechterhaltung einer normalen Aktivität des Immunsystems. Es zeigt sich, dass die Änderung der Lebensweise des modernen Menschen und paradoxerweise auch der Mangel an Infektionen und anderen notwendigen Antigenstimulatoren in der Kindheit die Ursache sein kann für die steigende Anzahl von allergischen Erkrankungen. Auch die Besiedlung der Schleimhaut, vor allem der Darmschleimhaut, durch ungeeignete Mikroorganismenarten kann dazu beitragen. Das Immunsystem kann neben seiner schützenden oder pathologisch schädlichen Funktion auch als typischer Diversant wirken. Anstelle eines Schutzes erleichtert es in dieser Funktion die Entwicklung von Prioninfektionen.

An allen diesen Aktivitäten nehmen verschiedene Zellen, Leistungs- und Regulationsmoleküle, Rezeptoren und Signalübertragungswege von der Zelloberfläche zu den zuständigen Genen in den Zellkernen teil. Ihre gegenseitigen Interaktionen, die zu nützlichen oder schädlichen Reaktionen des Immunsystems führen, sind oftmals sehr komplex und werden durch eine Vielzahl von Faktoren wie Gene, Ernährung oder Umwelt beeinflusst. Die Kenntnisse über verschiedene Eiflußmöglichkeiten ist nicht nur für jeden Arzt unbedingt erforderlich, sondern auch für alle, die sich für ihre biologische Existenz interessieren und sich bemühen, durch eigene Aktivitäten selbst zur Erhaltung ihrer Gesundheit und ihres Wohlbefindens beizutragen.

Das vorliegende Kompendium der Immunologie beinhaltet grundsätzliche Informationen über die Struktur des menschlichen Immunsystems, seine Zellen, Antikörper, Zytokine und andere Regulationsmoleküle, über Schutzmechanismen gegen Infektionsauslöser und sich spontan entwickelnde Tumore, über unspezifische und spezifische Reaktionen des Immunsystems, über Störungen (Immundefizienzen) auf verschiedenen Ebenen des Immunsystems, Autoimmunerkrankungen und Allergien (die letzteren gehören zur *Allergologie*), über die Funktion des Immunsystems bei Prionosen und über die Möglichkeiten von Immunitätsmodulationen zur Beeiflussung der Aktivität des Immunsystems. Wir haben versucht, diese Informationen in einer für jeden Abiturienten mit entsprechenden Kenntnissen der Mittelschulbiologie und -chemie in angemessener Form darzustellen.

Gegenwärtig stehen mehrere Monografien über Immunologie mit unterschiedlichem Umfang und verschiedener Ausrichtung zur Verfügung. Viele bieten sehr komplexe und detaillierte Informationen, die allerdings gewisse Kenntnisse aus dem Bereich der Biochemie, Physiologie oder Mikrobiologie voraussetzen. Wir haben deshalb versucht, dieses Kompendium für den „ersten Kontakt" zu schreiben. Damit sollte es für jeden nützlich sein, der sich die Grundkenntnisse der gegenwärtigen theoretischen und klinischen Immunologie (einschließlich Allergologie) aneignen muss und erst am Anfang dieser Problematik steht. Wir sind überzeugt, dass das Kompendium auch für Zuhörer der medizinischen, sanitären, pharmazeutischen, naturwissenschaftlichen und chemischen Fakultäten eines Universitätsstudiums am Weg zum Magister als auch in der Form des Bakkalaureats von Nutzen sein kann. Diese Ziele ergeben sich auch aus dem internationalen Autorenkollektiv, welches die Kenntnisse, die es in vier europäischen Staaten am bedeutendsten fand, in das vorliegende Buch aufzunehmen versuchte.

Bratislava, 2006   *M. Ferenčík*

Inhaltsverzeichnis

1. Einleitung

Das Immunsystem (IS) entwickelte sich ursprünglich als ein Abwehrmechanismus, das die Individuen einer bestimmten biologischen Art vor dem Verschmelzen mit einem Individuum einer anderen biologischen Art schützte. Es war sozusagen ein Beschützer der Identität (der chemischen Einzigartigkeit) eines jeden Individuums. Einige Bakterien und Pilze verfügen sogar über die Möglichkeit, Antibiotika in ihre Umgebung auszuscheiden. Diese Antibiotika sind für andere Bakterien giftig und verhindern damit das Wachstum und die Vermehrung von fremden Bakterien in ihrem eigenen Lebensraum. Das ist noch kein IS, sondern ein Abwehrmechanismus, der einen gewissen Vorteil beim Kampf um wertvolle Nährstoffe gewährleistet.

Der älteste Abwehrmechanismus ist die Phagozytose. Sie wird schon von Bakterien und den einfachsten Wirbellosen – den Einzellern – genutzt. Bei diesen Organismen dient die Phagozytose vor allem der Nahrungsaufnahme. Bei den einfachsten vielzelligen Wirbellosen wie Schwämmen und Wimperntierchen gibt es spezialisierte Moleküle, die eigene und fremde biochemische Strukturen erkennen und unterscheiden können. Diese Moleküle können neben den phagozytierenden Zellen auch besondere antimikrobielle Peptide und Proteine bilden, die Organismen vor Infektionen durch verschiedene Mikroorganismen schützen. Die grundlegenden Zellen des IS – die Lymphozyten, gemeinsam mit den von Lymphozyten freigesetzten Antikörpern –, finden wir schon bei den Rundmäulern (Cyclostomata). Bei den Säugetieren einschließlich den Menschen ist das IS aus vielen Zelltypen und aus einer riesigen Anzahl an Molekülen verschiedener Prägung zusammengesetzt. Diese Moleküle können nicht nur pathogene Mikroorganismen erkennen und abtöten, sondern auch vorteilhafte Mikroorganismen im Verdauungssytem tolerieren. Andere Zellen und Moleküle können eigene normale und abnormale Zellen wie virusinfizierte Zellen oder Tumorzellen und auch körperfremde Zellen im transplantierten Gewebe erkennen.

In jedem Augenblick spielen sich im IS eines Individuums zahlreiche Erkennungsreaktionen ab. Das Ergebnis ist die Toleranz (keine Schädigung) der eigenen Strukturen und die Zerstörung (Schädigung) der körperfremden Strukturen. Diese grundlegende Aufgabe des IS wird durch mehrere Steuerungsmechanismen aufrechterhalten, die nicht nur Bestandteil des Immun-, sondern auch des Hormon- und Nervensystems sind. Eine Störung dieser Steuerungsmechanismen hat auch eine Störung im Erkennen zwischen dem Eigenen und dem Körperfremden zur Folge. Entsprechend können sich einige Anteile des IS wie Schadenstifter oder Feinde verhalten und eigene Strukturen, Zellen und Gewebe schädigen. Das sind *immunpathologische Reaktionen* (Autoimmunität, Allergie).

Mit dem Immunsystem hat man sich ursprünglich im Rahmen der Mikrobiologie als einem Abwehrsystem gegen pathogene Mikroorganismen beschäftigt. Erst später wurde seine Eigenschaft als Behüter der chemischen Einzigartigkeit jeder biologischen Art und jedes Individuums bewiesen, und die **Immunologie** entwickelte sich zu einer selbstständigen wissenschaftlichen Fachrichtung. Der vor allem in den letzten 50 Jahren erfolgte Aufschwung wird nicht nur durch die große Anzahl der verliehenen Nobelpreise bestätigt, sondern vor allem durch die Zahl der biologischen, medizinischen und biotechnologischen Fächer, die grundlegend durch ihre Erkenntnisse beeinflusst wurden. Das Ergebnis war die Entstehung mehrerer neuer und grenzübergreifender Fachrichtungen wie zum Beispiel Immunchemie, Immunbiologie, Immungenetik, Immunpathologie, Immunpharmakologie, Immuntoxikologie, Psychoneuroimmunologie, Neuroimmunologie und andere.

Die Kenntnisse über die Strukturen und Eigenschaften des IS haben sich in den letzten 20 Jahren verdoppelt. Das wurde vor allem durch die Anwendung der Kenntnisse und Methodik der Biochemie, Molekularbiologie und Zellbiologie in der Grundlagenimmunologie ermöglicht. Somit ist eine Reihe von Erkenntnissen über Moleküle und Zellen entstanden, die grundlegend zum Verständnis über Abläufe und Gesetzmäßigkeiten in der Entstehung des Lebens beitragen können und das Erkennen vieler Krankheitsursachen und der Möglichkeiten zur Vorbeugung und Therapie gestatten.

2. Entstehung des Lebens und der Informationssysteme

Bisher kennen wir das Leben nur in der Form, wie es auf unserem Planeten Erde existiert. Es ist aber wahrscheinlich, dass sich das Leben allmählich entwickelt hat – beginnend mit anorganischen Stoffen, gefolgt von einfachen bis komplexeren organischen Molekülen. Ihre gemeinsamen Wechselwirkungen in einem abgegrenzten Raum haben zur Entstehung einer primitiven Organisation dieser Reaktionen geführt und schließlich zur Urzelle, aus der in den weiteren Phasen, die Hunderte von Millionen Jahren dauerten, die heutigen einzelligen und vielzelligen Organismen entstanden. In dieser Entwicklungsreihe wurden die höchsten Positionen von Tieren, Wirbeltieren, Säugetieren und schließlich vom Menschen eingenommen. Es wird angenommen, dass zurzeit etwa zwei Millionen Tierarten auf der Erde leben. Davon gibt es aber nur ungefähr hunderttausend (5%) Wirbeltierarten, die Mehrheit wird durch die Wirbellosen gebildet.

Nach diesem Szenario war die Grundlage des Lebens auf der Erde die *Urzelle*. Man muss aber auch die Möglichkeit in Erwägung ziehen (wenn auch nicht experimentell bewiesen), dass die Urzellen aus anderen Weltraumkörpern, wie zum Beispiel Meteoriten, auf die Erde gekommen sind *(Panspermien-Theorie)*. Über die Entstehung der Urzelle gibt es wesentlich mehr experimentelle Grundlagen. Eine fortschreitende Entwicklung der organischen Stoffe von den einfachen bis zu den komplexeren Verbindungen führte in der Folge zu begrenzten Reaktionen innerhalb eines bestimmten Raumes. Das Wesentliche bei diesen Reaktionen war die Fähigkeit mancher Moleküle, andere Substanzen zu zersetzen und aus den entstehenden Produkten neue und komplexere Stoffe mit noch günstigeren Eigenschaften zu synthetisieren. So entstand der *primitive Stoff-wechsel* **(Metabolismus)**. Im Stoffwechsel erfüllten die abgebauten Sub-stanzen, die mittlerweile als *Substrate* bezeichnet werden, die Aufgabe der Urnahrung. Es handelte sich vor allem um Moleküle verschiedener Zucker (Saccharide) und einfacher Eiweißstoffe (Proteine). Sowohl die Zersetzung als auch andere Veränderungen der Moleküle wurden durch spezielle Proteine ermöglicht, die inzwischen unter dem Begriff *Enzyme* bekannt sind. Diese sind sehr wirkungsvoll, da sie auch in extrem klei-nen Mengen fähig sind, die spezifische Umwandlung vieler Moleküle eines bestimmten Substrats zu beschleunigen. Dieser Mechanismus wird **Biokatalyse** genannt. Die Umwandlung mancher Substrate unter der Einwirkung von Urenzymen lief spontan ab, dauerte aber sehr lange. Es stellte sich heraus, dass zur Reaktionsbeschleunigung die Zugabe von Energie notwendig ist, aber nicht irgendeiner, sondern chemischer Ener-gie. So mussten besondere Moleküle organischer Stoffe entstehen (die bekanntesten sind die energiereichen Phosphate wie zum Beispiel Ade-nosintriphosphat – ATP), bei dessen Spaltung eine große Menge an chemischer Energie freigesetzt wird, die bei verschiedenen Stoffwech-selprozessen verwertbar ist.

Daraus folgt, dass die Entwicklung des Metabolismus die erste Vor-aussetzung für die Entstehung der Urzelle als Grundlage des Lebens war. Das wurde vor allem durch drei Typen von komplexen Molekülen organischer Stoffe gewährleistet:

– Substrate (Funktion der „Nahrung")
– Enzyme (Funktion der Reaktionsbeschleunigung)
– energiereiche Phosphate (Energiespeicher)

Das war aber nicht genug. Die Entstehung der Urzelle und daraus der vielzelligen Organismen erforderte die Ausbildung zumindest drei wei-terer Funktionen: der genetischen Funktion, der Membranfunktion und der Informationsfunktion.

Das Wesentliche der **genetischen Funktion** war die Notwendigkeit einer Beständigkeit im Metabolismus und damit die Fähigkeit, eine chemische Reaktion mit einem bestimmten Substrat immer in der glei-chen und wiederholbaren Weise durchzuführen. Dazu war es erforder-lich, dass in einem bestimmten System nur dieselben Enzyme gebildet wurden, und darüber hinaus, dass der Keim dieses Systems auch an einen anderen Platz übertragen werden konnte, wo er sich in der glei-chen Weise entwickeln würde. So entstand die Fähigkeit zur *Vermeh-rung* der „lebensfähigen" Systeme. Um die Beständigkeit der grund-legenden Eigenschaften zu erhalten, mussten sich besondere Moleküle entwickeln, die die Spezifität der Enzyme und teilnehmenden Substan-zen bestimmten. Es waren die Nukleinsäuren – Desoxyribonukleinsäure

(DNA*) und Ribonukleinsäure (RNA**) –, die die Grundlage der **genetischen Information** bildeten.

Die Reaktionen der Urenzyme mit den Substraten spielten sich auf einem bestimmten Raum ab (zum Beispiel in den flachen warmen Gewässern der Meeresküste). Dafür spricht auch die Tatsache, dass die Ionenzusammensetzung des Meerwassers, vor allem die Konzentrationen der Na^+ (Natrium)-, K^+ (Kalium)- und Ca^{++} (Kalzium)-Ionen, mit der Zusammensetzung, die wir in den Körperflüssigkeiten des Menschen und der anderen vielzelligen Organismen vorfinden, fast ident ist. Nach einem bestimmten Zeitraum waren ein oder mehrere Substrate verbraucht, und die Reaktion kam zum Stillstand. Wenn in der Umgebung ein passendes Substrat zur Verfügung stand, konnte es mittels Diffusion in den Raum gelangen, wo die zugehörigen Enzyme vorhanden waren und die Reaktionen weiter ablaufen konnten. Bei diesen Reaktionen entstanden aber nicht nur notwendige, sondern auch unnotwendige und für die Weiterentwicklung des Systems sogar schädliche Stoffe. Die letzteren konnten in einem bestimmten Maß wieder durch Diffusion entfernt werden. Die Substanzdiffusion in die Umgebung war aber sehr langsam und auch nachteilig. So entstand der Bedarf zur Begrenzung jenes *Reaktionsraums*, in dem die notwendigen Stoffe erhalten blieben und die unnötigen Stoffe entfernt wurden. Diese Aufgabe wurde durch die Entstehung der biologischen Membranen gelöst, deren Grundbestandteil besondere Fettmoleküle, die Phospholipide, wurden. Die **biologischen Membranen** konnten nicht nur den Raum der Enzymreaktion mit den Substraten begrenzen, sondern auch entsprechend ihrer halb durchlässigen Eigenschaften den Übertritt verschiedener Stoffe in oder aus dem begrenzten Raum steuern.

Das Vorhandensein eines primitiven Metabolismus, seiner genetischen Aufzeichnung und das Vorliegen biologischer Membranen genügte theoretisch zur Entstehung einer Urzelle, aber nicht zu deren Weiterentwicklung und Verbesserung. Dies erforderte die Entstehung der **Informationsfunktion**. Jede Zelle stellt aus thermodynamischer Sicht ein *offenes System* dar. Sie existiert nicht isoliert, sondern tauscht verschiedene Stoffe und andere biologische Informationen mit ihrer Umgebung aus. Somit verringert die Zelle ihre Entropie und steigert die Komplexität der Reaktionen, die in der Zelle ablaufen. Auf der einen Seite können sich dadurch höhere Formen des Lebens entwickeln, auf der anderen Seite aber werden die Ansprüche an die Koordination und logische Steuerung aller Lebensabläufe erhöht. Durch die verbesserte

---

Abkürzung aus dem Englischen *<u>d</u>eoxyribo<u>n</u>ucleic <u>a</u>cid, **<u>r</u>ibo<u>n</u>ucleic <u>a</u>cid. Alle Abkürzungen in der Biochemie und Immunologie werden aus dem Englischen abgeleitet und in dieser Form auch in der deutschsprachigen Fachliteratur verwendet.

Koordination der ersten chemischen Reaktionen in einem begrenzten
Raum der Urzelle entstand der *gesteuerte Metabolismus*, der zur Grundlage der Homöostase der Zelle und später aller Organismen wurde.

Homöostase ist der Zustand dynamischer Ausgewogenheit der inneren Zusammensetzung einer Zelle oder eines vielzelligen Organismus,
der das beste Überleben (Existenz) unter den gegebenen Lebensbedingungen gewährleistet. Homöostase wird mithilfe der miteinander koordinierten und hierarchisch geordneten Steuerungsmechanismen in die Tat
umgesetzt. Diese Mechanismen können auf Informationen reagieren, die
entweder aus dem Inneren oder aus der Umgebung kommen. Sie können
Abweichungen über einen bestimmten Bereich, der für jedes biologische
System, jede Zelle und jeden Makroorganismus vorgegeben ist, ausglei-
chen. Daraus folgt, dass zur Erhaltung einer erfolgreichen Homöostase
Einrichtungen unerlässlich sind, die die Aufnahme, Übertragung, logische Verarbeitung und Speicherung von notwendigen Informationen
ermöglichen. Das sind **Informationssysteme**, deren Entstehung die letzte
(vierte) unumgängliche Voraussetzung war für die Entstehung des Lebens und vor allem für dessen höheren Lebensformen – die vielzelligen
Organismen.

2.1. Biomakromoleküle

Alle Formen des Lebens – ausgehend von Bakterien über Blaualgen,
Algen, Pilze bis zu den höheren Pflanzen im Pflanzenreich oder beginnend mit Schwämmen über Wimperntierchen, Würmer, Weichtiere, Glie-
dertiere, Fische, Amphibien, Reptilien, Vögel bis zu den Säugetieren im
Tierreich – enthalten dieselben Moleküle von organischen und anorganischen Substanzen. Die Unterschiede bestehen nur in ihren Verhältnissen
zueinander. In der Hierarchie der organischen Stoffe nehmen die **Biomakromoleküle** den höchsten Rang ein. Sie bestehen aus vielen gleichen oder ähnlichen Untereinheiten, die durch wesentlich kleinere Moleküle gebildet werden.

Zu den grundlegenden Biomakromolekülen gehören:
Proteine (Eiweißstoffe), deren Moleküle aus unterschiedlich langen Ketten von Aminosäuren bestehen, die durch chemische (Polypeptid-)Bin-
dungen verbunden sind. In den natürlichen Proteinen kommen 21 verschiedene Aminosäuren vor. Proteine können katalytische (Enzyme)
Funktionen, Steuerungs- (einige Hormone), Nahrungs- (Ernährung) oder
Strukturfunktion haben. Die Strukturproteine bilden das Gerüst der Zellorganellen und Gewebe, womit sie an der Formgebung der einzelnen
Organe wie auch des gesamten Körpers eines bestimmten Organismus
teilnehmen.

Polysaccharide bestehen in der Grundeinheit aus Sacchariden (Zucker), die in verschiedenen linearen oder verzweigten Ketten verbunden sind. Zum Beispiel bestehen Pflanzenstärke, Zellstoff oder tierisches Glykogen nur aus einer Untereinheit, der Glukose. Polysaccharide dienen üblicherweise als Speicher- und Baumaterial (besonders bei den Pflanzen). Durch ihre Zersetzung oder metabolischen Veränderungen resultiert nicht nur ein Gewinn an niedermolekularen Stoffen, die zum Aufbau der notwendigen komplexen organischen Moleküle gebraucht werden, sondern auch chemische Energie, die für alle metabolischen Reaktionen unentbehrlich ist. Neben den „reinen" Proteinen und Sacchariden gibt es auch gemischte Biomakromoleküle, die zum Beispiel Aminosäuren und niedermolekulare Saccharide enthalten. Das sind **Glykoproteine** (in ihren Molekülen überwiegen die Aminosäureeinheiten gegenüber den Monosaccharideinheiten) oder **Proteoglykane** (in diesen Molekülen überwiegen die Monosaccharideinheiten).

Lipide oder Fette und fetthaltige Stoffe bilden die biologischen Membranen (besonders Phospholipide, die neben dem Fettanteil auch Phosphorsäure gebunden enthalten) und dienen auch als Speichersubstanzen ähnlich wie die Polysaccharide. Die gemischten Moleküle, die Lipide und Saccharide enthalten, werden **Lipopolysaccharide** genannt, Biomakromoleküle, die aus Lipiden und Aminosäureeinheiten bestehen, sind **Lipoproteine**.

Nukleinsäuren sind Biomakromoleküle, die aus Nukleotiden bestehen. Jedes *Nukleotid* hat drei Anteile: eine Stickstoffbase, ein Monosaccharid (Ribose oder Desoxyribose) und Phosphorsäure. Die Phosphorsäure vermittelt die Verknüpfung der einzelnen Nukleotide zu einer Polynukleotidkette (Strang). Wenn die Nukleotide Ribose enthalten, entsteht durch ihre Verknüpfung der Strang der Ribonukleinsäure (RNA), wenn in den Nukleotiden Desoxyribose vorhanden ist, entsteht durch ihre Verknüpfung der Strang der Desoxyribonukleinsäure (DNA). Die Nukleotide im RNA-Molekül enthalten als Stickstoffbasen Adenin (A), Guanin (G), Cytosin (C) oder Uracil (U). Auch die Nukleotide im DNA-Strang, der wesentlich länger ist als der RNA-Strang, enthalten eine von vier möglichen Stickstoffbasen. Es sind wieder Adenin (A), Guanin (G) oder Cytosin (C), aber statt Uracil (U) Thymin (T). Zwei DNA-Stränge sind zu einer Doppelhelix zusammengewunden, die das native DNA-Molekül darstellt (Abb. 1). Die Doppelhelixstruktur des DNA-Moleküls wurde 1953 durch den amerikanischen Biochemiker *James Watson* zusammen mit dem englischen Physikochemiker *Francis Crick* während ihrer gemeinsamen Arbeiten an der Universität in Cambridge nachgewiesen. Sie wurden dafür 1962 mit dem Nobelpreis ausgezeichnet. Die Doppelhelix wird durch Wasserstoffbrückenbindungen zwischen bestimmten Nukleotiden in den beiden Strängen zusammengehalten. Je-

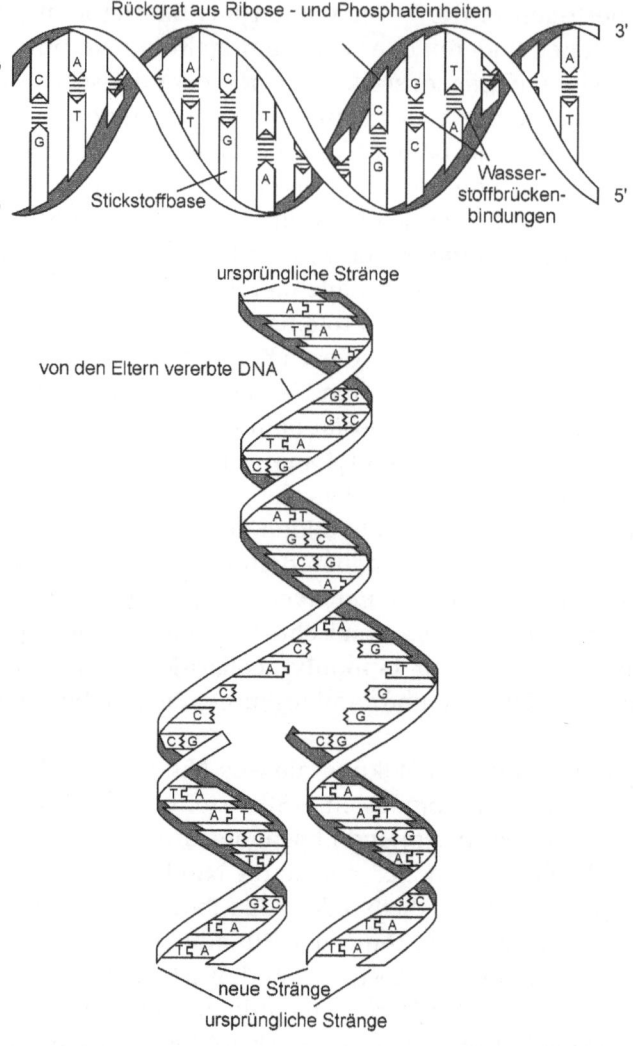

Abb. 1. Doppelhelixstruktur, die von zwei Strängen (Polynukleotidketten) im Molekül der Desoxyribonukleinsäure (DNA) gebildet wird

der Strang besteht aus einer großen Anzahl an Nukleotiden (beim Menschen sind es ungefähr 2,9 Milliarden). In den Zellen des Menschen existiert DNA nicht in einer Gesamtheit, sondern aufgeteilt auf 24 Chromosomen unterschiedlicher Größe (die einzelnen Chromosomen enthalten 50 bis 250 Millionen Nukleotidpaare). Jedes Chromosom trägt eine Vielzahl von Genen, die die grundlegenden physikalischen wie auch funktionellen Einheiten der Vererbung sind.

Nur ungefähr 1,5% der menschlichen DNA beinhalten Proteine kodierende Gene. Weitere ungefähr 7% werden in Ribonukleinsäuren umgeschrieben. Der Rest (91%) sind Abschnitte, die keine Gene kodieren, sondern nur eine bislang nicht identifizierte Aufzeichnung der Geschichte der vier Milliarden Jahre dauernden Entwicklung der DNA darstellen und zwar nicht nur aus den unmittelbaren Vorfahren des bestimmten Menschen, sondern auch aus der phylogenetischen Entwicklung des Menschen als eine der biologischen Arten. Diese Abschnitte der scheinbar unnötigen DNA erhalten die Struktur der Chromosomen und beeinflussen steuernd die Genfunktion.

Das DNA-Molekül kann unvorstellbare Menge an Informationen speichern, die für die Existenz des Menschen notwendig sind. Es wird angenommen, dass ungefähr 0,5 kg der menschlichen DNA so viele Informationen speichern können wie alle Computer zusammen, die in der ganzen Welt bis heute hergestellt wurden.

Die Reihenfolge der Nukleotide im DNA-Strang ist der **genetische Code** mit einer Vielzahl an Genen (beim Menschen mindestens 32.000), die die Strukturen und Eigenschaften anderer Moleküle, Zellen, Gewebe und physiologischer Systeme wie auch die Eigenschaften jedes Individuums bestimmen. Die Gesamtheit aller Gene in der DNA eines Individuums stellt sein **Genom** dar. Allerdings müssen nicht alle Gene in einem gegebenen Augenblick des Lebens ihre Information in Form eines Merkmals umschreiben. Die Summe der verschiedenen Strukturen und Eigenschaften, die umgeschrieben werden und sich im Beobachtungszeitraum auswirken, wird als **Phänotyp** des Individuums bezeichnet. Über den genetischen Code, der die Strukturen und Eigenschaften der Proteine bestimmt, gibt es die meisten Erkenntnisse. Die Proteinketten werden aus einzelnen Aminosäuren gebildet, die in einer bestimmten Reihenfolge aneinander gefügt werden. Die Reihenfolge jeder Aminosäure wird durch drei Nukleotide bestimmt (zum Beispiel Basenabfolge UUA bestimmt den Einbau der Aminosäure Leucin, GCU Alanin, GGU Glycin usw.). Solche drei Basen werden *Triplet* genannt und stellen eigentlich ein Wort (eine Aminosäure) in einem stark verzweigten Satz (Proteinkette) dar. Die einzelnen Wörter drücken den Sinn des ganzen Satzes aus, also im übertragenen Sinne auch die biologische Funktion und die Eigenschaften des ganzen Proteins. Die genetische Information (Gen) wird zuerst von der DNA auf einen besonderen Typ der Ribonukleinsäure umgeschrieben, die Boten-RNA (mRNA, vom englischen *messenger-RNA*). Dieser Vorgang wird *Transkription* genannt. Von der mRNA wird die Information in die Polypeptidkette übersetzt (*Translation*; Abb. 2).

Diesen Mechanismus der Proteinbildung nennt man *Proteosynthese*, wobei neben den Genen auf dem DNA-Strang und der mRNA noch weitere Ribonukleinsäuren beteiligt sind, die in bestimmten Nukleotidabschnitten des DNA-Moleküls kodiert werden.

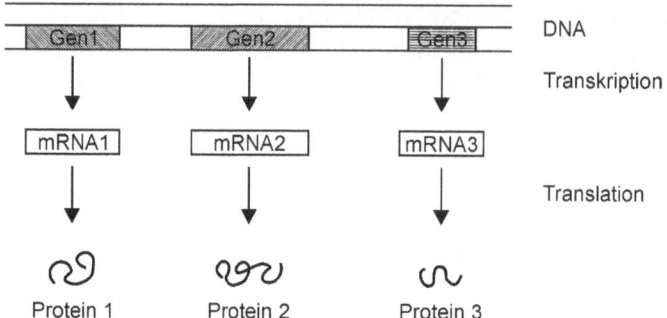

Abb. 2. Umschreiben der genetischen Information von Genen, die sich im DNA-Molekül befinden (Transkription), in Boten-RNA (mRNA) und ihr nachfolgendes Übersetzen (Translation) in Proteine

Die meisten Gene werden letztendlich in Proteine umgeschrieben. Erst die Proteine sind jene Moleküle, die unmittelbar die verschiedenen Lebensfunktionen ausführen und steuern. Der Gengehalt in der DNA einzelner Chromosomen ist mittlerweile bekannt. Die Daten stammen aus dem weltweiten Forschungsprojekt „Das menschliche Genom", das Anfang 2003 erfolgreich abgeschlossen wurde. Die Proteinprodukte vieler bereits identifizierter Gene und ihre biologische Funktion sind aber noch nicht bekannt. Das bedeutet, dass trotz des Wissens um die Existenz vieler Gene das Erkennen ihrer Funktion noch ein vieljähriges Studium in Anspruch nehmen wird.

Zurzeit (Mai 2004) sind die Genome (Nukleotidabfolge der DNA) von zwei weiteren Säugetieren bekannt, nämlich von der Maus (2,6 Milliarden Nukleotidbasen) und der braunen Ratte (2,75 Milliarden Nukleotidbasen). Beide Genome unterscheiden sich nicht wesentlich vom menschlichen Genom (2,9 Milliarden Nukleotidbasen). Jede DNA dieser drei biologischen Arten enthält ungefähr 30.000 Gene, von denen der Großteil seit den Zeiten unserer gemeinsamen Vorfahren, die im Erdmittelalter vor ungefähr 75 Millionen Jahren lebten, ohne Veränderung übriggeblieben ist. Alle drei DNAs stimmen in ungefähr 40% der Polynukleotidsequenzen überein. Dieser gemeinsame ursprüngliche Kern enthält ungefähr eine Milliarde Nukleotidbasen. Aus funktioneller Sicht kodieren ungefähr 90% der Gene Produkte mit gleichen biologischen Aufgaben. Im Vergleich zum menschlichen Genom befinden sich im Genom der Mäuse und Ratten (bei der Ratte 2.070) bedeutend mehr Gene, die Pheromone – verschiedene Duftstoffe – kodieren. Das menschliche Genom hingegen enthält wesentlich mehr Gene für höhere Funktionen des Nervensystems. Praktisch wichtig ist, dass sich im Genom der Maus und der Ratte auch Gene befinden, die an der Entstehung schwerer Krankheiten des Menschen beteiligt sind. Dadurch können dieser Tiere als

Experimentiermodelle zum Studium der Pathogenese und einer möglichen pharmakologischen Beeinflussung von Krankheiten verwendet werden.

Woher stammen unsere Gene? Aus der Analyse des menschlichen Genoms kann angenommen werden, dass nur ungefähr 95 der insgesamt 1.300 Proteinfamilien für die Wirbeltiere spezifisch sind und in anderen Organismen nicht vorkommen. Die grundlegendsten Funktionen der Zelle wie Basismetabolismus, Umschreiben der DNA in RNA, Übersetzen der RNA in Proteine und Replikation (Vermehrung) der DNA haben sich nur einmal entwickelt und sind seit der Entstehung der Einzeller bis heute in der phylogenetischen Entwicklung konserviert geblieben.

Jede biologische Art, Mikroorganismen, Pflanzen und auch Tiere haben nur eine Art der DNA, die alle ihre anatomischen Strukturen und Eigenschaften bestimmt. Die Ausnahme bilden nur Viren, die zur genetischen Aufzeichnung RNA benutzen. Manche Viren aber benutzen zu diesem Zweck auch DNA. Viren besitzen allerdings nicht alle Eigenschaften einer typischen Zelle. Sie können sich nicht selbstständig vermehren. Dazu müssen sie in Bakterien-, Pflanzen- oder Tierzellen eindringen und die zelleigenen Einrichtungen für die eigene Vermehrung nutzen. Deswegen hält man Viren nicht für lebende Organismen, sondern eher für sich reproduzierende Substrate.

Bei der Vermehrung der Organismen geht die im DNA-Molekül enthaltene genetische Information auf ihre Nachkommen über. Die erste Voraussetzung für die Entstehung eines Tochterorganismus ist die Verdoppelung (Replikation) der mütterlichen DNA. Ein DNA-Strang bleibt in der Mutterzelle, der andere geht in die Tochterzelle über und steuert deren weitere Entwicklung. Das Umschreiben der einzelnen Gene aus der DNA in die notwendigen Proteine oder in andere Biomakromoleküle kommt durch mehrere RNA-Arten (Messenger-RNA – mRNA, Ribosomen-RNA – rRNA, Transfer-RNA – tRNA), Enzyme und andere Steuerungsfaktoren zustande.

Bei diesem Basisvorgang des Lebens arbeiten zwei grundlegende Typen von Biomakromolekülen zusammen: Nukleinsäuren und Proteine. Solche Funktionsaufteilung – Replikationsfunktion der DNA und RNA, enzymatische (katalytische) Funktion der Proteine – war für die Entstehung der Urzellen bis zur Entwicklung der heutigen Organismen entscheidend. In einer weit zurückliegenden Vergangenheit könnte aber alles anders gewesen sein. Es gibt Beweise dafür, dass die RNA-Moleküle nicht nur Replikations- (Vermehrungs-)Funktion, sondern auch katalytische Funktion erfüllen konnten. So eine *RNA-Welt* könnte einen Typ der Urgrundlage der lebensfähigen chemischen Reaktionen und der lebenden Systeme darstellen. Die zweite funktionelle Einheit war wahrscheinlich die *Protein-Welt*, wo beide Funktionen (Replikations- wie auch Enzymfunktion) die Urproteine erfüllten. Dies deuten auch die vor kurzem entdeckten *Prione* an, die man für eine Art konservierte Überreste der anfänglichen Proteinwelt halten könnte. Prione sind Proteine, die sich von selbst vermehren (replizieren) können, was andere Proteine nicht können. Es sind die kleinsten sich vermehrenden Agenzien, die sogar Erkrankungen von Tieren und Menschen hervorrufen können. Am bekanntesten sind die Creutzfeldt-Jakob-Krankheit der Menschen und die bovine spongioforme Enzephalopathie (BSE) – der Rinderwahnsinn.

Einige Molekularbiologen behaupten, dass alle Organismen (Bakterien, Pflanzen, Tiere einschließlich Menschen) im Grunde eine Art „Käfig" zur Erhaltung der Basisstruktur der DNA und zu ihrer Vermehrung (Replikation) darstellen. Stabilität, Anpassungsfähigkeit, und somit auch „Lebensfähigkeit" dieses Moleküls sind bewundernswert, und man findet kein gleiches oder ähnliches unter anderen organischen und anorganischen Stoffen. Das beweist auch die Tatsache, dass zum Beispiel die DNA jedes Menschen durch die Kombination der DNA-Moleküle entstanden ist, die von 256 Ururgroßvätern seiner Ururgroßväter und von 256 Ururgroßmüttern seiner Ururgroßmütter stammen, die vor ungefähr 200 Jahren gelebt hatten. Und so ähnlich könnte man weiter in der Geschichte fortschreiten. In den folgenden 200 Jahren kann unsere DNA weiter auf die zumindest gleiche Anzahl unserer Nachkommen „verdünnt" werden, wobei ihre Basisstruktur nicht wesentlich verändert wird. Nur die Reihenfolge der Nukleotide in den einzelnen Abschnitten des Moleküls wird verändert und somit auch die Genomqualität von jedem einzelnen Nachkommen. Proteine, Polysaccharide und andere Körperteile aller dieser Ururgroßväter und Ururgroßmütter gibt es seit langem nicht mehr, aber die DNA bleibt bestehen!

Wenn auch die DNA praktisch unsterblich ist, kann man sie nicht für „lebendig" halten. Zum Leben des Menschen gehört neben dem genetischen Code für seine Biomakromoleküle mit ihren Funktionen und dem genetischen Code für seine anatomischen Strukturen und metabolischen Reaktionen auch seine Fähigkeit zu denken, zu lieben und zu hassen, zu lernen und zu lehren, sich passend oder unpassend zu benehmen. Diese Eigenschaften können nicht nur vom konkreten Genom beeinflusst werden, sondern auch von der materiellen und gesellschaftlichen Umgebung.

2.2. Informationssysteme

Was gewährleistet so eine große „Haltbarkeit" der DNA? Es ist die Anpassungsfähigkeit jedes Individuums und damit auch der biologischen Art an die sich ständig verändernden Umweltbedingungen. Diese Anpassungsfähigkeit – *Adaptation* – benötigt viele physiologische Me-

Tabelle 1. Informationssysteme des Menschen

System	Signalcharakter	Gedächtnis	Erkennen zwischen dem Eigenen und dem Fremden
Hormonsystem	chemisch	nicht vorhanden	nein
Nervensystem	elektrochemisch	vorhanden	ja
Immunsystem	immunchemisch	vorhanden	ja

chanismen, aber am Anfang stehen die **Informationssysteme**, die das erste Signal zur Umsetzung der nötigen Veränderung zur Verfügung stellen. Im Organismus des Menschen und der höheren Lebewesen gibt es drei solche Informationssysteme: Hormon- oder endokrines (chemisches) System, Nerven- (elektrochemisches) System und Immun- (immunchemisches) System (Tabelle 1). Alle drei haben während der phylogenetischen Entwicklung gelernt, sehr eng miteinander zusammenzuarbeiten und die gewonnenen Informationen gegenseitig auszutauschen. Deswegen bilden sie in Wirklichkeit ein einheitliches Superinformations-(Neuroendokrinimmun-) System.

Was ist ein Immunsystem?

Das Immunsystem ist eine komplexe, während der phylogenetischen Entwicklung der Organismen entstandene Vernetzung von spezialisierten Zellen, Geweben und Molekülen mit ihren gegenseitigen Wechselwirkungen. Bei jedem Individuum bewahrt es die Einheit des Innenraums gegen eintretende Veränderungen, die nach dem Überwinden der Entwicklungsstufen in der Embryogenese durch Tumortransformation der eigenen Zellen, durch Alterung, durch Mutationen oder durch äußere Einwirkungen wie Infektionserreger (Parasiten, pathogene Mikroorganismen, Pilze, Viren), chemische Stoffe (toxische Xenobiotika einschließlich vieler Medikamente), ungünstige physikalische (ionisierende Strahlung, Ultraschall, Mikrowellen) und psychosoziale Einwirkungen entstehen.

An dieser Stelle soll betont werden, dass der Mensch viel mehr ist als nur ein „Käfig zur DNA-Vermehrung" oder ein Raum, in dem ein „Neuroendokrinimmunsupercomputer" wirkt. Im Laufe seines Lebens „pflegt" er nicht nur unbewusst seine DNA, damit sie in der bestmöglichen Form auf seine Nachkommen weitergegeben wird, sondern er bildet bewusst auch Werte, die ihn deutlich von den übrigen Lebewesen unterscheiden. Sein materielles und kulturelles Erbe wird ebenso wie sein durch Erfahrung gewonnenes Wissen von seinen Kindern, Verwandten, Schülern oder anderen Personen mitunter erst jahrelang nach seinem physischen Tod genutzt.

Das alles kann man im übertragenen Sinne auch auf das Immunsystem anwenden. Es ist wahr, dass es sich im Grunde um ein Informationssystem handelt, das die Funktion eines sechsten Sinnes erfüllt, weil es Informationen erkennen kann, die die anderen Sinne nicht verarbeiten können (zum Beispiel bakterielle Infektionen oder Malignome). Die einzelne Information kann vorteilhaft oder schädigend, genügend, ungenügend oder übermäßig sein, oder sie kann im richtigen oder falschen Augenblick kommen. Deswegen kann das Immunsystem ähnlich dem Menschenleben zwei Janusgesichter* haben – nett wie auch zornig, gut wie auch schlecht, vorteilhaft wie auch schädlich. Es kann uns vor einer Infektion schützen, aber es kann uns auch schwer schädigen im Rahmen einer autoimmunen oder einer allergischen Reaktion. Wenn die Kapazität klein ist (kurze Lebensfähigkeit), lässt der Träger nur ein kleines Erbe zurück (auch wenn die Qualität hervorragend sein kann), wenn die Kapazität groß ist, kann auch das Erbe groß sein.

---

* Janus, Ianus – der römische Gott des Anfangs aller Dinge, der Behüter der Tore und Türen wie auch der Gott des Eingangs und des Ausgangs. Deswegen wird er mit zwei Gesichtern abgebildet, wobei das eine nach vorne schaut, das andere nach hinten.

3. Immunsystem – Eigenschaften und Struktur

Im Unterschied zu anderen Systemen des Organismus wie zum Beispiel dem Herz-Kreislauf-, Verdauungs- oder Atmungssystem bildet das Immunsystem keine abgegrenzte anatomische Struktur. Es ist ein diffuses Organ, dessen Gewicht beim Erwachsenen ungefähr 1.000 Gramm beträgt und das von Zellen (typisch sind Lymphozyten – eine Art der weißen Blutkörperchen) gebildet wird, die im Blut und in der Lymphe zirkulieren oder in den lymphatischen Organen gespeichert werden.

Mit den Eigenschaften, dem Aufbau und der Funktion des Immunsystems beschäftigt sich die **Immunologie**, die zu den biologischen und medizinischen Fachrichtungen gehört. Oft überlagert sich die Immunologie mit anderen Fächern wie der Medizin (klinische Immunologie, Allergologie, Transplantationsimmunologie, Immunpathologie), der Biologie (Immunbiologie, Immungenetik, Antiinfektionsimmunologie), aber auch der Chemie (Biochemie, Immunchemie), der Ökologie (Ökoimmunologie, Umweltimmunologie), der Pharmakologie (Immunpharmakologie, Immuntoxikologie), Neurologie und Psychiatrie (Neuroimmunologie, Psychoneuroimmunologie) und anderen Fachrichtungen (Abb. 3). Es zeigt sich deutlich, dass die Erkenntnisse und Methodik der heutigen Immunologie mittlerweile in die meisten naturwissenschaftlichen Fachrichtungen eingedrungen sind.

Zu den Grundeigenschaften des Immunsystems gehören:

1. Erkennen von eigenen und fremden oder entfremdeten Moleküle (Antigene) und dadurch Fähigkeit zur
   a) Abwehr gegen Parasiten und pathogene Mikroorganismen (sich replizierende Infektionserreger)

b) Immun-Überwachung (Abwehr gegen tumortransformierte oder andersartig veränderte eigene Zellen)

c) Bewahrung der Einzigartigkeit und der chemischen Individualität jedes Individuums

2. Gedächtnis
3. Spezifität
4. Vielfältigkeit der Reaktionen

Die Zellen und Moleküle des Immunsystems halten im Organismus ständig Wache und erkennen aktiv beim Kontakt mit anderen Molekülen (freien oder zellgebundenen), ob es sich um eigene, fremde oder entfremdete (geschädigte oder durch Malignität oder Vireneinwirkung veränderte) Strukturen handelt, die dem Organismus nicht „gleichgültig" sind. Diese so als fremd erkannten Moleküle nennt man **Antigene**. Unter physiologischen Bedingungen antwortet das Immunsystem auf fremde oder entfremdete Antigene mit einer **Immunantwort**, während die eigenen Antigene toleriert werden und ihre Anwesenheit keine Immunreak-

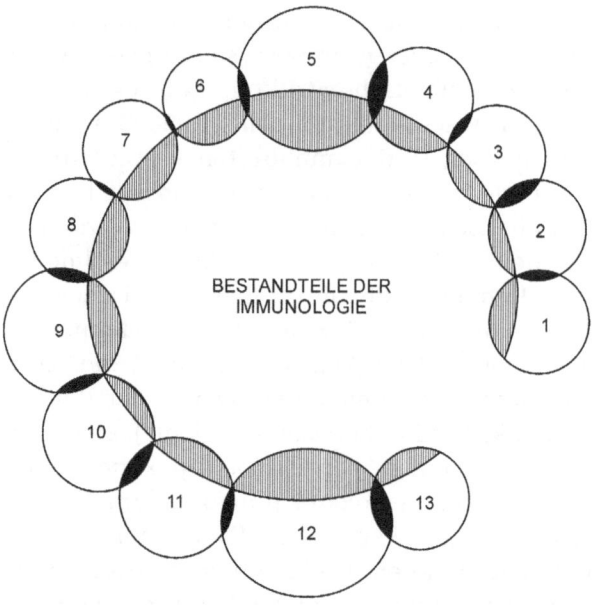

1 – Immunhämatologie   8 – Neuroimmunologie
2 – Immungenetik   9 – Immunpathologie
3 – Transplantationsimmunologie   10 – Immuntoxikologie
4 – Allergologie   11 – Immunpharmakologie
5 – Klinische Immunologie   12 – Immunchemie
6 – Antiinfektionsimmunologie   13 – Immunökologie
7 – Tumorimmunologie

Abb. 3. Übersicht über Teilgebiete der heutigen Immunologie

tion auslöst. Die Immunantwort kann in Form einer Antikörperbildung, Freisetzung von Zytokinen oder Zellen zustande kommen, welche die Widerstandsfähigkeit gewährleisten und die **Immunität** (Infektionsabwehr, Malignombekämpfung, Transplantatabstoßung oder andere) gegen den auslösenden Antigenträger bewirken.

Unter pathologischen Bedingungen können auch eigene Antigene die Immunantwort hervorrufen. Sie werden dann **Autoantigene** genannt, die **Autoimmunreaktionen** oder genauer gesagt **autoaggressive Reaktionen** verursachen.

In manchen krankhaften (pathologischen) Fällen kann das Immunsystem auch unangemessen antworten, sodass bei entsprechenden Defekten, Schädigungen oder ungenügenden Kapazitäten primäre (genetisch bedingte) oder sekundär erworbene **Immundefizienzen** entstehen.

Im Gegensatz dazu kann das Immunsystem auf ein bestimmtes Antigen (dann auch als **Allergen** bezeichnet) mit einer überschießenden Immunantwort reagieren und dadurch die Ursache von **allergischen** oder **hypersensitiven** Zuständen (Krankheiten) sein.

Lymphozyten sind die Zellen, die das Antigen erkennen. Die Immunantwort als Ergebnis der Antigenerkennung kann auf drei Arten erfolgen und sich als Immunität, als Bildung immunpathologischer Zustände oder als immunologische Toleranz bei fehlender Reaktion präsentieren.

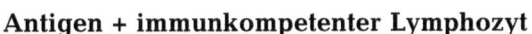

Antigen + immunkompetenter Lymphozyt
→ **Immunität**
→ **immunpathologische Zustände**
→ **immunologische Toleranz**

Die Entstehung der **Immunität** ist ein normaler und für den Organismus vorteilhafter Zustand, der die Abwehr gegen pathogene Mikroorganismen, Viren und andere sich vermehrende Infektionserreger gewährleistet. Ähnlich nützliche Aufgaben hat auch die **immunologische Überwachung**, mit deren Hilfe das Immunsystem das Individuum vor spontan auftretenden Malignomen und vor der Verbreitung von geschädigten und dadurch funktionslosen oder ungenügend funktionierenden Zellen und Molekülen schützt. Diese beiden Eigenschaften gehen aus der grundlegenden Fähigkeit des Immunsystems hervor, das Eigene (*self*) vom Fremden (*nonself*) zu unterscheiden. Das Ergebnis ist die Erhaltung der Einzigartigkeit und chemischen Individualität des Individuums je nach seinem Genom.

Wozu brauchen wir diese chemische Individualität? Sicher nicht nur, um für den Chirurgen das Leben bei Gewebe- und Organtransplantationen zu komplizieren. Jeder Mensch ist ein nicht wiederholbares chemisches Individuum, dessen Zusammensetzung das **Genom** als seine ein-

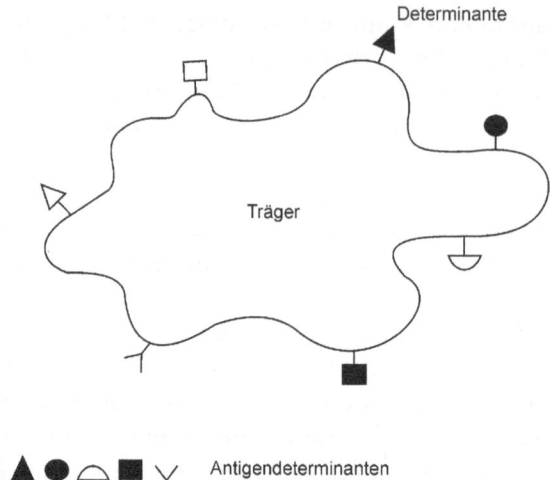

Antigendeterminanten
(Epitope, Haptene)

Abb. 4. Schematischer Aufbau eines kompletten Antigenmoleküls (Immunogen)

zigartige genetische Ausrüstung bestimmt. Jede Zelle enthält in ihren Chromosomen DNA (Desoxyribonukleinsäure), die alle phänotypischen Merkmale der biologischen Art und des Individuums festlegt. Deswegen wehrt sich der Organismus mithilfe des Immunsystem hartnäckig gegen das Verschmelzen mit Zellen, die nicht das gleiche Genom besitzen. Die Abwehrreaktion ist verständlich, weil im entgegengesetzten Fall die phänotypischen Eigenschaften des Individuums und der biologischen Art durch Zufall und nicht durch genaue genetische Regeln festgesetzt würden.

Eine sehr wichtige Eigenschaft des Immunsystems ist dessen **Gedächtnis**, sich ein Antigen zu merken, mit dem es schon früher in Kontakt getreten ist. Bei einem weiteren Kontakt kann mit einer schlagbereiten, schnelleren und intensiveren Immunantwort reagiert werden.

Das Wesentliche an der **Spezifität** des Immunsystems ist die Fähigkeit, die Immunantwort nur gegen einen kleinen Abschnitt der Antigenmoleküle zu entwickeln. Dieser Abschnitt wird als **Antigendeterminante** oder **Epitop** bezeichnet (Abb. 4). Ein Antikörper reagiert üblicherweise nur mit diesem Epitop und nicht mit anderen Epitoptypen auf diesem oder anderen Antigenen. Dieser Antikörper reagiert auch mit dem aus dem kompletten Antigen abgespaltenen (isolierten) Epitop. Das isolierte Epitop hat dann die Funktion eines *Haptens*. Das Molekül des *kompletten* Antigens besteht aus einem *Träger* und den erwähnten Epitopen, aus denen Haptene entstehen können. Das **komplette Antigen** hat zwei Grundeigenschaften: *Immunogenität* (Fähigkeit, die Antikörperbildung auszulösen) und *Spezifität* (Fähigkeit, mit Antikörpern in einer spezifischen Weise zu reagieren). Das Hapten hat nur eine Grundeigenschaft und zwar die Spezifität, weil es isoliert keine Antikörperbildung hervorrufen kann. Es kann nur mit solchen Antikörpern reagieren, deren Bildung durch das komplette Antigen hervorgerufen wurde.

Komplettes Antigen (Immunogen) → Immunogenität + Spezifität
Inkomplettes Antigen (Hapten)   → Spezifität

Neben der Spezifität besitzt das Immunsystem auch eine große **Vielfalt** (*diversity*) an Immunantworten. Das bedeutet, dass es auf Millionen von verschiedenen Antigenepitopen antworten kann, sogar auch auf solche, denen der Mensch noch nie begegnet ist und die künstlich im Labor vorbereitet wurden (synthetische oder halbsynthetische Antigene).

3.1. Zellen und Gewebe des Immunsystems

An Immunreaktionen beteiligte Zellen kann man in direkt dem Immunsystem angehörige Zellen (Leukozyten) und in Helfer- oder unterstützende Zellen einteilen, die anderen Systemen zugeordnet werden.

Leukozyten entstehen aus einer pluripotenten hämatopoetischen Stammzelle und entwickeln sich in zwei Linien, die myeloische und die lymphatische Linie (Abb. 5). Die **myeloische Linie** kann man in vier Unterlinien einteilen: Erythrozyten (rote Blutkörperchen) und Thrombozyten (Blutplättchen), die nicht zu den Leukozyten gehören, aber den Helferzellen des Immunsystems zugeordnet werden können, außerdem Granulozyten und Zellen des mononukleär-phagozytären Systems. Zu den **Granulozyten** gehören die Neutrophilen, Eosinophilen und die Basophilen, und manche Immunologen, wie zum Beispiel Ivo Roitt, ordnen

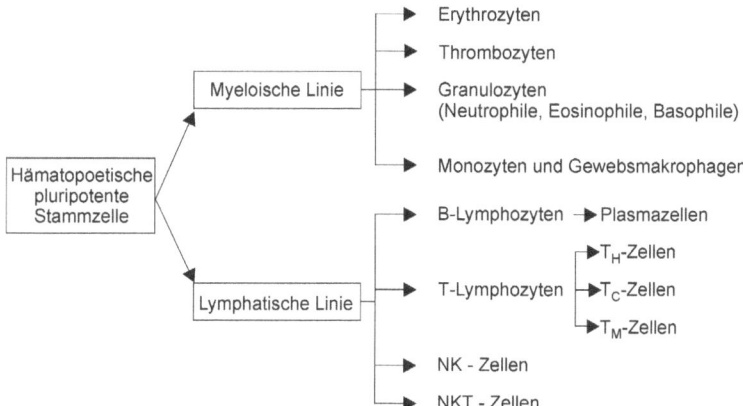

Abb. 5. Übersicht über die an Immunreaktionen teilnehmenden Zellen

auch die Mastzellen dazu. Als synonyme Begriffe für die **Neutrophilen** werden die Namen *neutrophile Granulozyten* oder *polymorphkernige Leukozyten (PML)* verwendet. In der älteren Literatur wird der Originalname von Metschnikow „Mikrophagen" verwendet, der inzwischen nicht mehr gebraucht wird. Das **mononukleär-phagozytierende System (MPS)** besteht aus Blutmonozyten und Gewebsmakrophagen. Der Begriff MPS ersetzte den früher verwendeten Begriff retikuloendotheliales System (RES). Neutrophile, Makrophagen, Monozyten und Eosinophile haben eine besonders große Fähigkeit zur Phagozytose und werden deshalb als **professionelle Phagozyten** bezeichnet.

Die **lymphatische Reihe** kann man in vier Untereinheiten (Subpopulationen) einteilen: **B-Lymphozyten** (B-Zellen), **T-Lymphozyten** (T-Zellen), **NK-Zellen** (*natural killer cells, NK cells*, natürliche Killerzellen) und **NKT-Zellen** (sie haben Eigenschaften sowohl der NK-Zellen als auch der T-Zellen). B- und T-Zellen bestehen aus weiteren Subpopulationen, wobei bisher die **T-Lymphozyten-Populationen** besser charakterisiert sind: T_H-**Zellen** (*H – helper, Helfer*) – T-Helferzellen, T_C-**Zellen** – zytotoxische T-Zellen (abgekürzt nur CTC – *cytotoxic T cells*) und T_M-**Zellen** – Gedächtniszellen (*M – memory, Gedächtnis*). Einige Typen der T_H-Zellen (T_H1-Zellen) können an Reaktionen der verzögerten Überempfindlichkeit (*delayed hypersensitivity*) teilnehmen und wurden deswegen früher als T_{DH}-Zellen bezeichnet. In der Fachliteratur wurden vor allem in der Vergangenheit auch T_S-Zellen erwähnt – Suppressor-T-Lymphozyten. Erst später stellte sich heraus, dass sie mit den T_C-Zellen identisch sind. Auf der anderen Seite aber ermöglichte eine genauere Analyse der Eigenschaften eine Aufteilung der Subpopulation von T-Helfer-Lymphozyten in die Gruppen mit T_H0-, T_H1-, T_H2- und T_H3-Zellen. Mittlerweile zeigte sich auch, dass zur T-Lymphozyten-Population auch regulatorische T_{reg}-Zellen gehören. Diese erfüllen gemeinsam mit den T_H3-Zellen auch Suppressorfunktionen. Das bedeutet, dass sie manche aufkommende Immunantworten eindämmen können.

B-Lymphozyten verwandeln sich nach dem Kontakt mit dem Antigen in antikörper-synthetisierende Zellen (**Plasmazellen**) und bilden damit den humoralen Teil (gelöste Antikörper) der spezifischen Immunität.

T-Lymphozyten sind die grundlegenden Zellen der spezifischen (erworbenen) Immunität. Einige ihrer Populationen besitzen typische Effektorfunktionen (CTC oder T_H1-Zellen können die Zielzellen, auf denen sie fremde Antigene erkannt haben, direkt abtöten). Andere entsprechen regulatorischen Zellen, die vor allem durch die Freisetzung von Zytokinen oder anderen Mediatoren den Verlauf der Immunantworten regulieren (T_H2-, T_H3-, und T_{reg}-Zellen).

NK-Zellen sind natürliche Killerzellen. Sie greifen unspezifisch tumortransformierte oder virusinfizierte Zellen an und stellen die grund-

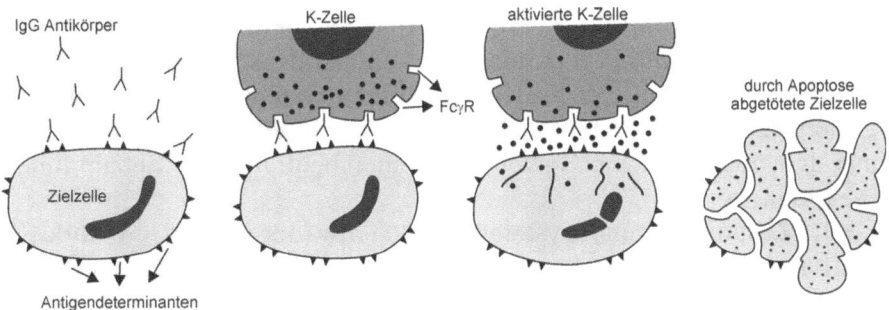

Abb. 6. Schema der K-zellvermittelten und antikörperabhängigen zytotoxischen Reaktion (ADCC antibody-dependent cell-mediated cytotoxicity)

legenden Zellen der natürlichen Abwehr gegen spontan entstehende Malignome und Viren dar. Man findet sie auch im Blut, wo sie als **große granulierte Lymphozyten – LGL** (*large granular lymphocytes*) bezeichnet werden.

NKT-Zellen sind eine kleinere Gruppe von Zellen, die sich in lymphatischen Organen befinden und gewisse Eigenschaften der NK- wie auch der T-Lymphozyten vereinen.

Antigen-präsentierende Zellen – APC (*antigen presenting cells*) sind eine heterogene Gruppe von Zellen, die das Antigen in einer Form vorlegen, dass es von T- und manchmal auch von B-Lymphozyten erkannt werden kann und eine spezifische Immunantwort ausgelöst wird. Dazu gehören Makrophagen, Monozyten, dendritische Zellen, Langerhans-Zellen der Haut und manchmal sogar B-Lymphozyten, Endothelzellen der Gefäße, Epithelzellen des Darmes und andere.

K-Zellen (*killer cells*) haben die Fähigkeit, andere Zellen (Zielzellen) unter Mithilfe eines spezifischen Antikörpers abzutöten. Dieser bindet sich mit einem Ende seines Moleküls (Fc-Fragment) an den dazugehörigen Rezeptor (Fc-Rezeptor für die Antikörper der Klasse IgG) und mit dem anderen Ende (Bindungsstelle) an das spezifische Antigen auf der Oberfläche der Zielzelle. So wird der Kontakt der K-Zelle mit der Zielzelle, die mit zytotoxischen Produkten abgetötet werden soll, gewährleistet. Dieser Mechanismus (Abb. 6) heißt **antikörperabhängige zelluläre Zytotoxizität – ADCC** (*antibody-dependent cellular cytotoxicity*). Zu den K-Zellen gehören Zellen, die auf ihrer Oberfläche Fc-Rezeptoren für IgG-Antikörper haben. Es ist eine heterogene Zellgruppe, die vor allem aus Makrophagen, Neutrophilen, Eosinophilen und NK-Zellen bestehen.

Von den **Helfer-** oder **unterstützenden** (*auxiliary*) **Zellen** muss man folgende erwähnen: Blutplättchen (Thrombozyten), rote Blutkörperchen (Erythrozyten), Endothelzellen, Epithelzellen und andere Zellen. Diese Zellen sind an einigen Spezialfunktionen beteiligt (zum Beispiel die

Erythrozyten an der Entfernung von löslichen Immunkomplexen), bilden
Zytokine oder andere Mediatoren und unterstützen durch ihre Aktivitäten die Funktionen der Zellen des Immunsystems (zum Beispiel die
Endothelzellen der postkapillären Venolen beim Austritt der Leukozyten
aus dem Blutstrom ins Gewebe bei einer beginnenden Entzündungsreaktion).

Die Zellen des Immunsystems wirken entweder einzeln (im Blutkreislauf, im lymphatischen Kreislauf oder in Geweben), oder sie sammeln
sich zum lymphatischen Gewebe. Das **lymphatische Gewebe** enthält
Lymphozyten als grundlegende Zellen und daneben noch Zellen, die
ihnen morphologisch ähnlich sind (Vorläuferzellen und Nachkommen).
Möglich sind primäre (zentrale) und sekundäre (periphere) lymphatische
Organe oder nicht verkapselte Anhäufungen im Gewebe.

Zu den **primären lymphatischen Organen** gehören der Thymus und
die Bursa Fabricii bei den Vögeln oder ihr Säugetieräquivalent, das beim
Menschen das Knochenmark (Abb. 7) darstellt. Die zentralen lymphatischen Organe stellen jene Räume dar, in denen die naiven Lymphozyten,
die im Knochenmark aus einer pluripotenten hämatopoetischen Stammzelle entstehen, ihre *Reife* erreichen, Die naiven Lymphozyten werden
entweder im Thymus (deswegen „T"-Lymphozyten) zu reifen und voll
funktionsfähigen T-Lymphozyten geprägt oder im Knochenmark zu reifen B-Lymphozyten, allerdings an einer anderen Stelle des Knochenmarks als jener, an der die naiven und unreifen Lymphozyten entstehen.
Das Knochenmark heißt auf Englisch *bone marrow*. Daher werden Lymphozyten, die hier reifen, „B"-Lymphozyten genannt.

Der **Thymus** und das **Knochenmark** sind sozusagen die Universitäten
für die T- und B-Lymphozyten. Die naiven Lymphozyten müssen an
diesen Universitäten ununterbrochen lernen und werden ständig ge-
prüft. Ausschließlich Lymphozyten, die alle Prüfungen mit „Sehr Gut"
bestehen, können ihre Alma mater verlassen. Nur so können nämlich
ihre Lehrer sicher sein, dass erfolgreiche Absolventen nur fremde Eindringlinge bekämpfen und diese nicht mit eigenen Zellen und Geweben
verwechseln. Der Unterschied zwischen „lymphozytären" und normalen
Universitäten besteht nicht nur in der außergewöhnlichen Qualität der
lymphozytären Absolventen (alle Prüfungen mit Sehr Gut), sondern auch
darin, dass diejenigen, die nicht so erfolgreich studieren können, die
lymphozytäre Universität nicht verlassen können, sondern unbarmherzig
beseitigt werden. Das hier ist keine poetische Überlegung, sondern eine
vereinfachte Beschreibung eines außergewöhnlich komplizierten Prozes-
ses, der mit unglaublicher Genauigkeit funktioniert.

Die reifen T- und B-Lymphozyten treten in die Blutbahn ein und
werden zu den peripheren lymphatischen Organen transportiert, in
denen sie sich ansiedeln. Die **sekundären lymphatischen Organe** sind

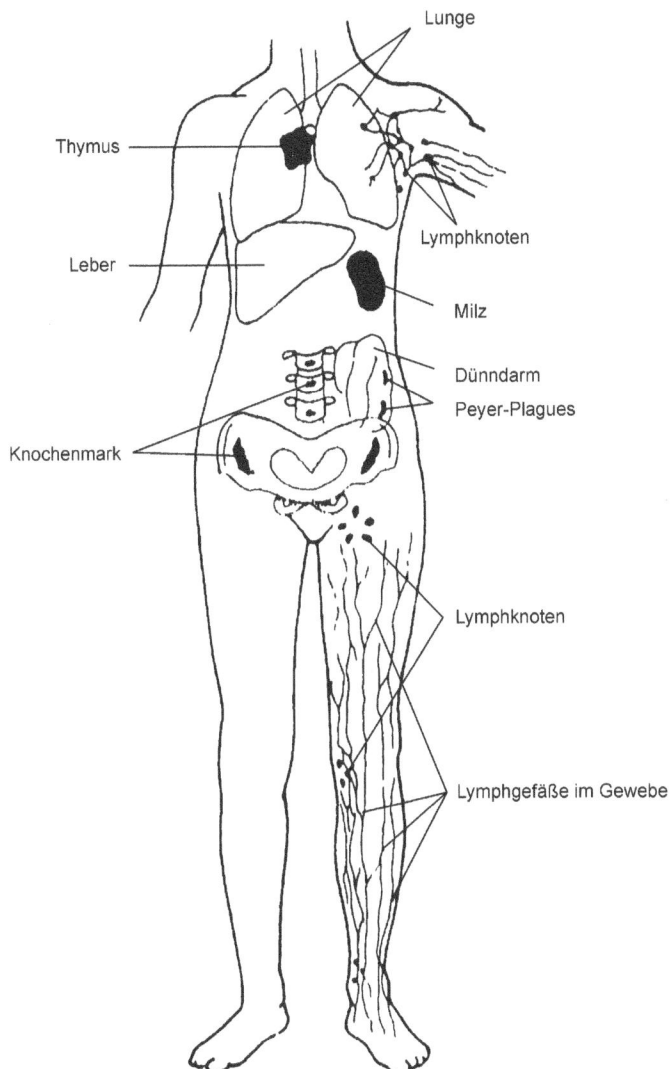

Lunge

Thymus

Lymphknoten

Leber

Milz

Dünndarm
Peyer-Plagues

Knochenmark

Lymphknoten

Lymphgefäße im Gewebe

Abb. 7. Schema der Verteilung der primären und sekundären lymphatischen Organe

entweder von einer Bindegewebskapsel umhüllt und verkapselt wie Lymphknoten und Milz oder nicht verkapselt wie vor allem das schleimhautassoziierte lymphatische Gewebe – **MALT** (*mucosal-associated lymphoid tissue*). Dazu zählen die Lamina propria oder Peyer-Plaques im Darm (deswegen auch als **GALT** bezeichnet – *gut-associated lymphoid tissue*), der Waldeyer-Ring der Mundhöhle (Lymphknoten, Tonsillen und Adenoide) oder das mit den Bronchien verbundene lymphatische Gewebe – **BALT** (*bronchial-associated lymphoid tissue*). Das mit Schleimhäuten assoziierte lymphatische Gewebe nimmt vor allem an der lokalen Immunabwehr teil.

3.2. Moleküle des Immunsystems

Im Immunsystem wirkt eine Menge von verschiedenen Molekülen, die zwei grundlegende Funktionen haben – Effektorfunktion oder regulatorische Funktion. Die Effektorfunktion äußert sich in der unmittelbaren Abwehr gegen pathogene Bakterien. Einige toxische Peptide oder freie Sauerstoffradikale können die durch professionelle Phagozyten eingeschlossenen (phagozytierten) Bakterien direkt abtöten. Die typischen regulatorischen Moleküle sind Immunhormone oder Zytokine, die den Verlauf der Immunantworten regulieren und die Zusammenarbeit des Immunsystems mit anderen physiologischen Systemen des Organismus steuern.

Aus der Sicht der Eigenschaften und Funktionen kann man die im Immunsystem wirkenden Moleküle in verschiedene Gruppen einteilen.

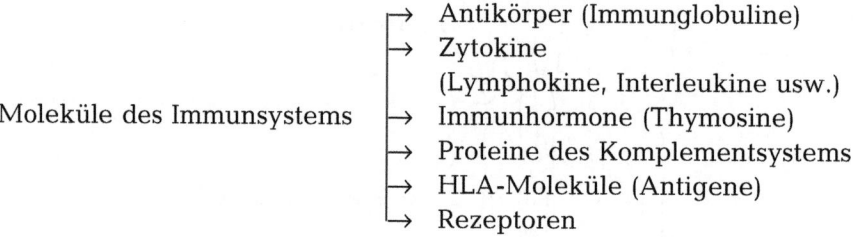

Moleküle des Immunsystems
→ Antikörper (Immunglobuline)
→ Zytokine
(Lymphokine, Interleukine usw.)
→ Immunhormone (Thymosine)
→ Proteine des Komplementsystems
→ HLA-Moleküle (Antigene)
→ Rezeptoren

3.2.1. Antikörper

Schon Ende des 19. Jahrhunderts wusste man, dass das Serum von Menschen und Tieren, die eine bestimmte Infektionserkrankung durchgemacht hatten, irgendwelche Stoffe enthält, die diese Individuen vor der Wiederholung derselben Erkrankung schützen. Solches Serum konnte die mikrobiellen Erreger der Erkrankung verklumpen (agglutinieren), die löslichen mikrobiellen Antigene ausfällen (präzipitieren) oder die bakteriellen Toxine neutralisieren (unschädlich machen). Die wirksamen Stoffe im Serum wurden diesen Eigenschaften entsprechend *Agglutinine*, *Präzipitine* oder *Antitoxine* genannt. 1891 wurde von Paul Ehrlich der Begriff **Antikörper** eingeführt, der sich schnell verbreitete. Er ging davon aus, dass Antikörper *gegen* Bestandteile jener Mikroorganismen wirken, die in den menschlichen Körper eingedrungen waren.

Paul Ehrlich gehört zu den größten Genies Ende des 19. und Anfang des 20. Jahrhunderts. Er wird für den Vater der Chemotherapie gehalten, weil er die erste chemische Verbindung synthetisierte, die in der Therapie einer Infektionserkrankung verwendet wurde (Salvarsan in der Behandlung der Syphilis). Für die Ausarbeitung der ersten Theorie über die Entstehung der Antikörper (Theorie der Seitenketten) wurde er gemeinsam mit Ilja Metschnikow (Entdecker der Phagozytose) 1908 mit dem Nobelpreis ausgezeichnet.

Die Antikörper sind die grundlegenden Moleküle des Immunsystems. Sie gehören zu den **Immunglobulinen** (Abkürzung **Ig**), von denen es fünf Klassen gibt: IgG, IgM, IgA, IgD und IgE (Tabelle 2). IgG und IgM sind typische im Blut zirkulierende Antikörper, die als spezifische Immunantwort auf ein Antigen gebildet werden. Nach dem ersten Kontakt eines Individuums mit einem bestimmten Antigen werden **Antikörper der Klasse IgM** gebildet, nach dem zweiten oder weiteren Kontakt **Antikörper der Klasse IgG**. Die Antikörperbildung hängt auch von der Art des Antigens ab. Teilchen wie zum Beispiel fremde Erythrozyten oder Bakterienzellen induzieren vor allem Antikörper der Klasse IgM, lösliche Antigene wie zum Beispiel Moleküle aus bestimmten Bakterien hingegen Antikörper der Klasse IgG. Die Antikörper dieser zwei Klassen entstehen, wenn ein Antigen über die Blutbahn in die sekundären lymphatischen Organe gelangt.

Antigene, die über eine Schleimhautoberfläche (z.B. im Verdauungstrakt oder in den Atmungsorganen) in den Organismus gelangen, stimu-

Tabelle 2. Die grundlegenden Klassen der menschlichen Immunglobuline

Klasse	Konzentration im Serum (g/L)	Molekül	Lokalisation	Funktion
IgG	8–16	Monomer	Serum	Antikörper, Erleichterung der Phagozytose, Übertritt in die Plazenta
IgA (Serum)	1–3,5	Monomer	Serum	Untersützung der Phagozytose
SIgA (sekretorisch)	–	Dimer	Tränen, Speichel, Milch, Schleimhautoberfläche	Schleimhautabwehr
IgM	0,9–2,5	Pentamer	Serum, Oberfläche der B-Lymphozyten	Antikörper, Antigenrezeptor, Komplement-Aktivierung
IgD	0,1	Monomer	Serum, Oberfläche der B-Lymphozyten	Antigenrezeptor
IgE	0,0002	Monomer	Serum, Schleimhautoberfläche	Abwehr gegen Parasiten, Reagin

lieren die Bildung von **Antikörpern der Klasse IgA** im Rahmen der lokalen Immunantwort. Antikörper der Klassen IgG und IgM sind Teil der gesamten systemischen Immunantwort. IgA kommt in den Schleimhautsekreten vor und wird als **SIgA** (*sekretorisches IgA*) bezeichnet. Eine weitere Form des IgA befindet sich auch im Serum (Serum-IgA), dessen Funktion weniger bekannt ist.

Die höchste Konzentration im Serum hat IgG, niedrigere Konzentrationen im Serum IgA und IgM. Eine etwa tausendfach niedrigere Konzentration als IgG hat **IgD**. Antikörper vom Typ IgD wirken nur sehr eingeschränkt in der Funktion eines typischen Antikörpers, zusätzlich sind sie aber ein Bestandteil der antigen-erkennenden Rezeptoren (*Antigenrezeptoren*) auf B-Lymphozyten. Nochmals viel niedrigere Serumkonzentration haben die **Antikörper der Klasse IgE**. Ihre ursprüngliche Funktion bestand in der Schleimhautabwehr gegen vielzellige Parasiten wie zum Beispiel Würmer. Besonders bekannt aber sind IgE-Antikörper als Antwort auf verschiedene Allergene im Rahmen der so genannten frühen (allergischen) Überempfindlichkeitsreaktionen. Sie werden deswegen auch als **Reagine** bezeichnet.

Allergen ist ein Antigen, das bei den meisten Menschen entweder gar keine Immunantwort auslöst oder zur Bildung von Antikörpern der Klasse IgG und IgM anregt. Genetisch prädisponierte Personen reagieren mit Antikörpern der Klasse IgE, die allergische Erkrankungen hervorrufen wie zum Beispiel atopisches Asthma bronchiale, Urticaria, Heuschnupfen oder Lebensmittelallergie. Eine solche genetische Prädisposition nennt man auch **Atopie** und Erkrankungen mit Beteiligung von IgE-Antikörpern *atopische Erkrankungen*. Zu den typischen Allergenen gehören pflanzliche Pollen, Hausstaub (enthält Hausstaubmilben), Haare oder eingetrocknete Exkremente mancher Haustiere.

Moleküle aller Antikörper haben die gleiche Basisstruktur, bestehend aus je zwei identen *leichten* und *schweren* Polypeptidketten (Abb. 8). Die leichten Ketten enthalten durchschnittlich 215 Aminosäureeinheiten. Es gibt zwei Leichtkettentypen, die Leichtkette Kappa (κ) und die Leichtkette Lambda (λ). Die schweren Ketten enthalten im Vergleich zu den Leichtketten etwas mehr als doppelt so viele Aminosäuren. Es gibt fünf verschiedene Arten der schweren Ketten, nach denen die Immunglobuline in Klassen eingeteilt werden (Klasse IgG enthält die schweren Ketten γ, Klasse IgM die Ketten μ, IgA die Ketten α, IgD die Ketten δ und IgE die Ketten ε). Ein Antikörper-Molekül bestehend aus zwei Leicht- und zwei Schwerketten hat die Form eines „Ypsilon" (**Y**). Diese einfache Form haben die Antikörper der Klasse IgG (dazu gehören die Unterklassen IgG1, IgG2, IgG3 und IgG4), Serum-IgA (Unterklassen IgA1 und IgA2), IgD und IgE. Sekretorisches IgA hingegen ist ein dimeres Immunglobulin, das aus vier leichten und vier schweren Ketten besteht, die

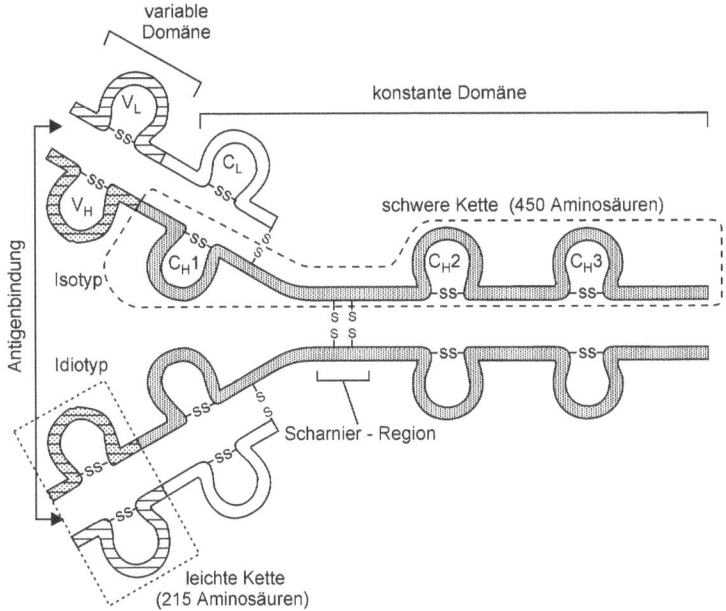

variable
Domäne

konstante Domäne

V_L

C_L

schwere Kette (450 Aminosäuren)

V_H

Antigenbindung

Isotyp

C_H1

C_H2

C_H3

Idiotyp

Scharnier - Region

leichte Kette
(215 Aminosäuren)

Abb. 8. Schema des menschlichen IgG1-Moleküls

durch weitere zwei Polypeptidketten verbunden sind. Die verbindenden Polypeptidketten werden als J-Kette (Verbindungskette) und SC-Kette (sekretorische Komponente) bezeichnet. Das IgM-Molekül ist noch größer und entspricht einem Pentamer (Abb. 9), in einer kleinen Menge einem Hexamer. In dieser Form befindet es sich im Serum. Daneben gibt es auch ein IgM-Monomer, das einen Teil des Antigenrezeptors auf B-Lymphozyten darstellt.

Die Moleküle aller Immunglobulinklassen haben dieselben leichten Ketten (κ oder λ). Jede Immunglobulinklasse unterscheidet sich von der anderen nur durch ihre schwere Kette und damit durch die Anzahl der Aminosäureeinheiten, die Länge der Polypeptidkette und durch den Gehalt an Sacchariden (Zuckern), die in der Polypeptidkette enthalten sind. Das bedeutet, dass die Antikörpermoleküle aus Aminosäuren und Sacchariden bestehen und damit nicht „reine" Proteine, sondern *Glykoproteine* darstellen.

Die leichten und schweren Ketten der Immunglobuline setzen sich aus zwei Abschnitten zusammen, die jeweils aus ungefähr 100 Aminosäureeinheiten bestehen und eine ähnliche räumliche Struktur aufweisen. Diese beiden Abschnitte bezeichnet man als **Domänen**. In Antikörpern mit unterschiedlicher Spezifität zeigt das N-terminale Ende (die letzte Aminosäure enthält eine frei NH_2-Gruppe) eine variable Aminosäuresequenz. Diese Abschnitte werden daher als *variable* Domäne be-

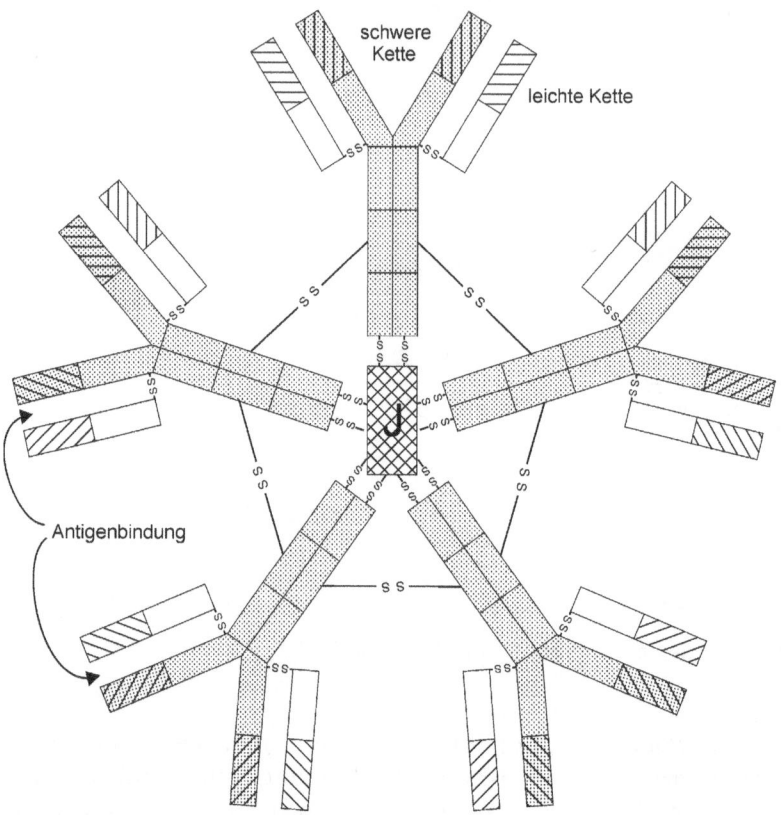

Abb. 9. Schema des menschlichen IgM-Moleküls (Pentamer)

zeichnet. Am anderen Ende des Immunglobulinmoleküls, dem C-termi-
nalen Ende (letzte Aminosäure enthält eine freie COOH-Gruppe), sind
Domänen mit der gleichen Aminosäuresequenz in den verschiedenen
Antikörpern. Das sind die *konstanten* Domänen (Abb. 8). Die Funktion
dieser zwei Arten von Domänen ist grundsätzlich verschieden. Zwischen
den variablen Domänen einer leichten und einer schweren Kette liegt die
Bindungsstelle der Antikörper, an der das Antigenepitop gebunden
wird. IgG-Antikörper haben theoretisch zwei Bindungsstellen, das IgM-
Pentamer insgesamt zehn. Aus räumlichen Gründen können aber praktisch nur wenige Bindungsstellen in Anspruch genommen werden, vergleichbar mit der Berührung zweier 3-dimensional gerichteter Strukturen wie zum Beispiel Kugeln, von denen eine das Antikörpermolekül und
die andere das Antigenmolekül darstellt. Die beiden Strukturen können
einander nicht mit ihrer gesamten Oberfläche berühren und miteinander
reagieren, sondern nur mit einer bestimmten Anzahl von Stellen auf
ihren Oberflächen.

Die Anordnung der Aminosäuren an der Bindungsstelle bestimmt die **Spezifität des Antikörpers**. Diese Anordnung bildet räumlich einen Hohlraum oder eine Ausbuchtung mit einer bestimmten Form, in die nur das komplementäre räumliche Gebilde entsprechend dem spezifischen Antigenepitop passt (ähnlich wie ein Schlüssel zum zugehörigen Schloss). Jegliche Veränderung in der Zusammensetzung der Aminosäuren einer Bindungsstelle verändert die Spezifität und somit die Fähigkeit, ein bestimmtes Antigenepitop zu binden. Durch die mögliche Vielfalt in der Aminosäurenzusammensetzung ihrer Bindungsstellen haben die Antikörper eine riesige Menge potenzieller Spezifitäten, die auf mindestens zehn Millionen Möglichkeiten geschätzt wird. Das ermöglicht nicht nur die Reaktion mit allen möglichen natürlichen Antigenen, sondern auch mit synthetischen Antigenen, die unsere Vorfahren nicht gekannt haben. Dabei bleibt noch eine große Reserve für eine mögliche Wechselwirkung mit Antigenen, die erst in der Umwelt unserer Nachkommen auftauchen werden.

Alle Proteine, also auch Antikörper, haben eine begrenzte Funktionsdauer, während der die Moleküle fähig sind, ihre biologischen Funktionen vollständig zu erfüllen. Sie wird durch die Halbwertzeit der biologi-

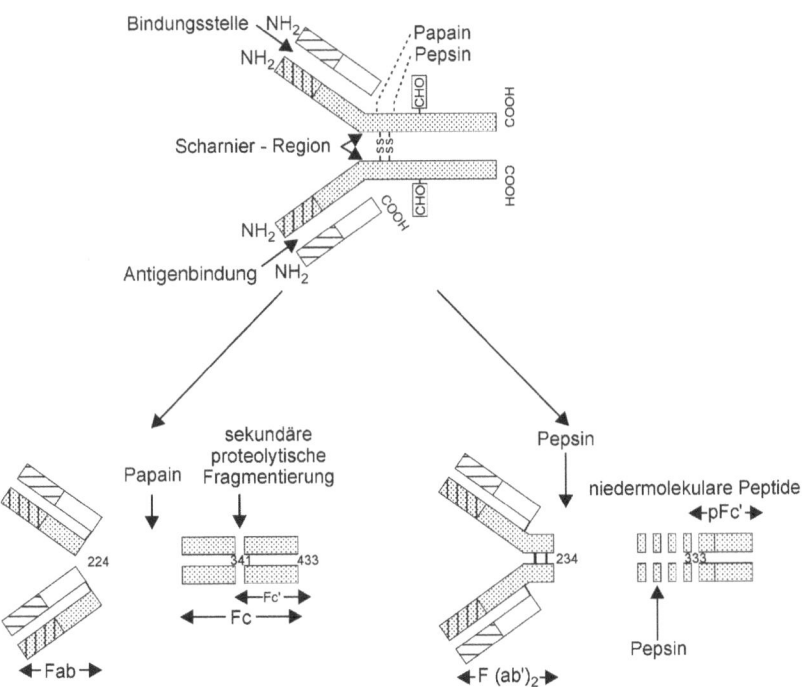

Abb. 10. Fragmentierung (Spaltung) des IgG1-Moleküls mit proteolytischen Enzymen Papain und Pepsin

schen Existenz beurteilt. Bei Schädigung werden die Antikörper von
proteolytischen Enzymen abgebaut und die frei werdenden Aminosäuren neuerlich zum Aufbau voll funktionsfähiger Moleküle verwendet.
IgG-Moleküle und andere Immunglobuline werden zunächst durch proteolytische Enzyme in Fragmente gespalten und erst im zweiten Schritt
über kleine Peptide bis zu den freien Aminosäuren zersetzt. Zwei Frag-
menttypen, Fab und Fc, sind bekannt (Abb. 10). **Fab-Fragmente** enthalten eine Bindungsstelle, **F(ab)$_2$-Fragmente** zwei Bindungsstellen für
ein Antigenepitop, weil in diesen Fragmenten die variablen Domänen
geblieben sind. Die konstanten Domänen der schweren Ketten werden
bei der Proteolyse in Form der Fc-Fragmente abgespalten. Viele Zellen
besitzen Rezeptoren, die diese **Fc-Fragmente** binden können und als **Fc-
Rezeptoren (FcR)** bezeichnet werden. FcR für die Antikörper der Klasse
IgG befinden sich auf professionellen Phagozyten und erleichtern ihre
Wechselwirkung mit Bakterienzellen, die bei der Phagozytose mit IgG
bedeckt (opsonisiert) worden sind. Ähnlich sind FcR auf K-Zellen (Killer-
Zellen) grundsätzlich für antikörper-abhängige zytotoxische Reaktionen
– ADCC wichtig (Abb. 6).

   Wie werden die Antikörper gebildet? *Die Antikörper werden von
B-Lymphozyten synthetisiert und sezerniert.* B-Lymphozyten besitzen
auf ihrer Oberfläche **Antigenrezeptoren** in der Funktion von Biosensoren, die nur ein bestimmtes Antigen erkennen können. Einen Teil der
Antigenrezeptoren bilden Immunglobulinmoleküle (am häufigsten IgD
und monomeres IgM; Abb. 11). Diese Immunglobuline unterscheiden
sich von den im Blut zirkulierenden durch ein verändertes Fc-Ende, das
20 hydrophobe Aminosäureeinheiten mehr enthält. Das so verändertes
Ende stellt eine Art Anker dar, mit dem sich das Immunglobulinmolekül
im „Meer" der Phospholipide in der Zytoplasmamembran des B-Lymphozyten verankert. In Richtung Außenraum der Zelle ragen aus den
verankerten Molekülen die variablen Domänen mit freien Bindungsstellen heraus. Diese Vorstellung war so lange gültig, bis ihre Gültigkeit auf
einem Computermodell überprüft wurde. Es stellte sich heraus, dass 20
„zusätzliche" Aminosäuren ein riesiges Immunglobulinmolekül nicht in
einer Zytoplasmamembran verankern können. So wurde begonnen, weitere Ketten zu suchen, die diese Aufgabe erfüllen könnten. In kurzer Zeit
stellte man fest, dass es die Dimeren Igα und Igβ sind, die dabei helfen,
ein dem Antigenrezeptor der B-Zellen (BCR) entsprechendes großes Molekül im Phopholipid-Meer der Membran zu verankern.

   Von den insgesamt vielen Milliarden B-Lymphozyten, die im Organismus zirkulieren, haben nur einige hundert Antigenrezeptoren mit der
gleichen Spezifität der Bindungsstelle. Eine andere Gruppe hat Rezeptoren mit einer zweiten Spezifität, eine weitere Gruppe mit einer dritten
Spezifität usw. In unserem Organismus zirkulieren B-Lymphozyten mit

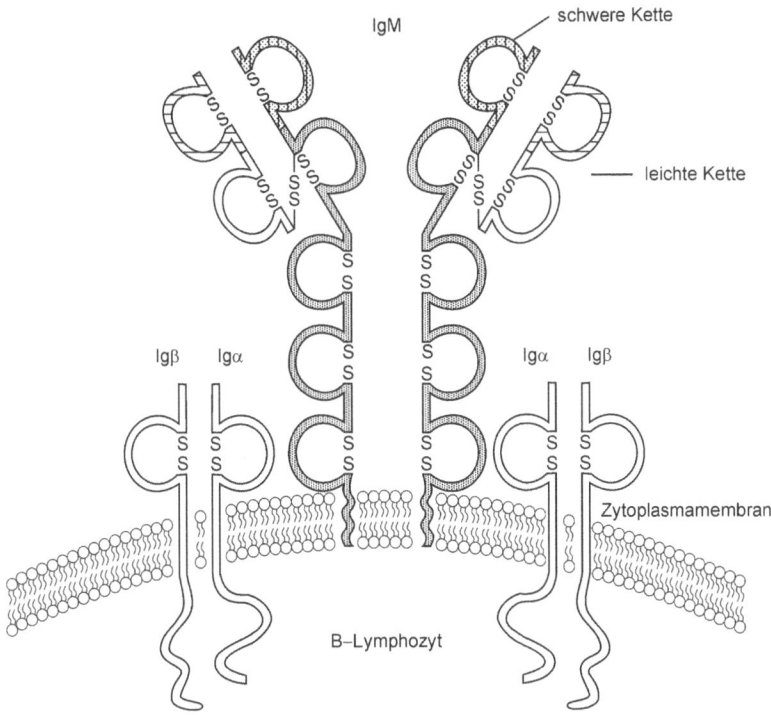

Abb. 11. Antigenrezeptor auf der Oberfläche von B-Lymphozyten

allen möglichen Spezifitäten, aber jede Gruppe hat die Fähigkeit, nur mit einem bestimmten Antigen zu reagieren. So eine Gruppe wird von einigen hundert bis tausend Zellen gebildet. Nach Kontakt einer bestimmte Gruppe mit ihrem spezifischen Antigen bindet sich das Antigen an den passenden Antigenrezeptor, was ein Signal zur Aktivierung darstellt. Andere B-Lymphozyten-Gruppen, deren Immunglobulinrezeptoren andere Arten (Spezifitäten) der Antigene erkennen, werden nicht aktiviert, bleiben aber reaktionsfähig und warten auf ihr spezifisches Antigen.

Aktivierte B-Lymphozyten beginnen sich zu teilen (es entsteht ein sich vermehrender Klon an Zellen) und in **Plasmazellen** zu differenzieren. Plasmazellen synthetisieren und sezernieren Antikörper mit gleicher Spezifität (räumlicher Anordnung der Bindungsstelle) wie das Immunglobulin in den Antigenrezeptoren der aktivierten Gruppe. Neben den antikörpersezernierenden Zellen entstehen auch **Gedächtnis-B-Zellen**, die sich den Kontakt mit einem bestimmten Antigen merken und bei einer wiederholten Begegnung eine beschleunigte und intensivere Antikörperbildung ermöglichen (Abb. 12).

Aber nicht alle Antigene können auf diese Art die B-Lymphozyten direkt zur Antikörperbildung aktivieren. Diese Fähigkeit haben vor al-

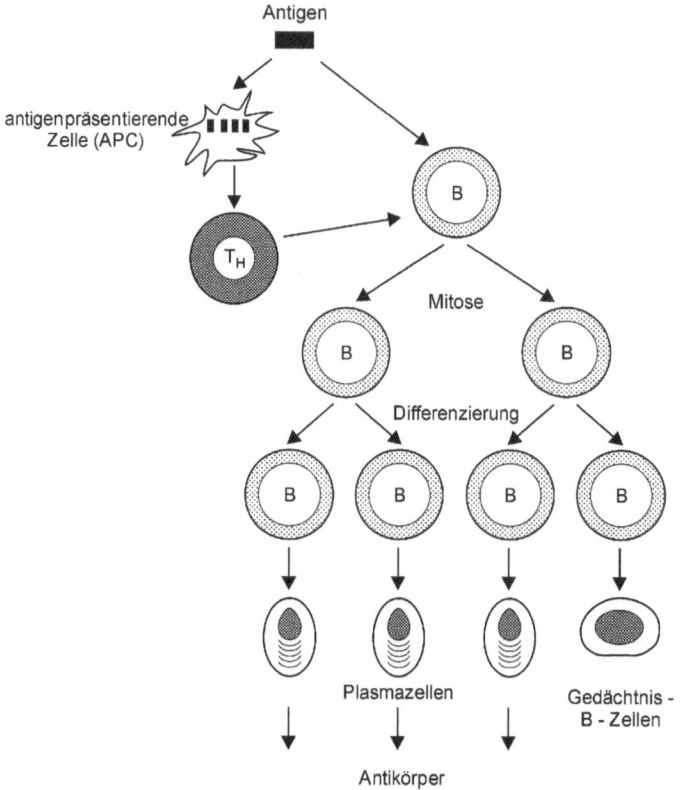

Abb. 12. Aktivierung von B-Lymphozyten durch ein spezifisches Antigen und Differenzierung zu antikörpersezernierenden Plasmazellen und Gedächtniszellen

lem Polysaccharidantigene. Dagegen müssen Proteinantigene vorher in einer bestimmten Weise in den **antigen-präsentierenden** Zellen aufbereitet werden. Dazu wird auch die Hilfe einer Subpopulation von T-Lymphozyten, der Helfer-T-Lymphozyten (T_H2-Zellen), benötigt.

Die Bildung und Freisetzung von Antikörpern unterscheidet sich von der Synthese anderer Proteine grundsätzlich darin, dass zur Einleitung der Antikörpersynthese die Anwesenheit von Antigenen erforderlich ist. Würde ein bestimmtes Individuum nach einer sterilen Geburt nur in mikroorganismenfreien (sterilen) Bedingungen gehalten, und würde auch seine Ernährung keine Antigene enthalten, dann würden seinen B-Lymphozyten die notwendigen Stimuli fehlen, und sie könnten keine Antikörper bilden und freisetzen. Die Folge wären abnormal niedrige, bis an Null grenzende Serumkonzentrationen der Immunglobuline. Dieser Effekt wurde wiederholt in Tierexperimenten und an Menschen bewiesen, die unmittelbar nach der Geburt in einem sterilen Raum ohne direkten Kontakt mit der äußeren Umgebung untergebracht wurden.

Diese Situation zeigt sich auch bei schweren Immundefekten, bei denen gewisse Gene, die zur wirksamen Abwehr vor allem gegen infektiöse Erreger notwendig sind, nicht funktionieren.

3.2.2. Zytokine und Immunhormone

Die Hauptfunktion der Zytokine und Immunhormone ist die Regulation der Immunantworten und die Übertragung der Verständigungssignale zwischen Immunsystem und anderen Organen im Körper. Es ist ein Teil der *humoralen* Regulation, also einer durch lösliche Moleküle vermittelten Regulation. Im menschlichen Organismus gibt es drei grundlegende Formen dieser Regulation: endokrin, parakrin und autokrin.

Die **endokrine Regulation** wird durch *Hormone* gewährleistet, die in einem bestimmten Organ entstehen, aus diesem freigesetzt werden und auf dem Blutweg die Zielzellen oder Zielorgane erreichen, die anatomisch weit entfernt sein können. Hier binden sie sich an spezifische Rezeptoren, womit die Zielzellen zu einer bestimmten physiologischen oder pathophysiologischen Antwort angeregt werden. Zum Beispiel wird in der Hypophyse (Hirnanhangdrüse) ein adrenokortikotropes Hormon (ACTH) gebildet und in den Blutkreislauf freigesetzt. Mit dem Blut gelangt ACTH zu verschiedenen Zellen, aber „seine" Rezeptoren befinden sich nur auf den Zellen der Nebennierenrinde. Durch die Bindung an diese Rezeptoren wird in den Nebennierenrindenzellen die Bildung der Kortikosteroide stimuliert. Diese sind weitere Hormone, die wieder mittels „ihrer" Rezeptoren analog biologische Antworten anderer Zellen aktivieren können.

Innerhalb des Immunsystems werden die typischen Hormone hauptsächlich im Thymus (Thymusdrüse, Bries) gebildet. Es sind vor allem Peptide oder Polypeptide, deren größte Gruppe *Thymosine* genannt wird. Ihre Hauptfunktion beruht auf der Regulation der spezifischen zellulären Immunität. Da sie alle Kriterien der typischen Hormone erfüllen, werden sie auch als **Immunhormone** bezeichnet.

Bei der **parakrinen Regulation** sezerniert eine bestimmte Zelle Signalmoleküle, die üblicherweise nur auf eine kurze Distanz wirken. Das bedeutet, dass solche Moleküle nur Zellen beeinflussen, die sich in der Nähe der produzierenden Zelle befinden und über dazugehörige Rezeptoren verfügen, an die sich diese Moleküle binden können. In diesem Fall sind die Signalmoleküle keine typischen Hormone, weil sie nur lokale Wirkung haben. Sie werden deshalb als *lokale Hormone* bezeichnet. Dieser Mechanismus ist typisch für Zytokine. Allerdings werden viele Zytokine von den Lymphozyten freigesetzt, die über Blut oder Lymphe in den gesamten Körper gelangen und deshalb in ihrer Wirkung manchmal auch einem Hormoncharakter entsprechen.

Die **autokrine Regulation** entsteht dann, wenn eine bestimmte Zelle regulatorische Moleküle produziert, für die sie auf der eigenen Oberfläche Rezeptoren hat, durch die rückwirkend die weitere Aktivität dieser Zelle beeinflusst wird.

Zytokine sind lösliche Glykoproteine ohne Immunglobulincharakter, die vor allem aus Zellen des Immunsystems freigesetzt werden und die nichtenzymatisch in sehr niedrigen Konzentrationen (Pikomol bis Nanomol pro Liter) über spezifische Rezeptoren wirken. Die zentrale Aufgabe der Zytokine ist die Regulation der Richtung, des Ausmaßes und der Dauer der Immunantworten wie auch das Modelling oder Remodelling der Gewebe während der ontogenetischen Entwicklung des Individuums je nach seinem genetischen Programm. Die einzelnen Zytokine können pleiotrope (mannigfaltige), sich gegenseitig überlagernde und verstärkende Wirkungen oder entgegengesetzte und sich unterdrückende Wirkungen haben. Das Ergebnis der Wirkung eines bestimmten Zytokins hängt nicht nur von seiner Konzentration und dem Zelltyp ab, auf den es einwirkt, sondern auch von der Anwesenheit anderer Zytokine. Die einzelnen Zytokine bilden somit ein *Zytokinnetz*, in dem die aktuelle Aktivität jedes einzelnen von ihnen auch eine kleinere oder größere Gruppe anderer Zytokine beeinflusst. Daher wird die Kommunikation zwischen den Zellen des Immunsystems und anderen Organen üblicherweise nicht nur durch ein einziges Zytokin gewährleistet, sondern durch eine mehr oder weniger spezifische Zytokingruppe.

Derzeit sind fast 200 verschiedene Zytokine sehr gut beschrieben. Sie werden in unterschiedliche Gruppen eingeteilt entweder nach ihrer Funktion oder nach der Zellart, von der sie freigesetzt werden oder auf die sie einwirken. Beispielsweise werden Zytokine, die die Kommunikation zwischen Leukozyten gewährleisten, *Interleukine* genannt, und Zytokine, die vor allem von Lymphozyten produziert werden, *Lymphokine*. *Tumor-Nekrose-Faktoren* wurden nach ihrer ersten bekannten Aktivität bezeichnet, ähnlich auch die *Interferone*, die koloniestimulierenden Faktoren und andere (Tabelle 3).

Zu den am längsten bekannten Zytokinen gehören die **Interferone**. Interferon (IFN) wurde in der Mitte des vergangenen Jahrhunderts von Alick Isaacs entdeckt als eine Substanz, die in Zellen des Menschen und verschiedener Tiere nach einer Virusinfektion gebildet wird. Diese Substanz verhinderte die weitere Virusvermehrung (hat mit dem Virus interferiert und deshalb die Bezeichnung *Interferon*) und das nicht nur in der infizierten Zelle, sondern auch in den umgebenden Zellen. In kurzer Zeit stellte sich heraus, dass Interferon nicht ein einziger Stoff mit Proteincharakter ist, sondern ein Gemisch mehrerer Proteine darstellt, wobei die antivirale Aktivität nur eine von vielen biologischen Aktivitäten ist.

Tabelle 3. Hauptgruppen der Zytokine

Name	Beispiele	Funktion
Interleukine	IL-1 bis IL-29	Regulation der Immunantworten
Lymphokine	MAF, MIF	Aktivierung der Makrophagen
Tumor-Nekrose-Faktor	TNF	Regulation der Entzündung und der krankhaften Gewichtsabnahme, Antitumor-Abwehr
Interferone	IFN-α, IFN-β, IFN-γ	antivirale Wirkung, Regulation der Immunantworten
koloniestimulierende Faktoren	G-CSF, M-CSF, GM-CSF, IL-3	G-CSF stimuliert Granulozyten, M-CSF Makrophagen, GM-CSF Granulozyten und Makrophagen
Polypeptid-Wachstumsfaktoren	FGF, PDGF	FGF – Fibroblasten-Wachstumsfaktor, PDGF – aus Thrombozyten stammender Wachstumsfaktor
transformierende Wachstumsfaktoren	TGF-α, TGF-β	Regulation der Embryonalentwicklung, der Immunantworten und der Tumortransformation von Zellen
Stressproteine	Hsp	Hitzeschockproteine, Antwort auf Zellstress (hohe Temperatur, Glukosemangel usw.)
Chemokine	CL, CCL, CXCL, CXXXCL	chemotaktische Zytokine – stimulieren Chemotaxis (regulierte Migration) der Zellen des Immunsystems

Interferone werden in zwei Klassen eingeteilt. Zur ersten Gruppe gehören IFN-α (hat mindestens 15 Isotypen), IFN-β, IFN-ω und IFN-τ, während die zweite Gruppe IFN-γ repräsentiert. Die Interferone der ersten Gruppe werden von Leukozyten produziert und haben vor allem antivirale und antiproliferative Aktivitäten (sie hemmen die Teilung eigener Zellen). Deshalb wird IFN-α in der Therapie mancher Tumorerkrankungen eingesetzt. Interferon-Gamma (IFN-γ) ist ein Produkt der Helfer-(T_H1-)Zellen und zytotoxischer T-Lymphozyten oder NK-Zellen. Es ist also ein typisches Lymphokin mit bedeutenden immunregulatorischen Eigenschaften besonders bei der Makrophagen-Aktivierung und bei den Mechanismen der spezifischen zellulären Immunität.

Eine wichtige Gruppe stellen die **koloniestimulierenden Faktoren – CSF** (*colony stimulating factors*) dar. Es sind Glykoproteine, die die Proliferation, Reifung und Aktivität der hämatopoetischen (Blut-)Zellen regulieren. Dazu gehören M-CSF (Makrophagen-CSF), G-CSF (Granulozyten-CSF), GM-CSF (wirkt regulatorisch auf Granulozyten wie auch auf Makrophagen) und Multi-CSF (IL-3), der das Wachstum und die Funktionen nicht nur von Makrophagen und Granulozyten beeinflusst, sondern auch von anderen Blutzellen einschließlich der roten Blutkörperchen. GM-CSF und G-CSF stehen auch in rekombinanter Form zur Verfügung und werden therapeutisch verwendet.

Die Zytokine stellen immer dann einen wirksamen Mechanismus der Immunhomöostase dar, wenn ihre Sekretion und Aktivierung in einem bestimmten anatomischen Raum stattfindet und sie in der unmittelbaren Umgebung nur während der erforderlichen Zeit einwirken. Wenn aber die Zytokinproduktion langfristig stattfindet, ständig aufrechterhalten wird oder systemisch im ganzen Organismus wirkt, können die Zytokine an der Auslösung von klinischen Zeichen verschiedener Entzündungen, Infektionen, Autoimmunerkrankungen, allergischen Reaktionen und Tumorerkrankungen teilnehmen.

Ein Beispiel einer solchen Doppelwirkung ist der *Tumor-Nekrose-Faktor* (TNF). Bei der lokalen Einwirkung setzt er die Entzündungsreaktion in Gang, hat wichtige immunregulatorische Wirkungen und zeigt Antitumoraktivität. Wenn aber TNF in höheren Konzentrationen ins Blut gelangt, beginnt TNF systemisch zu wirken mit Auslösen von Fieber, krankhafter Gewichtsabnahme (Kachexie, weshalb TNF auch als *Kachektin* bezeichnet wurde), Appetitlosigkeit und Lethargie, die Begleiterscheinungen von vielen schweren Erkrankungen sind.

Nach der Hauptrichtung ihrer Wirkung kann man Zytokine in vier Hauptgruppen unterteilen:

1. Zytokine, die Mechanismen der natürlichen Immunabwehr regulieren: IL-1, IL-6, IL-12, IL-15, TNF, IFN-α, IFN-γ, Chemokine
2. Zytokine, die das Wachstum, die Differenzierung und die Aktivierung von Lymphozyten regulieren: IL-2, IL-4, IL-5, IL-12, IL-15, TGF-β, IFN-γ, Lymphotoxin
3. Zytokine, die die Hämatopoese stimulieren: Faktor der Stammzellen (C-Kit Ligand), IL-3, IL-7, G-CSF, M-CSF, GM-CSF
4. Immunregulatorische Zytokine (meistens mit immunsuppressorischen Aktivitäten): IL-10, IL-19, TGF-β

Die größte Gruppe der Zytokine bilden die **Chemokine** (der Name entstand durch die Abkürzung des Begriffs **chemo**taktische Zyto**kine**). Mehr als 50 Chemokine sind bekannt. Es sind Polypeptide, die nach der chemischen Struktur ihrer Moleküle in vier Untergruppen eingeteilt werden.

Alle stimulieren die Chemotaxis (regulierte Migration) der Zellen des Immunsystems, wobei jede Untergruppe die Chemotaxis anderer Zellen stimuliert.

CL-Chemokine haben nur ein Mitglied (Lymphotaktin), das einen chemotaktischen Faktor für die Lymphozyten einschließlich der NK-Zellen darstellt. **CCL-Chemokine** bilden eine sehr umfangreiche Gruppe (zum Beispiel monozytär-chemotaktisches Protein MCP-1, MCP-3 oder Makrophagen-Entzündungsprotein MIP-1) und wirken als chemotaktische Faktoren für Makrophagen, Lymphozyten und NK-Zellen, nicht aber für Neutrophile. Zu den CCL-Chemokinen gehört auch Eotaxin, ein chemotaktischer und aktivierender Faktor für Eosinophile. Eine umfangreiche Gruppe bilden auch **CXCL-Chemokine** (zum Beispiel IL-8, Plättchenfaktor PF4, Aktivierungsproteine der Neutrophilen NAP-2, NAP-3). Diese sind chemotaktische Faktoren für Neutrophile, nicht aber für Makrophagen und Monozyten. Ein Vertreter der **CX_3CL-Chemokine** ist Fraktalkin (Neurotaktin), ein chemotaktischer Faktor für Lymphozyten und NK-Zellen, aber nicht für Makrophagen und Neutrophile.

Die Bezeichnung der Zytokine und ihre Zuordnung zu den genannten Gruppen wird von ihrer Molekularstruktur abgeleitet. Im Molekül der CL-Chemokine ist nur ein Molekül Cystein (C) als unveränderliche Aminosäure, während im Molekül der CCL-Chemokine zwei Cysteineinheiten vorkommen, die im Molekül der CXCL-Chemokine durch eine beliebige Aminosäure getrennt sind. CX_3CL-Chemokine haben zwischen den Cysteineinheiten drei andere Aminosäuren. Der Buchstabe „L" bedeutet „Ligand" und ermöglicht die Unterscheidung zwischen Zytokin und seinem Rezeptor, der mit dem Buchstaben „R" bezeichnet wird. Als Beispiel ist CR der Rezeptor für CL oder CXCR der Rezeptor für CXCL.

Die meisten Zytokine wirken primär regulatorisch. Einige Zellen des Immunsystems sezernieren aber auch die typischen **Zytotoxine**, das sind Substanzen, die andere Zellen (Zielzellen) abtöten können wie zum Beispiel tumortranformierte oder virusinfizierte eigene Zellen. Zu den Zytotoxinen zählen beispielsweise *Lymphotoxin* (früher auch TNF-β genannt) oder Toxine, die von zytotoxischen T-Lymphozyten, NK-Zellen und professionellen Phagozyten sezerniert werden.

3.2.3. HLA-Moleküle (Antigene)

Alle Aktivitäten des Immunsystems werden mit der Erkennung des Antigens in Gang gesetzt. Auf fremde (nicht eigene) oder eigene, aber in irgendeiner Weise veränderte (beschädigte oder entfremdete) Antigene reagiert es mit einer Immunantwort, während eigene Antigene toleriert werden und zu keiner Reaktion führen. Die ersten Antigene werden von den Lymphozyten mithilfe ihrer Antigenrezeptoren erkannt, wobei auch die als **Histokompatibilitätsantigene** bezeichneten Produkte der eigenen Histokompatibilitätsgene mitwirken. Diese sind auch zur Erkennung und „Toleranz" der eigenen Antigene entscheidend. Histokompatibilitätsantigene sind Glykoproteinmoleküle, die sich auf der Zelloberfläche jedes vielzelligen Lebewesens, einschließlich des Menschen, befinden. Sie haben die Funktion der Identifikationsmerkmale, nach denen die Zugehörigkeit der Zelle zur biologischen Art wie auch zum konkreten Individuum im Rahmen dieser Art bestimmt werden kann. Ihre Zusammensetzung ist bei jedem Individuum einzigartig. Verschiedene Individuen (mit der Ausnahme der eineiigen Zwillinge) haben auf ihren Zellen eine unterschiedliche Zusammensetzung (Struktur) dieser Antigene. Sie werden Histokompatibilitätsantigene genannt, weil sie neben ihrer Aufgabe bei den Immunantworten auch für die *Vereinbarkeit* (Histokompatibilität) und *Unvereinbarkeit* (Histoinkompatibilität) der Gewebe zwischen Individuen einer bestimmten biologischen Art zuständig sind.

   Histokompatibilität hat eine grundlegende Bedeutung bei der Erhaltung der *chemischen Individualität* jedes Individuums. Sie ermöglicht die Weitergabe der biologischen Eigenschaften von den elterlichen Organismen auf die Tochterorganismen nach genauen genetischen Gesetzen und nicht durch Zufall. Zu diesem Zweck verhindert sie die Verschmelzung der Gewebe und Zellen von zwei genetisch nicht identen Individuen, durch die die Gültigkeit der genetischen Gesetze umgangen würde. Dies aber „kompliziert das Leben" der Chirurgen, die heute technisch im Stande wären, ein beliebiges Organ oder Gewebe von einem passenden Spender zu einem kranken Empfänger zu transplantieren. Die Anwesenheit unterschiedlicher Histokompatibilitätsantigene auf den Zellen des Empfängers und Spenders verursacht die Gewebeunvereinbarkeit (Histoinkompatibilität). Das Immunsystem des Empfängers wehrt sich gegen die Aufnahme von Spendergewebe, das andere Histokompatibilitätsantigene trägt, und löst eine Immunantwort aus, die man in diesem Fall *Transplantationsreaktion* nennt. Die Folge sind die Zerstörung und Abstoßung des transplantierten Gewebes oder Organs. Deswegen ist man bei Transplantationen bemüht, eine größtmögliche Ähnlichkeit zwischen den Histokompatibilitätsantigenen der Empfänger- und Spenderzellen zu gewährleisten. Aber auch bei „großer" Ähnlichkeit muss das Immunsystem des Empfängers ununterbrochen mit immunsuppressiven Medikamenten gedämpft werden, damit das transplantierte Gewebe oder Organ im funktionsfähigen Zustand erhalten bleibt und nicht durch Transplantationsreaktion abgestoßen wird.

   Histokompatibilitätsantigene werden von **Histokompatibilitätsgenen** kodiert, die in bestimmten Systemen und Komplexen vereint sind. Bei den Individuen jeder Art von höheren Lebewesen gibt es mehrere dieser Systeme. Eines von ihnen spielt aber die *Hauptrolle* (seine Produkte haben eine dominante Stellung bei der Entstehung der Immunantworten einschließlich der Transplantationsreaktion), andere haben *Nebenrollen* (sie kodieren Histokompatibilitätsantigene mit deutlich kleinerer Bedeutung).

Das *Haupthistokompatibilitätssystem des Menschen* wird als **HLA-System** bezeichnet. Die Abkürzung „HLA" ist vom Begriff „humane Leukozytenantigene" oder „human leucocyte antigen" abgeleitet, weil diese Antigene das erste Mal auf den Leukozyten entdeckt wurden. Sie werden von einem Genkomplex kodiert, der sich am kurzen Arm des Chromosoms 6 befindet. Deswegen wird er auch HLA-Komplex genannt.

Der **HLA-Komplex** enthält mehr als 200 verschiedene Gene, die ungefähr 0,1 % des menschlichen Genoms darstellen. Die Mehrheit dieser Gene sind funktionelle Gene. Das bedeutet, dass sie funktionelle (vollwertige) HLA-Antigene (HLA-Moleküle*) oder andere Produkte, die die Abläufe der Immunantworten beeinflussen, kodieren. Der kleinere Teil der Gene sind keine funktionellen Gene, sie werden daher *Pseudogene* genannt. Je nach ihrer Funktion und Lokalisation kann man die Gene im HLA-Komplex in drei Bereiche einteilen (Abb. 13):

HLA-I-Region enthält Gene, die HLA-Antigene der Klasse I kodieren. Hier befinden sich Loci (Locus – Stelle, an der sich die konkreten Gene befinden) für HLA-A, HLA-B und HLA-C. *HLA-Antigene der Klasse I* liegen auf der Oberfläche aller kernhaltigen Zellen des Menschen, also auf allen Zellen außer den reifen roten Blutkörperchen. Das sind die so genannten *klassischen* HLA-Antigene der Klasse I. Daneben befinden sich in dieser Region auch *nicht klassische* Funktionsgene, die in den Loci HLA-E, HLA-H und HLA-G vereint sind.

Die *HLA-II-Region* besteht aus jenen Genen, die HLA-Klasse-II-Antigene kodieren. Hier gibt es die Subregionen HLA-DR, HLA-DQ und HLA-DP. Jede Subregion enthält einige Genloci. Zum Beispiel liegen in der Subregion HLA-DR die Loci HLA-DRA und HLA-DRB1 bis HLA-DRB7. Ihre Genprodukte befinden sich nur auf der Oberfläche von Zellen des Immunsystems, insbesondere auf Lymphozyten. Das sind die *klassischen* Gene der HLA-II-Region, die auch als *D-Region* bezeichnet wird. Daneben gibt es hier auch verschiedene andere Gene, die vor allem am Prozess der Antigenerkennung und damit auch an der Regulation der Immunantworten teilnehmen.

In der *HLA-III-Region* befinden sich Gene, deren Produkte keine typischen HLA-Antigene sind. Diese Gene können Komponenten des

---

* Die Produkte des HLA-Komplexes sollten nur dann als „Antigene" bezeichnet werden, wenn sie an Transplantationsreaktionen teilnehmen. Im Allgemeinen ist es aber richtiger, sie als „HLA-Zeichen" oder „HLA-Moleküle" zu bezeichnen.

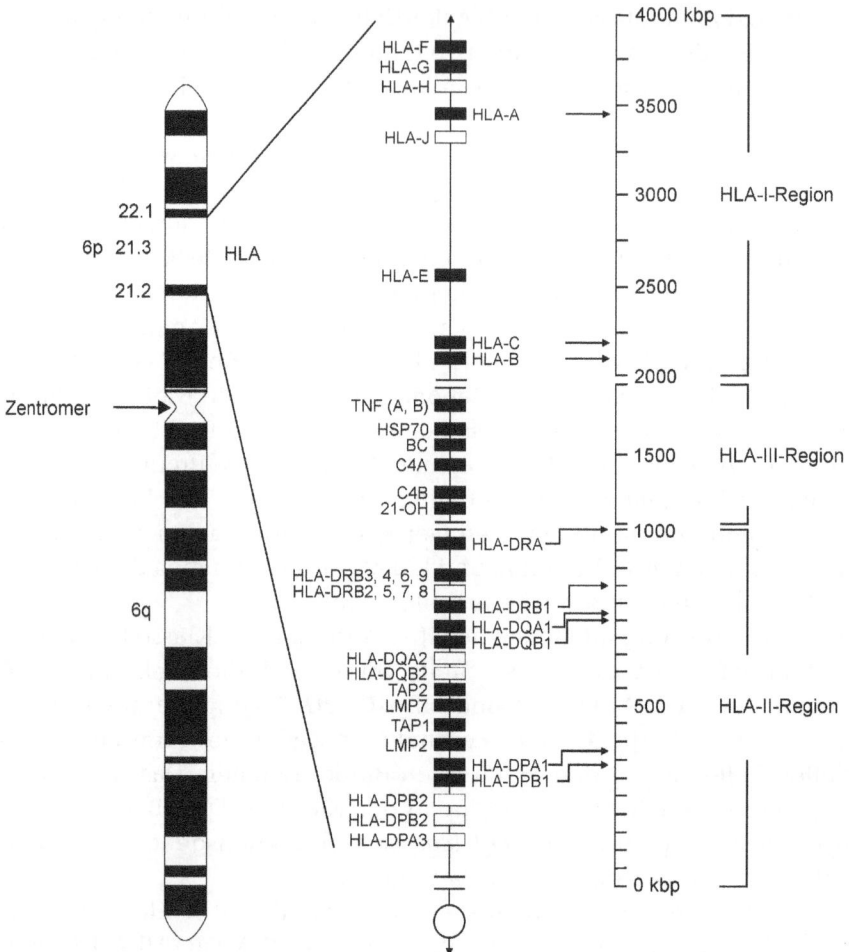

Abb. 13. Chromosomenlokalisation und Lage der einzelnen Gene im Haupt-histokompatibilitätskomplex des Menschen (HLA-System)

Komplementsystems, Zytokine (zum Beispiel das bereits erwähnte TNF), Hitzeschockproteine oder Enzyme kodieren oder andere Funktionen zeigen.

Eine typische Eigenschaft der HLA-Antigene ist ihr **Polymorphismus**. Dieser Begriff bezeichnet die Tatsache, dass sich bei Individuen einer gegebenen Population im Locus eines bestimmten Gens (jene Stelle im DNA-Molekül, an der sich dieses Gen befindet) verschiedene Varianten befinden, die *Allele* genannt werden. Damit ein bestimmtes Gen phäno-typisch zum Ausdruck kommt und sich in ein bestimmtes Produkt um-schreiben kann, müssen an seinem Locus zumindest zwei Allele vor-handen sein. Ein Allel kommt von der Mutter, das andere vom Vater.

HLA-Antigene haben aber in ihren Genloci eine ungewöhnlich große Anzahl an Allelen und bilden daher das am meisten polymorphe System im menschlichen Organismus (Abb. 14). Zum Beispiel kann es im Locus HLA-A mehr als 200 verschiedene Allele geben, im Locus HLA-B mehr als 400 Allele und in den HLA-DR Loci mehr als 300 Allele. Insgesamt nimmt man an, dass alle HLA-Komplex-Loci ungefähr 1.500 verschiedene Allele enthalten, die typische HLA-Antigene kodieren.

Welchen Sinn hat dieser riesige Polymorphismus der HLA-Antigene? Am besten kann man dies an einem Beispiel erklären: Wenn man nur einen Locus HLA-A nimmt, in dem mehr als 200 verschiedene Allele vorhanden sein können, dann muss man sich bewusst werden, dass jeder Mensch in diesem Locus nicht alle möglichen, sondern nur zwei Allele hat – eines von der Mutter (bezeichnen wir es als Beispiel mit der Nummer 29), das andere vom Vater (als Beispiel die Nummer 154). Jeder weitere Mensch hat auch nur zwei Allele (zum Beispiel die Nummer 45 und 181). Wenn nach diesem Beispiel der erste Mensch eine Frau war (Allele Nummer 29 und 154) und der zweite Mensch ein Mann (Allele Nummer 45 und 181), werden ihre Nachkommen auch zwei Allele im Locus HLA-A haben, aber nur von den erwähnten vier Allelen, weil sie nur diese nach den genetischen Gesetzen vererben können.

Wenn wir dann vereinfacht nur drei Loci der Klasse-I-HLA-Antigene und nur drei Loci der Klasse-II-HLA-Antigene nehmen, dann kann jeder Mensch in diesen Loci zwölf Allele (sechs von der Mutter und sechs vom Vater) von den insgesamt mehr als tausend Allelen haben, die in der heutigen menschlichen Population vorkommen. Eine bestimmte Einschränkung ist, dass diese Allele als *Haplotypen* vererbt werden. Das bedeutet, dass die sechs Allele von der Mutter ebenso wie die sechs Allele vom Vater nicht einzeln vererbt werden, sondern als eine Gesamtheit (Haplotyp). Die Mutter hat aber auch zwölf Allele, also zwei Haplotypen. Bezeichnen wir sie als abcdef und 102345. Ähnlich hat auch der

Regionen	D						B	C	E	A	F	G
Subregionen	DP	DM	DO	DQ	DR		–	–	–	–	–	–
Loci (Anzahl)	2	2	2	2	7	asi 70	1	1	1	1	1	1
Allelen (Anzahl)	112	46	88	76	335	?	414	101	6	209	1	15
HLA - Antigene	II. Klasse					III.Klasse	I. Klasse					

Abb. 14. Vereinfachtes Schema der Genregionen, Loci und der Anzahl Allele im HLA-Komplex. Unterstrichen sind die Regionen und Subregionen, in denen sich Gene für klassische HLA-Antigene befinden

Vater zum Beispiel die Haplotypen gfijkl und 670891. Ihre Kinder können dann nur die Kombinationen aus den erwähnten vier Haplotypen
haben: abcdef und gfijkl, abcdef und 670891, 102345 und gfijkl oder
102345 und 670891.

Die statistische Wahrscheinlichkeit, dass zwei Menschen zufällig diese zwölf Allelen identisch hätten, beträgt weniger als eins zu 150 Milliarden. Daraus folgt, dass es praktisch unmöglich ist, in der heutigen
menschlichen Population zwei Individuen mit dem gleichen Aufbau (Allelen) ihrer HLA-Antigene zu finden (eineiige Zwillinge ausgenommen).
Die Situation ist in Wirklichkeit noch komplizierter, weil wir der Einfachheit halber nur mit sechs verschiedenen Genloci, in denen die HLA-
Antigene kodierenden Gene sind, gerechnet haben. Heutzutage sind
aber mindestens 14 solche Loci bekannt.

Die biologische Bedeutung dieses riesigen Polymorphismus der HLA-
Antigene liegt nicht nur in der Gewährleistung der chemischen Individualität jedes Individuums, sondern auch darin, dass der Polymorphismus
den entscheidenden Faktor darstellt, der **das Überleben des Menschen
als Teil einer biologischen Art** in den sich ständig verändernden Umweltbedingungen ermöglicht. Gewisse Zusammensetzungen der HLA-
Antigene sind mit einer erhöhten *Neigung* ihrer Träger zu bestimmten
Erkrankungen assoziiert, während umgekehrt andere Kombinationen
erhöhte *Widerstandsfähigkeit* bieten. In der menschlichen Population
findet man immer wieder Individuen mit einer sehr „widerstandsfähigen"
Zusammensetzung ihrer HLA-Antigene, die auch sehr schwere Infektionen überleben und höheren Konzentrationen verschiedener Schadstoffe
widerstehen können. Diese Aufgabe der HLA-Antigene ergibt sich aus
ihrer Schlüsselfunktion beim Erkennen der fremden wie auch der eigenen Antigene. Die Zusammensetzung der HLA-Antigene (Vorhandensein oder Nichtvorhandensein bestimmter Allele) entscheidet darüber, ob
ein bestimmtes Individuum auf ein gegebenes Antigen mit einer genügenden oder ungenügenden Immunantwort reagieren kann und ob diese
Antwort schnell genug sein wird, um die Entstehung einer Erkrankung zu
verhindern. Sie entscheidet auch darüber, ob die Antwort zu langsam sein
wird und in einem chronischen Krankheitszustand endet, und vor allem
darüber, ob die Antwort vorteilhaft (Abwehr des Organismus) oder schädlich (wie zum Beispiel bei allergischen Reaktionen oder Autoimmunerkrankungen) sein wird. Viele HLA-Antigene werden heute mit einem
erhöhten Risiko für verschiedene Erkrankungen in Zusammenhang gebracht. Auch wenn der Mechanismus über die Wirksamkeit dieser Verbindung nicht genau bekannt ist, hat doch die Kenntnis über die Beziehung zwischen dem Vorkommen bestimmter HLA-Antigene und einem
erhöhten Krankheitsrisiko für die Vorbeugung, Diagnostik und Therapie
dieser Erkrankungen große Bedeutung erlangt.

4. Immunantwort (Reaktion des Immunsystems auf die Anwesenheit des Antigens)

Mit dem Begriff Immunantwort wird eine Gruppe von zellulären und molekularen Reaktionen bezeichnet, mit denen das Immunsystem auf die Anwesenheit und die Erkennung eines Antigens reagiert. Daran nehmen Mechanismen der natürlichen (unspezifischen oder angeborenen) und der erworbenen (spezifischen oder adaptiven) Immunität teil. Die natürliche Immunantwort findet durch Mechanismen der natürlichen Immunität statt, während die erworbene Immunabwehr durch Mechanismen der erworbenen Immunität erfolgt. **Die natürliche Immunantwort** ist *unspezifisch*, weil ihre Mechanismen nicht gegen ein bestimmtes Antigen wirken, sondern gegen Antigene im Allgemeinen. Dagegen ist die **erworbene Immunantwort** *spezifisch*, weil sie nur gegen ein einziges bestimmtes Antigen gerichtet ist.

Beide Arten der Immunantwort haben einen zellulären und einen humoralen (molekularen) Schenkel. In die zellulären Mechanismen der natürlichen Immunität sind vor allem professionelle Phagozyten und NK-Zellen einbezogen, aber auch mehrere sogenannte Zusatzzellen wie zum Beispiel Mastzellen, Endothelzellen und Epithelzellen. An den humoralen Mechanismen der natürlichen Immunität nehmen das Komplementsystem, viele Zytokine, Enzyme, Inhibitoren und andere Moleküle teil. Für die erworbene zelluläre Immunität sind verschiedene Subpopulationen der T-Lymphozyten verantwortlich. Die erworbene humorale Immunität findet mit Hilfe von Antikörpern statt, die von Plasmazellen gebildet werden. Plasmazellen entstehen aus B-Lymphozyten nach dem Erkennen eines bestimmten (spezifischen) Antigens. Dabei helfen die Antigen-

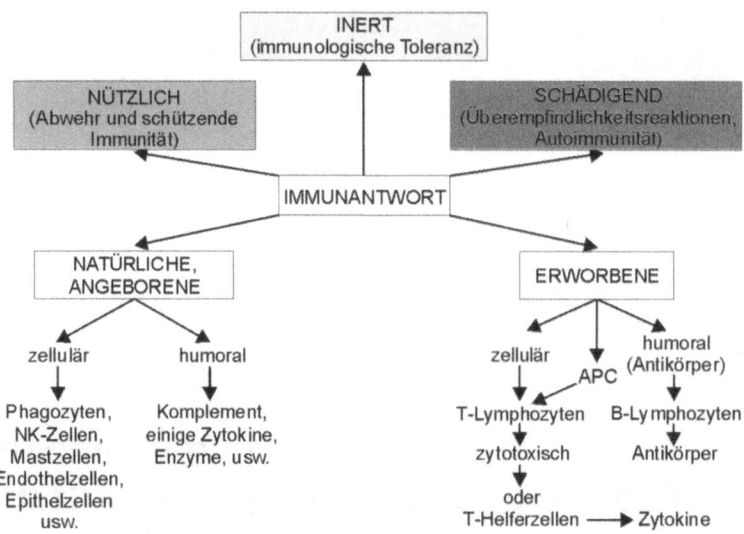

Abb. 15. Möglichkeiten der Immunantwort

präsentierenden Zellen (APC, *antigen-presenting-cells*) und eine Subpopulation der T-Lymphozyten (Helfer-T_H-Zellen). T-Lymphozyten produzieren auch verschiedene Zytokine, die einen Teil der humoralen
Immunmechanismen bilden.

Die Immunantwort auf ein bestimmtes Antigen ist im qualitativen wie
auch im quantitativen Sinne genetisch bedingt und erfolgt im Rahmen der
biologischen Art und des einzelnen Individuums. Eine grundlegende Aufgabe kommt dabei den HLA-Antigenen zu. Die Immunantwort kann für
das Individuum *vorteilhaft* sein (Entstehung der Immunität durch spezifische Abwehr zum Beispiel gegen eine bestimmte Infektionserkrankung);
indifferent (immunologische Toleranz), wenn das Immunsystem das gegebene Antigen nicht „wahrnimmt" und nicht antwortet; *schädlich* (Auto-
immun- und Überempfindlichkeitsreaktionen, bei denen eigene Zellen
und eigenes Gewebe geschädigt werden) oder *nicht genügend*, was die
Folge genetischer oder sekundärer Veränderungen in den Immunmechanismen ist und Immundefizienzerkrankungen hervorruft (Abb. 15).

4.1. Mechanismen der natürlichen Immunität

Neben den bereits erwähnten zellulären (Phagozytose, NK-Zellen) und
humoralen (Komplementsystem, einige Zytokine) Abwehrmechanismen
zählt zur natürlichen Immunität auch die **natürliche Resistenz** aus anatomischen, physiologischen oder biochemischen Hindernissen, die das
Eindringen der Mikroorganismen in den Körper verhindern. Solche
Funktionen erfüllen die unversehrte Haut oder das saure Milieu im Ma-

gen, aber auch manche Enzyme und verschiedene Substanzen auf den Schleimhäuten, die Oberflächenmoleküle von Mikroorganismen schädigen können. Die Mechanismen der natürlichen Immunität schützen das Individuum vor einer Infektion und der nachfolgenden Gewebeschädigung durch irgendein infektiöses Agens, unabhängig davon, ob bereits früher mit diesem Agens ein Kontakt stattgefunden hat. Sie wirken *unspezifisch* gegen verschiedene Infektionskeime wie Viren, Rickettsien, Mykoplasmen, Bakterien, Schimmelpilze, Hefepilze und Protozoen ebenso wie gegen Tumorzellen und andere körperfremde Zellen. Man nimmt an, dass die Mechanismen der natürlichen Immunität 80 bis 90% aller Infektionsereignisse, denen der Mensch im Laufe seines Lebens begegnet, ohne besondere klinische Zeichen beseitigen. Nur weniger als 10 bis 20% der Infektionsereignisse brauchen auch die Einbeziehung der Mechanismen der erworbenen Immunität.

4.1.1. Komplementsystem

Das Komplement wurde bereits Ende des 19. Jahrhunderts als Teil des frischen Serums entdeckt, den man einer Bakteriensuspension gemeinsam mit spezifischen Antikörpern zugeben musste, um diese Bakterien abzutöten und zu lysieren. Der ursprüngliche Entdecker dieses Vorgangs, der Belgier Jules Bordet (Nobelpreis 1919), nannte diesen erwähnten Teil des Serums *Alexin*. Paul Ehrlich führte den neuen Begriff *Komplement* ein und brachte damit zum Ausdruck, dass Komplement die Fähigkeit des Antikörpers bei der Lyse der Bakterien ergänzt (*komplementiert*). Der Antikörper alleine hat diese Fähigkeit nicht. Später stellte sich heraus, dass Komplement nicht eine einzige Substanz, sondern ein Substanzgemisch ist.

Derzeit fasst man unter Komplement (Abkürzung C) eine Gruppe von ungefähr 40 funktionellen und regulatorischen Glykoproteinen zusammen, die sich gelöst im Serum oder gebunden auf Zelloberflächen befinden, wo sie verschiedene Rezeptoren bilden. Wegen dieser Komplexität spricht man auch vom **Komplementsystem**. Im Serum befinden sich neun *Fraktionen* des Komplementsystems (C1 bis C9), einige seiner *Faktoren* (B, D, P) und einige *Regulatoren* seiner Aktivität (H, I, DAF, MCP). Die C-Fraktionen zirkulieren normalerweise im Blut in einer nicht aktiven Form. Sobald sie aber mit einem ihrer Aktivatoren (zum Beispiel ein Immunkomplex, der durch Reaktion des Antikörpers mit dem Antigen oder mit einem pathogenen Mikroorganismus entstanden ist) in Kontakt treten, kommt es zur **Aktivierung**, deren Voraussetzung die Umwandlung der ersten nicht aktiven C1-Fraktion in ein aktives proteolytisches Enzym ist. Dieses spaltet das Molekül der nächsten Fraktion in zwei Fragmente, wovon eines ein proteolytisches Enzym darstellt, das die

nächste Komponente wieder in zwei Fragmente spaltet, und das zweite
Fragment eine andere biologische Aktivität übernimmt. Von den entstehenden Fragmenten der nächsten Fraktion ist eines immer wieder ein
proteolytisches Enzym. Durch diesen Kaskadenmechanismus werden
nacheinander die ersten fünf Komplementkomponenten gespalten.

Die fünfte Komponente wird in die Fragmente C5a und C5b gespalten. Das Fragment C5b bindet sich an die Oberfläche einer Zelle, die sich
in der Nähe befindet. In der Folge binden sich zusätzlich die Komponenten C6, C7, C8 und einige Moleküle der C9-Komponente ohne einer
weiteren Spaltung. So entsteht der Komplex $C5b678(9)_n$. Die einzelnen
Moleküle des Komplexes bauen sich ringförmig in die Zytoplasmamembran der Zielzelle so ein, dass dazwischen eine Öffnung entsteht
(Abb. 16). Durch diese Öffnung können Wassermoleküle ins Innere der
„komplementbefallenen" Zelle strömen und den osmotischen Druck im
Zellinneren im Vergleich zur äußeren zellulären Umgebung erhöhen.
Das führt zur Vergrößerung des Zellvolumens und schließlich zum Rei-
ßen der Zytoplasmamembran mit Freisetzung des Zellinhaltes (Lyse) und
nachfolgendem Zelltod. Daher bezeichnet man den Komplex $C5b678(9)_a$
als **Membranangriffskomplex – MAC** (*membrane attack complex*), der
die biologische Hauptaktivität des aktivierten Komplements darstellt.
Die Zytotoxizität kann von einer Schädigung bis zur Lyse der Zielzellen,
auf deren Oberfläche das Komplement aktiviert wurde, führen.

Die entscheidende Bedeutung für die Entstehung von Eintrittspforten
in die Zytoplasmamembran der Zielzelle hat die letzte Komplementfrak-

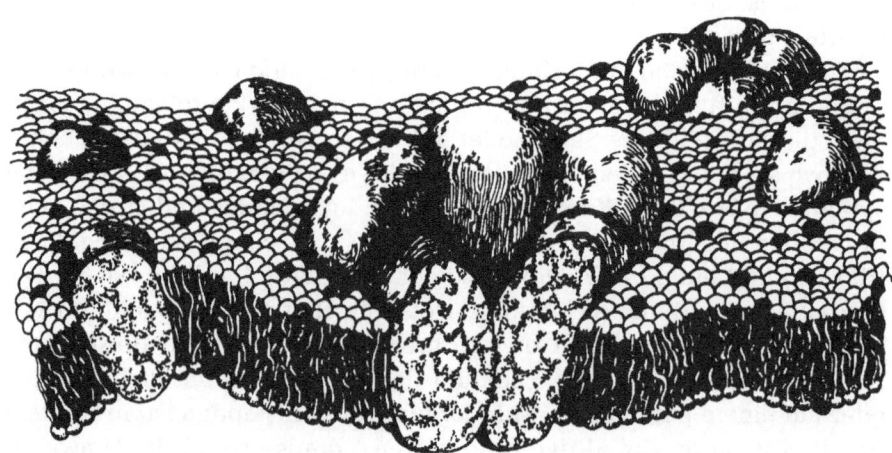

Abb. 16. Vorstellung über den Entstehungsmechanismus zur Öffnung der Phos-
pholipiddoppelschicht in der Zellmembran nach Einwirken der letzten fünf Komponenten des aktivierten Komplements

tion C9. Im MAC gibt es einige C9-Moleküle, und ihre Anzahl bestimmt die Größe der Öffnungen und damit auch die Stärke der Zellschädigung. Da C9 die Zytoplasmamembran perforiert (durchlöchert), gehört es zu den Perforinen. Die **Perforine** sind in der Natur weit verbreitet und kommen bei Viren vor, denen sie beim Eindringen in die Wirtszellen helfen, bei Bakterien, die durch Perforine umgebende Bakterien anderer Art im Kampf um Lebensraum und Nährstoffe zerstören, bei Insekten (zum Beispiel das Melitin der Bienen), aber auch bei NK-Zellen und zytotoxischen T-Lymphozyten, die mit Perforinen andere Zellen einschließlich eigener virusbefallener Zellen oder Tumorzellen zerstören.

Die Zielzellen für das aktivierte Komplement können Bakterien sein, große Viren mit Phospholipidhülle, fremde rote Blutkörperchen, durch deren Zerstörung es zur Hämolyse kommt, Tumorzellen und eigene normale Zellen mit immunpathologischen Reaktionen. Das bedeutet, dass auch ein Komplement beide Janusgesichter hat: Auf der einen Seite schützt es uns vor Viren, Bakterien und vielen spontan entstehenden Malignomen, aber auf der anderen Seite kann es unkontrolliert Zellen und Gewebe des eigenen Organismus schädigen, wenn es pathologisch aktiviert wird. Nicht aktiviertes Komplement kann die Zytoplasmamembranen der Zielzellen nicht schädigen. Deswegen ist seine Aktivierung unter einer strengen Kontrolle, an der verschiedene regulatorische Faktoren teilnehmen. Besonders empfindlich auf die Wirkung des aktivierten Komplements sind Erythrozyten. Dass ein zufällig aktiviertes Komplement keine Hämolyse der eigenen Erythrozyten hervorrufen kann, wird zum Beispiel durch einen *homologen Restriktionsfaktor* (HRF) bewirkt, der sich auf der Erythrozytenoberfläche befindet und eine MAC-Bindung verhindert.

Die **Komplementaktivierung** kann über drei verschiedene Wege stattfinden: klassischer, alternativer oder Lektinweg (Abb. 17). Die entscheidende Stufe in jeder dieser Aktivierungen ist die Spaltung der C3-Komponente in die Fragmente C3a und C3b. Beim **klassischen Weg**, der meistens durch Immunkomplexe in Gang gesetzt wird, geht die Aktivierung der Komponenten C1, C2 und C4 der C3-Aktivierung voraus. Das Wesentliche dieser Aktivierung ist die Verbindung der Untereinheiten der ersten Komponente C1q, C1r und C1s zu einem Komplex mit proteolytischer Aktivität. Durch seine Einwirkung spaltet sich C4 in die Fragmente C4a und C4b. So entsteht ein weiteres proteolytisches Enzym, das C2 in die Fragmente C2a und C2b spaltet. Die Fragmente C4b2b bilden *C3-Konvertaseenzym*, ein proteolytisches Enzym, das C3 in Fragmente C3a und C3b spaltet. C3b-Fragment schließt sich dem C3-Konvertaseenzym an, womit ein neuer Enzymkomplex C4b2b3b entsteht, den man als *C5-Konvertaseenzym* bezeichnet. Das ist das letzte proteolytische Enzym in der Kaskade der Komplementaktivierung. Es spaltet C5 in

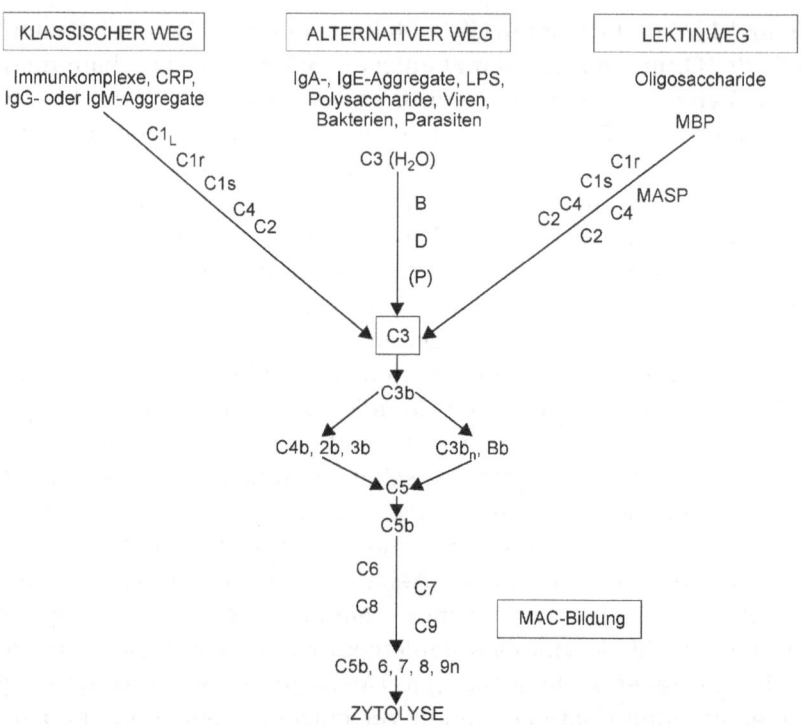

Abb. 17. Klassischer Weg, alternativer Weg und Lektinweg der Komplement-aktivierung

Fragmente C5a und C5b. Nach Bindung von C5b an eine Zielzelle oder eine andere geeignete Oberfläche lagern sich in seiner Nähe die End-komponenten des Komplements an und es entsteht MAC. Der klassische Aktivierungsweg ist relativ langwierig, weil sich zum Aufbau des Im-munkomplexes zuerst Antikörper gegen das Antigen bilden müssen, durch deren Reaktion der Immunkomplex entsteht.

Den **alternativen Weg** setzen verschiedene Polysaccharide, Lipopoly-saccharide, große Viren, manche Mikroorganismen und Zellen einiger Malignome in Gang. Die C3-Aktivierung findet nicht über die ersten drei Komponenten C1, C2 und C4 statt, sondern über die Faktoren B und D. Der alternative Weg ist schnell, weil das Komplement sofort nach dem Kontakt mit dem Aktivator aktiviert wird. Beim **Lektinweg** werden auch die ersten Komplementkomponenten übersprungen und sind Lektine an der Aktivierung beteiligt. **Lektine** sind Glykoproteine oder Proteine, die spezifisch verschiedene Mono-, Di- oder Trisaccharide erkennen und binden können, die sich auf der Zelloberfläche im *Glykokalyx* (Polysac-charidhülle, die fast jede Zelle auf Außenseite ihrer Zytoplasmamembran hat) befinden.

An der Aktivierung des Komplementsystems nehmen größere Fragmente seiner Komponenten teil, die mit dem Buchstaben „b" bezeichnet werden (C4b, C3b usw.). Die kleineren Fragmente, die man mit dem Buchstaben „a" kennzeichnet, haben andere biologische Aktivitäten. Die Fragmente C5a, C3a und C4a sind **Anaphylatoxine**, die die Durchlässigkeit der Gefäße erhöhen und Kontraktionen der glatten Muskulatur hervorrufen. Das C5a-Fragment hat auch eine bedeutende chemotaktische Aktivität besonders für die Neutrophilen.

Wenn das C3b-Fragment nicht sofort nach seiner Entstehung an der Aktivierung der nächsten Komponente (C5) teilnimmt, wird es zu einer nicht aktiven Form iC3b abgebaut, die an der Aktivierung nicht mehr teilnehmen kann. Die Fragmente iC3b, C3b und C4b haben die Funktion der **Opsonine**. Sie können sich mit einem Ende ihres Moleküls an die Oberfläche von Bakterien oder anderen Teilchen binden und mit dem anderen Ende an besondere Rezeptoren (CR1 bis CR5), die sich an der Oberfläche von Phagozyten oder anderen Zellen befinden. Damit beschleunigt sich der Kontakt des Phagozyten mit dem so opsonisierten Bakterium und erleichtert dessen Beseitigung (Phagozytose).

Die Wirkung des Komplements kann für den Wirt vorteilhaft oder schädigend sein. Der Nutzen des Komplements liegt in seiner Funktion bei der Abwehr gegen pathogene Mikroorganismen und fremde Zellen, bei Entzündungsreaktionen, bei der Erleichterung der Phagozytose (einige Komplementkomponenten haben chemotaktische und opsonisierende Aktivität) und bei der Regulation der Immunantworten. Die schädigende Wirkung des Komplements (Schädigung von körpereigenen Zellen und Gewebe) zeigt sich vor allem bei immunpathologischen Reaktionen, die von zirkulierenden Immunkomplexen (Immunkomplexkrankheiten) und zytotoxischen Autoantikörpern (Autoimmunerkrankungen) ausgelöst werden.

4.1.2. Phagozytose

Der Begriff **Phagozytose** wurde zum ersten Mal 1883 von Ilja Iljitsch Metschnikow verwendet. Er leitete ihn vom griechischen Wort *phagein* (essen) und *cytos* (Zelle) ab. Ein Jahr früher beobachtete Metschnikow während seines Aufenthaltes in Messina auf Sizilien bei der Erforschung des Lebens von Seesternen, dass ein im Körper eines Seesterns steckender Dorn bestimmte Zellen mobilisiert, die den Dorn zu umhüllen und zu verschlingen versuchen. Diesen Vorgang nannte er Phagozytose und die beteiligten Zellen *Mikrophagen* (die kleineren) und *Makrophagen* (die größeren). Inwischen wird der Begriff Mikrophagen nicht mehr verwendet. Diesen Phagozytentyp stellen die neutrophilen Granulozyten (Neutrophilen) dar. Ende des 19. und Anfang des 20. Jahrhunderts entwickelte sich in der damaligen Fachliteratur ein heftiger Streit darüber, ob die zelluläre Immunität, hauptsächlich gelehrt durch Metschnikow, oder die Antikörperimmunität, die vor allem von Paul Ehrlich, dem Entdecker der Antikörper, vertreten wurde, wichtiger ist. Bald aber zeigte sich, dass beide Typen der Immunität von Bedeutung sind. Dies bestätigte sich auch 1908 durch die gemeinsame Verleihung des Nobelpreises an die beiden Größen der Weltimmunologie.

Die Phagozytose ist phylogenetisch und ontogenetisch der älteste Abwehrmechanismus, den schon primitivste Organismen einschließlich der Einzeller wie Bakterien benutzen, die durch Phagozytose hauptsächlich Nahrung aufnehmen. Beim Menschen und anderen vielzelligen Lebewesen gehört die Phagozytose zu den grundlegenden Einrichtungen der natürlichen Immunität. Sie hat eine unersetzbare Rolle bei der Beseitigung nicht nur von pathogenen Mikroorganismen, sondern auch von innerten Teilchen wie zum Beispiel eingeatmeten Staubpartikeln oder von beschädigten eigenen Zellen und überflüssigen Gewebebestandteilen. Sogar die Zelle alleine kann mit diesem Mechanismus ihre eigenen beschädigten Organellen oder Zytoplasmabestandteile entfernen. In diesem Fall wird dieser Vorgang *Autophagie* genannt. Die Phagozytose ist ein Prozess, mit dem die Zelle Teilchen mit einem Durchmesser größer als 0,1 µm verschlingt (endozytiert). Bei kleineren Durchmessern nennt man den Prozess nicht Phagozytose, sondern *Pinozytose*. Phagozytose und Pinozytose sind Teile der *Endozytose*, also Verschlingen von externem Material durch die Zelle. An der Abwehr gegen Mikroorganismen nimmt praktisch nur die Phagozytose teil.

Im Organismus des Menschen haben alle kernhaltigen Zellen die Fähigkeit der Phagozytose. Der überwiegende Teil der Zellen nutzt aber diese Fähigkeit nur in Ausnahmefällen und vor allem in pathologischen Situationen aus. Die Abwehr-Phagozytose (Beseitigung der eindringenden Mikroorganismen und der geschädigten Zellen) gewährleistet eine spezialisierte Gruppe von Zellen, die man deswegen **professionelle Phagozyten** nennt. Es sind vor allem Neutrophile und Gewebsmakrophagen, in geringerem Ausmaß Monozyten und Eosinophile. Ihr gemeinsames Merkmal ist der sehr effektive und schnelle Ablauf der Phagozytose. Zu diesem Zweck haben sie auf ihrer Oberfläche besondere Rezeptoren, mit denen sie die mit Antikörpern (Fc-Rezeptoren) oder mit dem C3b-Fragment des Komplements (Komplementrezeptoren CR1 und CR3) beladenen Teilchen erkennen. Diese „Anlagerung" an Teilchen, die ihre Phagozytose beschleunigen, wird **Opsonisierung** genannt und die Substanzen, die diese „Anlagerung" gewährleisten, *Opsonine*. Die wichtigsten Opsonine sind Antikörper (besonders der Klasse IgG) und das C3b-Fragment des Komplements. Im übertragenen Sinne kann man Opsonine auch als „Gewürze" beschreiben, die die Teilchen (einschließlich Bakterien) so „würzen", dass sie für den Phagozyten schmackhafter werden und dieser sie schnell zu „fressen" versucht.

Neben dem Verschlingen und Abtöten pathogener Mikroorganismen und beschädigter Teilchen der eigenen Zellen und Gewebe spielt die Phagozytose auch eine Rolle bei der Aufbereitung verschiedener (vor allem Protein-) Antigene in eine passende Form, die von den Lymphozyten erkannt wird und eine entsprechende Immunantwort auslösen kann. Diese Funktion wird vor allem von Makrophagen und dendritischen Zellen gewährleistet, die typische antigen-präsentierende Zellen darstellen. Die Phagozytose hat somit zwei Grundfunktionen. Zum einen gewährleistet sie die Abwehr gegen pathogene Mikroorganismen im Rahmen der Mechanismen der natürlichen Immunität. Zum anderen bildet sie eine Brücke zwischen der natürlichen und der erworbenen Immunität, indem sie die Antigene in eine Form aufbereitet, welche die Mechanismen der spezifischen Immunität aktiviert. Die Makrophagen haben daneben noch eine weitere Funktion. Sie verschlingen andere Zellen (einschließlich der Neutrophilen), die durch Apoptose (vorprogrammierter Zelltod) untergegangen sind, ohne dabei das umgebende Gewebe durch eine Entzündungsreaktion zu schädigen.

Nach dem Verschlingen des Teilchens zu einer Einheit, die *Phagosom* oder *Phagozytosevakuole* genannt wird, verschmilzt diese mit den umgebenden Lysosomen und bildet ein Phagolysosom. Phagolysosomen sind Zellorganellen, in denen Teilchen wie zum Beispiel Bakterienzellen abgetötet und in einfache Stoffe zerlegt werden, ähnlich wie bei der Verdauung im Magen. Die Verschmelzung des Phagosoms mit dem Lysosom ist unumgänglich für eine erfolgreiche antimikrobielle Abwehr, da sich einige antimikrobielle Substanzen im Phagosom, andere in den Lysosomen befinden. Erst durch ihre Verschmelzung wird das ganze „Arsenal", das dem professionellen Phagozyten zur Verfügung steht, vervollständigt. Bildlich könnte man das so beschreiben, dass sich im Phagosom die Patronen befinden, während in den Lysosomen Maschinengewehre und Minenwerfer sind, die diese Patronen auf die verschlungenen Mikroorganismen schießen, um sie abzutöten. Die Bildung des Phagosoms erfordert eine große Menge an Membranmaterial. Man vermutet, dass ein Makrophage bei der Phagosomenbildung in 30 Minuten praktisch seine ganze Zytoplasmamembran verbrauchen kann. Ohne diese kann aber ein Makrophage nicht existieren, weshalb er gleichzeitig eine neue Zytoplasmamembran synthetisieren muss.

Neben den Rezeptoren für IgG-Fc- und C3b-Fragmente des Komplements kann die Phagozytose auch über Lektinrezeptoren beschleunigt werden, die auf der Bakterienoberfläche spezifisch Monosaccharideinheiten zu Polysacchariden verbinden. In diesem letzteren Fall spricht man von *Lektinphagozytose*. Phagozytose mithilfe von Rezeptoren ist

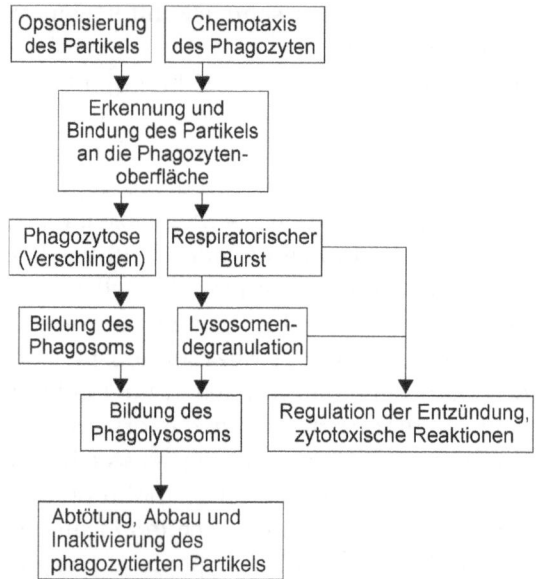

Abb. 18. Einzelne Unterstufen der Phagozytose

häufig wirksamer als Phagozytose ohne Teilnahme von Rezeptoren. Bei Beteiligung von FcR (Fc-Rezeptoren) oder CR (Komplementrezeptoren) nennt man sie *immunologisch aktivierte* Phagozytose.

Die professionellen Phagozyten suchen sich die Objekte der Phagozytose aktiv aus und können auf dem Weg zu ihnen gewisse Entfernungen überwinden, genau nach dem arabischen Sprichwort: „Wenn der Berg nicht zu Mohammed geht, muss Mohammed zum Berg gehen." Diese Bewegung (Migration) bestimmen die **chemotaktischen Faktoren**. Wenn beispielsweise Mikroorganismen in einen verletzten Muskel eindringen, aktivieren sie die Entstehung von chemotaktischen Faktoren (verkürzt *Chemotaxine*) aus dem Komplement, aus anderen endogenen Quellen, oder sie produzieren sie selbst. Dieses Chemotaxinsignal fangen zuerst die Neutrophilen im umgebenden Blutstrom und später auch die Gewebsmakrophagen auf und beginnen schnell, sich in Richtung zur Quelle (genau: zur höchsten Konzentration) der chemotaktischen Faktoren zu bewegen (zu migrieren). Dort verschlingen und inaktivieren sie die anwesenden Bakterien oder andere Teilchen einschließlich der Gewebereste, die als Folge der Gewebeschädigung entstanden sind. Die Chemotaxine können direkt von Bakterien stammen (bestimmte kleine Peptide, die die Aminosäure N-Formylmethionin enthalten) oder im Organismus entstehen wie zum Beispiel bei der Komplementaktivierung (C5a-Fragment).

Die Phagozytose ist ein komplizierter Vorgang, der aus mehreren aufeinander folgenden Zwischenstufen zusammengesetzt ist (Abb. 18). Damit sie erfolgreich sein kann, müssen alle Zwischenstufen koordiniert sein und ohne Störungen ablaufen. Jeder Störung folgt eine verspätete Abtötung und damit auch ein mögliches Überleben und Vermehren der Bakterien, die in den Körper eingedrungen sind. Die entscheidende Zwischenstufe ist das Abtöten der verschlungenen Bakterien im **Phagolysosom** (Abb. 19), das durch die Verschmelzung des Phagosoms (enthält die verschlungenen Bakterien) mit Lysosomen (Zellorganellen, die verschiedene Enzyme und toxische Stoffe enthalten) entsteht. Die Umwelt im Phagolysosom ist für viele Bakterien giftig und sogar tödlich, weil sich

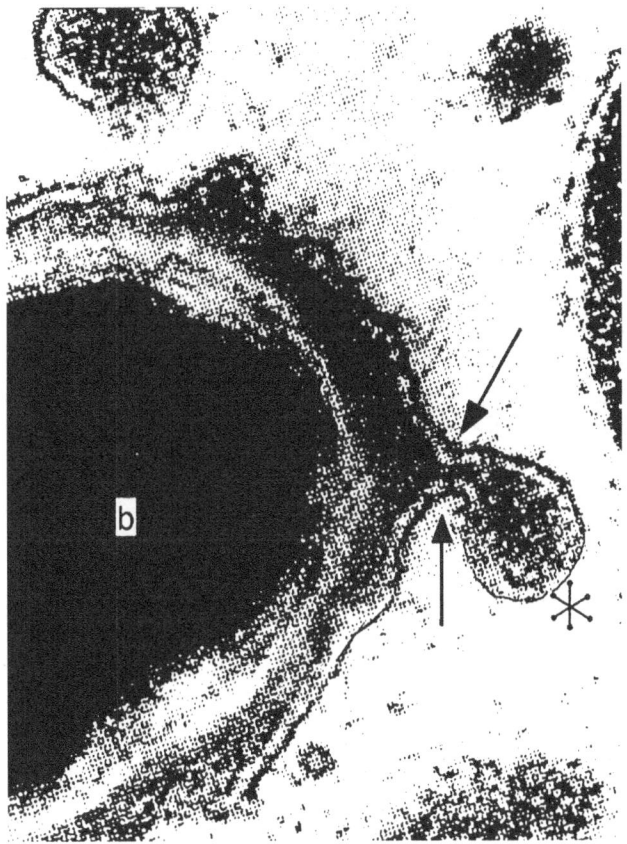

Abb. 19. Entstehung des Phagolysosoms. Ansicht im Transmissionselektronenmikroskop. Das Bakterium (b) ist im Phagosom verschlungen, seine Membran verbindet sich (fusioniert) mit der Membran eines Lysosoms, und der toxische Inhalt des Lysosoms entleert sich in das Phagosom (Pfeile kennzeichnen die Stelle der Fusion)

hier zwei Formen von antimikrobiellen und zytotoxischen Substanzen verbinden: solche, die bei der Aktivierung des Sauerstoffmetabolismus zu Beginn der Phagozytose entstehen (Superoxid, Wasserstoffperoxid), und andere, die schon in einer fertigen Form in Lysosomen vorliegen (Defensine und Enzyme).

Die Phagozyten müssen nach der Bindung (Adhäsion, Anhaften) eines Teilchens an einen seiner Rezeptoren gleichzeitig mit der Phagosomenbildung auch ihren Metabolismus aktivieren, um ausreichend Energie für diesen Prozess bereitstellen zu können. Weiters benötigen sie vor allem Energie zur Bildung toxischer Stoffe, die dazu beitragen, die verschlungenen Bakterien abzutöten. Diese Funktionen haben mehrere reaktive Formen des Sauerstoffs, besonders Wasserstoffperoxid, das alleine schon toxisch ist (wirkt bereits in niedrigen Konzentrationen als desinfizierendes Reagens). Es bildet nach der Reaktion mit dem Enzym Myeloperoxidase und Chloriden oder Iodiden wirksame antimikrobielle Substanzen wie Hypochlorite (Chlorkalk) und aktives Iod (Iodtinktur). In den Lysosomen befinden sich besondere Polypeptide, **Defensine**, die auch tierische Antibiotika genannt werden. Sie töten viele Mikroorganismen in einer ähn-

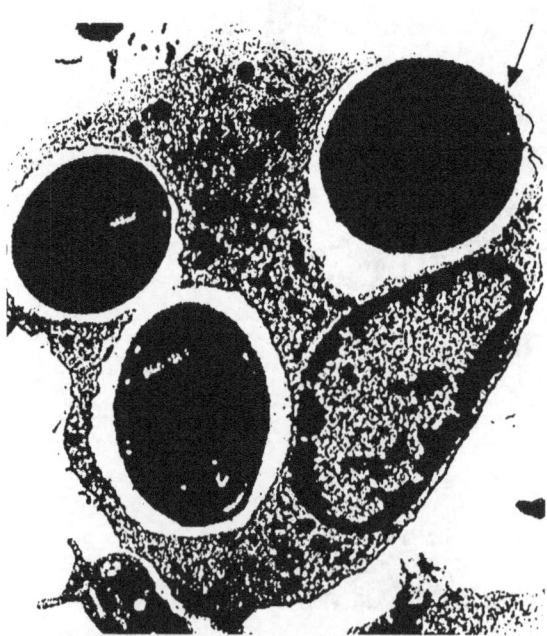

Abb. 20. Entstehung des Phagosoms (Phagozytenvakuole). Ansicht im Transmissionselektronenmikroskop. Mit dem Pfeil ist der Hefepilz Candida albicans gekennzeichnet, den ein menschlicher neutrophiler Granulozyt verschlingt. Im linken Teil der Abbildung sind zwei bereits verschlungene Hefepilze dargestellt

lichen Weise ab wie ein Komplement (vor allem die C9-Komponente). Deswegen gehören die Defensine auch zu den Perforinen. Die Lysosomen enthalten in einer fertigen Form auch die schon erwähnte Myeloperoxidase als einen weiteren wichtigen Bestandteil der vorwiegend bei Neutrophilen vorkommenden antimikrobiellen Abwehrmechanismen.

Aber nicht einmal diese sehr wirksamen antimikrobiellen Mittel können alle Arten von Bakterien abtöten. Einige Bakterienarten haben im Laufe der Jahrtausende „ihre eigenen" Abwehrmechanismen entwickelt, die zum Beispiel der Verschmelzung der Phagosomen mit den Lysosomen entgegenwirken und damit die Fertigstellung der notwendigen antimikrobiellen Stoffe verhindern. Oder sie entfliehen einfach aus dem Phagolysosom ins Zytoplasma, wo sie nicht mehr in der Reichweite jener giftigen Substanzen sind, die sie abtöten könnten. Es sind die sogenannten intrazellulär parasitierenden Bakterien, die auch in den professionellen Phagozyten und vor allem in den Neutrophilen überleben. Der menschliche Organismus ist aber auch dagegen nicht wehrlos. Intrazellulär parasitierende Bakterien werden durch NK-Zellen oder spezifisch durch zytotoxische T-Lymphozyten abgetötet und beseitigt.

4.1.3. NK-Zellen

NK-Zellen sind natürliche Killerzellen (*natural killer cells*) mit der Fähigkeit, spontan verschiedene Tumorzellen und virusinfizierte Zellen abzutöten. Man bezeichnet sie auch als *Zellen der spontanen Zytotoxizität*. Zu diesem Zweck benutzen sie die Fc-Rezeptoren auf ihrer Oberfläche und töten nach Kontakt die befallene (Ziel-)Zelle über einen antikörperabhängigen Mechanismus (ADCC) ab. Sie können solche Zellen auch direkt ohne Hilfe des Antikörpers abtöten, der im Grunde nur eine Markierungsfunktion hat (markiert die Zelle, welche die NK-Zellen abtöten sollen).

NK-Zellen bilden neben den B- und T-Lymphozyten die dritte Hauptpopulation (Hauptgruppe) der Lymphozyten. Im peripheren Blut beträgt der Anteil etwa 5 bis 10% der gesamten Lymphozytenzahl. Die NK-Zellen unterscheiden sich von den anderen Lymphozyten durch die im Zytoplasma gut sichtbaren Granula (Lysosomen), weshalb sie auch als **große granulierte Lymphozyten – LGL** (*large granular lymphocytes*) bezeichnet werden. In diesen Granula gibt es zwei Arten von zytotoxischen Substanzen, spezifische Perforine und Granzyme. Die *Perforine* haben die Funktion gewisser Anti-Tank-Raketen, die nach dem Abfeuern in der Zytoplasmamembran der befallenen Zellen eine Öffnung hinterlassen. Die *Granzyme* sind proteolytische Enzyme vom Serintyp, die in die befallenen Zellen durch die von Perforinen gebildeten Öffnungen eindringen und in der Zelle den Prozess der Apoptose (genetisch vorprogrammierter Zelltod) auslösen. Perforine und Granzyme werden aus der NK-Zelle gleich nach ihrem Kontakt mit der Zielzelle freigesetzt, sodass sich die NK-Zelle nach so einem „Kuss des Todes" von der Zielzelle loslösen und ihre tödliche Aktivität der nächsten Zielzelle „widmen" kann. Durch diesen Mechanismus kann eine NK-Zelle mehrere Zielzellen abtöten.

NK-Zellen kann man im Blut leicht nach ihren typischen Differenzierungsmerkmalen (Oberflächenantigenen) bestimmen. Es sind die Moleküle CD16 (ein Fc-Rezeptor für IgG) und CD56 (ein Adhäsionsmolekül).

Wie „wissen" die NK-Zellen, welche Zelle sie abtöten und welche sie „in Ruhe lassen" sollen? Ursprünglich wurde angenommen, dass ihre Aktivität im Unterschied zu den zytotoxischen T-Lymphozyten nicht durch HLA-Antigene eingeschränkt ist. Heute weiß man, dass dem nicht ganz so ist, weil NK-Zellen beim Erkennen der Zellen, die sie befallen sollen, zwei Typen von Rezeptoren benutzen (Abb. 21). Einer der beiden Rezeptoren erkennt die HLA-Antigene der Klasse I. Das sind die so genannten **inhibitorischen Rezeptoren**, von denen es verschiedene Arten gibt. Jeder dieser Rezeptoren erkennt nur ein paar und nicht alle HLA-Antigene, die sich auf der Oberfläche menschlicher Zellen befinden. Eine NK-Zelle hat nur einige Arten dieser Rezeptoren, aber alle NK-Zellen, die im Organismus eines bestimmten Individuums zirkulieren, haben alle möglichen Typen dieser Rezeptoren. Das bedeutet, dass die NK-Zellen keine einheitliche Zellgruppe sind, sondern sich aus mehreren Untergruppen zusammensetzen. Wenn eine NK-Zelle an einer Zelle, mit der sie in Kontakt kommt, irgendeines der HLA-Antigene der Klasse I erkennt, bringt sie ihre tödliche Aktivität zum Stillstand (deswegen sind es „inhibitorische" Rezeptoren). Da alle normalen kernhaltigen Zellen auf ihrer Oberfläche HLA-Antigene der Klasse I aufweisen, feuert die NK-Zelle beim Kontakt mit ihnen keinen ihrer tödlichen Schüsse (Perforine und Granzyme) gegen die Zelle ab. Tumortransformierte oder virusinfizierte Zellen verlieren ihre HLA-Antigene und werden dadurch leicht zu Zielzellen für die NK-Zellen.

Alle Zellen im menschlichen Organismus haben auf ihrer Oberfläche eine große Menge verschiedener Rezeptoren, durch die in die Zelle üblicherweise aktivierende und damit positive Signale übertragen werden. Auf diese Signale antwortet die Zelle mit einer bestimmten Aktivität oder mit dem Aussenden eines weiteren Signals an eine andere Zelle. Im Fall der NK-Zellen vermitteln die Rezeptoren, die die HLA-Antigene der Klasse I erkennen, aber ein inhibitorisches und damit ein negatives Signal. Sobald also eine NK-Zelle auf der Oberfläche einer befallenen Zelle ein HLA-Antigen erkennt, fängt sie gar nicht erst mit ihrer Zerstörung an. Die NK-Zelle löst die Lyse einer befallenen Zelle nur dann aus, wenn auf ihrer Oberfläche keine oder nur eine ungenügende Anzahl der HLA-Antigene vorhanden sind.

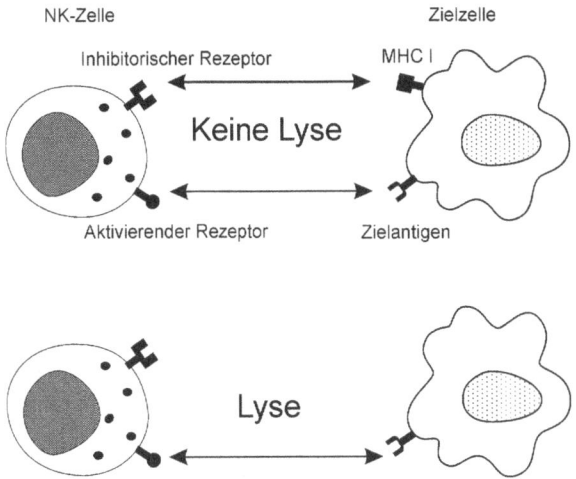

Abb. 21. Funktion der hemmenden und aktivierenden Rezeptoren auf NK-Zellen

Der zweite Typ der NK-Zell-Rezeptoren sind **Aktivierungsrezeptoren**, von denen es auch mehrere unterschiedlich bezeichnete Gruppen gibt wie *Rezeptoren der natürlichen Zytotoxizität* – NCR (*natural cytotoxicity receptors*) oder *Killerzellen aktivierende Rezeptoren* – KAR (*killer activatory receptors*). Mit ihnen arbeiten verschiedene Korezeptoren zusammen. Alle Rezeptoren und Korezeptoren der zweiten Art lösen die tödliche Aktivität der NK-Zellen aus (schalten sie ein), während im Gegensatz dazu die Rezeptoren der ersten Art (inhibitorische Rezeptoren) diese ausschalten. Zum Abtöten einer befallenen Zelle muss eine NK-Zelle eines der aktivierenden Signale erhalten, und gleichzeitig dürfen die inhibitorischen Rezeptoren kein HLA-Antigen erkennen. Das bedeutet, dass die inhibitorischen Rezeptoren entscheidend sind. Ihre Existenz ermöglicht der NK-Zelle, die sich bereits entschieden hat, den „Kuss des Todes" durchzuführen, diesen Angriff anzuhalten, wenn sie zumindest „im letzten Moment" eine genügende Anzahl der HLA-Rezeptoren der Klasse I auf der befallenen Zelle erkennt.

4.2. Mechanismen der erworbenen Immunität

Ähnlich der natürlichen Immunität kann man die Mechanismen der erworbenen Immunität in einen zellulären und einen humoralen Schenkel einteilen. Den zellulären Schenkel der erworbenen Immunität gewährleisten die T-Lymphozyten und verschiedene Zytokine. Für den humoralen Schenkel der erworbenen Immunität sind die B-Lymphozyten und die daraus entstehenden und Antikörper sezernierenden Plasmazellen verantwortlich.

Die Mechanismen der erworbenen Immunität reifen bereits während der intrauterinen Entwicklung des Individuums. Da diese Entwicklung normalerweise unter sterilen Bedingungen stattfindet, können die Mechanismen erst nach dem Kontakt mit Antigenen, zu dem es ab der Geburt kommt, funktionell zum Ausdruck kommen. Sie wirken *spezifisch* – das bedeutet, nur gegen das Antigen, das ihre Bildung verursacht hat. Gegen andere Antigene sind sie nicht aktiv. Diese Spezifität resultiert aus Antigenrezeptoren, die sich nur auf B- und T-Lymphozyten befinden.

Die **Antigenrezeptoren** auf beiden Lymphozytenarten sind verschieden und werden durch unterschiedliche Gene kodiert. Auf der Oberfläche der B-Lymphozyten ist der **BCR** (*B-cell receptor*), der meistens vom IgD-Molekül oder dem IgM-Monomeren gebildet wird, das in der Zytoplasmamembran mithilfe der zusätzlichen (ankernden) Polypeptidketten Ig-α und Ig-β verankert ist (Abb. 11). BCR gehört zu den Immunglobulinen. Der Antigenrezeptor der T-Lymphozyten (**TCR**, *T-cell receptor*) wird von einem Paar der Polypeptidketten α und β (TCR2) oder γ und δ (TCR1) gebildet. Diese werden zwar nicht von Genen für Immunglobuline kodiert, gehören aber zur Immunglobulingroßfamilie. Wesentlich stärker verbreitet als TCR1 ist TCR2 mit den Ketten α und β, die sich auf 95% der peripheren T-Lymphozyten befinden. Sowohl TCR1 als auch TCR2 sind auf der Oberfläche von T-Lymphozyten nicht isoliert, sondern komplex gebunden mit dem CD3-Molekül (Abb. 22), das zu den Differenzierungsmerkmalen (Antigenen) gehört.

Die **Differenzierungsantigene** werden mit den Buchstaben CD und einer bestimmten Zahl bezeichnet. **CD** (*cluster of differentiation*) ist eine Abkürzung für eine Gruppe (Anhäufung, Ansammlung) von Oberflächenmerkmalen (Antigene), die sich vorwiegend auf den Zellen des Immunsystems befinden. Sie charakterisieren nicht nur einen bestimmten Zelltyp, sondern auch dessen Entwicklungs- und Differenzierungsstadium und einige seiner Eigenschaften. Bislang sind mehr als 250 solcher Merkmale bekannt. Das Differenzierungsantigen CD3 befindet sich nur im Komplex mit TCR, das nur T-Lymphozyten haben können und das daher deren typisches Merkmal ist. Ein Antikörper gegen CD3 wird nur mit diesen T-Lymphozyten reagieren und ermöglicht damit nicht nur deren Nachweis in verschiedenen biologischen Materialien (zum Beispiel im Blut), sondern auch die Bestimmung ihrer Anzahl und die Unterscheidung von allen anderen Zellen.

Die Antigenrezeptoren auf B- und T-Lymphozyten unterscheiden sich neben ihrer chemischen Struktur auch durch die Form des Antigens, das sie erkennen können. BCR reagiert direkt mit dem nativen (natürlichen), in löslicher Form vorliegenden Antigen. An dieser Wechselwirkung nehmen keine HLA-Moleküle (Antigene) teil. Dagegen kann TCR nicht

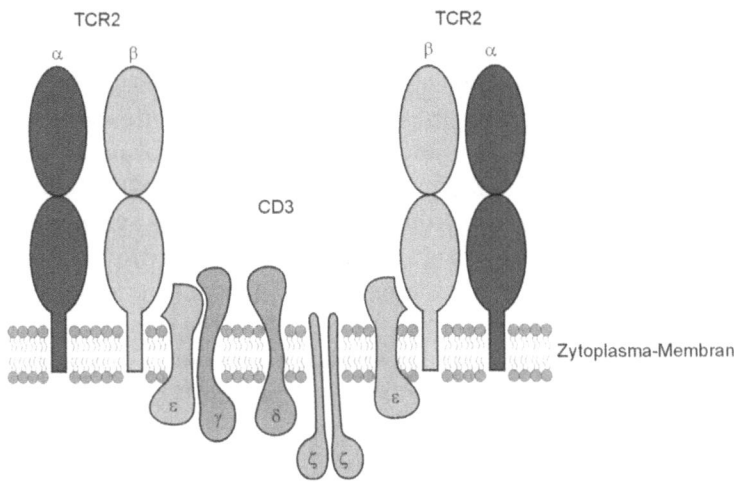

Abb. 22. Polypeptidkettenkomplexe des Differenzierungsmerkmals CD3 und der zwei Rezeptoren für das Antigen (TCR2) auf T-Lymphozyten

direkt mit dem gelösten natürlichen Antigen reagieren. Dieses muss zuerst in den antigen-präsentierenden Zellen in immunogene Peptide gespaltet werden (es handelt sich immer um Proteinantigene). Immunogene Peptide müssen sich mit HLA-Antigenen zu einem nicht löslichen Komplex verbinden, um von TCR erkannt zu werden. BCR erkennt direkt vor allem Polysaccharidantigene, hingegen ist zum Erkennen der Proteinantigene die Zusammenarbeit mit antigen-präsentierenden Zellen und Helfer-T-Lymphozyten notwendig. Ähnlich wie Proteinantigene werden auch Lipid- und Glykolipidantigene erkannt, nur werden statt HLA-Antigenen CD1-Moleküle gebraucht.

4.2.1. Einteilung der T-Lymphozyten und ihrer Funktion

Die T-Lymphozyten sind die grundlegenden Zellen der erworbenen Immunität. Sie müssen dabei mehrere Regulations- und Effektorfunktionen erfüllen. Es ist daher nicht überraschend, dass ein Zelltyp allein diese verschiedenartigen Funktionen nicht durchführen kann. Es muss mehrere Zelltypen geben. In Abhängigkeit ihrer Funktion bei den Immunantworten kann man sie in drei Grundtypen einteilen:

Helfer-T_H-Lymphozyten (H ist die Abkürzung aus dem englischen Wort „helper") haben neben dem CD3-Merkmal, das ihre Zugehörigkeit zu den T-Lymphozyten kennzeichnet, als charakteristisches Merkmal das CD4-Molekül. Zu ihren Hauptfunktionen gehört die Regulation der Immunantworten, die sie in mehreren Richtungen ausführen und die daher noch in verschiedene Untergruppen aufgeteilt werden.

Zytotoxische T_C-Lymphozyten (abgekürzt CTL aus dem englischen cytotoxic T-lymphocytes) haben die Hauptmerkmale CD3 und CD8. Es sind typische Effektorzellen, die ähnliche „giftige Schüsse" enthalten wie NK-Zellen (Perforine und Granzyme). Sie können die befallenen Zellen mit dem anhaftenden Antigen, das ihre Bildung ausgelöst (induziert) hat, abtöten. Die Differenzierungsantigene CD3 und CD8 befinden sich auch auf Lymphozyten, die früher als Suppressor-T_S-Lymphozyten bezeichnet wurden. Ihre Hauptfunktion sollte das Unterdrücken (Suppression) der Immunantwort vor allem gegen Autoantigene sein. Die Existenz einer besonderen Gruppe von T_S-Lymphozyten wurde bis heute nicht bestätigt. Vermutlich wird diese Funktion von den T_C-Lymphozyten oder einer speziellen Gruppen von regulatorischen T_{reg}-Lymphozyten übernommen.

Gedächtnis T_M-Lymphozyten (M ist die Abkürzung aus dem englischen Wort „memory" = Gedächtnis) entstehen nach dem ersten Kontakt mit einem bestimmten Antigen. In einer geringen Menge bleiben sie eine bestimmte Zeit in der Blutzirkulation erhalten und gewährleisten eine beschleunigte und intensivere Immunantwort bei der wiederholten Begegnung mit demselben Antigen.

NKT-Lymphozyten haben die Eigenschaften von NK-Zellen und auch von typischen T-Lymphozyten. Im Unterschied zu den typischen NK-Zellen haben die NKT-Zellen auf ihrer Oberfläche auch Antigenrezeptoren vom Typ TCR2 (α/β). Sie erkennen Lipid- und Glykolipidantigene sowohl von mikrobieller (zum Beispiel von Mykobakterien, die Tuberkulose hervorrufen) als auch eigener Herkunft.

Untergruppen der T_H-Lymphozyten. Helfer-T-Lymphozyten sind die Hauptproduzenten der Zytokine. Diese Eigenschaft ermöglichte ihre Zuteilung in Untergruppen, denn alle T_H-Lymphozyten haben das gleiche Differenzierungmerkmal CD4, an dem alleine sie nicht unterschieden werden können.

T_H1-Zellen sezernieren vor allem IL-2, IL-17, IFN-γ und Lymphotoxin. Sie arbeiten mit Makrophagen zusammen, die sich durch IFN-γ in aktivierte Makrophagen umwandeln, die auch intrazellulär lebende Bakterien zerstören können. Das bedeutet, dass T_H1-Lymphozyten nicht nur regulatorische Zellen sind, sondern auch Zellen mit Effektorfunktionen, die vor allem bei den Entzündungsreaktionen beteiligt sind (sie werden gelegentlich auch als Entzündungs-T_H-Zellen bezeichnet). Ebenso sind sie bei immunpathologischen Reaktionen vom Typ der verzögerten Überempfindlichkeit (früher wurden sie deswegen T_{DH}-Zellen genannt, DH bedeutet delayed hypersensitivity = verzögerte Überempfindlichkeit), aber auch bei zytotoxischen Reaktionen beteiligt, in denen sie über das giftige Lymphotoxin die Zielzellen einschließlich gewisser Tumore abtöten können.

T_H2-*Zellen* produzieren vor allem IL-4, IL-5, IL-6, IL-10 und IL-13. Es sind typische Zellen mit Helfer-Funktion, weil sie unmittelbar helfen, die B-Lymphozyten zur Antikörperbildung zu aktivieren. Diese Hilfe leisten sie über den direkten zwischenzellulären Kontakt und durch die Freisetzung von Zytokinen, die die Entwicklung und Differenzierung der B-Lymphozyten zu Plasmazellen regulieren.

T_H1- und T_H2-Zellen beeinflussen sich gegenseitig durch ihre Produkte. Die aus T_H1-Zellen freigesetzten Zytokine stimulieren die Entwicklung der T_H1-Zellen und hemmen die Entwicklung der T_H2-Zellen (besonders IFN-γ). Im Gegensatz dazu stimulieren IL-4 und IL-10 die Entwicklung der T_H2-Zellen und hemmen die Entwicklung der T_H1-Zellen. Die Aufrechterhaltung des normalen T_H1/T_H2-Verhältnisses ist einer der wichtigsten immunregulatorischen Mechanismen.

T_H3-*Zellen* sezernieren vor allem den transformierenden Wachstumsfaktor-β (abgekürzt TGF-β, aus der englischen Bezeichnung transforming growth factor-β), ein Zytokin, das an der Zusammenarbeit mit den B-Lymphozyten und an den Heilungsprozessen von geschädigtem Gewebe teilnimmt.

T_H0-*Zellen* sind Vorläuferzellen, aus denen die verschiedenen Untergruppen der Helfer-T-Lymphozyten entstehen können.

T_{reg}-*Zellen* sind regulatorische Zellen, die mit ihrer Zytokinproduktion den T_H3-Zellen ähnlich sind. Sie unterdrücken die Aktivität der T_H1-Zellen und erfüllen auch Funktionen von Suppressorzellen.

Die zytotoxischen T-Lymphozyten (CTL) erkennen und zerstören die virusinfizierten oder mit anderen intrazellulären Parasiten befallenen Zellen, Tumorzellen oder andere abnormale Zellen. Sie zerstören die Zellen über Mechanismen, die vom unmittelbaren Kontakt zwischen einer T_C-Zelle und der befallenen (Ziel-)Zelle abhängig sind, oder über extrazellulär freigesetzte Toxine. Nach dem direkten Kontakt kann das Glykoprotein *Fas-Ligand* (FasL), das sich auf der Oberfläche von CTL befindet, mit dem *Fas-Rezeptor* (FasR) auf der Oberfläche der befallenen Zelle reagieren. Die Wechselwirkung FasL-FasR ist ein Signal zur Auslösung des Apoptoseprozesses (genetisch vorprogrammierter Zelltod). Bei der Apoptose begeht die befallene Zelle eigentlich Selbstmord, und damit werden beispielsweise auch intrazelluläre Viren zerstört. Die Apoptose der befallenen Zelle ruft durch ihre gemeinsame Wirkung auch Perforine und Granzyme hervor. Die Einleitung der Apoptose dauert einige Minuten. CTL können aber die befallene Zelle auch schneller über *Lymphotoxin* abtöten, das neben den CTL auch von T_H1-Lymphozyten sezerniert wird.

4.2.2. Wie entsteht die Vielfältigkeit der Antikörper?

Die Antikörper werden von Plasmazellen gebildet und sezerniert, die durch Vermehrung und Differenzierung aus B-Zellen nach Antigenerkennung entstehen. Da in der Natur eine große Menge verschiedener Antigene vorkommt, muss dagegen auch eine große Menge von Antikörpern entstehen. Trotz gleicher Grundstruktur unterscheiden sich die Antikörpermoleküle in der räumlichen Anordnung ihrer Bindungsstelle. Darin liegt das Wesentliche der Antikörperspezifität. Antikörper mit einer bestimmten Bindungsstelle können nur mit einem Antigen reagieren, dessen determinante Gruppen eine räumlich komplementäre Form zur Antikörperbindungsstelle aufweisen. Die gleiche Bindungsstelle müssen auch die Antigenrezeptoren auf der Oberfläche jener B-Lymphozyten haben, die zur Bildung dieser Antikörper aktiviert werden (Abb. 23). Andere Antigene werden von anderen Gruppen der B-Lymphozyten erkannt und können diese zur Bildung von Antikörpern mit einer anderen Spezifität aktivieren.

So entsteht die riesige **Vielfalt** (*diversity*) an Antikörpern. Man nimmt an, dass das Immunsystem eines gesunden Menschen Antikörper mit zumindest einer Million verschiedener Spezifitäten bilden kann. Auf welche Weise ist aber der einzelne kleine Lymphozyt fähig, eine so riesige Menge an genetischer Information zu „speichern"?

Noch 1941 haben George Wells Beadle und Edward Lawrie Tatum, Nobelpreisträger 1958, die Hypothese ausgesprochen: *ein Gen = eine Polypeptidkette (ein Enzym).* Nach dieser Hypothese sollte jede Polypeptidkette im DNA-Molekül mit einem Gen kodiert sein. Das würde bedeuten, dass auch für die genetische Aufzeichnung jedes Antikörpers mit einer bestimmten Spezifität ein Gen notwendig wäre (**Keimbahntheorie der Antikörperbildung**).

Wenn wir nur die Antikörper der IgG-Klasse nehmen, müssen wir uns klarmachen, dass ihre Moleküle zwei Typen von Polypeptidketten haben, eine leichte Kette mit 215 Aminosäureeinheiten und eine schwere Kette mit durchschnittlich 450 Aminosäuren (Abb. 8). Jede Aminosäure in der Polypeptidkette wird von drei Nukleotiden (Triplett) im mRNA-Molekül kodiert, das vom zuständigen Gen in der DNA-Faser umgeschrieben wird. Das bedeutet, dass zum Kodieren der leichten Kette des IgG $215 \times 3 = 645$ Nukleotide und zum Kodieren der schweren Kette $450 \times 3 = 1350$ Nukleotide notwendig wären, zusammen ungefähr 2×10^3 Nukleotide. Somit wären zur Ausbildung der Gene für eine Million Antikörper unterschiedlicher Spezifitäten $2 \times 10^3 \times 10^6 = 2 \times 10^9$ (zwei Milliarden) Nukleotide notwendig. Ein menschlicher DNA-Strang hat ungefähr 3,3 Milliarden Nukleotide. Es kann nicht sein, dass der größte Teil der Nukleotide nur zur Aufzeichnung der antikörper-kodierenden Gene ver-

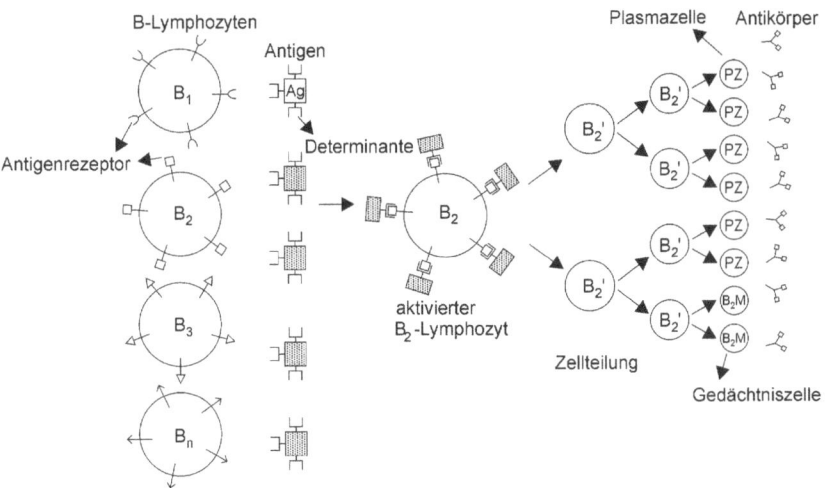

Abb. 23. Aktivierung von B-Lymphozyten zur Antikörperbildung nach dem Schlüssel-Schloss-Prinzip zwischen Bindungsstelle und Antigendeterminanten. Aus der Gesamtheit verschiedener Subpopulationen von B-Lymphozyten werden im gezeigten Beispiel nur die B_2-Lymphozyten aktiviert, deren Antigenrezeptoren eine komplementäre Struktur zu den Determinanten des vorhandenen Antigens haben

braucht wird, weil damit im DNA-Strang kein Raum übrig bleibt für die Kodierung von den zumindest 30.000 weiteren Genen, die das menschliche Genom enthält.

Diese offensichtliche Unstimmigkeit versuchten einige Theorien zu erklären, die man in zwei Hauptgruppen einteilen kann – die Instruktions- und die Selektionstheorie. Das Wesentliche der **Instruktionstheorien** war die Annahme, dass das Antigen „in irgendeiner Weise" mit den antikörper-produzierenden Zellen reagiert (sie instruiert), damit diese „wissen", welchen Antikörper sie synthetisieren und sezernieren sollen. Diese Theorie vertraten im Jahre 1930 zu Beispiel die Professoren Friedrich Breinl und Felix Haurowitz von der Prager (deutschen) Karluniversität und zehn Jahre später der zweifache Nobelpreisträger Linus Pauling. Sie nahmen an, dass es nur einen, aber außerordentlich gut formbaren Antikörper gibt, in den das Antigen wie ein Prägestock die endgültige Form schlägt und damit auch seine Antikörperspezifität bestimmt (*Templattheorie*).

Die erste **Selektionstheorie** der Antikörperbildung (*Theorie der Seitenketten*, Abb. 24) wurde um die Wende vom 19. zum 20. Jahrhundert von einem der größten Gelehrten dieser Zeit, dem deutschen Arzt, Immunologen, Mikrobiologen und Chemiker Paul Ehrlich (1854–1915; 1905 Nobelpreis, gemeinsam mit Ilja Iljitsch Metschnikow) ausgearbeitet. Er war nicht nur Autor der heutzutage so intensiv verwendeten Begriffe wie

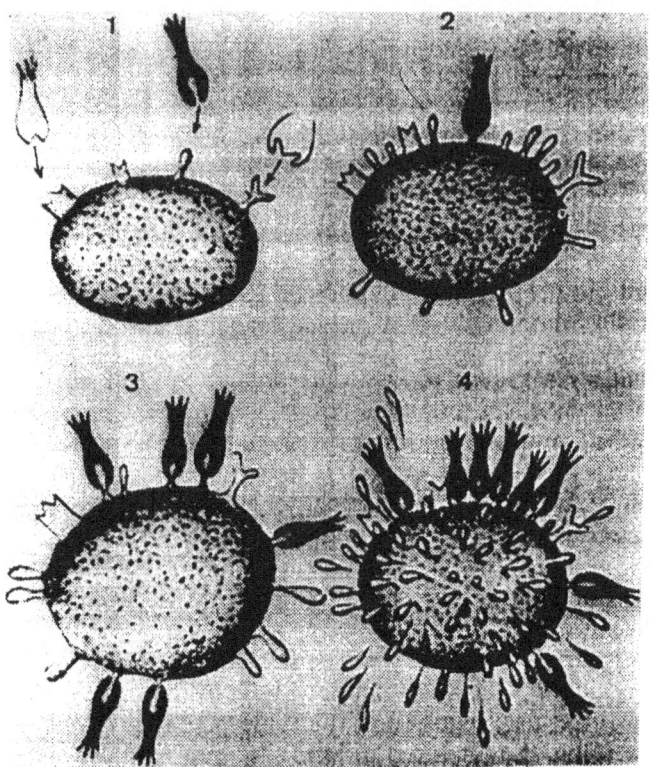

Abb. 24. Theorie der Seitenketten zur Erklärung der Antikörperbildung nach Paul Ehrlich (1900). **1.** Auf der Leukozytenoberfläche befinden sich verschiedene Rezeptoren, deren Strukturen Antikörpermolekülen entsprechen. **2.** Das Antigen bindet nur an einen Rezeptor mit passender komplementärer Struktur. **3.** Die Zahl der Rezeptoren mit komplementärer Form nimmt an der Zelloberfläche zu. **4.** Nach der Reaktion mit dem entsprechenden Antigen werden die Rezeptoren von der Oberfläche des Leukozyten abgelöst und zirkulieren in der Folge als spezifische Antikörper im Blut

„Antikörper" und „Rezeptoren", sondern wird auch für den „Vater" der Chemotherapie gehalten, weil er in der therapeutischen Praxis das erste synthetische Medikament vorbereitete und einführte (Salvarsan und Neosalvarsan zur Therapie der Geschlechtserkrankung Syphilis). Nach der *Theorie der Seitenketten* befinden sich im Organismus von Menschen und Tieren Zellen, die auf ihrer Oberfläche *Rezeptoren* besitzen. Bei Kontakt eines solchen Rezeptors einer bestimmten Zelle mit einem geeigneten Antigen wird diese Zelle zur Bildung weiterer Rezeptoren stimuliert, die in der Folge als Antikörper in das Blut freigesetzt werden.

Diese geniale Theorie wurde in einer Zeit ausgesprochen, in der weder die Existenz der Lymphozyten (sie wurden 50 Jahre später entdeckt) noch die Struktur der Antikörper und auch nicht die Art ihrer genetischen Aufzeichnung bekannt waren. Diese Theorie wurde vorerst vergessen und erst in der Hälfte des vergangenen Jahrhunderts wieder „ans Licht" gebracht, nachdem erste konkrete Daten über Gene und den genetischen Code auftauchten. So entstand die erste moderne Form der so genannten *natürlichen Selektionstheorie* der Antikörperbildung, die Niels Kaj Jerne im Jahre 1955 ausarbeitete (1984 Nobelpreis gemeinsam mit Georges J. F. Köhler und Cesar Milstein). Sie wurde vom australischen Immunologen Sir Frank Macfarlane Burnet (1899–1985; 1960 Nobelpreis gemeinsam mit Peter B. M. Medawar) zur **klonalen Selektionstheorie der Antikörperbildung** modifiziert, die zum grundlegenden Dogma der modernen Immunologie wurde.

Nach dieser Theorie hat jeder B-Lymphozyt die Synthese nur eines Antikörpers (Immunglobulins) mit einer Spezifität seiner Bindungsstelle vorprogrammiert. Dieses Immunglobulin befindet sich zur gleichen Zeit in der Zytoplasmamembran des B-Lymphozyten wie sein Antigenrezeptor („Biosensor" zum Erkennen nur eines einzigen bestimmten Antigens). Im Organismus zirkulieren nur einige Hunderte bis Tausende B-Lymphozyten mit der gleichen Spezifität ihrer Antigenrezeptoren aus einer Gesamtmenge von einigen hundert Milliarden Lymphozyten. Das Antigen, das die räumlich komplementären Determinanten zu einem bestimmten Antigenrezeptor besitzt wie ein bestimmter Schlüssel zu einem bestimmten Schloss, bindet sich an seinen Rezeptor und aktiviert die Gruppe von B-Lymphozyten mit den Rezeptoren dieser Spezifität (*Selektion*). Von allen anwesenden Lymphozyten vermehren sich nur die B-Lymphozyten dieser Gruppe und bilden ein *Klon* an Zellen (deswegen *klonale Selektionstheorie*), die nur Antikörper mit der gleichen Spezifität wie die Antigenrezeptoren auf der aktivierten Gruppe der B-Lymphozyten synthetisieren.

Keine dieser Theorien konnte aber die Art erklären, wie die genetische Aufzeichnung zur Kodierung der riesigen Anzahl an verschiedenen spezifischen Antikörpern und deren Vielfältigkeit gespeichert wird. Die Wende zum Dogma von Beadle und Tatum kam 1965 durch William J. Dreyer und J. Claude Bennet, die basierend auf ihren Untersuchungen über die Reihenfolge (Sequenz) der Aminosäuren in Polypeptidketten verschiedener Antikörper richtig erkannten, dass die Polypetidketten der Antikörper von zumindest *zwei* Genen kodiert sein müssen – ein Gen für die variable Domäne, das andere Gen für die konstante Domäne. Experimentell bewiesen wurde diese Theorie 1976 durch die japanischen Immunologen Nobumichi Hozumi und Susumo Tonegawa. Tonegawa erhielt für diese Entdeckung 1987 den Nobelpreis.

Heute wissen wir, dass die Immunglobuline ähnlich wie die Antigenrezeptoren der T-Lymphozyten durch so genannte *komplexe* oder *rekom-*

binierbare Gene kodiert werden. Diese Gene kodieren die variablen Domänen, *gespaltene* Gene dagegen die konstanten Domänen. Sowohl die leichte als auch die schwere Kette wird von je zwei Genen kodiert, einem komplexen Gen für die variablen Domänen und einem gespaltenen Gen für die konstanten Domänen.

Das **komplexe** oder **rekombinierbare** Gen ist ein Strukturgen (kodiert eine Polypeptidkette), das aus zwei oder mehreren Subgenen (Gensegmenten) besteht, die sich durch gegenseitiges Rearrangement verschieden kombinieren können. Das **gespaltene** (*zusammengesetzte, Mosaik-*) **Gen** wird nicht durch eine durchlaufende Nukleotidkette im DNA-Molekül gebildet, sondern besteht aus kodierenden (Exons) und nicht kodierenden (Introns-)Abschnitten (Abb. 25). Ein solches Gen muss in die heterogene Kern- (nukleare) RNA (hnRNA) umgeschrieben werden, von der bei der Transkriptionsaufbereitung durch Spleißen die Introns ausgeschnitten und die Exons zu einer funktionellen RNA verbunden werden. Diese dient als Vorlage, nach der das Protein synthetisiert wird. Die überwiegende Mehrzahl der Gene für Proteine sind gespaltene Gene. Nur sehr wenige Proteine werden durch **einfache Gene** kodiert. Es sind Gene, die nur aus kodierenden Abschnitten bestehen und keine Introns enthalten.

Das komplexe Gen für die variable Domäne der leichten Kette (V_L) der Immunglobuline besteht aus zwei Gensegmenten, die man als V (Variabilitätssubgen) und J (Verbindungssubgen; englisch joining) bezeichnet. J-Subgen verbindet die genetische Aufzeichnung, die im V-Subgen gespeichert ist, zusammen mit dem Gen für konstante Domänen. Man nimmt an, dass die leichten Ketten vom Typ Kappa (κ) von ungefähr 70 verschiedenen V_κ-Subgenen und fünf verschiedenen J-Sub-

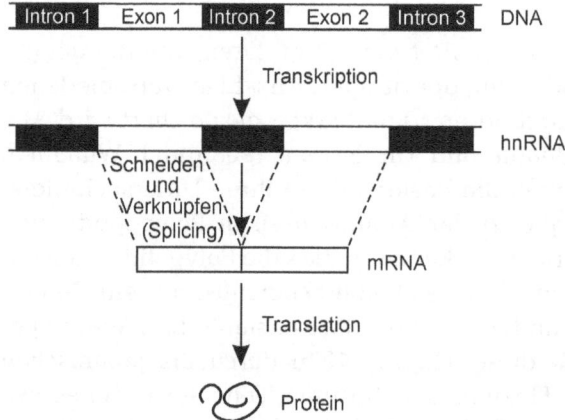

Abb. 25. Schema eines gespaltenen Gens und seines Umschreibens in ein Proteinmolekül

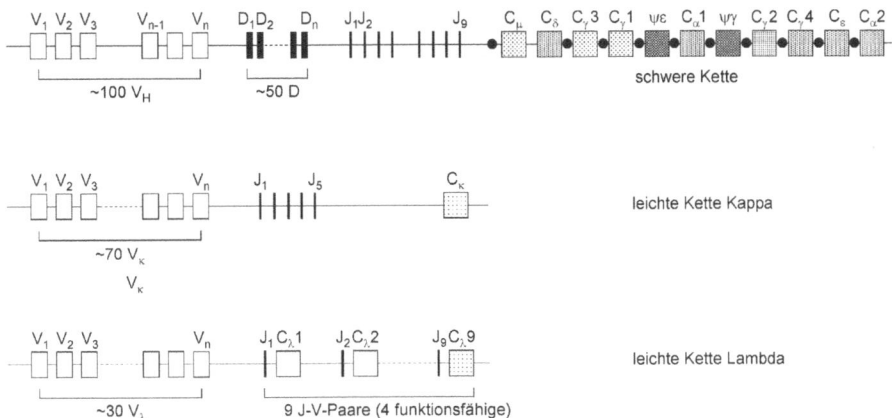

Abb. 26. Schematische Darstellung komplexer Gene für die leichte und schwere Immunglobulinkette

genen kodiert werden. Bei den Ketten vom Typ Lambda (λ) sind es ungefähr 30 V_λ-Subgene und neun J-Subgene (Abb. 26). Alle möglichen V- und J-Subgene befinden sich nur in den Keimbahnzellen. Der reife B-Lymphozyt (auch als „jungfräulicher" Lymphozyt bezeichnet, weil er auf seine erste „Sünde" wartet, nämlich auf den Kontakt mit dem Antigen) enthält nur ein Gen, das aus je einem der möglichen V- und J-Subgene zusammengesetzt ist, und kann daher nur eine leichte Kette mit einer Spezifität synthetisieren und freisetzen. Unter der Annahme, dass sich ein beliebiges V-Subgen mit einem beliebigen J-Subgen kombiniert, können im Falle der Lambda-Kette 30 x 9 = 270 und im Falle der Kappa-Kette 70 x 5 = 350 verschiedene Spezifitäten entstehen. Da ein Antikörpermolekül nur eine der leichten Ketten Kappa oder Lambda, aber niemals beide Typen enthält, kann man nach der hier erwähnten Erwägung gemeinsam 270 + 350 = 620 verschiedene Spezifitäten der leichten Kette erreichen.

Bei den schweren Ketten ist es etwas komplizierter (Abb. 27), weil das komplexe Gen für ihre variable Domäne aus drei rekombinierbaren Gensegmenten besteht: V_H (davon gibt es zumindest 100), D (Segment der *diversity* = Vielfältigkeit, davon gibt es ungefähr 50) und J_H (bekannt sind ungefähr 9). Bei ihrem gegenseitigen Rearrangement können theoretisch 100 x 50 x 9 = 45.000 verschiedene Kombinationen entstehen. Alle möglichen V_H-, D- und J_H-Segmente befinden sich wieder nur in den Keimbahnzellen. Die reifen B-Lymphozyten haben ein variables Gen für die schwere Kette der Immunglobuline, das nur mehr aus einem konkreten V_H-, D- und J_H-Gensegment besteht. Unter der Annahme, dass sich beliebige der so kodierten leichten und schweren Ketten zu einem Anti-

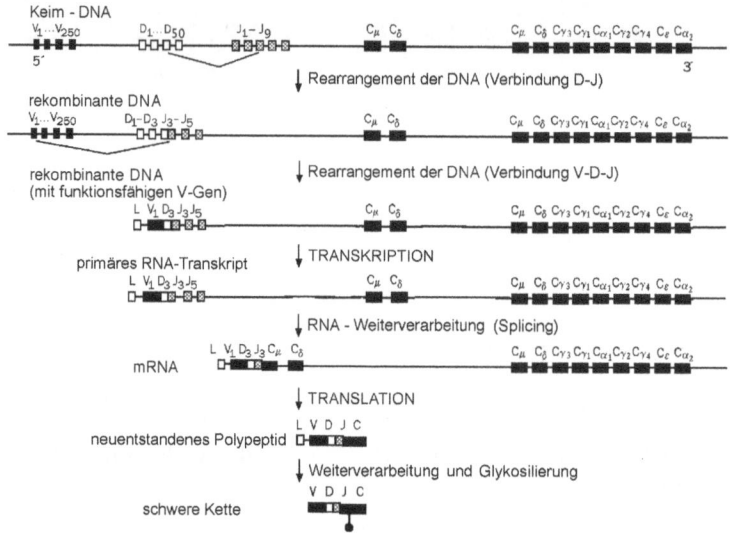

Abb. 27. Schematische Darstellung komplexer Gene für die schwere Immunglobulinkette und ihr Umschreiben in eine Polypeptidkette

körpermolekül der Klasse IgG verbinden können, resultieren $620 \times 45.000 = 27.000.000$ potenziell möglicher Spezifitäten. An ihrer Bildung nehmen nur ungefähr 300 Gensegmente teil, deren genetische Aufzeichnung im DNA-Molekül 6×10^4 Nukleotide erfordert, was weniger als 0,002% der gesamten Anzahl der Nukleotide im menschlichen DNA-Strang ist. Auch unter der Annahme, dass von der menschlichen DNA nur ungefähr zwei Prozent für die Proteinkodierung genutzt werden, bleibt der Anteil von 0,002% für die Kodierung der zehn Millionen Antikörper mit verschiedenen Spezifitäten vernachlässigbar klein. Es bleibt uns nichts anderes übrig als Bewunderung für diesen einfachen und unglaublich ökonomischen Mechanismus, mit dem diese Vielfalt erreichbar ist, und Bewunderung für die genialen Gedanken der Wissenschafter, denen es gelungen ist, diesen Mechanismus zu erklären.

4.2.3. Aufgabe der Antikörper bei den Immunantworten

Die Antikörper haben keine Effektorfunktionen, mit denen sie in den Körper eingedrungene pathogene Mikroorganismen unmittelbar abtöten könnten. Sie nehmen indirekt über einen der drei Grundmechanismen *Neutralisation*, *Opsonisierung* oder *Komplementaktivierung* an der antimikrobiellen Abwehr teil.

Antikörper können die Aktivität der aus Mikroorganismen freigesetzten Toxine blockieren (neutralisieren) oder durch die Bindung an

kritische mikrobielle Antigene deren Adhäsion (Anhaftung) an die Oberfläche der Wirtszelle (Makroorganismus) verhindern und dadurch dem
Eindringen von Bakterien und Viren in Gewebe, in denen sie sich weiter
vermehren könnten, entgegenwirken. Das ist die *neutralisierende Funktion* der Antikörper.

Die *Opsonisierung* beruht auf der spezifischen Reaktion des Antikörpers mit dem Antigen auf der Oberfläche des Mikroorganismus. Der
Mikroorganismus wird so mit Antikörpermolekülen beladen (opsonisiert)
und kann in dieser Form viel wirksamer von den professionellen Phagozyten verschlungen oder von NK- und K-Zellen durch den ADCC-Me-
chanismus (antikörperabhängige zellvermittelte Zytotoxizität) abgetötet
werden. In diesem Fall hat der Antikörper eine Markerfunktion. Er markiert den Mikroorganismus, den der Phagozyt oder eine andere zytotoxische Zelle „besser sehen", dem er sich auf eine entsprechende Entfernung nähern und den er schneller und effektiver „beseitigen" kann.

Durch die Bindung des Antikörpers mit dem Antigen entstehen *Immunkomplexe*, die wirksam den klassischen Weg der Komplementaktivierung initiieren. Auch in diesem Fall wirkt der Antikörper als ein
Marker für jene Stelle der Zielzelle, an der das Komplement aktiviert
werden soll. Die eigentliche „Killeraufgabe" führt dann das aktivierte
Komplement durch. Daneben entstehen bei der Komplementaktivierung
als „Nebenprodukte" weitere Opsonine (C3b-Fragment) und chemotaktische Faktoren (C5a-Fragment), die an die Stelle des entstandenen
Immunkomplexes Neutrophile und Makrophagen anlocken, die den Immunkomplex verschlingen und abbauen. Wenn der Immunkomplex viel
zu groß ist oder eine Reaktion nicht erfolgen kann (zum Beispiel gegen
Zellen der eigenen Gewebe bei Autoimmunreaktionen), können Neutrophile den Komplex nicht phagozytieren. Sie können als Reaktion nur
toxische Produkte ausscheiden, was nicht nur eine Schädigung der im-
munkomplextragenden Zellen, sondern auch anderer Zellen im umgebenden Gewebe verursacht.

4.2.4. Polyklonale (konventionelle) und monoklonale Antikörper

Die Antikörper haben neben ihrer Funktion *in vivo*, also im lebenden
Organismus, auch bedeutende Funktionen unter *in-vitro*-Bedingungen,
also unter experimentellen Laborbedingungen. In beiden Fällen reagieren sie spezifisch mit „ihren" Antigenen unter der Entstehung von Immunkomplexen. Im Organismus werden Immunkomplexe durch Phagozytose entfernt, oder das Antigen, das sich im Immunkomplex befindet,
wird durch Aktivierung des Komplementsystems inaktiviert. Unter Laborbedingungen werden Antikörper bereits seit vielen Jahren in verschiedenen serologischen und immunchemischen Methoden zum Anti-

gennachweis im Blut oder in anderen biologischen Materialien angewendet. Der Nachweis verschiedener Antigene hat diagnostischen Wert
und kann Hinweis auf einen infektiösen Erreger sein, einen Tumor oder
eine andere Erkrankung. Mithilfe der Antikörper kann man nicht nur
diagnostisch wichtige Antigene nachweisen, sondern Haptene wie verschiedene Hormone, Arzneimittel und andere niedermolekulare Stoffe.
In der Vergangenheit wurden dazu konventionelle (polyklonale) Antikörper verwendet, heutzutage sind es meistens monoklonale Antikörper.

Was ist der Unterschied zwischen konventionellen und monoklonalen
Antikörpern? **Konventionelle Antikörper** sind eigentlich ein Gemisch
von monoklonalen Antikörpern. Unter der Annahme, dass ein komplettes Antigen sieben verschiedene Antigendeterminanten besitzt und dieses Antigen einem geeigneten (*immunkompetenten*) Individuum injiziert
wird, wird sein Immunsystem theoretisch Antikörper mit sieben verschiedenen Spezifitäten bilden, weil jede der Determinanten in den Antigenrezeptor einer („seiner") Gruppe der zirkulierenden B-Lymphozyten
„passen" würde. Diese Gruppen werden wieder in sieben Gruppen (Linien) von Plasmazellen aktiviert, von denen jeder Plasmazellklon nur
Antikörper „seiner" Spezifität synthetisieren und sezernieren wird. Das
bedeutet, dass konventionelle Antikörper polyklonal sind und durch
normale Immunisierung des Individuums mit einem Antigen entstehen
(Abb. 28).

Die monoklonalen Antikörper sind im Unterschied zu den konventionellen Antikörpern nur gegen eine der möglichen Determinanten, die
sich auf einem Antigen befinden, gerichtet. Deswegen sind alle ihre
Moleküle ident und sind nicht ein Gemisch von Molekülen mit verschiedener Spezifität. Im Unterschied zu konventionellen Antikörpern sind
monoklonale Antikörper ein *chemisches Individuum* (einheitlicher chemischer Stoff). Im Hinblick auf diese Tatsache sind monoklonale Antikörper viel spezifischer als konventionelle Antikörper. Unter physiologischen Bedingungen bilden sich nur konventionelle Antikörper. Monoklonale Antikörper entstehen nur vereinzelt bei einigen krankhaften
Zuständen (Tumore von antikörperproduzierenden Zellen), die man als
Gammopathien bezeichnet. Ihre Bildung ist aber dem Zufall überlassen,
schwer zu beeinflussen, und üblicherweise ist kein Antigen bekannt,
gegen das sie gerichtet sind. Deswegen haben sich Immunologen schon
seit längerer Zeit bemüht, unter Laborbedingungen monoklonale Antikörper mit gewünschter Spezifität zu synthetisieren (Abb. 28).

Erst 1976 gelangen dem Argentinier Cesar Milstein und dem Deutschen Georg Köhler während ihrer gemeinsamen Arbeit im molekularbiologischen Labor der Universität in Cambridge (Großbritannien) erstmals die Synthese von monoklonalen Antikörpern. Für diese Entdeckung
erhielten sie 1984 gemeinsam mit Niels K. Jerne den Nobelpreis.

Das Wesentliche ihrer Entdeckung war die Vereinigung (*Zellfusion*) der *in vitro* in Gewebekulturen gezüchtetenen Myelom-(Tumor-)Zellen mit Lymphozyten aus der Milz von Mäusen, die mit dem verlangten Antigen immunisiert wurden. Durch diese Fusion entstanden Hybridzellen, die ein Hybrid-Myelom oder verkürzt *Hybridom* bildeten. Danach wird der ganze Vorgang zur Vorbereitung von monoklonalen Antikörpern **Hybridomtechnologie** genannt. Die Hybridzellen, die dabei entstehen, haben die Eigenschaften beider elterlichen Zellen. Von den B-Lymphozyten ist ihnen die Fähigkeit geblieben, Antikörper zu bilden und zu sezernieren, von den Myelomzellen ist ihnen die „Unsterblichkeit" geblieben.

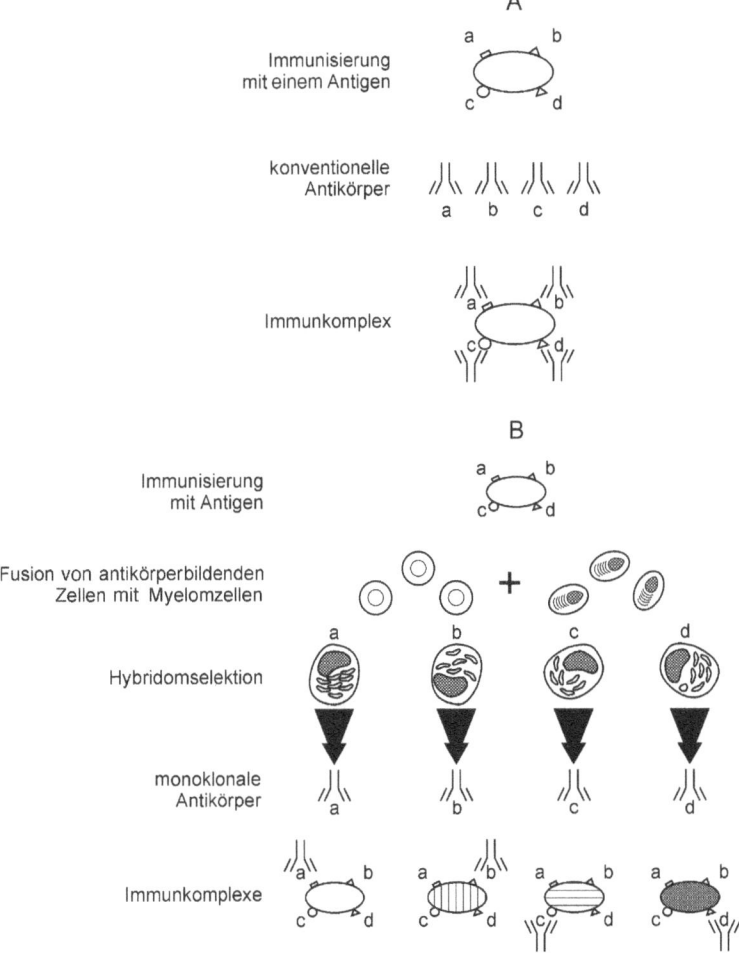

Abb. 28. Prinzip der Entstehung konventioneller (**A**) und monoklonaler (**B**) Antikörper bei der Antwort auf ein komplexes Antigen mit mehreren Epitopen (Determinanten)

Die Lymphozyten alleine sind nicht fähig, sich in der Gewebekultur zu vermehren. Diese Fähigkeit haben aber die Tumorzellen. Deswegen konnten erst durch deren Verschmelzung kultivierbare Hybridome entstehen, die in der Lage sind, Antikörper in das Kulturmedium zu sezernieren. Eine Hybridzelle bildet nur Antikörper gegen eine bestimmte Antigendeterminante, andere Hybridzellen gegen eine andere Determinante. Die einzelnen Hybridzellen kann man voneinander trennen und getrennt kultivieren (vermehren). So entstehen Hybridome, das sind Klone von identen Zellen, von denen jeder Klon die genau gleichen (identen) Antikörpermoleküle mit der gleichen Spezifität synthetisiert und sezerniert. Der Vorteil der monoklonalen Antikörper liegt auch darin, dass sie überall und in praktisch unbegrenzten Mengen mit gleicher „Qualität" erzeugt werden können, wenn das gleiche Hybridom verwendet wird.

Monoklonale Antikörper sind inzwischen zum unumgänglichen Helfer in der Differentialdiagnostik von viralen, bakteriellen, parasitären, malignen und vielen anderen Erkrankungen geworden. Mit Hilfe der monoklonalen Antikörper kann man diagnostisch im Serum wichtige Konzentrationen verschiedener Hormone und Arzneimittel bestimmen. Sie ermöglichen die Bestimmung der Differenzierungsantigene (CD-Merkmale) und unterschiedlicher Rezeptoren auf der Oberfläche verschiedener Zellen. Über die so erfassten Oberflächenmerkmale können die Anzahl oder der prozentuelle Anteil von verschiedenen im Organismus zirkulierenden Leukozytengruppen (Populationen) bestimmt werden. Monoklonale Antikörper werden inzwischen auch in der Therapie einiger Erkrankungen verwendet. Beispielsweise können gegen einige Tumorantigene gerichtete monoklonale Antikörper bestimmte Toxine (so entstehen *Immuntoxine*), zytotoxische Arzneimittel (Zytostatika) oder radioaktive Isotope binden. Nach ihrem Injizieren in den Organismus des Patienten „transportieren" die monoklonalen Antikörper diese zytotoxischen Stoffe nur in die Tumorzellen, ohne dabei auch die normalen gesunden Zellen zu schädigen, wie es sonst bei der klassischen Strahlentherapie oder Chemotherapie von Malignomen der Fall ist. Die für einen bestimmten Tumor spezifischen und mit einem gebundenen radioaktiven Isotop markierten monoklonalen Antikörper kann man auch zur genauen Ortung dieses Tumors im Körper verwenden (*Radioimmunszintigrafie*). Zu diesem Zweck werden aber nicht die „klassischen" monoklonalen Mäuseantikörper verwendet, sondern *humanisierte monoklonale Antikörper*, die durch gentechnologische Methoden so modifiziert wurden, dass nur ihre Bindungsstellen von Mäusen „stammen", während die anderen Teile der Antikörpermoleküle von menschlichen Genen kodiert sind. Auf „reine" monoklonale Mäuseantigene würde das Immunsystem des Menschen mit einer Immunantwort reagieren wie auf fremde, nicht eigene Antigene.

Im Hinblick auf die sich ständig verbreitende Bedeutung der monoklonalen Antikörper in der Medizin, aber auch in den modernen analyti-
schen Methoden und Biotechnologien kann man ihre Entwicklung zu
den wichtigsten Entdeckungen zählen, die bisher in den Naturwissenschaften erreicht wurden.

4.2.5. Antigenpräsentation

Bevor ein Antigen in einem bestimmten Individuum die Antikörperbildung auslöst, muss es durch Aufbereitung in eine für Lymphozyten
erkennbare Form *präsentiert* werden. Der Mechanismus der Präsentation
hängt vom chemischen Charakter des Antigens ab, wobei es die meisten
Erkenntnisse über **Proteinantigene** gibt.

Ihre Präsentation hat zwei grundlegende Schritte. Der erste Schritt ist
die Bindung des Antigens an komplementäre Antigenrezeptoren auf der
Oberfläche von B-Lymphozyten, was die Lymphozytenstimulation zur
Folge hat. Aber das reicht nicht aus, um diese in antikörpersezernierende
Zellen zu verwandeln. Dazu ist ein zweiter Schritt notwendig, der gleichzeitig stattfindet. Es ist das Verschlingen anderer Moleküle desselben
Antigens durch mitarbeitende antigenpräsentierende Zellen (am häufigsten sind es dendritische Zellen). In ihnen wird das exogene Antigen
in *immunogene Peptide* in Form von Fragmenten aus 15 bis 20 Aminosäuren abgebaut (gespalten). Jedes dieser Fragmente verbindet sich mit
dem Molekül des Haupthistokompatibilitätskomplexes (beim Menschen
HLA) der Klasse II zu einem Komplex, der auf die Oberfläche der antigenpräsentierenden Zelle übertragen wird und dort von Helfer-T_H2-
Lymphozyten erkannt werden kann. Nach diesem Erkennen bildet sich
ein Klon spezifischer T_H2-Lymphozyten, welche für die im ersten Schritt
durch dieses Antigen stimulierten B-Lymphozyten über Zytokine weitere
Signale setzen, die zur Vermehrung und Differenzierung (Umwandlung)
zu antikörpersezernierenden Plasmazellen absolut notwendig sind. Das
ist der *exogene Weg der Präsentation des Proteinantigens* (Abb. 29), über
den vor allem aus der äußeren Umgebung (z.B. aus infizierenden Bakterien) stammende exogene Antigene präsentiert werden.

Neben den exogenen Antigenen kommen im Organismus des Menschen auch *endogene Antigene* vor, die beispielsweise in virusinfizierten
Zellen oder Tumorzellen entstehen oder beschädigte oder veränderte
Proteine in normalen Zellen sein können. Diese werden auch vorweg in
immunogene Fragmente abgebaut, die aber nur aus acht bis neun Aminosäuren bestehen. Der Abbau findet nicht nur in den antigen-präsentierenden Zellen, sondern auch in anderen kernhaltigen Zellen statt. Die
entstehenden Fragmente binden sich mit HLA-Molekülen der Klasse I
und lagern sich in dieser Form in der Zytoplasmamembran ab. Das

bedeutet, dass kernhaltige Zellen im menschlichen Organismus auf ihrer Oberfläche nicht „reine" HLA-Antigene haben, sondern Komplexe mit immunogenen Peptiden. Zur Bindung der immunogenen Peptide haben die HLA-Antigene in ihrem Molekül eine besondere *Bindungsgrube*. Verschiedene HLA-Antigene haben verschiedene Formen der Bindungsgruben, in die aus verschiedensten Aminosäuren zusammengesetzte Peptide passen. Die immunogenen Peptide innerhalb von Komplexen mit HLA-Antigenen der Klasse I können aus Antigenen von normalen oder von abnormalen Zellen (zum Beispiel Tumorzellen, virusinfizierte Zellen) stammen. Diese Komplexe werden von zytotoxischen T-Lymphozyten (CTL) erkannt, die im ganzen Organismus Wache halten und alle anderen Zellen „ganz genau anschauen". Man muss betonen, dass es bei dieser Inspektion keine „Freunderlwirtschaft" gibt, wie es häufig im politischen Leben vorkommt. Wird im Komplex mit HLA-Antigenen der Klasse I ein abnormales, zum Beispiel aus einem Virus stammendes Peptid gefunden, dann wird die Zelle mit diesem Komplex auf ihrer Oberfläche erbarmungslos abgetötet. Wenn das Peptid von einem normalen Zellprotein stammt, töten CTL diese Zelle nicht ab, sondern überlassen sie ihrem weiteren Schicksal. Das ist der endogene Weg der Antigenpräsentation (Abb. 30).

Einer solchen Präsentation unterziehen sich praktisch alle Proteinantigene, die in der Natur auch die Mehrheit der Antigene darstellen. Die **Polysaccharidantigene** hingegen können von den B-Lymphozyten auch direkt und ohne Hilfe von T_H2-Lymphozyten erkannt werden. Auf unterschiedliche Art werden auch **Lipid-** und **Glykolipidantigene** präsentiert. Diese bilden keine Komplexe mit HLA-Antigenen der Klasse I oder II, sondern Komplexe mit CD1-Molekülen, die strukturell den HLA-Antigenen der Klasse I ähnlich, aber bedeutend weniger polymorph (sie werden nur durch ungefähr fünf Gene kodiert) sind.

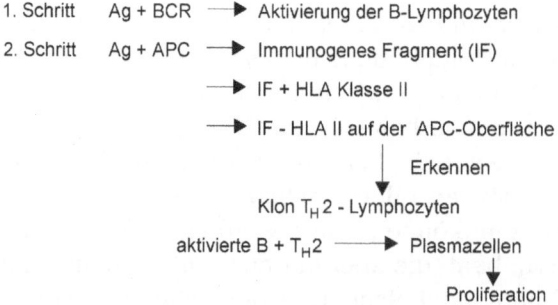

Abb. 29. Exogener Weg der Präsentation eines Proteinantigens. APC antigen-(Ag)-präsentierende Zelle (antigen presenting cell); BCR Antigenrezeptor der B-Lymphozyten (B-cell receptor)

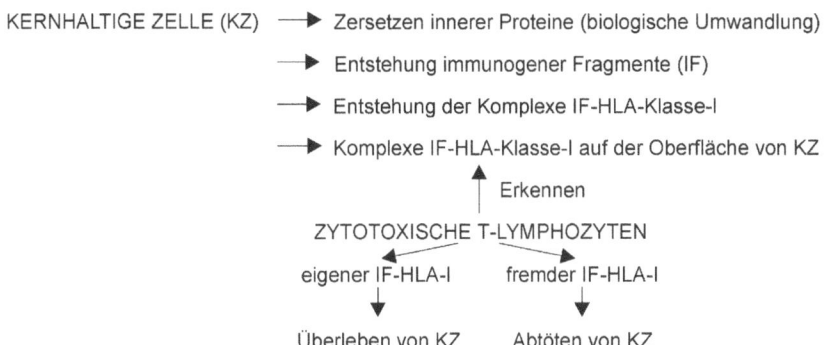

Abb. 30. Endogener Weg der Präsentation eines Proteinantigens

Eine ganz andere Art der Immunantwort entsteht durch die Einwirkung der Superantigene. Die **Superantigene** sind keine „besonders wirksamen" Antigene, sondern Antigene, die nicht nur eine winzige Anzahl Lymphozytenklone stimulieren (je nach der Zahl ihrer determinanten Gruppen), wie es bei gängigen Antigenen der Fall ist, sondern sie stimulieren bis zu 25 % aller anwesenden Klone der Helfer-T_H-Lymphozyten. Das Ergebnis solcher Stimulation ist keine Antikörperbildung, sondern eine einmalige Freisetzung großer Mengen an Zytokinen, die für den Wirt toxisch sind und bis zum Schockzustand führen können. So wirken Superantigene der T-Lymphozyten, die aus mehreren Bakterien oder Viren freigesetzt werden können. Bekannt sind auch Superantigene der B-Lymphozyten, die aber über einen anderen Mechanismus wirken.

5. Entzündung

Die Entzündung ist sowohl phylogenetisch als auch ontogenetisch der älteste Abwehrmechanismus, den man bereits bei den primitivsten Lebewesen antreffen kann. Sie ist eigentlich eine **Antwort des Organismus auf eine Schädigung** seiner Zellen und Gewebe. Die Schädigung kann durch *mechanische Faktoren* wie Abschürfungen und Schnittwunden verursacht werden, durch *physikalische Faktoren* wie Verbrennungen, durch *chemische Stoffe* wie Gifte oder zur Verätzung führende Säuren, durch *Nährstoffprobleme* wie Sauerstoffmangel (Hypoxie), Proteinmangel oder Vitaminmangel oder durch *biologische Faktoren* wie Bakterien, Schimmelpilze oder Viren. Die Aufgabe der Entzündung ist die Zerstörung, Verdünnung oder Beseitigung der schädigenden Noxe aus dem geschädigten Gewebe oder zumindest deren Begrenzung, damit sich der Schaden nicht weiter ausbreiten kann, und gleichzeitig das Einleiten von Reparatur und Heilung. Die Antwort des Organismus auf eine Schädigung kann in Abhängigkeit von ihrem Ausmaß und ihrer Dauer *lokal* (örtlich begrenzt) oder *systemisch* sein. Die lokale Entzündung manifestiert sich klinisch mit Rötung (Rubor), Schwellung (Tumor), Schmerz (Dolor), Temperaturerhöhung (Calor) und Funktionsstörung (Functio laesa), was schon seit der Antike bekannt ist (Abb. 31). Ein typisches Zeichen einer systemischen Entzündung ist *Fieber*. Die systemische Entzündung mit Fieber kann bis zum Zusammenbruch der Organfunktionen und zum Tod führen.

Eine Entzündung kann man nach verschiedenen Kriterien einteilen – abwehrende oder schädigende, akute oder chronische, oberflächliche oder tiefe und ähnliche. Sowohl die abwehrende als auch die schädigende Entzündung verlaufen ähnlich und immer unter Teilnahme des

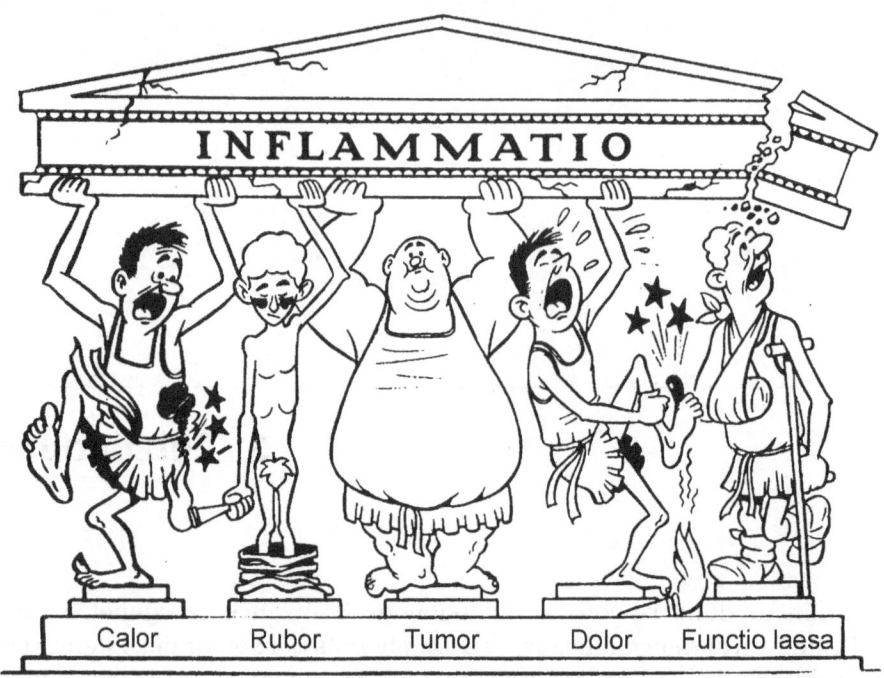

Abb. 31. Die Zeichen der lokalen Entzündung (inflammatio), wie sie bereits seit der Antike bekannt sind

Immunsystems. Die beiden Entzündungsarten unterscheiden sich nur durch ihr Ergebnis. Bei der *abwehrenden Entzündung* werden die Infektion oder eine andere schädigende Noxe ohne unerwünschte Gewebeschädigung beseitigt. Bei der *schädigenden Entzündung* gelingt es nicht, die schädigende Noxe zu entfernen oder zu inaktivieren, oder es wird ihre Wirkung immer wieder erneuert. Die Entzündung zur Abwehr hat oft einen akuten Verlauf, während die schädigende Entzündung meistens chronisch verläuft. Allerdings kann das Gewebe auch bei einer akuten Entzündung geschädigt werden.

Im Rahmen der Entzündungsreaktion reagieren viele dem Immunsystem zugehörige Zellen (vor allem Neutrophile, Makrophagen, T-Lymphozyten, Endothelzellen der Gefäße, Eosinophile, Mastzellen, Thrombozyten), enzymatische Systeme des Blutplasmas (Blutgerinnung, Fibrinolyse, Komplement und Kinine) und eine Reihe von verschiedenen regulatorischen Molekülen, die den Verlauf der Entzündungsreaktion unterstützen oder hemmen.

Die grundlegende Zelle der *akuten Entzündung*, die ihre Entwicklung steuert und den Entzündungsort (Entzündungsherd) als erster erreicht, ist der neutrophile Granulozyt. An der *chronischen Entzündung* sind vor

allem Makrophagen und T-Lymphozyten beteiligt. Zellen und Flüssig-
keit, die aus den Gefäßen in den Entzündungsherd übertreten, bilden
das *Entzündungsexsudat*.

Durch die Aktivierung der *Blutgerinnung* entsteht ein Blutgerinnsel,
das ein geschädigtes Gefäß schließt und dadurch einen übermäßigen
Blutverlust verhindert. Nach Heilung des geschädigten Gefäßes muss
das Blutgerinnsel entfernt werden, damit es dem erneuten Blutfluss nicht
im Wege steht. Dies macht das *fibrinolytische System*. Seine Grundlage
bildet das proteolytische Enzym Plasmin, wodurch Fibrin im Blutgerinnsel abgebaut und gelöst wird. Das *Komplementsystem* ist neben der
Phagozytose in der Entzündungsreaktion der wichtigste schützende wie
auch schädigende Mechanismus. Bei Aktivierung des *Kininsystems* entstehen neben Bradykinin noch andere Kinine mit unterschiedlichen biologischen Wirkungen einschließlich Gefäßerweiterung und Erhöhung
der Gefäßdurchlässigkeit. Kinine tragen auch zum Schmerzgefühl bei.

Den Verlauf der Entzündung regulieren besondere chemische Stoffe
als **Entzündungsmediatoren**. Dazu gehören verschiedene Zytokine, Chemokine und andere chemotaktische Faktoren, Prostaglandine und zusätzliche Prostanoide, Akute-Phase-Proteine und andere Reaktanten.

Die Zytokine kann man je nach dem, ob sie die Entzündung unterstützen oder hemmen, in proinflammatorische oder antiinflammatorische
Zytokine einteilen. Zu den **proinflammatorischen Zytokinen** gehören
folgende drei Gruppen:

Tumor-Nekrose-Faktor (TNF) und Interleukin-1 (IL-1) – das sind die
so genannten *Alarmzytokine*, weil sie die akute Entzündung auslösen.
Ihre Freisetzung aus den Zellen geht den Zeichen der akuten Entzündung voran.

Endogene Pyrogene wie IL-1, TNF, IL-6 und MIP-1 (Makrophagen-
Entzündungsprotein) lösen Fieber aus.

Andere Zytokine, die den Verlauf der Entzündungsreaktion unterstützen, wie IL-11, IL-15, IL-18, IL-20, Interferone wie IFN-α, IFN-β und
IFN-γ und Chemokine.

Zu den **antiinflammatorischen Zytokinen** gehören IL-4, IL-10, IL-13
und IL-19.

Chemotaktische Faktoren sind Substanzen, die in den Ort der Entzündung Neutrophile, Makrophagen, T-Lymphozyten und andere Entzündungszellen anlocken. Chemotaktische Faktoren (kurz *Chemotaxine*)
können direkt von infizierenden Mikroorganismen stammen. Es sind
kleine Peptide mit der Funktion einer Art „Selbstmordregulatoren", weil
sie zur Beseitigung der Mikroorganismen Neutrophile und Makrophagen anziehen. Die meisten Chemotaxine sind endogenen Ursprungs und
entstehen zum Beispiel bei der Komplementaktivierung (C5a-Fragment),
im Arachidonsäuremetabolismus (Leukotrien B$_4$; LTB$_4$) oder durch die

Freisetzung aus verschiedenen Entzündungszellen (vor allem Chemokine).

Typische chemotaktische Faktoren für Neutrophile und Makrophagen sind C5a und LTB$_4$. Nur Neutrophile werden an den Ort der Entzündung von IL-8 angelockt, das zu den CXCL-Chemokinen gehört. Selektive Chemotaxine für Makrophagen und Monozyten sind CCL-Chemokine, besonders das Makrophagen-chemotaktische-Protein MCP-1 oder das bereits erwähnte MIP-1. Ein weiteres Chemokin aus dieser Gruppe *Eotaxin* ist ein spezifischer chemotaktischer Faktor für Eosinophile. T-Lymphozyten und NK-Zellen werden an den Ort der sich entwickelnden Entzündung auch von anderen Chemokinen angelockt – *Fraktalkin* und *Lymphotaktin* (Tabelle 4).

Während der Entzündungsreaktion werden einzelne chemotaktische Faktoren in unterschiedlichen Zeitintervallen freigesetzt und bewirken, dass im Exsudat verschiedene Zellen der Entzündungsreaktion vorliegen können. In der Anfangsphase der akuten Entzündung ist die Anwesenheit von Neutrophilen typisch, während in den späteren Phasen Makrophagen und T-Lymphozyten auftreten. Bei allergischen Entzün-

Tabelle 4. Übersicht einiger chemotaktischen Faktoren, die verschiedene Leukozyten an den Entzündungsort locken

Chemotaktische Faktoren	Ne	Ma/Mo	Eo	T	NK
Exogen					
N-formylierte Peptide	+	+	–	–	–
Endogen					
C5a	+	+	+	–	–
LTB$_4$	+	+	–	–	–
IL-3, IL-5	–	–	+	–	–
IL-16	–	+	+	+	–
CL-Chemokine					
Lymphotaktin	–	–	–	+	+
CCL-Chemokine					
MCP-1	–	+	–	+	+
MIP-1	–	+	+	+	+
Eotaxin	–	–	+	–	–
CXCL-Chemokine					
IL-8	+	–	–	–	–
CX$_3$CL-Chemokine					
Fraktalkin	–	–	–	+	+

Ne Neutrophile; *Ma* Makrophagen; *Mo* Monozyten; *Eo* Eosinophile; *T* T-Lymphozyten; *NK* NK-Zellen

dungsreaktionen mit IgE-Antikörper finden sich im Exsudat vermehrt Eosinophile.

Neutrophile, Makrophagen, T_H1-Lymphozyten und andere Entzündungszellen haben ein genügend großes „Arsenal an Munition und Gewehren", um nicht nur Bakterien und andere Mikroorganismen zu beseitigen, die das verletzte Gewebe infizierten, sondern auch, um den weiteren Verlauf der Entzündungsreaktion einschließlich der Heilung zu regulieren. Die Neutrophilen, die ihre „antimikrobiellen Schüsse" bereits abgefeuert haben oder mit phagozytierten Bakterien überfüllt sind, gehen durch Apoptose (vorprogrammierter Zelltod) unter.

Apoptose ist ein Prozess im Organismus des Menschen oder anderen Lebewesen zur Beseitigung von nicht erwünschten, abgenützten oder abgestorbenen Zellen ohne Freisetzung ihres potenziell toxischen Inhalts, der die umgebenden Zellen und Gewebe schädigen könnte. Die Zellen haben die Fähigkeit zur Apoptose in ihrem Genom kodiert. Unter physiologischen Bedingungen wird durch Apoptose die angemessene Anzahl an Zellen (Zellgehalt) in einzelnen Organen und Geweben aufrechterhalten, oder die unbrauchbaren Zellen, die sich während der intrauterinen Entwicklung des Individuums bilden, werden entfernt. Apoptose wird durch mehrere innere oder äußere Faktoren ausgelöst. Ein wirksamer Apoptoseauslöser ist das Zytokin TNF. Die durch Apoptose zugrunde gegangenen Zellen zerfallen in *Apoptosekörperchen*, kleine mit Membran begrenzte Zellfragmente, die der Freisetzung des potenziell toxischen Inhalts in die Umgebung entgegenwirken. Apoptosekörperchen werden von aktivierten Makrophagen aufgenommen. Wenn die Apoptose der mit Bakterien überfüllten Neutrophilen, die schon „ihre Patronen abgefeuert haben", viel zu langsam ist, kann ihr giftiger Restinhalt in die Umgebung freigesetzt werden. Das kann eine der grundlegenden Ursachen der schädigenden Entzündung sein.

Neutrophile und andere Leukozyten können ihre antimikrobiellen und regulatorischen Aktivitäten nur dann entfalten, wenn sie aus dem Blutstrom in das entzündliche Gewebe einwandern (Migration). Ihr Austritt aus dem Blutkreislaufs geschieht vor allem im Bereich der postkapillären Venolen. Das Innere der Kapillargefäße ist mit einer Schicht von Endothelzellen belegt, vergleichbar mit einem „Kopfsteinpflaster". Bei ihrem Übertritt durch die Gefäßwand müssen Leukozyten zuerst diese Schicht der Endothelzellen überwinden. Der Übertritt (*transendotheliale Migration*) beginnt mit der Aktivierung der zirkulierenden Leukozyten und der Endothelzellen durch Einwirkung von Alarmzytokinen und chemotaktischen Faktoren. Als Folge der Aktivierung erscheinen (exprimieren sich) auf der Oberfläche der Zellen in größerem Ausmaß besondere **Adhäsionsmoleküle**. Diese Moleküle gewährleisten durch gegenseitige Wechselwirkung einen engen Kontakt sowohl zwischen zwei

Zellen als auch zwischen Zellen und der zwischenzellulären (extrazellulären) Matrix.

Unter normalen (physiologischen) Bedingungen bewegen sich die
Neutrophilen in den Blutgefäßen in der Mitte des Blutstroms. Wenn
Leukozyten aber einen aus dem umgebenden Gewebe stammenden
proinflammatorischen oder chemotaktischen Stimulus „spüren", erhöht
sich auf ihrer Oberfläche die Anzahl der *Selektinmoleküle*, die Adhäsionsmoleküle vom Lektintyp darstellen. Die Selektine auf der Leukozytenoberfläche (L-Selektine) reagieren mit einem anderen Typ von Se-
lektinen (E-Selektine und P-Selektine) auf der Endothelzelloberfläche.
Diese Adhäsionswechselwirkungen sind vorübergehend und bewirken,
dass die Leukozyten die Mitte der Blutbahn verlassen und sich in Richtung Endothelzellen bewegen. Bei weiterer Zufuhr von Entzündungs-
information erscheint auf der Oberfläche der Leukozyten-Moleküle eine
andere Gruppe von Adhäsionsmolekülen, nämlich Integrine. *Leukozy-
täre Integrine* (LFA-1 und Komplementrezeptoren CR3 und CR4) reagieren mit einer anderen Gruppe von Adhäsionsmolekülen, die zur *Immunglobulingroßfamilie* gehören (interzelluläre Adhäsionsmoleküle ICAM-1,
ICAM-2, VCAM-1) und auf der Oberfläche der Endothelzellen vorkommen. Diese Adhäsion (Anhaftung) der Leukozyten am Gefäßendothel ist
fester als die Adhäsion, an der die Selektine teilnehmen. Das Ergebnis ist
ein „Kriechen" der Leukozyten auf den Endothelzellen. Wenn der Leukozyt bei so einem Kriechen eine Lücke zwischen zwei Endothelzellen
erreicht, schiebt er zuerst seine Ausläufer in diese Lücke und schlüpft
schließlich als Ganzes nach (Abb. 32). So verlässt der Leukozyt das Gefäß, ohne die Gefäßwand zu schädigen.

Nach dem Verlassen der Gefäßwand kann sich der Leukozyt über
ähnliche Wechselwirkungen durch die Proteoglykanmoleküle in der
zwischenzellulären Matrix „durcharbeiten", bis er die zu beseitigende
schädliche und entzündungsauslösende Noxe (zum Beispiel ein Bakterium) erreicht hat. Die chemotaktischen Faktoren und proinflammatorischen Zytokine, die am Ort der Gewebeschädigung in die Blutmikro-
zirkulation gelangen, bestimmen die Leukozytenart, die in bestimmten
Phasen der Entzündung die Blutbahn verlassen und den Kampf mit den
Bakterien oder anderen schädigenden Noxen antreten soll.

Die Aufklärung dieses komplizierten Mechanismus ermöglichte die
Entwicklung mehrerer antiinflammatorischer Medikamente, die gezielt
einzelne Phasen der Entzündung hemmen.

An der Regulation der Entzündung nehmen auch Prostaglandine und
Prostanoide teil. Das sind *bioaktive Lipide* (Stoffe mit Fettcharakter), die
im Stoffwechsel aus Arachidonsäure entstehen. Die *Arachidonsäure* ist
Bestandteil der Phospholipide der Zellmembranen, aus denen sie durch
die enzymatische Wirkung der Phospholipasen freigesetzt wird. Auf die

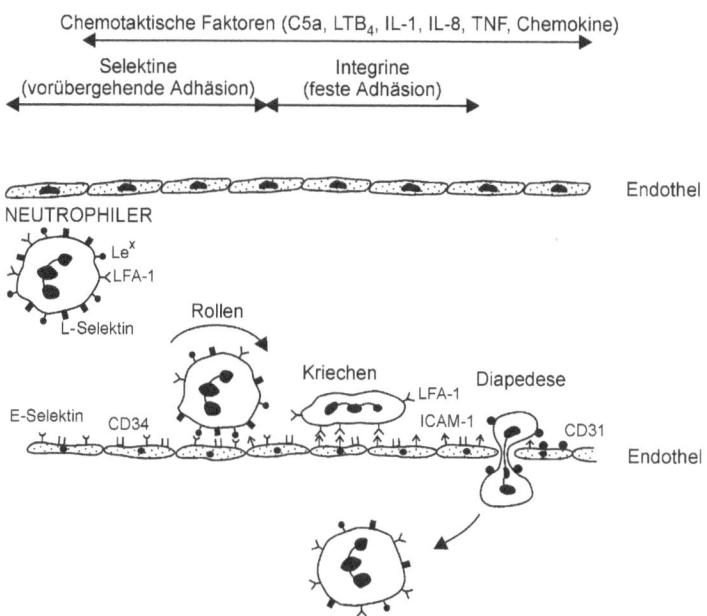

Chemotaktische Faktoren (C5a, LTB$_4$, IL-1, IL-8, TNF, Chemokine)

Selektine
(vorübergehende Adhäsion)

Integrine
(feste Adhäsion)

Endothel

NEUTROPHILER

Le^x

LFA-1

L-Selektin

Rollen

Kriechen

LFA-1

Diapedese

E-Selektin CD34

ICAM-1

CD31

Endothel

Abb. 32. Mechanismus der Adhäsion und Migration (Übertritt) von Leukozyten durch das Gefäßendothel bis zum Ort der sich entwickelnden Entzündung

freigesetzte Arachidonsäure wirken weitere Enzyme ein, die sie in verschiedene Metabolite umwandeln (metabolisieren). Das Enzym Cyclooxygenase metabolisiert Arachidonsäure zu drei Arten von Verbindungen: *Prostaglandine* (PGD$_2$, PGE$_2$ und PGF$_2$), *Prostazyklin* (PGI$_2$) und *Thromboxane* (TXA$_2$, TXB$_2$). Durch die Einwirkung von Lipoxygenasen entstehen *Leukotriene* (LTA$_4$, LTB$_4$, LTC$_4$, LTD$_4$ und LTE$_4$) und *Lipoxine* (LXA$_4$, LXB$_4$). Alle diese Verbindungen werden auch unter dem gemeinsamen Begriff **Prostanoide** (Abb. 33) zusammengefasst.

Prostaglandin E$_2$ (PGE$_2$) ist ein endogenes Pyrogen, das Fieber hervorruft, was ein typisches Begleitmerkmal der akuten Entzündung ist. PGD$_2$, PGE$_2$ und PGI$_2$ bewirken eine Gefäßerweiterung (Vasodilatation) und eine Erhöhung der Gefäßdurchlässigkeit. Diese Erhöhung der Gefäßdurchlässigkeit ist wichtig, weil sich im Gewebe keine Antikörper befinden, die zur Opsonisierung der Bakterien und zur wirksamen Phagozytose notwendig sind. Im Gewebe befinden sich auch keine Komplementkomponenten, die nach der Aktivierung die „bakteriellen Angreifer" nicht nur opsonisieren, sondern auch abtöten und lysieren könnten. Diese Reaktanten der akuten Entzündung gibt es nur im Serum. Sie müssen aus dem Serum in das Gewebe und an den Ort der entstehenden Entzündung (Entzündungsherd) gelangen, was erst durch die erhöhte Gefäßdurchlässigkeit möglich wird. Leukotrien LTB$_4$ ist einer der wirksamsten

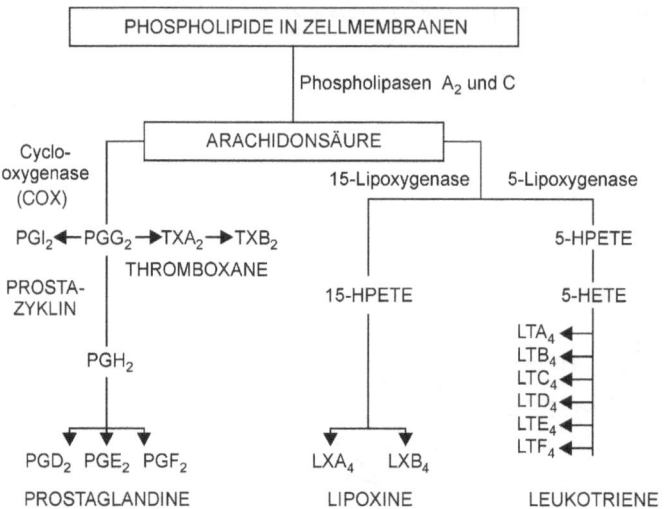

Abb. 33. Metabolische Wege der Arachidonsäure. *HPETE* Hydroperoxyeikosatetraensäure; *HETE* Hydroxyeikosatetraensäure

chemotaktischen Faktoren für Neutrophile und Makrophagen, durch den sie an den Entzündungsherd angezogen werden, um die „Angreifer" zu bekämpfen. Thromboxan TXA_2 bewirkt eine Gefäßverengung (Vasokonstriktion) und unterstützt damit die Bildung von Blutgerinnsel (Thromben). Diese verhindern zu Beginn der Entzündungsreaktion einen übermäßigen Blutverlust aus den geschädigten Gefäßen.

In der akuten Phase der Entzündungsreaktion bilden sich vermehrt **Akute-Phase-Proteine**, die unter physiologischen Bedingungen im Serum nur in niedrigen Konzentrationen vorliegen. Ihre Konzentration im Serum steigt im Verlauf weniger Stunden deutlich an, sobald an irgendeinem Ort im Organismus eine Entzündung entsteht. Nach dem Ausmaß dieser Erhöhung teilt man die Akute-Phase-Proteine (APP, acute phase proteins) in Haupt- und Neben-APPs ein. Haupt-APPs beim Menschen sind *C-reaktives Protein* (CRP) und Serum-Amyloid A (SAA). Die CRP-Konzentration kann sich bei einer Entzündung um das mehr als Tausendfache erhöhen. Zu den Neben-APPs gehören einige Komplementkomponenten, Inhibitoren der proteolytischen Enzyme (Antiproteasen) wie α_1-Antitrypsin, α_2-Makroglobulin und mehrere andere Substanzen. Ihre Serumkonzentrationen steigen bei einer Entzündung nur um das 2- bis 3-fache an. Das diagnostisch am häufigsten verwendete APP ist CRP. Ein erhöhter Wert zeigt einen im Organismus ablaufenden Entzündungsprozess an. Unter erfolgreicher antiinflammatorischen Therapie sinkt der CRP-Wert, ein unveränderter oder ansteigender Wert weist auf die fortschreitende Entzündung und fehlende Wirksamkeit der Behandlung hin.

6. Immunsystem – Abwehr gegen pathogene Mikroorganismen und Tumore

Der Mensch und andere vielzellige Organismen müssen im wahrsten Sinne des Wortes in einem Meer von Mikroorganismen existieren. Diese sind überall: in der Luft, im Wasser, in Lebensmitteln, auf Oberflächen und im Inneren unserer Körper. Die Mikroorganismen waren die ersten lebenden Bewohner unserer Erde. Ihre Entwicklung dauerte viele Millionen Jahre, in denen sie sich an die sich ändernden Umweltbedingungen anpassen mussten. Diese Anpassung führte zu Veränderungen in ihren Eigenschaften und in der Folge zur Entstehung vieler verschiedener Arten von Mikroorganismen. Davon ist nur der kleinere Anteil für den Menschen pathogen und kann zu ansteckenden Infektionskrankheiten führen. Die meisten Arten sind für das menschliche Leben eher von Nutzen und „helfen" zum Beispiel bei der Herstellung von Bier, Wein, Brot, Sauerkraut und vielen anderen Lebensmitteln.

Je nach Fähigkeit, Krankheiten hervorzurufen, kann man Mikroorganismen in drei Hauptgruppen einteilen: kommensale, potenziell pathogene und pathogene Mikroorganismen.

Kommensale oder **saprophytäre Mikroorganismen** besiedeln bestimmte Regionen des menschlichen Körpers wie zum Beispiel die Mundhöhle, den Darm oder die oberen Atemwege. Hier passen sie sich an die Bedingungen an, die ihnen der Wirt anbietet, und sind für ihn nützlich oder zumindest harmlos. Zum Beispiel produzieren sie Vitamine oder Enzyme, die die Verdauungsprozesse verbessern, oder sie entfernen toxische Stoffe, die zusammen mit der Nahrung in den Verdauungstrakt gelangen, oder sie besetzen den Platz auf der Schleimhautoberfläche, womit sie das Anhaften und Besiedeln anderer Mikroorganismen verhindern. Mehrere gesundheitlich nützliche Wirkungen haben vor allem die *probiotischen Bakterien*, deren Hauptvertreter die Milchsäurebakterien sind. Ihre Beziehung zum Wirt kann man als typische Symbiose bezeichnen, also eine beidseitig nützliche Koexistenz zweier verschiedener biologischer Arten.

Potenziell pathogene Mikroorganismen können bei Menschen mit geschwächtem Immunsystem eine Erkrankung hervorrufen, nicht aber bei Individuen mit voll funktionsfähigem Immunsystem. Das Immunsystem kann durch genetische (primäre Immundefizienzen) oder äußere Ursachen (sekundäre Immundefizienzen) geschwächt werden, was in den nachfolgenden Kapiteln behandelt wird.

Pathogene Agenzien rufen immer dann eine Infektionskrankheit hervor, wenn eine genügende Menge an Keimen in den Wirtsorganismus eindringt. Zu den pathogenen Agenzien gehören nicht nur Mikroorganismen (typisch sind bestimmte Bakterien, Schimmel- und Hefepilze), sondern auch einzellige (Protozoa) oder vielzellige Parasiten (verschiedene Würmer) und andere sich replizierende Agenzien (Viren, Prione). Die Abwehrmechanismen gegen diese Agenzien sind nicht gleich, sondern unterscheiden sich in geringem Maß voneinander. In der Abwehr gegen verschiedene pathogene Agenzien ist allen gemeinsam, dass zuerst die Mechanismen der natürlichen Immunität (sie sind immer in Bereitschaft) aktiviert werden und erst bei Erfolglosigkeit die Mechanismen der erworbenen Immunität.

6.1. Abwehr gegen pathogene Bakterien

Je nach Art der Abwehr, die dem Wirt zur Verfügung steht, können Bakterien in extrazellulär und intrazellulär eingeteilt werden. Die **extrazellulären Bakterien** sind eher verwundbar als die intrazellulären Bakterien, weil sie sich außerhalb der Zellen im extrazellulären Raum vermehren. Zu diesen Bakterien gehören manche Streptokokken, Staphylokokken, Neisserien, Haemophilus-Arten und Darmbakterien wie Salmonellen und Shigellen. Um diese zu beseitigen, verwendet das Immunsystem des Menschen vor allem die Phagozytose durch **Neutrophile**. Um diese Beseitigung genügend schnell und wirksam durchzuführen, müssen die in den Körper eingedrungenen Bakterien zunächst mit Antikörper oder dem C3b-Fragment des Komplements opsonisiert (beladen) werden. Die opsonisierten Bakterien binden sich an Fc-Rezeptoren oder an Komplementrezeptoren (CR1, CR3), die sich auf der Oberfläche der Neutrophilen befinden. Dieser Kontakt ist ein Impuls zum Verschlingen der Bakterien ins Innere des Neutrophilen (ins Phagolysosom), wo die meisten von ihnen keine Chance mehr haben, sich gegen die tödlichen Waffen der Neutrophilen zu wehren.

Ein wirksames Abtöten der verschlungenen Bakterien erfordert aber auch, dass alle „Neutrophilenwaffen" (Wasserstoffperoxid, unterchlorige Säure und andere toxische Sauerstoffformen, Defensine) vollständig wirksam sind. Eine unvollständige Abwehr hat das Überleben bis zur Vermehrung der verschlungenen Bakterien in den Neutrophilen zur Folge, einschließlich des klinischen Ausbruchs der Erkrankung. „Gut funktionierende" Neutrophile mit genügend Opsoninen zum Markieren der bakteriellen „Eindringlinge" und genügend chemotaktischen Faktoren zur Beschleunigung ihrer Bewegung (Migration) zu diesen Eindringlingen schützen uns vermutlich vor den krank machenden Folgen der meisten Kontakte mit extrazellulären pathogenen Keimen. Wenn aber die Anzahl der bakteriellen Eindringlinge zu groß oder die Phagozytose der Neutrophilen auf irgendeiner Stufe defekt und damit nicht ausreichend schnell ist, dann bricht die Infektionserkrankung mit den systemischen klinischen Zeichen wie Fieber, Benommenheit, Schwäche und anderen Symptomen aus. Gleichzeitig werden Mechanismen der erworbenen Immunität gegen jene Pathogene mobilisiert, die von den Neutrophilen nicht beseitigt werden konnten. Daraus folgt, dass der Neutrophile die Schlüsselzelle der Abwehr gegen extrazelluläre Bakterien ist. Zu Infektionen durch extrazelluläre Bakterien neigen eher solche Individuen, die Störungen in der Neutrophilenfunktion, im Komplement und in der Antikörperbildung haben.

Intrazelluläre Bakterien können aus den Phagolysosomen nach ihrem Verschlingen durch Neutrophile entkommen oder sich gegen das Verschmelzen des Phagosoms mit dem Lysosom wehren und dadurch die Freisetzung aller antimikrobiellen Stoffe, die dem Neutrophilen zur Verfügung stehen, verhindern. Daher werden im Verlauf der Phagozytose diese Bakterien von den Neutrophilen nicht nur nicht abgetötet, sondern es wird diesen Bakterien sogar eine Umgebung angeboten, in der sie sich vermehren können. Zu den intrazellulären Bakterien zählen zum Beispiel Mykobakterien, Brucellen und Listerien. Intrazelluläre Pathogene können auch einige Hefepilze (*Candida albicans*) und Schimmelpilze (*Aspergillus*) darstellen. Diese Agenzien werden vor allem von **aktivierten Makrophagen** phagozytiert. Das sind Makrophagen, deren antimikrobielle Aktivität bedeutend stärker (sie haben wirksamere Mechanismen zur Verfügung) ist als jene der nichtaktivierten (normalen) Makrophagen (diese besitzen nur eine einfachere antimikrobielle Ausrüstung). Die aktivierten Makrophagen können sogar Neutrophile verschlingen, die mit intrazellulären Bakterien infiziert sind. Die Aktivierung der Makrophagen setzt aus T_H1-Lymphozyten Zytokine frei, vor allem Interferon-gamma (IFN-γ) und Tumor-Nekrose-Faktor (TNF). Das bedeutet, dass eine gute Abwehr des Individuums gegen intrazelluläre Bakterien auch von einer wirksamen Zusammenarbeit zwischen Makrophagen und

T_H1-Lymphozyten abhängt. Die T_H1-Lymphozyten können auch mehrere Arten von pathogenen Mikroorganismen abtöten. Einige intrazelluläre Bakterien können auch aus den Phagolysosomen von Makrophagen entkommen. Dann müssen zu ihrer Beseitigung die **zytotoxischen T-Lymphozyten** (CTL) „antreten", das sind die grundlegenden Effektorzellen der erworbenen Immunität mit den „schwersten Kalibern" der antimikrobiellen Waffen. CTLs können auch solche Pathogene abtöten, die aus verschiedensten Gründen von aktivierten Makrophagen nicht bewältigt werden können. Zu den durch intrazelluläre Mikroorganismen hervorgerufenen Infektionen neigen besonders solche Individuen, die eine Störung in der Makrophagen-Aktivierung und in der CTL-Funktion haben.

6.2. Abwehr gegen Viren

Auch in der Abwehr gegen Viren beteiligen sich in erster Linie die Mechanismen der natürlichen Abwehr, die allgemein gegen Viren wirken, und erst in der zweiten Stufe werden die Mechanismen der erworbenen Immunität aktiviert, die nur gegen eine bestimmte Art von Viren wirksam sind. In der ersten Abwehr gegen Viren wirken Interferone, Komplement und NK-Zellen. *Interferone* werden in den virusbefallenen Zellen gebildet und verhindern deren Replikation (Vermehrung). Gleichzeitig schützen sie die umgebenden und noch nicht infizierten Zellen vor einer Virusinfektion. *NK-Zellen* töten und lysieren alle Zellen, in die die Viren bereits eingedrungen sind. An dieser primären Abwehr nimmt auch das *Komplement* teil, das nach seiner Aktivierung fähig ist, die Lyse und damit die Beseitigung großer Viren mit Phospholipidhülle zu erreichen. Unspezifisch wirkt auch sekretorisches IgA, das die Adhäsion der Viren an die Schleimhautoberfläche und damit auch ihr Eindringen in die Epithelzellen verhindert. Sekretorisches IgA wirkt auf diese Art vor allem in der Abwehr gegen Viren, die respiratorische Erkrankungen auslösen.

Viren, die in den Organismus an einer bestimmten anatomischen Stelle eingedrungen sind, versuchen, sich über die Blutbahn in andere Gewebe auszubreiten. Die Ausbreitung verhindern *virus-neutralisierende Antikörper* (IgG oder IgM), die sich an Viruspartikel binden und damit ihr Anhaften an verschiedene Zellrezeptoren und ein nachfolgendes Eindringen in diese Zellen blockieren. Virus-neutralisierende Antikörper verhindern auch die Freisetzung von Nukleinsäuren aus den Viruspartikeln, nachdem diese bereits in Zellen eingedrungen sind, und blockieren damit auch die Virusreplikation. Diese kann nämlich nur im Zellinneren stattfinden, weil nur lebende Zellen über alle für die Vermehrung (Replikation) der Nukleinsäuren notwendigen Mechanismen verfügen.

Falls die Mechanismen der natürlichen Immunität, vor allem Interferone, NK-Zellen und Komplement, die Virusinfektion nicht beseitigen können, müssen in diesen Prozess die Mechanismen der erworbenen Immunität eingreifen, besonders die zytotoxischen T-Lymphozyten, die auf eine spezifische Art alle körpereigenen und mit einem bestimmten Virus infizierten Zellen abtöten.

6.3. Abwehr gegen Parasiten

Einzellige parasitäre Protozoen (Protozoa) kann man ähnlich wie Bakterien in die zwei Gruppen extrazellulär und intrazellulär (im Zellinnern) parasitierend einteilen. Typische extrazelluläre Protozoen sind Amöben wie *Entamoeba histolytica* oder Geißeltierchen wie beispielsweise *Giardia lamblia*. Diese werden nach der Opsonisierung vor allem mit Antikörpern durch die Neutrophilen phagozytiert und abgetötet. Die intrazellulären Protozoen (zum Beispiel *Toxoplasma gondii*, *Leishmania*, *Trypanosoma*) werden durch aktivierte Makrophagen mithilfe der T_H1-Lymphozyten beseitigt.

Vielzellige Parasiten sind vorwiegend verschiedene Würmer (Helminthen). Zu den bekanntesten gehören Madenwurm (*Enterobius vermicularis*), Peitschenwurm (*Trichuris trichiura*), Spulwurm (*Ascaris lumbricoides*), Fadenwurm (*Trichinella spiralis*), Bandwürmer (können bis zu 6 Meter lang sein) oder Saugwürmer (zum Beispiel *Fasciola hepatica*, *Schistosoma mansoni*). Viele von ihnen haben einen komplizierten Lebenszyklus, während dessen sich ihre verschiedenen Formen durch unterschiedliche Gewebe und Organe des Wirtes bewegen. Einige von ihnen tauchen nur in bestimmten Entwicklungsstadien des Parasiten auf. Deswegen nehmen verschiedene Immunmechanismen an der Abwehr teil. Wegen ihrer Größe findet man sie nur im extrazellulären Raum. Typisches Merkmal der Gewebe, in denen sich Würmer befinden, ist die erhöhte Anzahl an Eosinophilen. Diese können den Wurm nicht verschlingen, sondern scheiden auf dessen Oberfläche den toxischen Inhalt ihrer Granula (Lysosomen) aus, wie basisches Hauptprotein, kationisches Eosinophilenprotein und einige Enzyme. Diese wirken wie Perforine und schädigen die äußere Hülle des Wurms. Seine Antigene bewirken wiederum eine Immunantwort, bei der die Antikörper der Klasse IgE gebildet werden, die sich an zugehörige Fc-Rezeptoren auf der Oberfläche von Mastzellen und Basophilen binden. Wenn diese Zellen mit den gebundenen Molekülen des spezifischen IgE wieder mit dem Wurm in Kontakt kommen, werden Histamin und andere Anaphylaxiemediatoren freigesetzt, die für den Wurm toxisch sind und ihn weiter schädigen können. Immunmechanismen alleine können in der Mehrzahl der Fälle die im menschlichen Organismus parasitierenden Würmer nicht beseitigen. Deshalb haben diese Erkrankungen meistens einen chronischen Verlauf. Zu ihrer Behandlung ist die Gabe wirksamer „Antiwurm"-Medikamente, so genannter Antihelminthika, notwendig.

Ähnlich wirken IgE-Antikörper auch bei allergischen Überempfindlichkeitsreaktionen vom Soforttyp, bei denen IgE-Antikörper bei Immunantworten auf verschiedene Allergene entstehen.

6.4. Wie können die Immunzellen die Anwesenheit der Mikroorganismen erkennen?

Auf unserem Planeten entstanden zunächst einzellige Mikroorganismen,
und erst später entwickelten sich vielzellige Organismen. Die ersten
vielzelligen Organismen mussten zum Überleben erst ein inneres Milieu
bilden, in dem sich die eigenen Zellen entwickeln konnten und gleichzeitig die Existenz anderer (exogener) Organismen verhindert wurde.
Diese Aufgabe wurde von Mechanismen erfüllt, welche die Integrität
(Zusammenhalt) der Zellen und Gewebe des Wirtsorganismus gewährleisteten und gleichzeitig fremde Zellen beseitigen konnten. Diese Mechanismen bezeichnet man als **natürliche** oder **angeborene** Immunität.
Sie wirken unspezifisch (deswegen auch die Bezeichnung *unspezifische
Immunität*) gegen verschiedenste fremde (nicht eigene) Zellen. Die Abwehrmechanismen der natürlichen Immunität besitzen alle vielzelligen
Organismen. Der kompliziertere Bauplan des Körpers und der Vitalfunktionen bei den Wirbeltieren erforderte die Entwicklung weiterer spezifischer Abwehrfunktionen, welche die Mechanismen der erworbenen
(adaptiven) Immunität darstellen und nur bei Wirbeltieren vorkommen.

Die größte Bedeutung für das Überleben aller vielzelligen Organismen
war die Fähigkeit, die eigenen Zellen von den Zellen der Mikroorganismen zu unterscheiden. Die Mikroorganismen gab es und gibt es immer
noch in riesigen Mengen im umgebenden Lebensraum. Diese Mikroorganismen versuchen ununterbrochen, über Luft, Wasser und Nahrungsmittel in die vielzelligen Wirte einzudringen. Deswegen mussten auf der
Zelloberfläche bestimmte *Biosensoren* in Form von Rezeptoren entstehen,
die die Anwesenheit der Mikroorganismen erkennen können. Dies war
eine unerlässliche Voraussetzung für den Beginn der antimikrobiellen
Abwehrmechanismen, um die Invasion (Eindringen) der Mikroorganismen in den Makroorganismus des Wirtes zu verhindern.

Hier ergab sich aber ein scheinbar unlösbares Problem durch die
Existenz einer riesigen Menge verschiedener Mikroorganismenarten, die
noch dazu die Fähigkeit hatten, sich unterschiedlichen Lebensbedingungen anzupassen und intensiv Mutationen durchzuführen. Wenn beispielsweise ein Urtier ein Abwehrsystem gegen eine bestimmte Art der
Mikroorganismen entwickelte, lernten diese nach einiger Zeit, „Gegenwaffen zu bilden" und ihre Eigenschaften so zu ändern, dass das ur-

sprüngliche Abwehrsystem des Wirtes weniger effizient oder gar unwirksam wurde. Deswegen mussten die vielzelligen Organismen auf ihren Zellen Rezeptoren ausbilden, die nicht nur eine bestimmte typische Struktur von einer Art an Mikroorganismen erkennen konnten, sondern Strukturen, die mehreren Arten gemeinsam sind. Diese Strukturen mussten aber eine relativ stabile Zusammensetzung aufweisen und durften durch verschiedene Lebensbedingungen und Mutationen keinen Veränderungen unterworfen sein. Diese Notwendigkeit ergab sich auch durch den begrenzten Raum auf der Oberfläche der Wirtszellen, wo einfach nicht genug Platz war, um dort besondere Rezeptoren für Millionen von Mikroorganismenarten unterzubringen.

Solche Strukturen auf der Oberfläche von Mikroorganismen sind die mit **Pathogenität assoziierten molekularen Muster – PAMPs** (*Pathogen Associated Molecular Patterns*). Ein Beispiel eines pathogenen Musters ist *Lipopolysaccharid* (LPS), das sich auf der Oberfläche vieler gramnegativer Bakterien befindet, oder Lipoteichonsäure, die ein charakteristisches molekulares Muster der grampositiven Bakterien darstellt. Auf der Oberfläche der Mykobakterien befinden sich typische Lipopeptide und Lipoarabinomannan, Hefen und Pilze enthalten die Polysaccharide Glukane und Mannane. Alle Bakterien haben DNA mit nicht methylierten Dinukleotiden CpG, die ausgezeichnete bakteriencharakterisierende molekulare Muster sind. In der DNA des Menschen und anderer Säugetiere sind nämlich diese Dinukleotide methyliert. Alle erwähnten molekularen Muster sind relativ stabil (keinen Antigenveränderungen unterworfen) und bei verschiedenen Mikroorganismenarten ähnlich, aber absolut unterschiedlich von den Antigenstrukturen auf den Zellen des Wirtsorganismus. Es genügen daher einige Dutzend Rezeptoren, die das Erkennen von PAMPs auf der überwiegenden Mehrzahl der pathogenen oder potenziell pathogenen Mikroorganismen gewährleisten können. Es sind Mustererkennungsrezeptoren mit der Abkürzung PRRs.

Die **Mustererkennungsrezeptoren** (Pathogenitätsmuster) **PRRs** (*pattern-recognition receptors*) sind strategisch günstig auf jenen Zellen lokalisiert, die als erste mit der äußeren Umgebung und damit auch mit den pathogenen Mikroorganismen in Kontakt kommen. Das sind vor allem die Epithelzellen der Schleimhautoberflächen und die Zellen der natürlichen Immunität. Diese haben zwei Kategorien von Rezeptoren, die sich in der Antwort auf das Erkennen von PAMPs unterscheiden. In die erste Kategorie gehören Rezeptoren, die die Phagozytose vermitteln, vor allem Rezeptoren für die Fc-Domänen der Immunglobuline und für die Komplementfraktion C3b. Fc-Rezeptoren wie auch Komplementrezeptoren (CR1, CR3, CR4) haben eine sehr breite Spezifität und erkennen jeden beliebigen mit Antikörpern oder Komplement opsonisierten Mikroorganismus.

Zur zweiten Kategorie zählen Rezeptoren, die nach dem Erkennen von PAMPs Entzündungsreaktionen aktivieren. Man kann sie in zwei Familien einteilen, von denen jede bislang zehn Rezeptoren beinhaltet. Das sind die Familie der Toll-ähnlichen Rezeptoren (TLRs – *Toll-like receptors*) und die Familie der **Interleukin-1-Rezeptor- (IL-1R)** -artigen Rezeptoren (Abb. 34).

Mit dem Namen *Toll* bezeichnete man ursprünglich ein Gen im Genom der Drosophila (*Drosophila melanogaster*), einer Fruchtfliege oder Taufliege, dessen Produkte an der ontogenetischen Entwicklung und an der Abwehr gegen verschiedene Schimmelpilze beteiligt waren. Das Analogon dieses Gens wurde bald auch bei anderen Lebewesen beobachtet, beim Menschen, bei Säugetieren und sogar bei höheren Pflanzen. Seine Produkte sind **Toll-artige Rezeptoren – TLRs**. Auf den menschlichen Zellen wurden bis jetzt zehn solcher Rezeptoren gefunden und mit TLR1 bis TLR10 bezeichnet worden. Sie sind in der Zytoplasmamembran meistens als Dimere eingebaut, wobei beide Monomere gleich (Homodimer wie zum Beispiel TLR1/TLR1) oder verschieden (Heterodimer wie zum Beispiel TLR2/TLR4) sein können. Jeder Rezeptor in einem Dimer kann ein anderes molekulares Pathogenitätsmuster (PAMP) auf der Oberfläche des Mikroorganismus erkennen (Abb. 35). Damit erhöht sich deutlich die Wahrscheinlichkeit, dass den „Wächterzellen" der natürlichen Abwehr mit einer relativ niedrigen Anzahl verschiedener TLRs kein einziger mikrobieller Eindringling entgeht.

Die **Familie der IL-1R** enthält nicht nur zwei Rezeptoren für IL-1 (IL-1RI und IL-1RII), sondern auch einen Rezeptor für IL-18 (IL-18R) und die zusätzlichen (Helfer-)Proteine. Die Rezeptoren der IL-1R-Familie unterscheiden sich in der Molekülstruktur in jenen Teilen, die aus den Zellen in den extrazellulären Raum herausragen und die einzelnen PAMPs binden, haben aber die gleichen Strukturen im intrazellulären Anteil. Ein typischer intrazellulärer Bestandteil von allen diesen Rezeptoren ist die

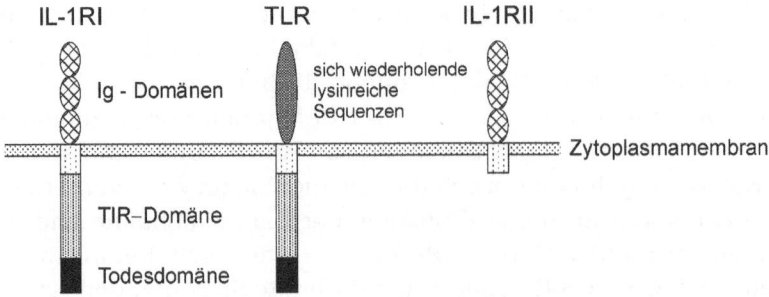

Abb. 34. Schema der Rezeptoren für Interleukin-1 (IL-1R) und der Toll-ähnlichen Rezeptoren (TLR)

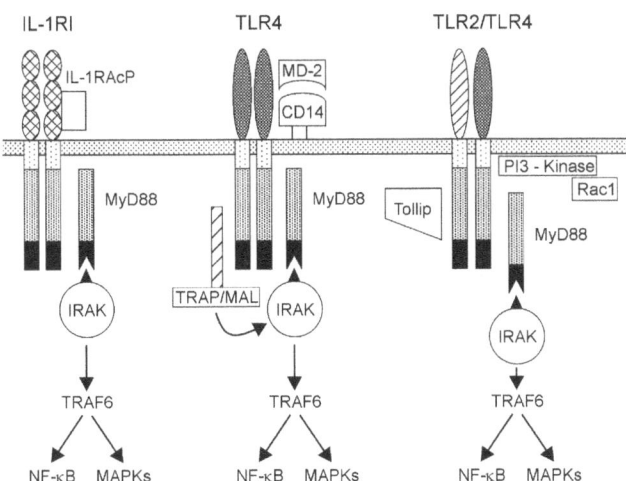

Abb. 35. Signalübertragung über IL-1R und TLR

TIR-(Toll/IL-1R)**Domäne** (Abb. 34). Die einzige Ausnahme bildet IL-1RII, das keine TIR-Domäne enthält.

Die Aufgabe eines Rezeptors mit spezifischer Sensorfunkion endet nicht mit dem Erkennen eines bestimmten Signals, das üblicherweise durch eine bestimmte chemische Verbindung ausgelöst wird, wie zum Beispiel das Pathogenitätsmuster für TLRs. Die Zelle muss auf ein Signal auch reagieren, um zu überleben. Wenn sie aufgrund verschiedener Störungen nicht antworten kann, hat das ihren vorprogrammierten Tod zur Folge, und der Prozess der Apoptose wird aktiviert. Für eine Reaktion der Zelle muss das Signal vom Oberflächenrezeptor durch Überträger in den Zellkern weitergeleitet werden, wo entsprechende Gene aktiviert werden und durch deren Produkte die notwendige Zellantwort erfolgt. Da alle Rezeptoren der TLRs und IL-1R-Familien homologe (sehr ähnliche) intrazelluläre Teile haben, werden sie trotz unterschiedlich erkannter PAMPs an den Zellkern ein sehr ähnliches bis identes Signal übertragen. Der letzte Überträger dieses vielgliedrigen intrazellulären Signalweges ist der Transkriptions-(Nuklear-)Faktor NF-κB, der ein paar Dutzend Gene aktiviert, deren Produkte am Entzündungsprozess beteiligt sind. Das Erkennen von PAMPs durch Rezeptoren dieser zwei Familien führt daher immer zu einer *Entzündungsreaktion*, die üblicherweise schützend ist, aber auch schädigend sein kann.

Man weiß seit kurzem, dass TLRs nicht nur exogene PAMPs erkennen können, sondern auch manche Moleküle, die im Organismus bei einer Schädigung von Zellen und Gewebe entstehen. Man kann sie mit Wachtürmen in einem Militärlager vergleichen, aus denen die Wächter nicht nur die Bewegungen der äußeren Feinde beobachten, sondern auch das unerwünschte Verhalten von Angehörigen der eigenen Kampfeinheit. Wenn eine Störung der üblichen Ordnung droht, egal ob durch den äußeren oder inneren Feind, wird Alarm ausgelöst, damit die Ordnungskräfte – in erster Linie die Mechanismen der natürlichen Abwehr – diese Ordnung wieder herstellen können.

Die grundlegende Bedeutung der TLRs liegt nicht nur in der Teilnahme an den Mechanismen der natürlichen Abwehr zum Erkennen der pathogenen Mikroorganismen und Verhindern von deren Eindringen, sondern auch in der Unterstützung der in zweiter Linie folgenden spezifischen (adaptiven) Immunantwort und in der Regulation des vorprogrammierten Todes (Apoptose) der eigenen Zellen. Daneben nehmen TLRs auch an der Pathogenese der schädigenden Entzündung und an einigen allergischen, autoimmunen, zirkulatorischen (Herz-Kreislauf) und neurodegenerativen Erkrankungen teil.

6.5. Abwehrmechanismen gegen Tumore

Eine nicht regulierte Vermehrung von Tumorzellen in verschiedensten Organen und Geweben des Organismus ruft eine Gruppe von Erkrankungen hervor, die man allgemein als *Krebs* bezeichnet. Wegen der sich ständig vergrößernden Anzahl an Erkrankten hat dieser Begriff einen gewissen „Hauch des Schreckens", weshalb viele den Begriff meiden und eher über Tumorerkrankung, Tumore oder Malignome sprechen. „Der Schrecken" vor Krebs resultiert aus einer natürlichen menschlichen Angst, weil er in vielen Fällen eine tödliche Erkrankung darstellt, obwohl man heute bereits mehrere Tumorarten behandeln kann und in nächster Zukunft weitere behandeln wird können. Derzeit ist Krebs die Todesursache jedes fünften Menschen auf der Welt.

6.5.1. Wie entsteht eine Tumorerkrankung?

Die Grundlage einer **Tumorerkrankung** bilden bösartige (*maligne*) Zellen, die die Fähigkeit gewonnen haben, sich unkontrolliert zu vermehren, von ihrem Entstehungsort in umgebende und mitunter auch anatomisch weit entfernte Gewebe vorzudringen und sekundäre Tumore (*Metastasen*) zu bilden. Diese invasive Fähigkeit der malignen Zellen trägt deutlich dazu bei, dass eine Tumorerkrankung das menschliche Leben unmittelbar gefährdet.

Eine maligne Veränderung (Transformation) einer normalen Zelle in eine Tumorzelle kann eine Reihe innerer wie auch äußerer Faktoren verursachen. Diese lösen letztendlich den Zusammenbruch der normalen Regulation der Zellteilung aus und ändern das „soziale" Verhalten bestimmter Zellen als integrierten Bestandteil im Rahmen des Makroorganismus. Zu den häufigsten auslösenden Faktoren für eine maligne Transformation der Zellen zählen die **Mutationen** (ungünstiger Austausch einiger Nukleotide) in besonderen Genen, die als Onkogene bezeichnet werden.

Onkogene (*onc*) können entweder aus normalen Genen entstehen, die man *Protoonkogene* nennt, oder sie können von Viren stammen (*v-onc*). Protoonkogene und zelluläre Onkogene (*c-onc*) sind ein normaler Bestandteil des menschlichen Genoms. Bisher wurden mehr als 40 verschiedene Onkogene gefunden. Unter physiologischen Bedingungen regulieren sie Wachstum und Vermehrung von Zellen durch Kodieren von Wachstumsfaktoren und deren Rezeptoren oder von regulatorischen Proteinen, die in der Funktion von Ein- oder Ausschaltern verschiedener Gene wirken. Diese Onkogene bewirken ein unkontrolliertes (malignes) Zellwachstum, wenn sie eine defekte (anomale) Struktur aufweisen oder die Fähigkeit zu übermäßiger Expression (vermehrte Bildung) erreichen. Unkontrolliertes Zellwachstum kann auch Folge einer Mutation oder Translokation (Umlagerung) des zugehörigen Onkogens an eine unphysiologische Stelle im ursprünglichen Chromosom sein oder wenn die Aktivität ihrer Produkte (zum Beispiel Enzyme) übermäßig erhöht wird. Die gleiche Wirkung haben auch virale Onkogene, die sich bei einer Infektion an eine zufällige und daher unphysiologische Stelle im Genom des befallenen Individuums einbauen. Der Einfluss der Onkogene wird durch **Antionkogene** oder **Tumorsuppressorgene** reguliert. Ihre Produkte hemmen (inhibieren) die Wirkung der Onkogene. Ob sich Zellen tumorartig (maligne) verändern oder nicht, hängt nicht nur von der Aktivierung der Onkogene ab, sondern auch von der Aktivität der Tumorsuppressorgene und damit von der Veränderung des normalen regulatorischen Zusammenspiels.

Aus diesen Überlegungen folgt, dass *Krebs eigentlich eine Erkrankung der Gene* und deren veränderter (anomaler) Funktionen ist, wobei diese Veränderungen meistens stufenweise entstehen. Wenn ihre Kumulation (Anhäufung) eine bestimmte Stufe erreicht, tauchen die klinischen Zeichen einer Tumorerkrankung auf. Die Ursache für Veränderungen in der Funktion der Gene sind verschiedene **Karzinogene**. Das können chemische Substanzen sein, mehrere Strahlungsarten oder gewisse Viren.

Die chemischen Karzinogene bewirken entweder direkt die Mutation der Gene im DNA-Molekül (zum Beispiel Methylnitrosoharnstoff, Dimethylsulfoxid) oder die Umwandlung von *Prokarzinogenen* zu *direkten Karzinogenen* (zum Beispiel 3,4-Benzpyren, Methylcholantren, Aflatoxin B). Tumorerkrankung werden auch durch *verschiedene Strahlungsarten* ausgelöst einschließlich des ultravioletten Lichts (vor allem Hauttumore), ionisierender (radioaktiver) Strahlen und Röntgenstrahlung, aber auch durch die natürliche Radioaktivität, die in unserer Umwelt vorhanden ist. Man nimmt an, dass für die Tumorentstehung im Menschen eine Dosis an radioaktiver Strahlung von über einem Gray notwendig ist. Jeder Mensch bekommt während seines Lebens aus den natürlichen radioaktiven Quellen durchschnittlich eine Dosis von 0,1 Gray.

Zu den Karzinogenen kann man auch einige infektiöse Agenzien wie **Viren** und **Bakterien** zählen. Einen der ersten experimentellen Beweise zur Tumorentstehung durch Virusinfektion belegt die 1911 veröffentlichte Arbeit von Peyton Rous, in der er die Übertragung des Vogelsarkoms (Tumor des Bindegewebes) durch ein zellfreies Filtrat beschreibt. Heute ist bekannt, dass dieses zellfreie Filtrat ein Virus aus der Gruppe der Retroviren enthalten hat. Die Erkenntnis, dass Retroviren Tumore hervorrufen können, wurde erst 55 Jahre später erkannt und durch die Verleihung des Nobelpreises an den Entdecker Peyton Rous geehrt.

Retroviren haben ihr genetisches Material im RNA-Molekül gelagert. Bevor sich Retroviren in der Wirtszelle vermehren können, müssen sie ihr Genom von der RNA in die Wirts-DNA umschreiben. Dazu dient ein besonderes Enzym, die *reverse Transkriptase*, die das Umschreiben der einzelnen Nukleotide im RNA-Molekül in die Abfolge der komplementären Nukleotide im DNA-Molekül katalysiert. Für die Entdeckung der reversen Transkriptase erhielten Howard Temin und David Baltimore 1975 den Nobelpreis. Ein typisches Retrovirus ist das humane Immunschwächevirus HIV (*human immunedeficiency virus*), das das Syndrom der erworbenen Immunschwäche AIDS (*acquired immunedeficiency syndrome*) hervorruft. Eines der typischen Zeichen dieser Erkrankung ist das Kaposi-Sarkom, ein Hauttumor, der nach Dr. Moritz Kaposi (geboren in Komarno, Reifeprüfung in Bratislava an der Schule „Bei den Klarissen") benannt wurde. Onkogenes Potenzial (Fähigkeit, eine Tumorerkrankung hervorzurufen) haben auch mehrere Herpesviren, Papillomaviren und Hepatitisviren (infektiöse Leberentzündung). Heutzutage nimmt man an, dass mindestens 10 bis 15% aller Tumore durch onkogene (Krebs erregende) Viren verursacht werden. Dieser Prozentsatz wird sich in der Zukunft sicher erhöhen. Auch einige Bakterien werden der karzinogenen Wirkung verdächtigt wie zum Beispiel *Helicobacter pylori*, von dem man annimmt, dass es Magenkarzinom hervorrufen kann.

Neben den Onkogenen und Antionkogenen ist am komplizierten Prozess der Tumorzellentstehung (Karzinogenese) noch eine dritte Gruppe von Genen beteiligt, die die **DNA-Reparatur** gewährleistet. Das ist insofern ein sehr wichtiger Mechanismus, weil DNA-Störungen nicht nur durch Einwirkungen von Karzinogenen entstehen, sondern auch durch die Wirkung verschiedener toxischer Chemikalien und reaktiver Sauerstoffintermediate, die sowohl beim oxidativen Stress gebildet werden als auch bei der normalen Zellteilung auftreten, wenn die DNA-Moleküle im Prozess

der Replikation verdoppelt werden müssen, um ihren Platz in beiden
Tochterzellen einnehmen zu können. Deswegen muss es einen Mechanis-
mus geben, der in einem bestimmten Maß die Reparatur der beschädigten
DNA-Abschnitte und der dort befindlichen Gene ermöglicht. Wenn die
Funktion dieser *Reparaturgene* nicht ausreicht, entsteht ein Tumor.

Sowohl die Neigung zu verschiedenen Karzinogenen als auch die
Aktivitäten der Onkogene, Antionkogene und DNA-Reparaturmechanis-
men sind genetisch bedingt. Das bedeutet, dass einige Menschen mehr
und andere wieder weniger empfindlich zum Beispiel gegenüber bestimmten Karzinogenen sind. In der Folge besteht bei den Ersteren eine
höhere Wahrscheinlichkeit zur Entstehung einer Tumorerkrankung als
bei jenen, die weniger empfindlich sind. Deshalb spielt bei der Entstehung der Tumorerkrankung letztendlich die genetische Prädisposition
eine wichtige Rolle. Dies wird durch Beobachtungen nach den Atom-
bombenexplosionen in Hiroshima und Nagasaki am Ende des Zweiten
Weltkrieges belegt, bei denen ein Großteil der Bevölkerung mit radioaktiver Strahlung verseucht wurde. Die Überlebenden bekamen nach
einer bestimmten Zeit eine Tumorerkrankung, und in vielen Fällen
konnte man diese Erkrankung auch bei deren Nachkommen beobachten. Auf der anderen Seite aber gab es auch Individuen, die trotz der
relativ hohen Bestrahlung keine Tumorerkrankung erlitten.

Die Abwehr gegen Tumore ist bei Säugetieren sehr eng mit der Länge
ihres Lebens verbunden. Dies beweist die Tatsache, dass eine angemessene (genügende) Reaktion der Zellen auf die Schädigung ihrer DNA
nicht nur tumorvorbeugende Wirkung hat, sondern auch deren Alterung
verzögert und die durchschnittliche Lebensdauer des ganzen Makroorganismus verlängert.

Die Entstehung maligner Tumore wird durch mehrere *Risikofaktoren*
gefördert, wobei zu den gefährlichsten das Rauchen (aktiv wie auch
passiv) zählt, das ungefähr 30% der tumorbedingten Todesfälle verursacht. Verschiedene Karzinogene in der Nahrung führen zu ungefähr
25 bis 30% aller Todesfälle. In der Sterbestatistik folgen onkogene Viren
und genetische Prädisposition (ungefähr je 15%), verschiedene Noxen in
der Arbeitsumwelt (4 bis 5%), Alkohol (3%) und andere (5%).

Tumorzellen unterscheiden sich unterschiedlich stark von normalen
Zellen, aus denen sie entstanden sind. Warum erkennt sie dann das
Immunsystem oft nicht als fremde Zellen und bemüht sich nicht, sie zu
beseitigen? Eine häufige Ursache dieser Unfähigkeit ist der viel zu kleine
Unterschiede zwischen einer normalen Zelle und einer Tumorzelle, der
vom Immunsystem nicht eindeutig wahrgenommen werden kann. Viele
Tumorzellen wehren sich aktiv gegen das Erkennen und haben Mechanismen entwickelt, welche die Wirkung von Abwehrzellen und Abwehr-
molekülen lahmlegen.

6.5.2. Tumorantigene

Die erste Voraussetzung zur Erkennung von Tumorzellen als nicht normale Zellen und zum Einleiten einer Antitumorimmunantwort ist das Vorhandensein besonderer Antigene, die nur auf den Tumorzellen und nicht auf normalen Zellen sein sollten. Bis jetzt wurden zwei Gruppen solcher Antigene gefunden, tumorspezifische und tumorassoziierte Antigene.

Tumorspezifische Antigene (TSA – *tumor-specific antigens*) befinden sich nur auf den Oberflächen von Tumorzellen und nicht auf normalen Zellen. Zu diesen Antigenen gehören Komplexe der HLA-Klasse-I-Moleküle mit immunogenen Peptiden, die bei einem fehlerhaften Abbau normaler zellulärer Proteine entstanden sind. Dieser TSA-Typ ist typisch für Tumore, die durch chemische Karzinogene wie zum Beispiel Methylcholantren ausgelöst wurden. Zu den TSA gehören auch Komplexe der HLA-Klasse-I-Moleküle mit immunogenen Peptiden, die aus onkogenen Viren stammen, oder mit verschiedenartig veränderten Formen von Glykoproteinen. Die Letzteren entstehen vor allem durch Anlagerung von Sialylsäure an das Oligosaccharidende der oberflächlichen Glykoproteine der Tumorzellen, wodurch sie sich von den normalen Zellen unterscheiden.

Tumorassoziierte Antigene (TAA – *tumor-associated antigens*) befinden sich nicht nur auf Tumorzellen, sondern auch auf verschiedenen normalen Zellen. Der Unterschied liegt aber in deren Expression, also der Anzahl auf Tumorzellen und normalen Zellen, und dem zeitlich abnormalen Auftreten. Solche Antigene sind **onkofetale Antigene**, die auf normalen embryonalen Zellen anwesend sind, aber in der postnatalen Periode wieder verschwinden. Sie erscheinen wieder nur auf einigen Arten von Tumorzellen. Zu dieser Gruppe gehören zum Beispiel das *karzinoembryonale Antigen (CEA)* oder das *α-Fetoprotein* (AFP).

6.5.3. Mechanismen, mit denen sich Tumore gegen das Erkennen durch das Immunsystem wehren

Die Tumorzellen verfügen über einige Abwehrmechanismen, von denen viele jenen Schutzmechanismen ähnlich sind, die infektiöse Agenzien gegen die Beseitigung durch das Immunsystem des Wirts haben.

An erster Stelle erwähnenswert sind die besonderen Eigenschaften der Tumorantigene und deren sehr variables Auftreten auf Tumorzellen. Das bedeutet, dass nur wenige Tumorzellen sie enthalten. Andere Tumorzellen enthalten überhaupt keine Tumorantigene oder nur in so kleinen Mengen, dass das Immunsystem sie nicht „wahrnehmen" kann. Daneben erleiden Tumorantigene häufig Veränderungen durch Mutationen ihrer Gene oder durch Anknüpfen einiger Saccharide (vor allem Sialylsäure) an das Molekül, womit ihre Fremdartigkeit „maskiert" wird.

Tumorzellen haben auf ihrer Oberfläche eine verminderte Anzahl an HLA-Molekülen, was die Ursache ihrer Zerstörung, aber auch ihres Überlebens sein kann. Eine ungenügende Anzahl von HLA-Molekülen ist für NK-Zellen ein Signal zum Abtöten der so veränderten Tumorzellen. Auf der anderen Seite aber fehlen den Zellen mit ungenügender Anzahl an HLA-Molekülen auf ihrer Oberfläche jene Funktionen, die antigen-präsentierende Zellen haben. Somit können sie keine Tumorantigene präsentieren (auf ihrer Oberfläche zur Schau stellen wie in einem Schaufenster), die die T-Lymphozyten zum Einleiten einer wirksamen Abwehr erkennen könnten. Das bedeutet, dass in der Abwehr gegen Tumorzellen nicht die ganze Immunarmee mobilisiert wird, sondern nur einige ihrer Einheiten (NK-Zellen).

Auch wenn gegen Tumorzellen Antikörper entstehen, ist ihre Rolle umstritten. Meistens haben sie auf das Tumorwachstum eher eine stimulierende und nicht eine hemmende Wirkung. Diesen Vorgang bezeichnet man als *immunologisches Enhancement*. Sein Mechanismus ist nicht genau bekannt. Man nimmt an, dass sich die Antikörper an die Tumorantigene binden und diese nicht „sichtbar machen", sondern maskieren und damit ihr Erkennen durch T-Lymphozyten verhindern.

Unterschiedliche Tumore können Zytokine mit immunsuppressiver Wirkung oder andere Faktoren freisetzen, welche die Funktion der T-Lymphozyten inaktivieren oder blockieren.

7. Immunsystem als ein innerer Feind (abnormale Funktionen des Immunsystems)

Die Immunantwort ist ein sehr komplizierter biologischer Vorgang, an dem viele Zellen und noch mehr verschiedene Moleküle beteiligt sind. Einige haben Erkennungsfunktionen (sie erkennen ein Objekt oder Antigen, gegen welches eine Immunantwort eingeleitet werden soll), andere zeigen Effektorfunktionen (unmittelbares Abtöten und Beseitigen beispielsweise pathogener Bakterien oder maligner Zellen), während wieder andere regulatorische Funktionen aufweisen (sie wirken stimulierend oder inhibierend in verschiedenen Phasen der Immunantwort). Neben den eigentlichen Reaktanten des Immunsystems greifen auch andere physiologische Organsysteme in die Regulation der Immunantworten ein, besonders das Nervensystem und das Hormonsystem.

Krankhafte Veränderungen in diesem komplizierten Komplex von Reaktionen können zu abnormalen, schlecht regulierten oder defekten Immunantworten führen. Daraus resultiert für das betroffenen Individuum entweder eine ungenügende Abwehr gegen pathogene (krankhafte) Mikroorganismen oder Malignome oder aber eine übermäßige Aktivität des Immunsystems gegen eigene Zellen und Gewebe. Seit kurzem weiß man, dass einige Bestandteile des Immunsystems gegen infektiöse Agenzien nicht nur deren Abwehr, sondern im Gegensatz dazu sogar deren Vermehrung und krankheitsauslösende Wirkung verursachen können. Das ist der Fall bei den Prionosen, das sind durch Prione hervorgerufene Erkrankungen wie die *Creutzfeldt-Jakob-Erkrankung* oder die bovine spongioforme Enzephalopathie (BSE, der *Rinderwahnsinn*). Folgende Funktionen des Immunsystems sind möglich:

1. **Normal** als Abwehr gegen infektiöse und krankheitsverursachende Agenzien und gegen Malignome. Das Immunsystem mobilisiert seine

zelluläre und molekulare Armee gegen die Störfaktoren seiner Homöostase, also den „Zustand des Friedens".

2. **Ungenügend** mit Immundefizienzen durch unvollständige oder fehlerhafte Ausrüstung der einzelnen Bestandteile der „Immunarmee"
oder durch Störungen ihrer gegenseitigen Koordination.

3. **Übermäßig** in der Aktivität der Immunmechanismen, die viel zu „fleißig" arbeiten und auch eigenes Gewebe schädigen. In diese Kategorie gehören:

   a) **Allergie**, bei der einige Einheiten der Immunarmee auch auf
   „harmlose Zivilisten" schießen, also auf harmlose Antigene, die
   dann als *Allergene* bezeichnet werden.

   b) **Autoimmunerkrankungen**, in denen sich die Immunarmee wie ein
   typischer Übeltäter verhält und die „eigene Bevölkerung" (Zellen
   und Gewebe des eigenen Organismus) zerstört.

4. **Schizophrenisch (gestört)**, wobei das Immunsystem wie ein trojanisches Pferd wirkt. Statt Abwehr und Zerstörung der Feinde (pathogene Agenzien) erleichtert es deren Invasion und Verbreitung im
Organismus. So wirken die Prione.

Die übermäßigen (überempfindlichen, hypersensitiven) und schlecht
koordinierten Immunantworten rufen krankhafte immunpathologische
Zustände hervor, die von den britischen Immunpathologen Robert R. A.
Coombs und Philip G. H. Gell je nach dem Mechanismus der Schädigung
von eigenen Zellen und Gewebe in vier Typen eingeteilt wurden:

1. **Reaktionen vom Sofort- oder anaphylaktischen Typ**, die beim Menschen von Antikörpern der Klasse IgE vermittelt werden. In diese
Gruppe gehören die meisten allergischen Erkrankungen.

2. **Zytotoxische Reaktionen** unter Beteiligung von Autoantikörpern der
Klasse IgG oder IgM, die gegen Antigene der eigenen Zellen und
Gewebe (Autoantigene) gerichtet sind. Diese aktivieren nach der Bindung an das zugehörige Autoantigen (es entstehen unlösliche Immunkomplexe) Komplement, das mit seiner zytotoxischen Wirkung die
umgebenden Zellen und Gewebe schädigt.

3. **Reaktionen vom Immunkomplextyp**, bei denen Immunkomplexe von
löslichen Antigenen mit Antikörpern wirken. Diese löslichen Immunkomplexe lösen nach Ablagerung in verschiedenen Geweben und
Organen lokale Entzündungsreaktionen aus, wodurch Komplement
aktiviert wird. Die Produkte seiner Aktivierung können zytotoxisch
wirken und über chemotaktische Fragmente (C3a) Neutrophile an
den Ort der Entzündung locken. Die Neutrophilen setzen dann mehrere toxische Substanzen (Sauerstoffradikale, Defensine und einige
Enzyme) frei, die unmittelbar das umgebende Gewebe schädigen.

4. **Überempfindlichkeit vom verzögerten Typ.** Im Unterschied zu den ersten drei Typen der immunologischen Überempfindlichkeit wird diese Reaktion nicht durch Antikörper, sondern durch Zellen (T_H1-Lymphozyten, Makrophagen) und freigesetzte Zytokine verursacht.

Neben diesen vier „klassischen" Typen der immunologischen Überempfindlichkeit ist noch ein fünfter Typ in Überlegung, an dem gegen Zellrezeptoren gerichtete Antikörper beteiligt sind. Diese können ihre Funktion in Form einer pathologischen Stimulation (sie wirken wie normale Hormone oder andere Liganden des gegebenen Rezeptors) oder einer pathologischen Inhibition (Antikörper blockiert den Rezeptor, der folglich kein notwendiges Signal in die Zelle übertragen kann) beeinflussen. Ein Beispiel der **stimulatorischen Überempfindlichkeit** ist die *Basedow-(Graves-)Krankheit*. Die Autoantikörper gegen die Rezeptoren des schilddrüsestimulierenden Hormons (TSH, thyreoid stimulating hormon) binden sich an Rezeptoren auf den Zellen der Schilddrüse und stimulieren diese fälschlicherweise. In der Folge vergrößert sich die Schilddrüse und produziert ununterbrochen das Hormon Thyroxin (Schilddrüsenüberfunktion, Hyperthyreose). Ein Prototyp der **inhibitorischen Überempfindlichkeit** ist die *Myasthenia gravis*, eine Erkrankung, bei der Autoantikörper gegen Rezeptoren für Acetylcholin an der motorischen Endplatte (neuromuskuläre Synapse) gebildet werden. Acetylcholin ist ein Neurotransmitter, der das Signal (Erregung) von der Nervenendigung auf den Muskel überträgt. Bei Bindung solcher Autoantikörper an die Acetylcholinrezeptoren behindern sie die physiologische Acetylcholinbindung und blockieren die Übertragung des nervalen Signals und damit die Muskelaktivierung. Das Ergebnis ist die Lähmung der Skelettmuskulatur.

8. Unterfunktion des Immunsystems (Immundefizienzen)

Immunschwäche (Immunmangel, Immundefizienz) ist ein krankhafter Zustand als Folge einer Störung (fehlende, verminderte oder anomale Aktivität) irgendeiner Komponente des Immunsystems. Die Störung kann Mechanismen der natürlichen (vor allem Phagozytose, Komplement, Zytokinnetzwerk) oder der erworbenen Immunität (B-Lymphozyten, T-Lymphozyten, antigen-präsentierende Zellen, Antikörper, Zytokine) oder Zellen des Immunsystems in verschiedenen Entwicklungsstadien betreffen. So entstehen verschiedene klinische Symptome, deren gängigste sich aus Defekten in der Immunität gegen Infektionen und gegen Malignome oder aus einer erhöhten Neigung zu allergischen Reaktionen oder im Rahmen von Autoimmunerkrankungen ableiten. Trotz der Vielfältigkeit der klinischen Symptome gibt es bestimmte Zeichen, die in unterschiedlichem Maße auf das Vorhandensein einer Immundefizienz beim gegebenen Individuum hindeuten und in drei Kategorien eingeteilt werden können.

1. *Fast immer vorhandene Zeichen* wie chronische und sich wiederholende (rezidivierende) Infektionen (mehr als acht Infektionen im Laufe eines Jahres), Infektionen durch opportunistische Mikroorganismen (rufen eine Erkrankung nur bei Menschen mit gestörter Immunität hervor), unvollständige Heilung trotz Therapie, die bei anderen Individuen üblicherweise erfolgreich ist (zum Beispiel zweimonatige Antibiotikagabe ohne Zeichen der klinischen Besserung). Bei diesen Patienten muss man immer immunologische Untersuchungen durchführen.

2. *Häufig vorhandene Zeichen* wie chronische Durchfälle, Hautläsionen (Ekzeme, Candida-Mykosen), Leber- und Milzvergrößerung

(Hepatosplenomegalie), Wachstumsstörungen, sich wiederholende Abszesse.

3. *Mit spezifischen Immunschwächezuständen verbundene Zeichen* wie zum Beispiel Ataxie (Störung der Koordination von Bewegungsabläufen), unvollständige Knorpelentwicklung (Knorpelhypoplasie), Haarwachstumsstörungen, Zwergwuchs, partieller Albinismus (Fehlen des Hautpigmentes Melanin) und andere.

Ein wichtiges Kriterium für das Vorliegen einer Immundefizienz ist eine positive Familienanamnese mit gehäuftem Auftreten dieser Erkrankung unter Familienangehörigen.

Immundefizienzen können primär (vererbt, angeboren) oder sekundär (erworben) sein. Die Ursache **primärer Immundefizienzen** ist ein fehlendes, funktionsloses oder mutiertes (defektes) Gen für ein bestimmtes Protein, das für die normale Funktion des Immunsystems notwendig ist, oder eine Gruppe von defekten Genen. **Sekundäre Immundefizienzen** wurden während der ontogenetischen Entwicklung des Individuums erworben.

Immundefizienzen

primär (genetisch bedingt)	sekundär (während des Lebens erworben)	natürliche Immunität (Phagozytose, Komplement)	spezifische Immunität (Antikörper, kombiniert T- wie auch B-Lymphozyten)

Sekundäre Immundefizienzen können durch verschiedene ungünstige Faktoren wie physikalische (zum Beispiel ionisierende Strahlung), chemische (toxische Chemikalien einschließlich einiger Medikamente oder Industrieabfälle), ernährungsbedingte (Proteinmangel, Vitaminmangel, Mangel an Spurenelementen wie Selenmangel), biologische (infektiöse Agenzien wie einige Viren) und psychosoziale (psychischer Stress wie beispielsweise beim Verlust des Lebensgefährten oder einer anderen nahen Person, Verlust des Arbeitsplatzes, Mitteilung einer lebensgefährlichen Erkrankung usw.) ausgelöst werden. Wenn die auslösende Ursache einer sekundäre Immundefizienz nicht mehr vorhanden ist, normalisiert sich die Störung des Immunsystems. Dadurch unterscheiden sich die sekundären Immundefizienzen von den primären.

8.1. Primäre Immundefizienzen

Sie sind relativ häufig und werden in Europa und in den USA mit ein bis zwei Fällen auf 1.000 Einwohner geschätzt. Die Intensität der klinischen Zeichen kann bei den Betroffenen unterschiedlich sein und von kaum bemerkbaren bis zu schweren, sich wiederholenden Infektionsattacken reichen. Ihre Ursache sind ungünstige Genmutationen, die vor allem die

Effektormoleküle der Phagozyten und Lymphozyten kodieren wie Immunglobuline (Antikörper), Komplementfraktionen, Zytokine und deren Rezeptoren, andere Rezeptoren, zytoplasmatische Signalmoleküle (übertragen die Signale von den Rezeptoren der Zelloberfläche in den Zellkern) und Transkriptionsfaktoren.

Zu den wichtigsten Signalmolekülen gehören **Proteinkinasen**. Es sind Enzyme (bis heute mehr als 100 bekannt), die verschiedene Proteine phosphorylieren (übertragen das Phosphatanion an Proteine), womit die Funktion der Proteine verändert wird. Proteinkinasen beginnen üblicherweise die Signalübertragung vom Rezeptor ins Zellinnere. An der weiteren Signalübertragung sind auch andere Enzyme und niedermolekulare Stoffe (so genannte zweite Boten, engl. *second messenger*) beteiligt wie zyklisches Adenosinmonophosphat (cAMP), zyklisches Guanosinmonophosphat (cGMP), 1,2-Diacylglycerol und das Kalziumkation Ca^{2+}.

Tranksriptions-(Nuklear-)Faktoren sind Proteine, die sich an regulatorische Stellen der Strukturgene binden und dadurch ihr Umschreiben (Transkription) in die zugehörige Boten-RNA (mRNA) auslösen, aus der dann durch Übersetzung (Translation) Proteine entstehen. Diese Faktoren haben die Funktion des Kennworts, das man eingeben muss (ähnlich wie im Computer das „password"), damit sich ein bestimmtes Gen nach einer vorherigen Aktivierung durch andere Signale „definitiv entscheidet", seine Information über die zugehörige mRNA in ein spezifisches Protein umzuschreiben.

Primäre Immundefizienzen kann man in Defizienzen der natürlichen (unspezifischen) und der erworbenen (spezifischen) Immunität einteilen. Sie betreffen Buben ungefähr zweimal so häufig als Mädchen, weil viele Gene, deren Mutationen Ursache für primäre Immundefizienzen sind, auf dem X-Chromosom lokalisiert sind.

8.1.1. Immundefizienzen der natürlichen Abwehr

In diese Gruppe gehören vor allem Störungen der Phagozytose und des Komplements.

Phagozytosestörungen betreffen vor allem Neutrophile, die die erste Abwehrlinie gegen extrazellulär parasitierende Bakterien bilden, und Monozyten mit Makrophagen. Die Ursache dieser Störungen kann eine ungenügende Anzahl der Neutrophilen sein oder deren defekte Funktion. Klinisch äußern sich die Phagozytosestörungen durch pyogene (eitrige) Infektionen der Haut, der Schleimhäute und innerer Organe, die durch Bakterien (häufig sind es Staphylokokken) oder Schimmelpilze (Candida, Aspergillus) hervorgerufen werden.

Am häufigsten werden Phagozytosestörungen durch eine ungenügende Funktion mancher Enzyme (besonders NADPH-Oxidase und

Myeloperoxidase) verursacht. Ihre Folgeprodukte haben eine entscheidende Bedeutung beim Abtöten der phagozytierten Mikroorganismen. Phagozytosestörungen können auch durch einen Mangel an Adhäsionsmolekülen verursacht werden, die für den Übertritt (Migration) der Neutrophilen aus der Blutzirkulation in infiziertes Gewebe erforderlich sind.

Die *NADPH-Oxidase* ist ein Enzym des so genannten respiratorischen Bursts der Phagozyten, bei dem toxische Produkte entstehen, die zum Abtöten der phagozytierten Mikroorganismen erforderlich sind. Die *NADPH-Oxidase* besteht aus mehreren Untereinheiten, mit deren Hilfe vom NADPH (reduziertes Nikotinamidadenindinukleotidphosphat) allmählich ein Elektron auf den molekularen Sauerstoff übertragen wird, wodurch das Superoxidanion-Radikal (Superoxid) entsteht:

$$O_2 + e \rightarrow \bullet O_2^-$$
Sauerstoff Elektron Superoxidanion

Superoxid ist ein „Grundstoff", aus dem Wasserstoffperoxid (H_2O_2) und weitere freie Radikale oder andere toxische Sauerstoffformen (Hydroxylradikal, Singulettsauerstoff) entstehen. Diese stellen die grundlegenden Wirksubstanzen dar, mit denen der Phagozyt die verschlungenen Mikroorganismen abtötet. In den Prozess des Abtötens (es ist der entscheidende Vorgang der Phagozytose) greift auch das Enzym *Myeloperoxidase* (MPO) ein, das aus Wasserstoffperoxid und Chloridanionen über Hypochloritanionen freies Chlor bilden kann:

$$H_2O_2 + Cl^- \overset{MPO}{\rightarrow} H_2O + OCl^-$$
Wasserstoffperoxid Chloridanion Wasser Hypochloritanion
$$HOCl + Cl^- \rightarrow Cl_2 + OH^-$$
Hypochlorsäure Chloridanion Chlor Hypoxidanion

Auf eine ähnliche Weise entsteht bei Anwesenheit von Iodidanionen aktives Iod. Hypochlorite sind im Vergleich zu Wasserstoffperoxid ungefähr 1000-mal wirksamer in der antimikrobiellen, also auch desinfizierenden Wirkung. Auch Iod (Iodtinktur wurde viele Jahre in der Medizin zur lokalen Desinfektion verwendet) ist eine sehr wirksame antimikrobielle Substanz.

Ein gut funktionierender Neutrophiler kann diese „desinfizierenden" Substanzen in genügender Menge produzieren und damit wirkungsvoll Gewebe im menschlichen Organismus vor einer bakteriellen Infektion schützen (desinfizieren). Dabei helfen ihm auch besondere Polypeptide, die die Funktion von inneren Antibiotika haben und als *Defensine* bezeichnet werden.

Die Mutationen jener Gene, die einzelne Komponenten der NADPH-Oxidase kodieren, führen zu einer mangelnden Bildung der vom Sauerstoff abgeleiteten antimikrobiellen Stoffe. Auf diesem Prinzip entsteht die **chronische granulomatöse Erkrankung** (CGD – chronic granulomatous disease), bei der die Neutrophilen und Monozyten der betroffenen Kinder viele Bakterien und Schimmelpilze nicht bewältigen können Die Folge sind schwer behandelbare und sich ständig wiederholende Infekte, die häufig zum Tod führen. Die schwerste Form der Erkrankung verursacht das defekte Gen für das Glykoprotein gp91^{phox}, das ein Bestandteil der NADPH-Oxidase ist und sich auf dem X-Chromosom befindet, weshalb auch nur Buben betroffen sind. Dieser Defekt tritt bei ungefähr 70% der Betroffenen auf. Die Häufigkeit seines Auftretens ist ein Fall auf 200.000 bis 250.000 neugeborene Kinder. Patienten mit diesem Defekt sterben in der zweiten bis dritten Lebensdekade an den Folgen von Infektionen, die vor allem durch katalasepositive Mikroorganismen verursacht werden. Das sind solche Mikroorganismen, die das Wasserstoffperoxid zersetzende Enzym Katalase produzieren. Somit fehlt Wasserstoffperoxid in der früher erwähnten Reaktion zur Bildung von Hypochloritanion, Chloridanionen und Wasserstoffperoxiod unter Mitwirkung von Myeloperoxidase.

Einen deutlich milderen Verlauf hat ein *Myeloperoxidasemangel*, weil deren Funktion durch andere der weit verbreiteten Myeloperoxidasen ausgeglichen werden kann.

Einen schweren Verlauf hat die *Leukozyten-Adhäsionsdefizienz* – **LAD-Syndrom** (Abkürzung aus dem Englischen „leucocyte adhesion deficiency"). In diesem Fall fehlen die Adhäsionsmoleküle aus der Familie der Integrine oder sind nur in ungenügender Menge vorhanden. Ein vollständiger Mangel (LAD-1-Syndrom) äußert sich durch schwerste Infektionen mit hoher Mortalität (die betroffenen Kinder werden selten älter als zwei Jahre). Einen milderen Verlauf hat das LAD-2-Syndrom, bei dem andere Adhäsionsmoleküle fehlen (Liganden für Selektine). Diese Immunschwäche ist zusätzlich mit einer geistigen Retardierung verbunden.

Reine **Immundefizienzen von NK-Zellen** sind bisher nicht bekannt. Defekte in der Aktivität von NK-Zellen beobachtet man aber bei einigen kombinierten Immundefizienzen wie dem SCID (severe combined immunedeficiency) und dem Chediak-Higashi-Syndrom. Sie resultieren aus ungünstigen Mutationen der Gene, die vorwiegend Zytokine oder deren Rezeptoren kodieren. Mangelhafte Funktionen der NK-Zellen äußern sich in mangelhafter Abwehr gegen Malignome, Viren und andere sich intrazellulär vermehrende infektiöse Agenzien.

Komplementmangel kann einzelne Komplementkomponenten, Fragmente oder regulatorische Glykoproteine (Inhibitoren, Rezeptoren) betreffen. Die Mehrzahl der Defekte wird als autosomal rezessives Merkmal vererbt. Das bedeutet, dass sie phänotypisch nur dann zum Ausdruck kommen, wenn die fehlerhaften Gene in einer homozygoten Form vorhanden sind und die defekten Mutationen sowohl in den von der Mutter als auch in den vom Vater vererbten Allelen vorhanden sind. Ein Mangel *der C1-, C2- und C4*-Fraktionen zeigt sich in rezidivierenden Infektionen durch verkapselte Bakterien, die an ihrer Oberfläche eine Hülle aus Polysacchariden aufweisen. Zusätzlich äußert sich das Fehlen der genannten Komponenten durch eine ungenügende Beseitigung von Immunkomplexen bestehend aus einem Antigen und seinem spezifischen Antikörper, wie es beim systemischen Lupus erythematodes (SLE) der Fall ist. *Defizienz der C3-Komponente* ruft chronisch pyogene (eitrige) Infektionen hervor. *Defizienzen der Endkomponenten C5 bis C9* resultieren in chronischen Infektionen mit Hirnhautentzündung (Meningitis), die vor allem durch Neisserien verursacht werden. Ähnlich äußert sich auch die sehr seltene *Defizienz der Faktoren B, D und P* des alternativen Weges der Komplementaktivierung.

Häufiger kann man die *Defizienz des C1-Inhibitors* antreffen, eines regulatorischen Glykoproteins, das eine zufällige und damit unerwünschte Komplementaktivierung über den klassischen Weg verhindern (inhibieren) kann. Solche Komplementaktivierung in Folge eines C1-Inhibitor-Mangels oder einer ungenügenden C1-Inhibitor-Aktivität führt zum Entstehen des *hereditären (vererbten) Angioödems*, einer Erkrankung mit rezidivierenden Schwellungen des Unterhautbindegewebes und der Schleimhäute. Derartige Schwellungen im Rachenraum können sogar zum Tod durch Ersticken führen. Auch Schwellungen in Darmschleimhaut, die sich klinisch wie ein akutes Abdomen zeigen, können das Leben gefährden.

8.1.2. Immundefizienzen der spezifischen Abwehr

Mängel in der spezifischen Immunität können die Antikörperkörperbildung (B-Lymphozyten), die spezifische zelluläre Immunität (T-Lymphozyten) oder beide Lymphozytenarten betreffen. Im letzteren Fall entstehen kombinierte Immundefizienzen. Störungen der T-Lymphozyten spiegeln sich fast immer auch in einer defekten Antikörperbildung wider und treten üblicherweise in Form von kombinierten Immundefizienzen auf.

Immundefizienzen, die sich vorwiegend durch Störungen der Antikörperbildung äußern

Patienten mit Antikörper-Immunmangel haben Störungen in der B-Lymphozyten-Funktion und der Antikörperbildung. Das zeigt sich durch verringerte Immunglobulinspiegel (am häufigsten IgG) und durch häufige

Infektionen mit verkapselten Bakterien wie Staphylokokken, Streptokokken und Haemophilen. Die betroffenen Personen sind auch emp-
fänglicher für manche Virusinfektionen. Je nach molekularer Ursache
und Intensität der Funktionseinschränkung können die Antikörperman-
gelsyndrome unterschiedliche klinische Formen annehmen.

Die älteste bekannte Antikörper-Immundefizienz ist die an das **Chromosom X gebundene Agammaglobulinämie**. Sie wurde schon im Jahre
1952 von *Ogden Carr Bruton*, Professor für Kinderheilkunde am Heeres-
spital in Washington, beschrieben und nach ihm auch als **Brutonsche
Agammaglobulinämie** bezeichnet. Die Ursache sind mehrere Punkt-
mutationen eines Gens, das sich auf dem X-Chromosom befindet und das
Enzym *Bruton-Tyrosinkinase* (Btk) kodiert. Als Folge dieser Mutationen
entsteht eine nicht aktive Btk mit verlorener Fähigkeit, das richtige Reifen der B-Lymphozyten zu antikörper-produzierenden Plasmazellen zu
steuern. Kindern, die mit diesem Immundefekt geboren wurden, fehlen
im Blut schon in der frühen Kindheit die Antikörper aller Immunglobulinklassen. Auch die B-Lymphozyten fehlen oder sind zahlenmäßig stark
vermindert, was die Entstehung von immer wiederkehrenden Infektionen durch pyogene Mikroorganismen (sie verursachen eine eitrige Entzündung) zur Folge hat.

Kinder im Alter von drei bis 15 Jahren können auch an einem **Hyper-
IgM-Syndrom** leiden. Die häufigsten Ursache ist die Mutation des Gens,
welches das als CD40-Ligand bezeichnete Molekül kodiert. Dieser Ligand reagiert mit dem Molekül CD40 auf der Oberfläche von B-Lymphozyten und gibt ihm das so genannte zweite (bestätigende) erforderliche
Signal, damit sich der B-Lymphozyt zu einer antikörper-produzierenden
Plasmazelle umwandeln kann. Patienten mit dieser Immundefizienz haben im Serum deutlich erhöhte IgM-Spiegel, während die IgG- und IgA-
Spiegel im Gegensatz dazu deutlich verringert sind.

Bei den selektiven Immunglobulindefizienzen fehlt im Serum der Be-
troffenen teilweise oder fast vollständig eine der Immunglobulinklassen.
Am häufigsten ist der **selektive IgA-Mangel**, der im Durchschnitt bei
einem von 400 Blutspendern beobachtet wird. Die Mehrzahl der Be-
troffenen zeigt vorwiegend eine erhöhte Neigung zu Infektionen der
Atemwege. Krankheitssymptome sind aber nicht obligat, und manche
Patienten zeigen keinerlei Hinweise für ein vermehrtes Auftreten von
Erkrankungen.

Variable Immundefizienz – CVID (aus dem Englischen „common
variable immunedeficiency") wird auch als erworbene Hypogammaglobulinämie der Erwachsenen bezeichnet, weil sie erst in der zweiten oder
dritten Lebensdekade auftritt. Es ist eine sehr heterogene Gruppe von
Erkrankungen, die durch mehrere bisher unbekannte genetische Ursachen hervorgerufen wird. Charakteristisch ist die Störung der Antikör-

perbildung vorwiegend der Klassen IgG und IgA, sodass diese Immunglobuline im Blut meistens fehlen, während die IgM-Serumkonzentratio-
nen unterschiedlich sein können (verringert oder erhöht). Diese Immundefizienz äußert sich mit Infektionen durch pyogene Bakterien. Patienten
mit CVID neigen zu Erkrankungen des Verdauungstraktes, zu Tumorbil-
dungen und zu Autoimmunerkrankungen.

Eine genetische Grundlage hat auch die **vorübergehende Hypogammaglobulinämie im Kindesalter**, die physiologisch zwischen dem dritten
und fünften Lebensmonat auftritt und bei einigen Individuen bis zu drei
Jahre andauern kann. Die Ursache ist der Abbau (Katabolismus) von
IgG, das dem Kind von der Mutter über die Plazenta bei der Geburt
mitgegeben wurde, und die nur allmähliche Bildung von eigenen IgGs
und anderen Immunglobulinen. In der Mehrzahl der Fälle erfordert ein
erniedrigter IgG-Spiegel keine therapeutische Maßnahme. Diese könnte
sogar unerwünschte Folgen für die normale Entwicklung des Immunsystems des Säuglings verursachen. Die Ausnahme sind die zu früh geborenen Kinder, denen intravenös humanes Immunglobulin (IVIG) verabreicht wird, bis der IgG-Spiegel altersentsprechend normalisiert wird.
IVIG muss man als Substitutions-(Ersatz-)Therapie auch bei der Bru-
tonschen Agammaglobulinämie und anderen genetisch bedingten Immunglobulindefizienzen verabreichen.

Kombinierte spezifische Immundefizienzen

Sie werden durch Funktionsstörungen der T- wie auch der B-Lymphozyten verursacht. Diese Immundefizienzen sind Folge der Abhängigkeit
der B-Lymphozyten von T-Lymphozyten zu Beginn der Antikörperbildung (Antikörperantwort) gegen die abzufangenden Antigene. Eine
defekte Funktion der T-Lymphozyten spiegelt sich folglich auch in Störungen der B-Lymphozyten wider. Diese Störungen treten schon in der
frühen Kindheit in Form eines körperlichen Nichtgedeihens und schwerer Infektionen auf, die man mit üblichen Therapien nicht beherrschen
kann und die häufig letal (mit dem Tod des Betroffenen) enden.

Die schwerste Form eines Immunmangels ist die **schwere kombinierte Immundefizienz – SCID** (engl. „severe combined immunedeficiency").
Sie äußert sich durch Fehlen praktisch aller Funktionen der spezifischen
erworbenen Immunität und umfasst eine sehr heterogene Gruppe von
Erkrankungen, die mit einer Häufigkeit von einem Fall auf 50.000 bis
100.000 Neugeborene auftreten. Ihre Vererbung kann an das männliche
Geschlecht (Chromosom X) gebunden sein oder autosomal rezessiv (an
ein anderes Chromosom gebunden) vererbt werden, wodurch auch Mädchen betroffen sein können. Die betroffenen Kinder sterben ohne auf-
wändige und sehr teure Therapien meist innerhalb des ersten Jahres

nach der Geburt infolge schwerer Infektionen (Sepsis) durch Viren oder andere intrazelluläre oder opportunistische Mikroorganismen. Entsprechend der molekularen Ursache kann man SCID in verschiedene Gruppen einteilen:

Beim **Adenosin-Deaminase-Mangel (ADA-Mangel, ADA-Defizienz;** englisch Adenosindeaminase-deficiency), fehlt ein am Purinstoffwechsel beteiligtes Enzym. Die Purinderivate (Adenin und Guanin) sind Bestandteile der Nukleinsäuren. Bei ungenügender Aktivität oder Fehlen von ADA sammeln sich in den Lymphozyten toxische Purinabbauprodukte an, welche die DNA-Synthese hemmen und dadurch die Proliferation (Teilung) der T- wie auch der B-Lymphozyten blockieren. Die Mehrzahl der Patienten mit ADA-Defizienz überlebt ohne wirksame Therapie keine drei Jahre. Mitunter kann bei Patienten eine Knochenmarkstransplantation helfen. Erfolgreich ist auch eine Gentherapie mit Ersatz des mutierten Gens auf Chromosom 20 durch ein normales Gen.

Bei **SCID T⁻B⁻** fehlen sowohl B- als auch T-Lymphozyten. Im peripheren Blut der Betroffenen befinden sich nur NK-Zellen als einzige Subpopulation der Lymphozyten. Die molekulare Grundlage ist heterogen und bedeutet, dass mehrere Gene beschädigt sein können (zum Beispiel für das CD3-Molekül, das ein Bestandteil des Antigenrezeptors der T-Lymphozyten ist, oder für die Tyrosinproteinkinase ZAP-70). Die Vererbung ist autosomal rezessiv.

Bei **SCID T⁻B⁺** fehlen T-Lymphozyten und NK-Zellen, während B-Lymphozyten im peripheren Blut in normaler Anzahl vorhanden sind. Die B-Lymphozyten sind allerdings nicht aktiv, da ihnen die Anregungen durch die T-Lymphozyten fehlen. Die SCID T⁻B⁺ ist die häufigste SCID-Form mit ungefähr 60% aller bis heute diagnostizierten Fälle. Die Vererbung kann an das X-Chromosom gebunden (**X-SCID** – ungefähr 70% der Fälle) oder autosomal rezessiv sein (30% der Fälle). X-SCID verursacht eine Mutation jenes Gens, das die γ-Kette des Rezeptors für IL-2 kodiert. Diese Kette ist aber auch den Rezeptoren für IL-4, IL-7, IL-9 und IL-15 gemeinsam. Ein Defekt führt daher zur funktionellen Störung auf der Ebene mehrerer Zytokine. Die Ursache der autosomal rezessiven Form (wird auch **AR-SCID** bezeichnet) ist ein Defekt der Tyrosinproteinkinase Jak3, eines Enzyms, welches das Signal von mehreren Zytokinrezeptoren ins Innere des Lymphozyten überträgt.

Zur SCID-Gruppe gehört auch die **retikuläre Dysgenesie,** eine sehr seltene autosomal rezessive Erkrankung, die in der hämatologischen Zellreihe bereits die Stammzelle betrifft und dadurch eine normale Entwicklung aller Zellen der myeloischen und der lymphatischen Linie verhindert. Die betroffenen Kinder sterben unmittelbar nach der Geburt an schweren Infektionen.

David – der Bub aus der Blase

SCID trat in das Bewusstsein der breiten Öffentlichkeit (besonders in den USA) durch den dramatischen und tragischen Verlauf von David Vetter, einem Buben, der 1972 in Texas geboren wurde und bei dem man schon vor der Geburt annahm, dass er an X-SCID leiden würde. Die Geburt wurde daher als sterile Sektiotomie durchgeführt und der Neugeborene in einem sterilen Inkubator unter mikroorganismenfreien Bedingungen von der Außenwelt isoliert. Später wurde der Inkubator gegen eine große Blase (deswegen „der Bub aus der Blase") aus elastischem Material ausgetauscht. David aß nur sterile Nahrung, trank sterile Getränke und atmete sterile Luft. Alle Gegenstände, mit denen er in Kontakt kam, waren steril. Unter diesen komplizierten Bedingungen lernte David auch aus sterilen Lehrbüchern. Die mikroorganismenfreie Blase konnte er auch verlassen, aber er musste einen sterilen Skafander anziehen, ähnlich den Anzügen der Astronauten, und ein Pfleger musste neben David einen Wagen schieben, auf dem der Behälter mit steriler Luft stand, der über Schläuche an den Skafander angebunden war.

Im Universitätskrankenhaus in Houston lebte er sein kompliziertes Leben zwölf Jahre lang, ohne je einen Kuss oder ein direktes Streicheln seiner Mutter oder wenigstens eine Berührung einer anderen Person zu spüren. Nach dieser Zeit zeigte sich eine reale Möglichkeit, sein Immunsystem durch eine Knochenmarkstransplantation zu „erwecken" (normalisieren). Die ältere Schwester von David war mit ihm haploident in den HLA-Antigenen (die Hälfte der Gewebeverträglichkeitsantigene war bei beiden Geschwistern gleich), sodass ihm ihr Knochenmark transplantiert werden konnte. Die Stammzellen dieses „gesunden" Knochenmarks sollten in Davids Organismus die Grundlage für die Entstehung funktionsfähiger Lymphozyten und damit auch für die Entwicklung eines funktionsfähigen Immunsystems bilden.

Nach der Transplantation war David noch 80 Tage lang gesund, lebte aber immer noch in der mikroorganismenfreien Blase. Dann kamen die ersten Anzeichen einer Infektionserkrankung durch das Epstein-Barr-Virus (EBV), das sich in den Zellen des transplantierten Knochenmarks befand. Es ist ein Virus, das sich in „schlafender" Form (latent, ohne klinische Zeichen) in Zellen (vor allem Lymphozyten) vieler Menschen befindet und das nach dem „Aufwachen" (Aktivierung) infektiöse Mononukleose verursacht. David musste die sterile Blase verlassen, um sich behandeln zu lassen und weil angenommen wurde, dass die Transplantation zumindest in einem gewissen Ausmaß bereits die Funktion des Immunsystems in seinem Organismus erneuert hatte. Leider war diese Annahme falsch. Die Transplantation war viel zu spät durchgeführt worden. Inzwischen weiß man, dass eine Knochenmarktransplantation nur dann Erfolg versprechend ist, wenn sie in den ersten drei Lebensmonaten erfolgt. David starb vier Monate später. Seine Todesursache war aber nicht eine Abstoßungsreaktion (Graft-versus-Host-Erkrankung), die eine häufige tödliche Komplikation nach Knochenmarkstransplantation darstellt, sondern eine bösartige Tumorerkrankung (Krebs), die auch durch EBV ausgelöst werden kann.

Davids Fall erhielt breite Aufmerksamkeit in den Massenmedien. Über ihn wurden einige hundert Artikel in Zeitungen und Fachzeitschriften veröffentlicht, Bücher geschrieben und sogar ein Film gedreht. Davids Fall führte auch zu grundlegenden ethischen Fragen, inwieweit man einen Menschen als ein Experimentobjekt (in der Position eines „Versuchskaninchens") am Leben halten darf, ob man in sein Leben durch Unterbrechen der sehr teuren und technisch komplizierten Therapie eingreifen kann und andere Überlegungen. Man kann aber nicht in Frage stellen, dass die Ursachen dieser schweren Erkrankung und die Möglichkeiten zum Erarbeiten einer wirksamen Therapie erkannt wurden.

Die größte Bedeutung für den Erfolg der SCID-Therapie hat die frühzeitige Diagnostik. Sie ist sehr einfach durch Bestimmung der Leukozytenzahl und das weiße Differentialblutbild mit besonderem Augenmerk auf die Lymphozytensubpopulationen möglich. Die rechtzeitige Diagnose ist die erste Voraussetzung für eine erfolgreiche Therapie und damit auch eine Chance zum Überleben der betroffenen Kinder bis zum Erwachsenenalter. Therapeutisch verwenden kann man dabei die Knochenmarkstransplantation, intravenöse Gabe von Immunglobulinen und Gentherapie (Ersatz des fehlerhaften Gens). Die Grundvoraussetzung für den Erfolg einer Knochenmarkstransplantation ist zumindest die haploidente Übereinstimmung in den HLA-Antigenen zwischen Spender und Empfänger und die Durchführung der Transplantation in den ersten drei Monaten vor dem Auftreten erster Infektionszeichen.

Die Infektionen betreffen vor allem die Atemwege und den Verdauungstrakt. Die Erreger sind meistens opportunistische Mikroorganismen, darunter auch *Pneumocystis carinii*, ein Protozoon, das bei AIDS-Kranken häufig die Ursache von schweren Lungenentzündungen ist. Solche Infektionen entsprechen zumeist einem klinischen Zeichen von AIDS und sollten vordergründig nicht an die Möglichkeit einer SCID denken lassen. Eine frühzeitige Knochenmarkstransplantation ist bisher bei ungefähr 60% der SCID-Fälle erfolgreich, während die Gentherapie bei SCID-betroffenen Kindern ungefähr in 75% der Fälle eine Erneuerung des Immunsystems bewirkt. Die Gentherapie von SCID wird bisher aber nur in einigen spezialisierten Zentren in den USA, Frankreich und Großbritannien durchgeführt.

Neben SCID gibt es auch weitere kombinierte spezifische Immunmangelsyndrome wie das Omenn-Syndrom, das Syndrom der nackten

Lymphozyten, den Purinnukleosidphosphorylase-Mangel, das Di-George-Syndrom, das Wiskott-Aldrich-Syndrom, das Chediak-Higashi-Syndrom, das Job-Syndrom und andere.

Das **Omenn-Syndrom** wird auch als **SCID mit Hypereosinophilie** (vermehrtes Auftreten der Eosinophilen) bezeichnet. Es ist eine autosomal rezessive Erkrankung mit den typischen Symptomen wie Erythrodermie (entzündliche Hautrötung am ganzen Körper), chronische Durchfälle, Wachstumsstörungen, Lymphadenopathie (Erkrankung der Lymphknoten), Splenomegalie (Milzvergrößerung), erhöhte Serum IgE-Konzentrationen und erhöhte Anzahl an T_H2-Lymphozyten im peripheren Blut. Die Patienten, die meistens im fünften bis sechsten Lebensmonat sterben, haben Funktionsdefekte der B- und der T-Lymphozyten. Die Ursache sind Mutationen in den Genen RAG-1 und RAG-2, die Bestandteile der VDJ-Rekombinase kodieren, eines für die Entstehung von funktionsfähigen Antigenrezeptoren auf B- und T-Lymphozyten unerlässlichen Enzyms.

Beim **Syndrom der nackten Lymphozyten** (engl. „bare lymphocyte syndrome") fehlen HLA-Antigene auf der Oberfläche der Lymphozyten. Es kann sich dabei um einen Defekt der HLA-Antigene der Klasse I oder häufiger der Klasse II handeln. Wenn HLA-Antigene der Klasse I fehlen, ist die Funktion der zytotoxischen T-Lymphozyten gestört und damit auch die spezifische zelluläre Immunität. Beim Fehlen der HLA-Antigene der Klasse II entsteht eine Störung der Helfer-T-Lymphozyten und folglich auch in der Antikörperbildung. Einen schwereren Verlauf hat der Defekt der HLA-Antigene der Klasse II. Kinder mit dieser Störung leiden an wiederholt auftretenden vorwiegend pyogenen Infektionen mit septischen Zustandsbildern. Üblicherweise wird die erste Lebensdekade nicht überlebt. Eine erfolgreiche Knochenmarkstransplantation beseitigt diese Immundefizienz.

Purinnukleosidphosphorylase-Mangel (PNP) wird durch ein fehlerhaftes (mutiertes) Gen auf Chromosom 14 verursacht. Auch PNP ist ähnlich wie Adenosindeaminase (ADA) am Purinstoffwechsel beteiligt. Bei der PNP-Störung entstehen auch toxische Produkte, welche die DNA-Replikation und damit auch die Lymphozytenproliferation hemmen. Der metabolische Weg mit PNP-Beteiligung ist in T-Lymphozyten bedeutend aktiver als in B-Lymphozyten. Deswegen ist bei ihrer Defizienz vor allem die T-Zell-abhängige Immunität betroffen, während die Antikörperimmunität meistens erhalten bleibt. Die klinischen Zeichen sind milder als bei SCID durch ADA-Defizienz.

Beim **Di-George-Syndrom (DGS)** zeigen Kinder (Buben wie auch Mädchen) charakteristischerweise einen ungenügend entwickelten oder völlig fehlenden Thymus, was schwere funktionelle Störungen in der T-Zell-abhängigen Immunität zur Folge hat. Bereits in der frühen Embryogenese sind auch weitere Organe betroffen, vor allem das Herz (es entstehen verschiedene Herzfehler) und die Nebenschilddrüsen. Als Folge dessen tritt bei den Kindern unmittelbar nach der Geburt ein erniedrigter Kalziumspiegel (Hypokalzämie) im Blutplasma auf. Gleichzeitig entstehen mehrere anatomische Anomalien, die vorwiegend das Gesicht (Mund in Form eines „U", deformierte Ohrläppchen, mongoloide Augen) betreffen. Die Mehrzahl der Patienten stirbt bereits während der ersten Lebensmonate. Bei länger lebenden Kindern bestehen geistige Retardation und Sprachstörungen. DGS hat mehrere Ursachen, sowohl genetische als auch erworbene. Die Grundlage der genetischen Ursachen sind mutierte Gene auf Chromosom 22 und auch auf anderen Chromosomen. Trotz dieser genetischen Anomalien handelt es sich in der Mehrzahl der Fälle aber nicht um eine genetisch übertragbare Erkrankung. Man nimmt an, dass die Schäden als Folge einer intrauterinen Infektion vor der achten Schwangerschaftswoche entstehen. Ähnliche Wirkung kann auch eine intrauterine Intoxikation zum Beispiel durch verschiedene Medikamente oder Alkohol verursachen. Das Auftreten ist relativ hoch und wird in Deutschland mit einem Fall auf 20.000 Geburten geschätzt. Einen ähnlichen Defekt wie DGS gibt es auch tierexperimentell bei den so genannten nu/nu (nackten) Mäusen.

Das **Wiskott-Aldrich-Syndrom (WAS)** gehört zu den ältesten bekannten primären Immunmangelsyndromen. Es wurde schon im Jahre 1937 durch Alfred Wiskott und siebzehn Jahre später durch Robert Anderson Aldrich beschrieben. Es ist eine erbliche, an das X-Chromosom gebundene Erkrankung und betrifft daher nur Buben. Mutiert ist ein Gen, das ein besonderes Protein kodiert, das zu Ehren der Entdecker WAS-Protein (WASP) genannt wurde. Interessanterweise sind Mutationen des Gens für WASP in den einzelnen betroffenen Familien einzigartig und haben keinen einheitlichen Charakter. Sie verursachen defekte Funktionen der T- und B-Lymphozyten und auch der Thrombozyten (Blutplättchen). Störungen der T- und B-Lymphozyten äußern sich durch chronische bakterielle, virale und fungale (Pilz-)Infektionen. Sie sind auch die Ursache für Hautekzeme und erhöhte Neigung zu Tumorbildung und Autoimmunerkrankungen. Die ungenügende Zahl von Thrombozyten und ihre verminderte Größe verursachen häufige Blutungen. Bei der klassischen Form des WAS beobachtet man alle diese krankhaften Zeichen, während bei einer milderen Form häufig nur eine erhöhte Blutungsneigung besteht. Vor einigen Jahren starben die an WAS leidenden Buben im zweiten bis dritten Lebensjahr. Knochenmarkstransplantation, antimikrobielle Therapie und prophylaktische intravenöse Gabe von Immunglobulinen ermöglichen den Betroffenen inzwischen ein deutlich längeres Überleben.

Das **Chediak-Higashi-Syndrom (CHS)** ist eine seltene autosomal rezessive Erkrankung, die 1952 von Moises Chediak und 1954 von Ototaka Higashi beschrieben wurde. Ihre primäre Ursache ist eine defekte Funktion der Lysosomen, das sind kleine Granula im Zytoplasma verschiedener Zellen. Lysosomen enthalten viele Enzyme und Substanzen, mit deren Hilfe die Zelle ihre Aktivitäten durchführt. Störungen sind durch Mutationen der Gene LYST und CHS1, die sich auf dem Chromosom 1 befinden, verursacht. Eine ungenügende Funktion von Lysosomen in Neutrophilen und Monozyten hat deren defekte Chemotaxis und ein verzögertes Abtöten der verschlungenen Mikroorganismen zur Folge, also zweier wichtiger Zwischenstufen der Phagozytose. Darin liegt die Ursache von chronischen Infektionen der Haut, der Lunge und der oberen Atemwege. Die Entstehung von Infektionen wird auch durch die ungenügende Funktion der NK-Zellen gefördert, die zusätzlich auch die Ursache einer verringerten Resistenz gegen maligne Erkrankungen (Krebs) ist. Verringert ist auch die Bildung des Pigments in der Haut und in den Augen, was sich als so genannter okulokutaner Albinismus äußert. Defekte Granula in den Thrombozyten sind die Ursache einer erhöhten Blutungsneigung in die Muskeln. Häufig zeigen sich auch verschiedene neurologische Störungen und Photophobie (Angst vom starken Licht). Die Prognose ist äußerst schlecht. Die Mehrzahl der Betroffenen stirbt bereits in der Kindheit an schweren Infektionen oder Malignomen. Eine spezifische Therapie ist nicht bekannt. In einigen Fällen kann eine Knochenmarkstransplantation erfolgreich sein.

Das **Job-Syndrom** wird auch **Hyper-IgE-Syndrom** genannt. Es ist gekennzeichnet durch chronische Ekzeme, erhöhte IgE-Serumspiegel, erhöhte Eosinophilenzahl im Blut (Eosinophilie) und wiederholt auftretende Staphylokokken-Infektionen der Haut und der Lunge. Im Hinblick auf die erhöhten IgE-Serumkonzentrationen ist es notwendig, das Job-Syndrom vom atopischen Ekzem zu unterscheiden. Der Name kommt von der biblischen Gestalt Job, der nach der überlieferten Beschreibung Hautveränderungen hatte, die dieser Erkrankung ähnlich sind. Die molekulare Ursache der Erkrankung ist nicht bekannt. Festgestellt wurde eine ungenügende Produktion von Interferon gamma, das durch eine Subpopulation der Helfer-T_H1-Lymphozyten gebildet wird, und eine übermäßige Interleukin 4 Bildung durch T_H2-Lymphozyten. Dies könnte die Ursache der erhöhten IgE-Produktion sein. Diese Veränderungen in der Zytokinbildung können aber nicht die hohe Neigung der Betroffenen zu Frakturen (Knochenbrüchen), Osteoporose und Knorpel- und Gesichtsanomalien erklären, die man bei diesem Syndrom beobachtet.

8.2. Sekundäre Immundefizienzen

Sekundäre Immunmangelsyndrome können durch verschiedene ungünstige Faktoren der äußeren Umwelt (ionisierende Strahlung, toxische Chemikalien, falsche Ernährung), aber auch durch schwere Verletzungen, lang dauernden psychischen Stress oder andere Ursachen, allen voran chronische Erkrankungen, ausgelöst werden. Zu den häufigsten Ursachen einer sekundär erworbenen Immunschwäche gehören

a) falsche Ernährung wie Mangel an Proteinen, Vitaminen (A, C, D, B$_6$, Folsäure) und verschiedenen Spurenelementen (Mikroelementen), vor allem Selen (Se) und Zink (Zn)
b) verschiedene bakterielle, virale und parasitäre Infektionen (AIDS, Masern, Röteln, Tuberkulose, Lepra, andere)
c) maligne Tumore vorwiegend von Zellen des Immunsystems (zum Beispiel Leukämien und Lymphome)
d) Autoimmunerkrankungen (rheumatoide Arthritis, systemischer Lupus erythematodes, und andere)
e) andere Erkrankungen und krankhafte Zustände (Diabetes mellitus, Leberzirrhose, schwere Verletzungen, große chirurgische Eingriffe, Splenektomie)
f) immunsuppressive und zytotoxische (Antitumor-)Therapien
g) schädliche Lebensgewohnheiten (Alkoholismus, Drogen, Medikamentenmissbrauch)
h) Altern (fortgeschrittenes Alter über 60 Jahre)

Bei der Mehrzahl dieser Ursachen gilt, dass ein Nachlassen ihres Einflusses auch die Immundefizienz teilweise oder gänzlich beendet. Auch bei den sekundären Immundefizienzen spielt die genetische Prädisposition eine Rolle. Das bedeutet, dass sich die ungünstige Wirkung eines bestimmten negativen Faktors bei betroffenen Personen mit unterschiedlicher Intensität und verschiedenem Grad der Immunmangelsymptome äußert.

8.2.1. Syndrom der erworbenen Immundefizienz (AIDS)

Zu den heutzutage bedeutendsten sekundären Immundefizienzen gehört **AIDS** (*Acquired Immune Deficiency Syndrome*), das Syndrom der erworbenen Immundefizienz. Es wird durch das *Virus der humanen Immunschwäche*, das **HIV** (*Human Immunedeficiency Virus*), ausgelöst, das in den zwei Varianten HIV-1 und HIV-2 vorkommt. HIV-1 wurde ursprünglich vom Franzosen Luc Montaigner und dem Amerikaner Robert Gallo als ursächliches AIDS-Agens in Europa und in den USA charakterisiert, während HIV-2 in Westafrika natürlich verbreitet ist. Die krankheitsspezifischen Symptome, die sie auslösen, sind für beide Viren ähnlich, nur ist HIV-2 weniger virulent. Die Grundlage ihrer Wirkung ist der Zusammenbruch des Immunsystems vor allem durch die allmähliche Zerstörung (Beseitigung) der Helfer-T-Lymphozyten. In der Folge kann das Immunsystem seine Abwehrfunktionen nicht mehr erfüllen.

Nach der Statistik der Weltgesundheitsorganisation (WHO) waren Ende des Jahres 2003 mehr als 70 Millionen Menschen mit HIV infiziert, von denen 30 Millionen gestorben sind. Allein im Jahre 2003 infizierten sich ungefähr 5 Millionen Menschen, von denen wiederum 3 Millionen gestorben sind. Man nimmt an, dass die tatsächliche Anzahl an HIV-Infizierten ungefähr fünfmal höher liegt und auf praktisch alle Länder der Welt verteilt ist. Das bedeutet, dass es sich bei AIDS um eine weltweite Epidemie (Pandemie) mit hoher Sterblichkeitsrate handelt. Diese Epidemie hat ihren Gipfel noch nicht erreicht, ist aber dennoch heute schon die weltweit vierthäufigste Todesursache. Die schlechteste Situation ist in den armen Ländern Subsaharaafrikas zu finden, wo jeder fünfte Einwohner an AIDS leidet. Betroffen sind hauptsächlich die Frauen, die für diese Infektion empfindlicher sind als Männer. Die Anzahl der Infizierten ist in den letzten Jahren auch in einigen Ländern Asiens und der ehemaligen Sowjetunion steil angestiegen. Allerdings sterben die Menschen nicht an AIDS, sondern an den Folgen der fatalen Zerstörung des Immunsystems, durch die infektiöse Agenzien nicht mehr erfolgreich abgewehrt werden können. Das abgeschwächte Immunsystem von HIV-infizierten Menschen kann weder die Invasion von pathogenen noch von opportunistischen Mikroorganismen abwehren und damit auch die Entstehung verschiedener Malignome nicht verhindern.

Opportunistische Mikroorganismen führen bei Menschen mit einem abgeschwächten Immunsystem nur „gelegentlich" zu einer Infektionserkrankung, während sie bei Menschen mit normal funktionierendem Immunsystem keine Infektion und keine Erkrankung hervorrufen. Zu den typischen opportunistischen Erregern, die Infektionen bei HIV-positiven Menschen hervorrufen, gehören bestimmte Bakterien (Salmonellen, Mykobakterien – häufig ist die Lungentuberkulose durch Mykobakterien), Pilze (Aspergillose, Candidiasis, Histoplasmose), Protozoen (Einzeller), insbesondere *Pneumocystis carinii* (verursacht Lungenentzündungen und betrifft ungefähr die Hälfte der Infizierten) oder Toxoplasma gondii (Toxoplasmose), und Viren (Zytomegalievirus, Hepatitis-C-Virus, Herpes-Simplex-Virus, Papilloma-Virus). Ungefähr bei einem Drittel der Menschen mit voll entwickeltem AIDS tritt das Kaposi-Sarkom auf, das durch das Virus HHV-8 (humanes Herpesvirus Typ-8), das zu den Herpesviren gehört, ausgelöst wird.

HIV ist ein Retrovirus, dessen Genom zwei idente RNA-Ketten bildet (Abb. 36). Jede von ihnen enthält nur neun Gene, die die Strukturproteine des Viruspartikels und der Enzyme kodieren, die zu seiner Vermehrung notwendig sind. Die größte Bedeutung hat das Enzym reverse Transkriptase, mit dessen Hilfe die genetische Information, die in der Virus-RNA gelagert ist, in die DNA der Wirtszelle umgeschrieben wird. Das Virus selbst hat keinen proteosynthetischen Apparat, weshalb neue

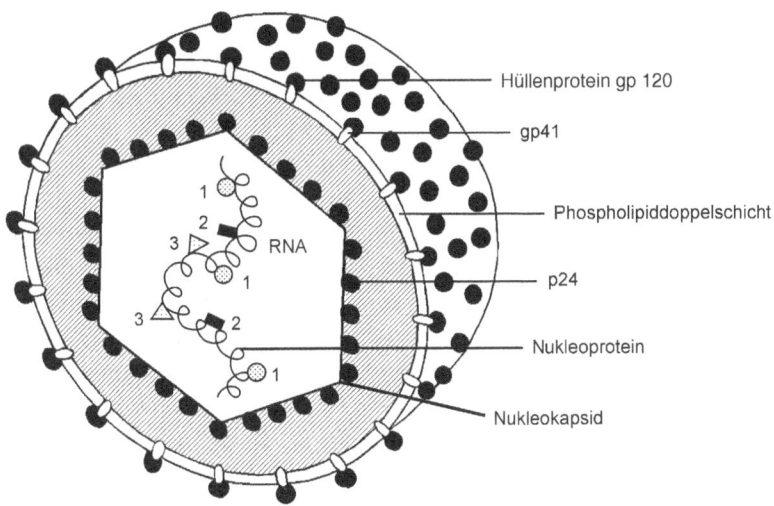

Abb. 36. Strukturmodell des Virus (HIV-1) der erworbenen menschlichen Immunschwäche. gp41 – transmembranes Hüllenglykoprotein; p24 – Hüllenprotein des Viruscores; *1* reverse Transkriptase (Enzym, das das Umschreiben der genetischen Information von der Virus-RNA in die DNA der Wirtszelle ermöglicht); *2* Integrase (Enzym, mit dessen Hilfe die DNA, die durch das Umschreiben der RNA entstanden ist, in das Genom der Wirtszelle integriert wird); *3* Protease

Viruspartikel nur mithilfe der Wirtszelle synthetisiert werden können. Die Wirtszelle kann aber die notwendige Information nur von ihrer DNA „ablesen". Deswegen muss die reverse Transkriptase diese Information von der Virus-RNA in die Wirts-DNA „umschreiben".

Um in die Wirtszelle eindringen zu können, muss sich das HIV vorher an diese binden. Dazu dient das Glykoprotein gp120, das sich auf der Oberfläche des Viruspartikels befindet. Das Molekül gp120 bindet sich sowohl an das Differenzierungsantigen CD4 als auch an die Chemokinrezeptoren CXCR4 und CCR5 (diese dienen als Korezeptoren), die sich auf der Oberfläche der Helfer-T-Lymphozyten und in einer geringeren Menge auch auf der Oberfläche der Makrophagen und dendritischen Zellen befinden. Damit wird der nachfolgende Eintritt des Virus in diese wichtigen Zellen des Immunsystems ermöglicht. Nach dem Eindringen in die Zelle muss sich die Virus-RNA mittels reverser Transkriptase in die Doppelstrang-DNA umschreiben, und diese muss in die Zell-DNA eingefügt werden, was über die Virus-Endonuklease erfolgt. In dieser Form kann sich HIV unmittelbar replizieren (vermehren) oder in einem „schlafenden" Stadium bleiben. Bei der Replikation entstehen Millionen neuer Viruspartikel, die die Lyse der infizierten Zellen verursachen und nachfolgend auch benachbarte Zellen befallen. Im ruhenden (sich nicht vermehrenden, latenten) Stadium kann HIV unterschiedlich lange Zeit verbleiben (auch mehrere Jahre). Durch die Einwirkung bisher noch nicht genau bekannter Faktoren kann es „aufwachen" und beginnen, sich zu vermehren, was zum Ausbruch der klinischen Zeichen des voll entwickelten AIDS führt.

In der Anfangsphase der Infektion repliziert sich HIV sehr langsam. In einem Kubikmillimeter Blut befinden sich weniger als 100 Viruspartikel, was für einen Nachweis mit gängigen Labormethoden viel zu wenig ist. Ein paar Tage nach der Infektion tritt im Blut des betroffenen Individuums das lösliche Protein p24 auf, das aus der inneren Virushülle (Nukleokapsid) stammt. Gleichzeitig erhöht sich die Zahl der anwesenden Viruspartikel auf einige zehntausend pro mm^3. In diesem Stadium äußert sich die Infektion mit Zeichen, die einer leichten Grippe ähnlich sind (erhöhte Körpertemperatur, Schwäche, Muskel- und Gelenkschmerzen, Benommenheit, Durchfall). Diese Phase dauert zwei bis drei Wochen. Dann treten im Blut Antikörper gegen Virusantigene auf (anti-p24, anti-gp120), und gleichzeitig verschwinden sowohl lösliche Antigene als auch infektiöse Viruspartikel. Diese Veränderung bezeichnet man als *Serokonversion* (Abb. 37). Mit ihrem Auftreten beginnt sich auch die Anzahl der Helfer-(CD4$^+$)T-Lymphozyten im peripheren Blut zu verringern.

In der Phase nach der Serokonversion (Verschwinden der Viruspartikel und ihrer löslichen Antigene aus dem Blut und im Gegenzug Bildung von Antikörpern gegen Virusantigene) können die HIV-positiven Patienten unterschiedlich lange Zeit ohne klinische Zeichen einer Erkrankung verbleiben (*asymptomatische Phase*). Diese Phase kann zehn und mehr

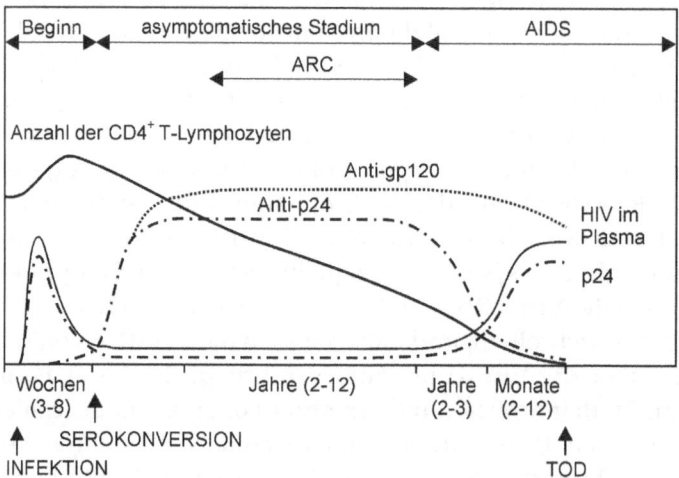

Abb. 37. Serumkonzentrationen von p24-Antigen und anti-p-24-Antikörper bei HIV-infizierten Personen (diagnostische und prognostische Bedeutung)

Jahre dauern. In dieser Zeit verringert sich die Zahl der CD4-positiven T-Lymphozyten nicht wesentlich, weil sich die Geschwindigkeit der Bildung neuer Viruspartikel mit Zerstörung der T-Lymphozyten nicht viel von der Bildung neuer T_H-Lymphozyten unterscheidet. Ungefähr ab der Hälfte der asymptomatischen Phase beschleunigt sich die Abnahme der Helfer-T-Lymphozyten. Die normale Anzahl der $CD4^+$ T-Lymphozyten ist 500 bis 1.500 pro mm^3 Blut. Wenn die Zahl unter 200 abfällt, steigt das Risiko opportunistischer Infektionen steil an. Der Wert 50 und weniger charakterisiert ein weit fortgeschrittenes Stadium von AIDS.

Die Helfer-($CD4^+$)T-Lymphozyten bilden keine einheitliche Zellpopulation. Einige leben lang, andere nur kurz. Für die Abwehr gegen infektiöse Keime und Tumore haben die lang lebenden T_H-Lymphozyten die entscheidende Funktion, und genau diese werden durch HIV vorzugsweise zerstört.

Bei einigen Patienten kommt es nach einer kürzeren oder längeren asymptomatischen Phase nicht zum typischen klinischen Bild des AIDS, sondern zu einem Zustand, der als *AIDS Related Complex* (**ARC**) bezeichnet wird. Dieser kann, muss aber nicht in ein voll entwickeltes AIDS-Bild übergehen. Für ARC sind eine erhöhte Körpertemperatur, die Abnahme des Körpergewichts und Durchfälle typisch. Es entstehen aber weder opportunistische Infektionen noch charakteristische Tumorerkrankungen.

Als AIDS bezeichnet man den Zustand, wenn ein HIV-positiver Patient ein oder mehrere der nachfolgenden klinischen Merkmale aufweist:

1. Opportunistische Infektionen – am häufigsten Lungenentzündung (Pneumonie) durch das Protozoon *Pneumocystis carinii*, Augeninfektion durch Zytomegalievirus oder Befall durch Candidiasis (Soor), wobei sich die Hefepilze vor allem in der Schleimhaut von Mund, Rachen oder Vagina vermehren.
2. Spezifische Tumorerkrankungen wie das Kaposi-Sarkom (Hautkrebs), ein Non-Hodgkin-Lymphom oder ein invasives Zervixkarzinom.
3. Abnahme der Anzahl der Helfer-($CD4^+$)T-Lymphozyten im Blut auf weniger als 200 pro mm^3.
4. Progressives Müdigkeitssyndrom bei Erwachsenen oder Nichtgedeihen bei Kindern.
5. Einige neuropsychiatrische Erkrankungen, vor allem eine Enzephalopathie (progrediente Demenz).
6. Lymphadenopathie mit angeschwollenen und schmerzhaften Lymphknoten.

Die HIV-Infektion verläuft in vier grundlegenden Stadien: die akute Infektion zwei bis vier Wochen nach der HIV-Exposition mit Zeichen ähnlich wie bei grippalen Infekten oder Mononukleose, die asymptomatische HIV-Infektion drei Monate bis einige Jahre nach der Erstexposition, die frühe symptomatische HIV-Infektion am Ende der asymptomatischen Phase und das voll entwickelte Krankheitsbild von AIDS.

Die Diagnose AIDS wird im Labor über die Bestätigung der HIV-Infektion durch die Virusisolation mit Nachweis seines Genommaterials (RNA) mittels Polymerase-Ketten-Reaktion (PCR) oder durch positive serologische Untersuchungen bewiesen. Beim Verdacht auf eine HIV-Infektion wird das Serum dieser Person zuerst nach Vorhandensein von Antikörpern gegen Virusantigene (p24, gp120) mit Enzymimmunoassays (ELISA) gesucht. Diese Untersuchung muss bei klinischem Verdacht mindestens zweimal in drei Monaten durchgeführt werden. Das ist die Zeit, in der üblicherweise die Serokonversion stattfindet (siehe Abb. 37). Jedes positive Serum wird wiederholt untersucht, und wenn es wiederholt positiv ist, wird das Ergebnis mit der Western-Blot-Methode bestätigt.

Ein Mensch kann mit dem HIV-Virus durch Blut, Vaginalflüssigkeit, Spermien oder Milch von einer infizierten Person angesteckt werden, auch wenn diese keine Zeichen der Erkrankung aufweist oder auch bei noch negativem AIDS-Test. In Übereinstimmung damit gehören zu den nachgewiesenen Wegen der HIV-Übertragung am häufigsten homosexueller und heterosexueller Kontakt, die Verwendung infizierter Spritzen und Nadeln, die transplazentare oder perinatale Übertragung von der Mutter auf das Kind, infiziertes Blut oder Blutprodukte (heutzutage unwahrscheinlich, da Spenderblut auf das Vorhandensein von HIV getestet wird), die Transplantation infizierter Organe oder die Übertragung durch Muttermilch. Eine HIV-Übertragung durch Tränen und Speichel konnte bisher noch nicht nachgewiesen werden. Die Ausnahme ist der orale Sex oder Zungenküsse besonders bei Verletzungen im Mund oder bei blutendem Zahnfleisch.

Eine wirksame AIDS-Therapie, die zur HIV-Beseitigung aus dem Körper des Betroffenen und zur vollständigen Heilung führen würde, gibt es bisher noch nicht. Alle bis jetzt eingeführten Behandlungsweisen verzögern nur das Auftreten fataler klinischer Zeichen wie opportunistische Infektionen und bösartige Tumore. So wirken:

1. Inhibitoren der reversen Transkriptase (sie blockieren das Umschreiben der Virus-RNA in die DNA der Wirtszelle) wie Zidovudin (Retrovir®), Lamivudin (Epivir®), Abacavir (Ziagen®), Didanosin (Videx®) und andere.
2. Inhibitoren der proteolytischen Enzyme wie Saquinavir (Invirase®), Ritonavir (Norvin®) oder Indinavir (Crixivan®). Das sind nicht hydrolysierbare synthetische Peptide, die die Replikation der Virus-RNA hemmen.

3. Inhibitoren des Eintritts des HIV in den Helfer-T_H-Lymphozyten mit Hilfe des CD4-Moleküls. Das ist zum Beispiel Enfuvirtid (Fuseon®).
4. Immunologisch aktive Präparate (in einem bestimmten Maß korrigieren sie die Immunschwäche) wie IL-2 (Proleukin®) oder Salk-Impfung (Remune®).

Diese Präparate werden bei der Behandlung meistens nicht einzeln eingesetzt, sondern in verschiedenen Kombinationen.

8.2.2. SARS – schweres akutes respiratorisches Syndrom

Eine weitere sekundäre Immundefizienz, die sich epidemisch im Jahre 2002 verbreitete, ist das schwere akute respiratorische Syndrom – SARS (*Severe Acute Respiratory Syndrome*). Sein Erreger ist eine neue Variante der Coronaviren (mit SARS verbundenes Coronavirus – SARS-CoV). Die Coronaviren bilden eine Virusfamilie, die respiratorische Infektionen verursacht. Ihr Genom bildet eine Einzelstrang-RNA. Das fatale Symptom der Erkrankung ist eine Pneumonie (Lungenentzündung) mit hoher Ansteckungsgefahr und hoher Sterblichkeitsrate. Die ersten SARS-Fälle wurden in Hongkong und China gesehen, von wo aus sich die Erkrankung in über 30 Länder in Asien, Nordamerika und Europa ausbreitete. Ende des Jahres 2003 wurden in der ganzen Welt mehr als 10.000 Krankheitsfälle beschrieben, von denen ungefähr 10% tödlich endeten. SARS-CoV ist nach den Angaben der Weltgesundheitsorganisation WHO (World Health Organization) ein neues Virus, das auf der Erde bis jetzt noch nicht vorgekommen ist.

Die Erkrankung durch SARS-CoV beginnt mit hohem Fieber über 38° C, Schüttelfrost, Kopfschmerzen und Schmerzen am ganzen Körper. Nach zwei bis sieben Tagen tritt trockener Husten mit Atemproblemen auf. Bei einem Teil der Patienten entwickelt sich eine Lungenentzündung, die schnell zur beatmungspflichtigen Ateminsuffizienz führt.

Nach der WHO-Definition besteht der Verdacht auf SARS, wenn folgende Kriterien erfüllt sind:

– Fieber über 38 °C und ein oder mehrere respiratorische Symptome wie Husten und Atemnot
– Kontakt mit einer SARS-infizierten Person
– Aufenthalt innerhalb der letzten zehn Tagen in einer Region oder Abstammung aus dieser Region, in der die Erkrankung vorkommt
– Tod nach November 2002 infolge eines ungeklärten akuten Zusammenbruchs der Atmung und Gültigkeit der oben genannten Kriterien

Die Diagnose einer SARS-CoV-Infektion kann man heute nicht nur aufgrund der oben genannten anamnestischen Angaben stellen, sondern auch mithilfe spezifischer kommerziell erhältlicher Labortests. Zur Bestätigung der Diagnose werden zwei Arten von Laboruntersuchungen verwendet – molekularbiologische und serologische. Bei den molekularbiologischen Tests wird durch Polymerase-Ketten-Reaktion (PCR) festgestellt, ob sich im Sputum, im Nasensekret oder im Stuhl eines verdächtigen Patienten die SARS-CoV-Genom bildende RNA befindet. Die serologischen Tests weisen im Serum des Patienten spezifische, gegen SARS-CoV-Antigene gerichtete Antikörper der Klasse IgG und IgM nach. Die Antikörper im Serum treten erst zehn Tage nach Beginn der Erkrankung auf und bleiben auch nach der Genesung des Patienten erhalten.

Da SARS eine extrem ansteckende Erkrankung ist, müssen nicht nur alle Infizierten, sondern auch alle infektionsverdächtigen Patienten in Räumen mit individueller Klimaanlage isoliert werden, und das medizinische Pflegepersonal muss strengste antiinfektiöse Maßnahmen einhalten.

Bisher gibt es keine spezifische und wirksame Therapie für SARS-CoV infizierte Patienten. Die Behandlung ist unspezifisch durch Gabe von Kortikosteroiden, antiviralen und antiinfektiösen Präparaten, mechanischer Atemhilfe und Isolation, damit gesunde Personen in der Umgebung nicht angesteckt werden.

SARS-CoV vermehrt sich vor allem in den Zellen des Immunsystems, den Monozyten und Lymphozyten, in denen das Virus Apoptose (vorprogrammierten Zelltod) auslöst. Als Folge der übermäßigen und vorzeitigen Apoptose verringert sich die Zahl der B- wie auch T-Lymphozyten in den Lungen, der Milz und den Lymphknoten, sodass sie ihre Abwehrfunktion in diesen Organen nicht mehr wirksam erfüllen können. Gleichzeitig kommt es zur Invasion von Apoptose-Monozyten in die Lungen der betroffenen Patienten, was zu Gewebeschädigung und akuten Störungen der Atmung führt.

8.2.3. Ungeeignetes Verhältnis der Nährstoffe (Diätfaktoren) in der Nahrung

Fast alle Nährstoffe in Lebensmitteln (Nahrungsbestandteile) sind an der Aufrechterhaltung von optimalen Immunantworten auf infektiöse und andere schädigende Agenzien beteiligt. Das bedeutet aber auch, dass sowohl eine ungenügende als auch übermäßige Zufuhr von Substanzen, die sich in der täglichen Nahrung befinden, negative Auswirkungen haben kann. Eine negative Auswirkung kann sich nicht nur durch eine erhöhte Empfindlichkeit gegen verschiedene pathogene Mikroorganismen und eine Neigung zur Tumorentstehung (Krebs) äußern, sondern auch durch eine abnormale Form der Immunantwort wie zum Beispiel in Form von Allergien.

Unsere Nahrung enthält **Makronährstoffe** wie Proteine (Eiweißstoffe), Saccharide (Zucker) und Lipide (Fette) und **Mikronährstoffe** wie Vitamine und Mineralstoffe einschließlich der Spurenelemente (Mikroelemente). *Mineralstoffe*, die sich in unserem Körper befinden, kann man in zwei Kategorien einteilen: Hauptmineralstoffe (vorhanden in Gramm-Mengen) wie Kalzium, Chlorid, Magnesium, Phosphor, Kalium, Natrium und Schwefel und typische *Mikroelemente* (vorhanden in Mikrogramm-bis Milligramm-Mengen) wie Bor, Chrom, Iod, Cobalt, Silicium, Mangan, Kupfer, Selen, Zink und Eisen.

Bei einem Mangel oder einer unausgewogenen Zufuhr in den Organismus entstehen sekundäre Immundefizienzen. Von den Makronährstoffen ist für die Entstehung der Immunschwächezustände vor allem die ungenügende Zufuhr von Proteinen und Kalorien verantwortlich. Dies beweist auch die Tatsache, dass die Proteinmangelernährung, wie sie vor allem in den Entwicklungsländern vorkommt, die häufigste Ursache von Immundefizienzen in der Welt ist.

Protein-Energie-Malnutrition (Fehlernährung) entsteht bei lang dauerndem Hungern, Anorexie (krankhafte Appetitlosigkeit), falschen Abmagerungskuren und bei Erkrankungen wie Krebs oder AIDS. Sie hat schwerwiegende negative Folgen auf verschiedene Bestandteile des Immunsystems und damit auch auf seine Abwehrfähigkeit gegen infektiöse Erreger und Malignome. Eine ungenügende Zufuhr von Proteinen und Kalorien bewirkt eine Atrophie (Verkleinerung) der lymphatischen Organe (Thymus, Milz und Lymphknoten) und damit eine Verringerung ihrer biologischen Funktion. Es verringert sich die Anzahl der zirkulierenden B-Lymphozyten und in der Folge die Antikörperbildung. Auch die Anzahl der zirkulierenden Helfer- und zytotoxischen T-Lymphozyten wird verringert, ebenso wie deren Fähigkeit, sich zu teilen und eine Wirkung gegen Infektionserreger (Viren) zu zeigen, die sich in den Zellen vermehren. Deutlich reduziert sind auch die Zytokinfunktionen, die die Verbindungssignale zwischen Zellen des Immunsystems gewährleisten und ihre Abwehrreaktionen koordinieren.

Auf eine ungenügende oder falsche Eiweißernährung sind besonders Säuglinge und Kleinkinder, ältere Menschen (über 60 Jahre) und Personen mit bestimmten Erkrankungen (vor allem AIDS) empfindlich. Säuglinge und Kleinkinder haben ein noch unreifes Immunsystem, das nicht „genug Erfahrung" im Umgang mit einem ungünstigen Zustand wie einem nahrungsbedingten Proteinmangel gewonnen hat. Auch verfügt ihr Organismus nur über sehr kleine Proteinspeicher, aus denen durch Proteinabbau Aminosäuren zum Aufbau jener Proteine gewonnen werden könnten, die für die richtige Entwicklung und Funktion des Immunsystems unentbehrlich sind. Strenge vegetarische Kost ist deswegen bei Kleinkindern ungünstig in Bezug auf ihre Abwehrfähigkeit gegen infektiöse und andere schädigende Agenzien wie auch auf die Entstehung von allergischen und autoimmunen Erkrankungen.

Starker Proteinmangel, wie man ihn bei Kindern in tropischen, mit Hungersnot betroffenen Entwicklungsländern antreffen kann, führt zu einem krankhaften, als *Kwashiorkor* bezeichneten Zustand, bei dem das Immunsystem schwer betroffen ist. Die frühen Symptome sind Schwäche, Apathie und Lethargie. Wenn der allgemeine Mangel an Proteinen und Nahrung weiter andauert, entstehen Wachstumsstörungen, schwindet die Muskelmasse, entstehen generalisierte Schwellungen und Splenomegalie (typisch sind der große Bauch und Veränderungen des Haupigments). Das Endstadium sind der Schockzustand und der Tod.

Ältere Menschen haben ähnliche Veränderungen in ihren Immunmechanismen, wie man bei Patienten in den ersten AIDS-Stadien oder bei Menschen mit proteinkalorienarmer Mangelernährung beobachtet. Der Unterschied liegt darin, dass die Veränderungen bei älteren Menschen physiologisch entstehen. Durch geeignete Nahrungskorrektur kann man sie in einem bestimmten Maß korrigieren. Bei über 60-jährigen Personen erkennt man eine defekte Funktion der Neutrophilen, der Schlüsselzellen in der Abwehr gegen die überwiegende Zahl von pathogenen Keimen. Diese Zellen haben auf der einen Seite eine erhöhte Fähigkeit, Bakterien und andere Partikel zu phagozytieren (zu verschlingen), aber auf der anderen Seite eine Verringerung ihrer bakteriziden und chemotaktischen Aktivität. Das bedeutet, dass „ältere Neutrophile" nicht nur Probleme haben, sich pathogenen Mikroorganismen zu nähern, sondern diese auch in einer verkürzten Zeit abzutöten, bevor sie sich übermäßig vermehren und eine Erkrankung hervorrufen können. Das Altern ist mit einer deutlichen Abnahme der zirkulierenden Lymphozyten verbunden. Verringert ist vor allem die Anzahl der Helfer-T_H-Lymphozyten, während im Gegensatz dazu die Anzahl der aktivierten T-Lymphozyten und der Suppressor-T-Lymphozyten und analog auch die Anzahl der NK-Zellen erhöht ist. Verändert sind auch die Konzentrationen vieler Zytokine. Alle diese Veränderungen münden in einer ungenügenden Funktion vor allem der zellulären Immunität, was sich bei den älteren Menschen als eine verringerte Resistenz gegen infektiöse und maligne Erkrankungen äußert.

Besonders schwerwiegend sind die Abnahme der Helfer-T_H-Lymphozyten und die Verringerung der Reproduktionsfähigkeit der Lymphozyten allgemein (Antwortfähigkeit auf mitogene Stimuli). Man kann dies mit dem Generalstab einer Armee vergleichen, in der zunehmend jene erfahrenen Analytiker zu fehlen beginnen, die über die Abwehrstrategie gegen den attackierenden invasiven Feind entscheiden. Die Situation wird auch dadurch verschlechtert, dass aus dem „Landesinneren" keine junge Generation nachkommt, aus der man solche Analytiker erziehen könnte.

Für die normale Funktion des Immunsystems haben einige **Vitamine** eine wichtige Bedeutung, besonders die Vitamine A, B_6, B_{12}, C, E und Folsäure.

Vitamin A (Retinol) gehört zu den fettlöslichen Vitaminen. Es steigert die Fähigkeit von Zellen des Immunsystems, pathogene Mikroorganismen und Viren abzutöten, und erhöht die Resistenz gegen Karzinogene. Damit erhöht sich die Widerstandsfähigkeit des Organismus gegen Infektionserkrankungen und Malignome. Durch den Einfluss von Vitamin A auf B-Lymphozyten wird die Antikörperbildung stimuliert. Es aktiviert die Epithelzellen, wodurch Haut und Schleimhautoberflächen in guter Abwehrbereitschaft gegen Infektionen gehalten werden. Übermäßige Vitamin-A-Aufnahmen können toxisch wirken. Bekannt sind zum Beispiel Vergiftungen kleiner Kinder nach einer zufälligen Aufnahme großer Mengen Vitamin-A-haltiger Präparate.

Beta-Carotin ist ein Präkursor von Vitamin A. In der Natur kommen (vor allem in den Pflanzen) ungefähr 600 verschiedene Carotinoide vor. Diese zeigen neben einem Vitamin-A-ähnlichen Einfluss auf das Immunsystem auch bedeutende antioxidative Eigenschaften (sie dämpfen den Oxidationsstress). Manche von ihnen, wie zum Beispiel Lykopen oder Zeaxanthin, haben auch Antitumorwirkungen.

Oft wird angenommen, dass die B-Vitamine als eine Einheit wirken (B-Komplex). Für die normale Funktion des Immunsystems sind aber nur die Vitamine B_6, B_{12} und Folsäure von Bedeutung. Ein Mangel an **Vitamin B_6** verringert die Aktivität der T-Lymphozyten und NK-Zellen und die Involution (Schrumpfung, numerische Atrophie) des Thymus. Diese Störung wird vorwiegend bei Mädchen und jungen Frauen beobachtet, die bei Nahrungsaufnahme Sacchariden und raffinierten Lebensmitteln den Vorrang geben. Ein Mangel an Vitamin B_6 im Organismus von AIDS-Kranken beschleunigt die Progression (Fortschreiten klinischer Zeichen) der Erkrankung. Ein Vitamin-B_6-Mangel kann auch nach der Gabe bestimmter Medikamente auftreten, wie zum Beispiel bei Isoniazid in der Tuberkulose-Therapie. Vitamin-B_6-Mangel wird auch mit einem erhöhten Risiko der Tumorbildung verbunden.

Vitamin B_{12} spielt in Immunprozessen eine zentrale Rolle, weil es die Teilung und das Wachstum von Zellen beeinflusst und die Zellen des Immunsystems zu den sich am schnellsten erneuernden Zellen im Organismus gehören. Bei einem Vitamin-B_{12}-Mangel sind Zahl und Aktivität von T-Lymphozyten und NK-Zellen deutlich verringert. Gemeinsam mit der Folsäure beeinflusst es auch die DNA-Replikation und damit auch die Bildung des genetischen Materials.

Vitamin C (Ascorbinsäure) beeinflusst das Immunsystem auf zwei grundlegenden Wegen. Es gewährleistet die normale Funktion der B- und T-Lymphozyten wie auch die normale Bildung antimikrobieller

Moleküle während des respiratorischen Bursts der Phagozyten. Der zweifache Nobelpreisträger Linus Pauling propagierte Vitamin C als eine antivirale und antikrebs-wirkende Substanz. Bei einer Infektion oder einer Entzündungsreaktion erhöht sich der Vitamin-C-Verbrauch und sollte in diesen Fällen dem Organismus in erhöhten Mengen zugeführt werden, weil die Ascorbinsäure zu jenen Vitaminen gehört, die der Mensch nicht synthetisieren kann und deshalb mit der Nahrung aufnehmen muss.

Vitamin E gehört zu den Tokopherolen und wirkt als eines der wichtigsten Antioxidantien. Diese Substanzen beseitigen den oxidativen Stress, der im Organismus bei verschiedenen physiologischen und pathologischen Reaktionen entsteht. Vitamin E erhält die Gesamtheit und normale biologische Aktivität der Zellmembranen und erhöht in Kombination mit Vitamin A die Fähigkeit der Neutrophilen, infektiöse Mikroorganismen zu beseitigen. Vitamin E in täglichen Dosen von 400 bis 800 IU (International Units, internationale Einheiten) verringert bei älteren Menschen deutlich das Auftreten von Infektionen. Höhere Dosen haben dagegen eine immunsuppressive Wirkung.

Von den **Spurenelementen** (Mikroelementen) greifen nur Eisen, Kupfer, Mangan, Chrom und besonders Selen und Zink regulatorisch in das Immunsystem ein.

Eisenmangel äußert sich durch eine verminderte Fähigkeit der Neutrophilen, Mikroorganismen abzutöten, durch defekte Funktionen der T-Lymphozyten und NK-Zellen wie auch durch verringerte Produktion von IL-2, das ein grundlegender Aktivierungsfaktor der zytotoxischen T-Lymphozyten ist. Diese Veränderungen verursachen vor allem Störungen der zellulären Immunität und äußern sich mit reduzierter Widerstandsfähigkeit gegen intrazelluläre Erreger wie Malaria, Tuberkulose oder AIDS. Auf der anderen Seite wirkt ein Eisenüberschuss in der Nahrung negativ, da Eisen ein lebenswichtiges Element für die Vermehrung vieler pathogener Mikroorganismen darstellt. Der menschliche Organismus hat besondere Proteine, die die Eisenionen abfangen und diese für die Mikroorganismen unzugänglich machen. So ein Protein ist *Laktoferrin* in der Milch und im Verdauungstrakt, aber auch in den Neutrophilen. Bei hohen Eisenspiegeln im Organismus wird Laktoferrin voll beladen und verliert die Fähigkeit, weiteres Eisen zu binden. Dieses überschüssige Eisen steht dann den Mikroorganismen „zur Verfügung". Aus diesem Grund wird die Anreicherung der normalen Nahrung mit eisenhaltigen Präparaten meistens nicht empfohlen. Der menschliche Organismus kann den Eisenüberschuss nicht entfernen, und es gibt keine Mechanismen zur Ausscheidung (Elimination) des Eisens. Das Eisen verschwindet aus dem Organismus nur durch Blutung (pathologischer Mechanismus) oder durch physiologische Blutverluste (Menstruation).

Kupfer, Chrom und Mangan stimulieren die antimikrobielle Fähigkeit der Leukozyten und erhöhen die Aktivität der NK-Zellen. Erniedrigte Magnesiumspiegel wurden bei AIDS-Patienten festgestellt. Man kann annehmen, dass die Bevölkerung Mitteleuropas bei gängigen Ernährungsgewohnheiten diese Spurenelemente in genügenden Mengen aufnimmt, sodass eine bewusste Ergänzung nicht notwendig ist. Dies gilt aber nicht für Selen und Zink.

Selen (Se)

Ursprünglich hielt man Selen für ein toxisches Element. Erst seit der zweiten Hälfte des 20. Jahrhunderts wurde klar, dass Selen im menschlichen Organismus ein unbedingt notwendiges Element zum Schutz von Zellen und Gewebe vor oxidativer Schädigung und zur Aufrechterhaltung einer normalen Funktion des Immun-, Herz-Kreislauf- und reproduktiven Systems notwendig ist. Bei Selenmangel sind die antimikrobielle Aktivität der Neutrophilen, die Antikörperproduktion, die Immunglobulinkonzentrationen (IgG und IgM) und die Zahl der im Blut zirkulierenden zytotoxischen T_C-Lymphozyten verringert. Diese Veränderungen haben eine verminderte Widerstandsfähigkeit gegen Infektions- und Tumorerkrankungen zur Folge (vor allem Hautkrebs wie das maligne Melanom, aber auch Kolorektalkarzinom, Prostatakarzinom und Brustdrüsenkarzinom). Bei Selenmangel erhöhen sich die Thrombozytenaggregation und die Expression von Adhäsionsmolekülen, was zu einem erhöhten Risiko zur Entstehung von Arteriosklerose und einer erhöhten Anfälligkeit für Entzündungen führt. Es wird die Leukotrienbildung aktiviert und das physiologische Gleichgewicht zwischen Helfer-T_H1- und T_H2-Lymphozyten verändert, was die Möglichkeit zur Entwicklung von Asthma bronchiale und anderen allergischen Erkrankungen erhöht. Verringerte Selenspiegel im Blutplasma (mit weniger als 80 Mikrogramm pro Liter) findet man bei Frauen mit spontanem Abortus (ungewollter Schwangerschaftsabbruch), bei männlicher Infertilität, bei Psoriasis und bei AIDS. In letzterem Fall ist die Verringerung des Selenspiegels direkt proportional der Krankheitsprogression.

Ein Selenmangel entsteht, wenn die tägliche Selenaufnahme kleiner als 40 bis 45 Mikrogramm (µg) ist. Die empfohlene Dosis in europäischen Ländern beträgt 80 bis 90 µg für Männer und 65 bis 75 µg für Frauen. Die tatsächliche Aufnahme ist ungefähr die Hälfte der theoretisch erforderlichen Menge und beträgt in Mitteleuropa, einschließlich der Slowakischen und Tschechischen Republik, nur 30 bis 35 µg. Die Ursache ist der geringe Gehalt an Selenverbindungen in der europäischen Erde, und entsprechend gering ist daher der Selengehalt in der pflanzlichen und tierischen Nahrung. Folglich ist es notwendig, die Selenaufnahme über

Grundnahrungsmittel (die Selenverbindungen werden künstlich zugesetzt) oder durch selenhaltige Nahrungsmittelzusätze zu ergänzen. Unter durchschnittlichen mitteleuropäischen Lebensbedingungen ist es notwendig, die tägliche Zufuhr um mindestens 50 µg Selen zu ergänzen. Besonders ungünstige Folgen der ungenügenden Selenspeicherung äußern sich bei älteren Menschen (über 60 Jahre) und bei HIV-infizierten Personen. In diesen Fällen treten die immunstimulatorischen und Antitumorwirkungen erst bei täglichen Dosen von mindestens 200 µg Selen auf. Eine Selenmenge bis 400 µg täglich hält man für sicher. Zeichen der Selenintoxikation (Vergiftung, *Selenose*) erscheinen erst, wenn die tägliche Dosis 900 µg übersteigt, wie es in einigen endemischen Regionen wie zum Beispiel in China, Russland, Venezuela und USA beobachtet wird, wo es in der Erde einen übermäßig hohen Selengehalt gibt.

Zur Nahrungsergänzung (Supplementation) werden am häufigsten Selenate und Selenite verwendet. Aus ihnen entstehen Selenaminosäuren (ein Schwefelatom ist durch ein Selenatom ersetzt) wie *Selencystein* (befindet sich vor allem in tierischen Lebensmitteln) und *Selenmethionin* (vor allem in den Pflanzen). Selencystein ist Bestandteil verschiedener Enzyme und Proteine, die am Schutz der Leukozyten und anderer Zellen vor oxidativer Schädigung beteiligt sind (Glutathionperoxidase) und die den Metabolismus der Schilddrüsenhormone (Iodthyrosindeiodase), der DNA und der Transkriptionsfaktoren (Thioredoxinreduktase) regulieren. Als Nahrungsergänzung werden organische (vor allem Selenmethionin) Verbindungen für günstiger gehalten als anorganische Selenverbindungen.

Antioxidative und antiinflammatorische Selenwirkungen werden durch Vitamin E erhöht.

Selen ist auch für die normale Hirnfunktion ein unersetzbares Element. Bei alten Menschen ist der niedrige Selenplasmaspiegel direkt proportional mit den Zeichen der Altersschwäche und dem Verfall der kognitiven Funktionen. Menschen, die an Alzheimer-Erkrankung gestorben sind, haben im Gehirngewebe nur etwa die Hälfte an Selen im Vergleich zu gleichaltrigen Menschen, die ohne Zeichen einer Demenz gestorben sind. Eine niedrige tägliche Selenaufnahme wird mit einem erhöhten Auftreten von Depressionen und anderen negativen psychischen Zuständen wie Beklemmung, Panikattacken, Verwirrung und Feindlichkeit verbunden.

Zink (Zn)

Zink ist Bestandteil von mehr als 300 Enzymen, die am Energieumsatz, an der Synthese von Proteinen und Nukleinsäuren und zusätzlich an vielen anderen biochemischen Reaktionen beteiligt sind. Es ist daher nicht überraschend, dass Zink auch Immunmechanismen entscheidend beeinflusst. Bei ungenügender Zufuhr kommt es zur Thymusatrophie, zum Mangel an Thymushormonen und in der Folge zu Defekten vorwiegend in der T-Zell-Immunität. Die Anzahl der Helfer-T_H-Lymphozyten und NK-Zellen wird verringert, Makrophagen haben eine reduzierte Fähigkeit zur Beseitigung intrazellulärer Parasiten, die Bildung mehrerer Zytokine ist verringert. Als Folge zeigt sich eine abgeschwächte Widerstandsfähigkeit gegen Infektionserkrankungen. Zinkmangel kann nicht nur durch eine ungenügende Aufnahme mit der Nahrung verursacht werden, sondern auch durch Störungen seiner Resorption aus dem Verdauungstrakt oder durch übermäßige Verluste wie zum Beispiel bei schweren Verletzungen oder Verbrennungen, bei übermäßiger Blutung oder bei Erkrankungen wie Diabetes mellitus (Zuckerkrankheit).

Die empfohlene tägliche Dosis ist 15 Milligramm (mg) Zn. Obwohl Zink ein relativ ungiftiges Element ist, wird nicht empfohlen, diese Dosis um mehr als das Zwei- bis Dreifache zu überschreiten. Bei einer Dosis über 100 mg Zn pro Tag kann bereits seine suppressive (dämpfende) Wirkung auf das Immunsystem auftreten. Ideal wäre, die tägliche notwendige Dosis Zink individuell je nach Füllungszustand der Speicher jedes Organismus anzupassen. Diese Speicher kann man aber nicht so einfach bestimmen, weil Zink ein Bestandteil vieler Proteine ist, in denen es in gebundener Form vorliegt.

Bei älteren Menschen scheint die Supplementation (Nahrungsergänzung) von Zink (vor allem in Form von Zinkglukonat) vorbeugende Wirkung gegen Virusinfektionen der Atemwege, besonders gegen Grippe und Herpesviren, zu haben. Neben einer vorbeugenden Wirkung verringert die Zinksupplementation auch die Intensität und Dauer der klinischen Zeichen von Grippe wie Husten, Kopfschmerzen, Röcheln, Schnupfen und andere. Diese vorteilhaften Zinkwirkungen werden noch deutlicher, wenn gleichzeitig eine ausreichende Zufuhr der Vitamine A, B_6, C und E gewährleistet wird. Die Menge des verabreichten Zinks sollte aber nicht höher sein als die empfohlene tägliche Dosis und nicht länger als ein bis zwei Monate dauern.

Bei der Zinksupplementation, besonders bei älteren Menschen, kann ein Kupfermangel (Cu) entstehen, weil diese zwei Spurenelemente (Zn und Cu) im Organismus gegenseitig im Wettbewerb stehen. Deswegen wird empfohlen, dass bei der täglichen Einnahme von 10 bis 15 mg Zink gleichzeitig auch ein Milligramm Kupfer verabreicht wird.

9. Autoimmunerkrankungen

Im Kapitel 7 wurde erwähnt, dass eine übermäßige (viel zu fleißige) Antwort des Immunsystems zu Autoimmunerkrankungen oder zu Allergien führen kann. So eine überempfindliche (hypersensitive) Antwort kann einen der vier klassischen immunpathologischen Zustände hervorrufen. Autoimmunerkrankungen gehören am häufigsten zur zytotoxischen (Typ 2) oder immunkomplexvermittelten (Typ 3) und manchmal auch zur verzögerten Überempfindlichkeit (Typ 4). Für die Entstehung der Autoimmunerkrankung durch Mechanismen des Typs 2 und 3 sind *Antikörper* der Klassen IgG oder IgM verantwortlich, die den Charakter von Autoantikörpern haben. Am Mechanismus des Typs 4 sind *Zellen* beteiligt, vor allem zytotoxische T_C-Lymphozyten und Helfer-T_H1-Lymphozyten.

Autoimmunerkrankungen sind weit verbreitet und betreffen viele Personen. Ungefähr einer von zwanzig Bewohnern in Europa oder Nordamerika leidet an irgendeiner Form einer Autoimmunerkrankung. Autoimmunerkrankungen entstehen als Folge einer gestörten Funktion des Immunsystems, das nicht mehr zwischen „eigenen" und „fremden" Antigenen unterscheiden kann.

Das Immunsystem ist „viel zu fleißig" und vielleicht auch „verängstigt". Es ist vergleichbar einem Soldaten im Wachdienst während der Nacht, in dem er auf ein sich bewegendes menschliches Schattenbild zu schießen beginnt, ohne sich zu vergewissern, ob es sich um einen Feind handelt oder nur um seinen Kollegen, der von einem geheimen Treffen mit seiner Freundin zurückkommt. Die Folge dieser übermäßigen oder überempfindlichen Aktivität des Immunsystems ist ein Angriff auf eigene Zellen und Gewebe, was wiederum deren Schädigung zur Folge hat.

Dabei können nur ein Zelltyp oder nur ein Organ oder mehrere Arten von Zellen, Geweben oder Systemen betroffen sein. Im ersten Fall sprechen wir von **organspezifischen** Autoimmunerkrankungen, im zweiten Fall von **systemischen** Autoimmunerkrankungen.

Das Immunsystem kann beim Angriff auf eigene Zellen oder eigenes Gewebe zwei Arten von Waffen benutzen. Es sind Antikörper, die man mit den „Boden-Boden-Raketen" vergleichen kann, oder autoreaktive T-Lymphozyten, die wie „Luft-Boden-Raketen aus Kampfhubschraubern" wirken können.

Ein klassisches Beispiel einer durch B-Lymphozyten und ihre „Boden-Boden-Raketen" vermittelte Autoimmunerkrankung ist die *idiopathische thrombozytopenische Purpura*. Sie betrifft Thrombozyten (Blutplättchen), die sich normalerweise bei einer Gewebeverletzung (zum Beispiel Schnitt in die Haut) am Blutungsort ansammeln und ein Blutgerinnsel bilden. Dieses verstopft das Leck im beschädigten Gefäß und verhindert die weitere Blutung. Als Folge von Virusinfektionen oder durch Einwirkung verschiedener Arzneimittel kann sich die Thrombozytenoberfläche so verändern, dass das Immunsystem die Thrombozyten als Fremdkörper erkennt und dagegen Autoantikörper bildet, die sich an Thrombozyten binden. So entstehen Immunkomplexe von Thrombozyten mit gebundenen Autoantikörpern. Diese zirkulieren im Blutkreislauf, bis sie in die Milz gelangen, die in diesem Fall als „Thrombozytenfriedhof" wirkt. Die Milz erkennt die Immunkomplexe und beseitigt sie. Als Folge dessen sinkt die Zahl der Thrombozyten (normal um 250.000 Thrombozyten pro Mikroliter Blut) auf etwa zehnfach niedrigere Werte. Es resultiert eine erhöhte Blutungsneigung, die sich durch kleine rote Flecken äußert. Diese als „Purpura" bezeichneten Flecken können in der Haut oder im Auge vorkommen. Spontan kann es aber auch durch Blutverlust über die Nieren zu Blutbeimengungen im Urin kommen oder auch zu Nasen- oder Zahnfleischbluten. Am schwerwiegendsten aber ist die Blutung in innere Organe oder in Körperhöhlen, die tödlich enden kann.

Klassisches Beispiel von Autoimmunerkrankungen, die durch autoreaktive T-Lymphozyten vermittelt werden, sind der juvenile Diabetes mellitus (Zuckerkrankheit vom Typ I) und die rheumatoide Arthritis.

Der *juvenile Diabetes* betrifft Jugendliche und ist eine andere Erkrankung als der Diabetes der Erwachsenen. Er entsteht durch die Schädigung der β-Langerhanszellen im Pankreas. Ihre Funktion ist die Bildung und Freisetzung von Insulin, einem Hormon, das den Glukosespiegel im Blut reguliert. Bei Insulinmangel erhöht sich der Glukosespiegel im Blut (Hyperglykämie), in dessen Folge es zur Schädigung von Nieren, Augen, des Nervensystems und des Säure-Basen-Haushalts mit Ausbildung einer Azidose im Blut kommen kann. Ein nicht behandelter Diabetes kann zum Koma und unbehandelt bis zum Tod führen. Die Ursache der

Schädigung der β-Langerhanszellen ist ihre Zerstörung durch autoreaktive zytotoxische T_C-Lymphozyten, die in das Pankreas eingedrungen sind. Da die beschädigten β-Langerhanszellen nicht mehr Insulin bilden können, entsteht ein Insulinmangel.

Ein anderes Beispiel einer Autoimmunerkrankung durch autoreaktive T-Lymphozyten ist die rheumatoide Arthritis (chronische Polyarthritis), an der bis zu 2% der Bevölkerung leiden. Dabei gelangen T-Lymphozyten in Gelenke und zerstören den Gelenksknorpel. Die chronische Entzündung führt zu Schmerzen, Gelenksschwellung, Beeinträchtigung der normalen Beweglichkeit und zur Verminderung der Lebensqualität. Als Folge einer nicht behandelten oder auf Medikamente resistenten rheumatoiden Arthritis (RA) kommt es nicht nur zu Gelenkdeformationen bis zum völligen Verlust der Gelenksbeweglichkeit, sondern auch zu Organschädigungen des Herzens, der Lungen, der Nieren und der Sinnesorgane (vor allem der Augen). Ein Patient mit rheumatoider Arthritis kann letztendlich im Rollstuhl enden.

9.1. Warum entstehen Autoimmunerkrankungen nicht bei allen Menschen?

Unter physiologischen Bedingungen reagiert das Immunsystem des Menschen auf eigene Antigene mit keiner schädigenden Immunantwort. Das ist das Ergebnis einer immunologischen Toleranz (Nichtantworten). Die **immunologische Toleranz** entwickelt sich bereits während der Embryonalentwicklung, während der ein Teil der autoreaktiven Lymphozytenklone (der Anteil, der durch eigene Antigene aktiviert werden könnte) physisch beseitigt (*klonale Deletion*) wird. Ein zweiter Teil dieser potenziell autoaggressiven Klone bleibt aber in der Bereitschaft und kann durch viele Antigene stimuliert werden. Ihre Stimulation mit einem bestimmten Antigen (einschließlich eines Autoantigens) reicht aber nicht aus zum Einleiten einer Immunantwort. Dazu ist es notwendig, dass so ein Lymphozyt noch ergänzende, sog. *kostimulatorische Signale* erhält. Diese bilden sich über Korezeptoren und kostimulatorische Moleküle, zu denen auch bestimmte Zytokine gehören. Ohne kostimulatorische Signale kommt es anstelle einer Immunantwort zur *Apoptose* (vorprogrammierter Zelltod). Dieser Mechanismus wird in Abhängigkeit vom beteiligten Lymphozytentyp als *B-* oder *T-zelluläre Anergie* bezeichnet.

Sollte es im Organismus eines bestimmten Individuums nicht gelungen sein, durch klonale Deletion oder B- und T-zelluläre Anergie alle potenziell autoreaktiven Lymphozyten bereits während der Embryonalentwicklung zu zerstören oder zu inaktivieren, so können diese auch noch in der postnatalen Entwicklung durch die sogenannte *regulatorische klonale Inhibition* zerstört werden. Dabei wirken spezifische zyto-

toxische oder regulatorische T-Lymphozyten, die die „verbliebenen"
autoreaktiven Lymphozyten entweder zerstören oder zumindest deren
Aktivierung durch Autoantigene hemmen können. Diese zytotoxischen
oder regulatorischen Lymphozyten haben eigentlich die Funktion von
Suppressor-T-Lymphozyten.

Die drei genannten grundlegenden Mechanismen zur Entstehung der
Immuntoleranz auf eigene Antigene könnte man mit einer militärischen
Aktion vergleichen, wenn in eine professionelle Armee viele Soldaten
aufgenommen werden, unter denen auch ehemalige Verbrecher sind.
Die Soldaten, bei denen sich mörderische Neigungen gegen eigene Angehörige zeigen, werden unbarmherzig beseitigt. Unter den anderen
bleiben aber noch genug potenziell gefährliche Individuen übrig. Diesen
wird einfach keine Waffe in die Hand gegeben, sodass sie nur an den
Hilfsarbeiten beteiligt sein können wie zum Beispiel dem Anlegen eines
Schützengrabens. Wenn sich aber auch bei einigen dieser Soldaten ag-
gressives Verhalten zeigt, werden sie ins Gefängnis geschickt. Damit
wird die richtige Kampffähigkeit der Armee gewährleistet. Man muss
aber zugeben, dass dieser Mechanismus nicht immer hundertprozentig
funktioniert. Isolierte gefährliche Individuen können auch aus dem Gefängnis entkommen, zu den Waffen gelangen und auf andere Soldaten
schießen.

Die Mechanismen der Immuntoleranz gewährleisten den Schutz der
Individuen vor Autoimmunerkrankungen. Diese entstehen nur bei solchen Individuen, bei denen diese Mechanismen aus verschiedenen inneren oder äußeren Ursachen ungenügend vorhanden sind oder funktions-
los werden.

9.2. Was ist Autoimmunität?

Die klassische Definition der Autoimmunität unter Annahme eines *nur*
pathologischen (krankhaften) Zustandes, bei dem das Immunsystem auf
eigene Antigene mit Bildung von Autoantikörpern und autoreaktiven
T-Lymphozyten reagiert, gilt heute nicht mehr. Es konnte gezeigt werden, dass kleine Mengen an Autoantikörpern auch unter normalen
physiologischen Bedingungen entstehen. Sie sind ein Bestandteil der
physiologischen Regulation normaler Immunmechanismen. Unter physiologischen Bedingungen können Autoantikörper ein Bestandteil der
natürlichen Antikörper sein und an der Opsonisierung und Beseitigung
alter, abgenutzter oder anders beschädigter eigener Zellen beteiligt sein.
Sie können auch mit Epitopen (Antigendeterminanten) auf mikrobiellen
Antigenen reagieren, die den Epitopen auf eigenen Zellen ähnlich sind.
Damit werden diese mikrobiellen Antigene maskiert (bedeckt) oder blockiert, damit keine Antikörper entstehen können, die auch mit Epitopen

auf eigenen Zellen kreuzreagieren könnten und somit eine Autoimmunerkrankung hervorrufen würden. Diese *physiologischen Autoantikörper*
sind üblicherweise vom IgM-Isotyp und haben eine niedrige Affinität
(Bindungsstärke) zum spezifischen Antigen.

An der Schädigung der eigenen Zellen sind vor allem Antikörper vom
Isotyp (Klasse) IgG mit hoher Affinität zum Antigen beteiligt. Diese
pathologische Funktion erfolgt aber nur unter Mitbeteiligung weiterer
Einflussgrößen wie der Antikörpermenge, deren Spezifität, der genetischen Prädisposition (Neigung) und des Geschlechts des Individuums,
des Vorkommens bestimmter Infektionen und anderen.

Unter dem Begriff Autoimmunität können zwei Zustände zusammengefasst werden: Autoreaktivität und Autoaggressivität. Die **Autoreaktivität** hält man für einen physiologischen und unumgänglichen Bestandteil
der Immunmechanismen. Sie hat im Grunde eine Abwehrfunktion und
regulatorische Eigenschaften, die zum Erhalten der genetischen Einzigartigkeit jedes Individuums notwendig sind. Die **Autoaggressivität** ist ein
immunpathologischer Zustand, der einen vorübergehenden oder pro-
gredienten (sich allmählich steigernden) Charakter der Schädigung des
Gewebes oder des Organs zur Folge haben kann. Autoaggressivität entsteht immer in Form einer schädigenden Entzündung. *Autoimmunerkrankungen werden durch autoaggressive Prozesse hervorgerufen.*

Die grundlegenden Erkenntnisse über Autoimmunität wurden erst in
den letzten Jahrzehnten des vergangenen Jahrhunderts gewonnen. Die
Meinung von Paul Ehrlich, dem Nobelpreisträger im Jahr 1908 (gemeinsam mit Ilja Metschnikow), hat unbewusst die Wissenschafter mindestens 50 Jahre lang von der Forschung an Autoimmunerkrankungen fern-
gehalten. Paul Ehrlich lehnte grundsätzlich die Möglichkeit ab, dass das
Immunsystem gegen eigene Zellen und Gewebe kämpfen könnte. Er
sprach von einem *horror autotoxicus*, bei dem „Autotoxine" entstehen,
die eine sofortige Zerstörung (Tod) des Individuums hervorrufen würden.

Das erste Experiment, das für den grundlegenden Versuch zur Klä-
rung der Autoimmunität gehalten wird, stammt aus dem Jahre 1937. Es
wurde Affen das Gehirngewebe von anderen Affen injiziert. Bei den
Versuchsaffen entwickelte sich eine Erkrankung, die die Forscher als
experimentelle allergische Enzephalomyelitis (EAE) bezeichneten. „Allergisch" deswegen, weil die Immunologen im Sinne der ablehnenden
Meinung von Paul Ehrlich der Verwendung des Begriffs „autoimmun"
ausweichen wollten, obwohl es sich eindeutig um eine Autoimmunerkrankung handelte. Diese Erkrankung ist der disseminierten Hirn-
Rückenmark-Sklerose (MS – multiple Sklerose), einer klassischen Auto-
immunerkrankunkung der Menschen, ähnlich. Die falsche Bezeichnung
EAE hielt die Forscher der damaligen Zeit davon ab, nach Autoantikörpern zu suchen, die bei dieser Erkrankung entstehen. Es wurde daher

fälschlicherweise angenommen, dass die Theorie von Ehrlich richtig ist. Auch konnte nicht angenommen werden, dass an einer Autoimmunerkrankung auch autoreaktive T-Lymphozyten beteiligt sein könnten. Diese Funktion der T-Lymphozyten wurde erst 40 bis 50 Jahre später entdeckt.

Die Überlegung bezüglich der Entstehung einer Autoimmunerkrankung wurde so lange nicht in Erwägung gezogen, bis der amerikanische Forscher Noel Rose einer Maus menschliches Schilddrüsengewebe injizierte. Die Maus wurde damit eigentlich immunisiert, und in ihrem Organismus bildeten sich Antikörper, die jenen Antikörpern ähneln, die bei Menschen mit *Hyperthyreose* (übermäßige krankhafte Produktion von Schilddrüsenhormonen) vorkommen. Dieser Ablauf entspricht einer klassischen Autoimmunerkrankung. In den nachfolgenden Jahren wurden weitere Autoantikörper identifiziert, was die Grundlage der Anerkennung der Autoimmunität als möglichen Mechanismus in der Entstehung von Autoimmunerkrankungen bildete.

Auch tierexperimentelle Ergebnisse vor allem an Mäusen trugen zu dieser Erkenntnis bei. Interessanterweise ist das Immunsystem der Mäuse besser erforscht als das der Menschen. Viele Mechanismen und Gesetzmäßigkeiten wurden zuerst bei Mäusen entdeckt und erst später auch beim Menschen gefunden.

Ein typisches tierexperimentelles Modell zur Erforschung von Autoimmunerkrankungen wurde mit neuseeländischen schwarzen Mäusen NZB (*New Zealand Black*) durchgeführt, die in Neuseeland und Australien zur Forschung verwendet wurden. Dieser Mäusestamm leidet an einem spontanen Abbau von roten Blutkörperchen (Hämolyse), der durch Bildung von Autoantikörpern gegen Antigene auf der Erythrozytenoberfläche hervorgerufen wird. Dieses Tiermodell ermöglichte ausführliche Untersuchungen über die Funktion von Autoantikörpern und den Wirkmechanismus, mit dem sie die Zielzellen (im obigen Fall die roten Blutkörperchen) zerstören können.

Bei Paarung von Mäusen des NZB-Stammes mit weißen Mäusen des Stammes NZW (New Zealand White) zeigte sich bei den Nachkommen in der ersten Generation, die als NZB/NZW-F1 bezeichnet wurden, der Prototyp einer Autoimmunerkrankung, der *systemische Lupus erythematodes (SLE)*. Dieses Tiermodell repräsentiert eine systemische Autoimmunerkrankung mit Multiorganbefall, weil es zur Schädigung von Gelenken, Haut, Nieren, Gehirn und weiterer Organe kommt. Die NZB/NZW-Mäuse waren zugleich auch ein Beweis dafür, dass bei der Entstehung von Autoimmunerkrankungen auch ein genetische Faktor beteiligt sein muss. Dieser genetische Faktor wurde durch das Paaren der Mäuse NZB und NZW aktiviert und hatte bei ihren Nachkommen die Entstehung eines SLE zur Folge.

Die Einteilung der Autoimmunität in autoreaktive und autoaggressive Reaktionen weist darauf hin, dass der Nachweis von Autoantikörpern allein nicht der einzige Beweis einer Autoimmunerkrankung sein kann. Das führte den amerikanischen Immunologen deutscher Herkunft Ernest Witebski und seinen Schüler Noel Rose zur Festlegung von vier grundlegenden Forderungen, nach deren Zutreffen eine bestimmte Erkrankung als Autoimmunerkrankung bezeichnet werden kann: 1. Kennen des Ziels (Zelle, Organ), das der Autoimmunmechanismus „angreift". 2. Kennen des „Angreifers", also des Antikörpers oder des autoreaktiven T-Lymphozyten, der den ursächlichen Faktor der Autoimmunität darstellt. 3. Die beiden Argumente alleine reichen nicht aus und müssen noch im Tierexperiment bestätigt werden, indem ein Tier mit dem Antigen immunisiert wird. Bei diesem Tier müssen in der Folge die gleichen pathologischen Veränderungen entstehen wie beim Menschen mit der entsprechenden Autoimmunerkrankung. 4. Die Entstehung einer Autoimmunerkrankung kann beim gesunden Tier durch das Übertragen von Antikörpern oder reaktiven Lymphozyten des kranken Tiers ausgelöst werden.

Wenn bei einer bestimmten Erkrankung mit einer angenommenen Beteiligung von Autoimmunmechanismen einer der erwähnten Parameter fehlt, kann man sie nicht als Autoimmunerkrankung charakterisieren.

9.3. Immunpathologische Prozesse, die bei Autoimmunerkrankungen beteiligt sind

Wie bereits erwähnt können die ursächlichen Faktoren der Autoimmunerkrankungen die sich ununterbrochen bildenden

– Autoantikörper
– Immunkomplexe, die Autoantigene enthalten
– autoreaktive zytotoxische oder Helfer T-Lymphozyten

sein. Jeder dieser Faktoren kann bei einer bestimmten Erkrankung eine überwiegende Rolle spielen, oder die Faktoren können sich synergistisch ergänzen, besonders bei systemischen Autoimmunerkrankungen mit Multiorganbeteiligung.

Manche **Autoantikörper** können direkt am Auslösen einer bestimmten Erkrankung beteiligt sein, andere können nur die Funktion eines diagnostischen Begleitmerkmals haben, und wieder andere müssen weder in der Pathogenese noch in der Diagnostik bedeutend sein. Die direkte pathogenetische Funktion der Autoantikörper zeigt sich in zwei Richtungen – bei der Initiierung (beginnen, in Gang setzen) der Erkrankung oder bei der Schädigung von Gewebe und Gewebsstrukturen während des entstandenen krankhaften Zustandes.

Die schädigenden Mechanismen mit Beteiligung von Autoantikörpern kann man in drei Gruppen einteilen:

1. Autoantikörper der Klassen IgG und IgM führen nach der Bindung an das zirkulierende Autoantigen (frei oder an der Oberfläche der Blutzellen gebunden) zur Komplementaktivierung. Das Komplement schädigt die zirkulierenden Zellen, auf deren Oberfläche sich Immunkomplexe mit dem Autoantigen befinden, wie zum Beispiel Erythrozyten (so entstehen autoimmunhämolytische Anämien). Die Zellen werden entweder direkt geschädigt (mittels MAC – Membranangriffskomplex), oder das Komplement erleichtert durch Opsonine (iC3b) die Phagozytose und Destruktion des so markierten Antigens.
2. Wenn an der Bildung der Immunkomplexe mit den Autoantikörpern unlösliches Autoantigen (Bestandteil der Gewebe) beteiligt ist, aktivieren diese Immunkomplexe wieder das Komplement. Dieses kann schädigend wirken, nicht nur durch seine direkte zytotoxische Wirkung (dafür ist MAC verantwortlich), sondern auch durch die Produktion von chemotaktischen Faktoren (C5a), die an den Ort der Immunkomplexbildung Granulozyten (vor allem Neutrophile) und mononukleäre Phagozyten (Monozyten, Gewebsmakrophagen) anlocken. Diese schädigen dann das umgebende Gewebe durch extrazellulär freigesetzte proteolytische Enzyme, reaktive Formen (freie Radikale) des Sauerstoffs und andere zytotoxische Substanzen. Es sind dieselben Moleküle, die professionelle Phagozyten zum Abtöten der pathogenen Mikroorganismen verwenden. Anders ist nur das Ziel, auf das sie einwirken.
3. Autoantikörper können Rezeptoren für Hormone, Neurotransmitter oder andere regulatorische Signale pathologisch stimulieren oder auch hemmen, was eine Schädigung der Zellen und damit auch der Gewebe und Organe zur Folge hat.

Nicht alle **zirkulierenden Immunkomplexe**, die Autoantigene enthalten, sind pathogen und lösen eine Autoimmunerkrankung aus. Ihre Pathogenität wird vor allem durch die Komplexgröße, die Wirksamkeit der Mechanismen, die sie im Wirtskreislauf stören, und die physikalisch-chemischen Eigenschaften (Ladung, Affinität und Zugehörigkeit des Autoantikörpers zur Immunglobulinklasse) bestimmt.

Autoreaktive T-Lymphozyten gehören zur Gruppe der zytotoxischen oder Helfer T-Lymphozyten. Zytotoxische (CD8+) T-Lymphozyten schädigen destruktiv solche Zellen des Organismus, die auf ihrer Oberfläche fremde immunogene Peptide (am häufigsten viraler Herkunft) im Komplex mit HLA-Molekülen der Klasse I haben. Helfer-(CD4+)T-Lymphozyten nehmen an den autoaggressiven Reaktionen häufiger teil als zytotoxische T-Lymphozyten und können die Zellen und Gewebe des Organismus auf zwei Arten schädigen:

1. Wenn an einer Autoimmunreaktion vor allem T_H1-Lymphozyten beteiligt sind (sie sezernieren proinflammatorische Zytokine wie IFN-γ,
   TNF), wird eine schädigende Entzündungsreaktion in Gang gesetzt.
2. Beim Überwiegen der T_H2-Lymphozyten (sie sezernieren IL-4, IL-5,
   IL-6) werden B-Lymphozyten aktiviert, die Autoantikörper freisetzen,
   die eine schädigende Reaktion mit der oben erwähnten Beteiligung
   des Komplements oder der Neutrophilen auslösen können.

Es zeigt sich, dass T_H1-Lymphozyten eine dominante Rolle in der Pathogenese der organspezifischen Autoimmunerkrankungen spielen wie
zum Beispiel beim juvenilen Diabetes mellitus. T_H2-Lymphozyten sind
wiederum bei systemischen Autoimmunerkrankungen dominant wie
zum Beispiel beim systemischen Lupus erythematodes oder bei der rheumatoiden Arthritis.

9.4. Ursachen der Entstehung von Autoimmunerkrankungen

Zu den häufigsten Ursachen in der Entstehung von Autoimmunerkrankungen gehören die genetische Prädisposition (Neigung) des Individuums, eine ungünstige Modifikation (Veränderung) der eigenen Antigene durch Einwirkung äußerer Faktoren (zum Beispiel Viren oder Xenobiotika einschließlich einiger Arzneimittel), die Ähnlichkeit der eigenen Antigene mit Antigenen verschiedener Mikroorganismen oder eine
Störung auf der Ebene der Antigenpräsentation oder auf der Ebene der
immunregulatorischen Mechanismen.

Die Rolle der **genetischen Prädisposition** bestätigen vor allem drei
Tatsachen: *familiäres Auftreten* (die gleiche Autoimmunerkrankung
kommt häufig bei mehreren Mitgliedern einer bestimmten Familie vor),
hoher Prozentsatz des Auftretens derselben Autoimmunerkrankung bei
beiden monozygoten (eineiigen) Zwillingen (zum Beispiel systemischer
Lupus erythematodes wird bis zu 57% bei beiden Zwillingen festgestellt)
und *Assoziation mit HLA-Molekülen*. Monozygote Zwillinge sind genetisch idente Individuen. Deswegen sollte das Auftreten einer bestimmten
Autoimmunerkrankung bei beiden gleich sein, also in 100% vorkommen.
Wenn das bei SLE aber nur in 57% der Fall ist (bei anderen Autoimmunerkrankungen noch weniger), dann kann daraus geschlossen werden,
dass zur Entstehung einer Autoimmunerkrankung nicht *nur* die genetische Prädisposition genügt, sondern noch andere, vor allem äußere Faktoren mitwirken müssen.

Die genetische Prädisposition des Patienten zur Entstehung einer
Autoimmunerkrankung kann der Arzt einfach anhand der Anamnese
feststellen. Es ist aber notwendig, anstatt der Frage: „Hat Ihre Mutter

oder Ihr Vater an dieser Erkrankung gelitten?" den Patienten zu fragen: „Kommen in Ihrer Familie Autoimmunerkrankungen vor?". Die so formulierte Frage schließt nicht nur die nächsten Verwandten wie Eltern und Geschwister ein, sondern auch Großeltern und Urgroßeltern, Cousinen und Cousins und andere. Es ist deswegen wichtig, weil familiäres Auftreten einer Autoimmunerkrankung häufig eine Generation „überspringt". Sie kommt zum Beispiel nicht bei den Eltern vor, aber bei den Großeltern und den Enkelkindern.

Bisher ist die Assoziation (Verbindung) von ungefähr 50 Autoimmunerkrankungen mit bestimmten HLA-Molekülen bekannt und wird als relatives Risiko ausgedrückt. Das *relative Risiko* gibt zahlenmäßig an, wie viel Mal häufiger eine bestimmte Erkrankung bei Individuen mit einem bestimmten HLA-Merkmal vorkommt als bei Individuen, denen dieses HLA-Merkmal fehlt. In einigen Fällen ist dieser Wert so hoch, dass er auch in der Diagnostik Verwendung findet wie zum Beispiel bei dem bereits erwähnten juvenilen Diabetes. Hier hat die Anwesenheit des Moleküls (Merkmals) HLA-DQ8 den Wert des relativen Risikos 107. Das bedeutet, dass Jugendliche mit dem Molekül HLA-DQ8 auf ihren Lymphozyten eine 107-mal höhere Wahrscheinlichkeit haben, juvenilen Diabetes mellitus zu bekommen, als Jugendliche, denen dieses Merkmal (Antigen) fehlt.

Die genaue Grundlage der Assoziation von HLA-Molekülen mit autoimmunen oder anderen Erkrankungen ist nicht bekannt. Es ist aber offensichtlich, dass als Ursache mehrere Mechanismen in Frage kommen, wie zum Beispiel die Existenz eines fehlerhaften Gens im HLA-Komplex, das Phänomen des molekularen Mimikry, die Modifikation (Veränderung) der eigenen Antigene oder die Defekte in der Bindung endogener oder exogener Peptide auf HLA-Molekülen.

Manche Erkrankungen werden mit bestimmten HLA-Molekülen deswegen in Zusammenhang gebracht, weil sich das krankheitsverursachende Gen im HLA-Genkomplex befindet. Ein Beispiel kann die Defizienz (Fehlen) der C2- und C4-Komponenten des Komplements sein, dessen Gene sich in der III. Region dieses Komplexes befinden. C2-Defizienz ist mit den Haplotypen HLA-A25, HLA-B18 und HLA-DR2 assoziiert. Personen mit C2- oder C4-Mangel zeigen eine gestörte Beseitigung von löslichen Immunkomplexen aus dem Blutkreislauf und neigen deswegen zur Entstehung von Immunkomplexerkrankungen wie SLE.

Der Begriff **molekulares Mimikry** beschreibt die Folgen einer ähnlichen oder gleichen Aminosäurenzusammensetzung eines bestimmten Epitops auf eigenem und auf fremdem Antigen. Neu entstehende und gegen das fremde (nicht eigene) Antigen gerichtete Antikörper oder reaktive T-Lymphozyten werden auch mit dem eigenen Antigen, das das Immunsystem bis dahin toleriert hat (hat darauf nicht geantwortet), kreuzreagieren. So ein fremdes Antigen stammt am häufigsten aus einem infizierenden Mikroorganismus oder Virus. Ein typisches Beispiel von molekularem Mimikry ist die Herzmuskelschädigung durch die Wirkung von Antikörpern gegen Epitope von Antigenen der β-hämolytischen Streptokokken der Gruppe A, die rheumatisches Fieber hervorrufen. Diese Antikörper können mit Epitopen des Myosins, einem Protein in den Myokardzellen, kreuzreagieren und somit eine schädigende Entzündungsreaktion auslösen. Das ist ähnlich einer Situation, in der Panzer auf eine Fahrzeugkolonne der feindlichen Bodentruppen schießen, wobei sie die einzelnen Fahrzeuge anhand der Farbe oder anderer Merkmale erkennen. Die Fahrzeuge der eigenen Bodentruppen haben eine ähnliche Form wie die feindlichen Fahrzeuge, aber eine leicht andere Farbe oder sonstige Merkmale. Wenn aber diese Merkmale unerkennbar werden (zum Beispiel durch Verschmutzung mit Schlamm), können die Panzer irrtümlich auch auf die Fahrzeuge der eigenen Bodentruppen schießen.

Für die Entstehung von Autoimmunerkrankungen können die Ursachen neben dem molekularen Mimikry auch sequestrierte Antigene oder die ungünstige Veränderung von eigenen Antigenen sein, die sich dann aus Tolerogenen in funktionsfähige Autoantigene umwandeln.

Sequestrierte Antigene entstehen aus eigenen Antigenen, gegen die sich keine immunologische Toleranz entwickeln konnte, weil sie zur Zeit der Embryonalentwicklung entweder noch nicht existierten (zum Beispiel Spermien) oder weil sie vom immunologischen System durch physiologische Hindernisse (zum Beispiel Linse, Hornhaut oder basisches Myelinprotein) isoliert waren. Die schädigende Autoimmunreaktion beginnt dann, wenn durch Unfall oder Infektion ein Kontakt zwischen ihnen und dem Immunsystem entsteht. Das basische Myelinprotein ist der Hauptbestandteil der Myelinhülle der Nervenfasern, das unter physiologischen Bedingungen das Immunsystem nicht aktiviert. Bei der Schädigung der Myelinhülle aber entstehen Antikörper, welche die ursächlichen Faktoren der schon erwähnten experimentellen allergischen Enzephalomyelitis (Entzündung des Gehirns und des Rückenmarks) und auch anderer neurodegenerativer Erkrankungen darstellen, besonders der multiplen Sklerose (MS). MS ist eine Autoimmunerkrankung, die ungefähr 0,1 % der Bevölkerung betrifft. Etwa 75 % der an MS Erkrankten haben Autoantikörper gegen das basische Myelinprotein. Ein erhöhtes Risiko zur Erkrankung an einer MS haben Personen mit den genetischen Markern HLA-DR15 und HLA-DQ6 auf ihren Lymphozyten.

Die **Modifikation der eigenen Antigene** kann auf verschiedenen Wegen stattfinden. Am häufigsten wirken Arzneimittel modifizierend, indem sie sich an die Oberfläche von Zellen oder Proteinmolekülen binden und dadurch neue Epitope (Antigendeterminanten) bilden. Wenn

sich ein Arzneimittel (zum Beispiel Chlorpromazin oder Phenacetin) an
die Erythrozytenoberfläche bindet, beginnen sich gegen das Konjugat
Arzneimittel-Erythrozyt Antikörper zu bilden, die in der Folge Erythrozyten beladen (so entstehen Immunkomplexe) und dadurch Komplement
aktivieren. Die Komplementaktivierung bewirkt die Lyse der roten Blutkörperchen (Hämolyse), wodurch die Anzahl der Erythrozyten im Blut
sinkt und ein krankhafter Zustand, die *autoimmunhämolytische Anämie*,
entsteht. Auf eine ähnliche Weise kann zum Beispiel das Medikament
D-Penicillamin die Bildung von Autoantikörpern gegen den Acetylcholinrezeptor auf der neuromuskulären Endplatte hervorrufen, was sich
klinisch als *Myasthenia gravis* äußert. Ein solcher Antikörper bindet sich
an den Acetylcholinrezeptor und setzt diesen außer Funktion. Das Ergebnis ist die Unterbrechung der Signale von Neuronen zu Muskelzellen
und die Ausbildung einer Muskelschwäche (die Muskeln bekommen
über die Nerven keine weiteren Befehle vom Gehirn). Bei Befall der
Atemmuskulatur kommt es zum Tod. Bei Patienten mit dieser Autoimmunerkrankung beobachtet man ein erhöhtes Auftreten der Haplotypen
HLA-A1, HLA-B8 und HLA-DR3.

Penicillamin (Dimethylcystein) ist ein Arzneimittel, das aus Penicillin
durch saure Hydrolyse gewonnen wird. Auf der einen Seite wird es zur
Behandlung von systemischen Autoimmunerkrankungen wie Sklerodermie (progressive systemische Sklerose) oder rheumatoider Arthritis verwendet, auf der anderen Seite aber kann es in seltenen Fällen andere
Autoimmunerkrankungen wie Myasthenia gravis, systemischen Lupus
erythematodes, autoimmune Thrombozytopenie (Verringerung der Zahl
der zirkulierenden Thrombozyten) und Pemphigus vulgaris (Erkrankung
der Haut und Schleimhäute mit Blasenbildung) auslösen.

Auch eine **fehlerhafte Expression von HLA-Molekülen der Klasse II**
kann die Entstehung einer Autoimmunerkrankung auslösen. Ein Beispiel
dafür ist die *Basedow-(Graves-)Krankheit (Morbus Basedow*; in der englischen Sprache *Graves' disease*), bei der HLA-Moleküle der Klasse II auf
den Zellen der Schilddrüse auftreten, was bei gesunden Personen nicht
vorkommt. Dadurch werden Schilddrüsenzellen zu Antigen-präsentierenden Zellen, die den Helfer-T-Lymphozyten auch die aus dem Rezeptor für thyreotropes Hormon (TSH) stammenden immunogenen Peptide
präsentieren. Damit wird die Bildung von Autoantikörper gegen TSHR
eingeleitet, die wie ein falsches Hormon wirken. Die Autoantikörper
binden sich an den TSH-Rezeptor und stimulieren die Schilddrüse zur
nicht regulierten und übermäßigen Thyroxinproduktion mit nachfolgender Hyperthyreose (pathologische Erhöhung der Schilddrüsenaktivität).
Diese Autoimmunerkrankung betrifft ungefähr 0,5% der Bevölkerung
mit Überwiegen der Frauen im Verhältnis zu Männern von 7:1. Personen
mit dem Molekül HLA-DR3 an ihren Leukozyten haben ein ungefähr

viermal höheres Risiko für diese Erkrankung als Individuen ohne das erwähnte HLA-Antigen.

Alle HLA-Moleküle auf der Zelloberfläche haben in ihrer Bindungsstelle ein immunogenes Peptid gebunden, wobei verschiedene HLA-Moleküle unterschiedliche Formen von Bindungsstrukturen zeigen, in die verschiedene Peptide „passen". Wenn ein solches Peptid aus einem eigenen normalen Antigen stammt, antwortet das Immunsystem nicht, und das Antigen wird toleriert. Im Fall, dass das immunogene Peptid aus einem fremden (nicht eigenen) oder entfremdeten (eigenes, aber verändertes Antigen) Antigen stammt, wird eine Immunantwort eingeleitet. Es gibt aber noch eine *dritte* Möglichkeit, indem das immunogene Peptid aus einem für eine bestimmte Erkrankung charakteristischen Antigen stammt. Dann wird es als **pathognomonisches Peptid** bezeichnet, das aus einem endogenen oder exogenen Antigen stammen kann. Individuen, die das HLA-Molekül haben, das dieses pathognomonische Peptid binden kann, sind für die gegebene Erkrankung viel empfindlicher als Individuen, die kein HLA-Molekül mit dieser Spezifität (Form der Bindungsstrukturen) haben.

Die Beteiligung pathognomonischer Peptide wird bei der Entstehung verschiedener Autoimmunerkrankungen wie beim juvenilen Diabetes mellitus, bei der rheumatoider Arthritis und beim Morbus Bechterew (Spondylitis ankylosans) angenommen. Personen mit dem HLA-B27-Molekül auf ihren Zellen haben ein 88-mal höheres Risiko zur Entstehung eines Morbus Bechterew als HLA-B27-negative Personen. Vor kurzem stellte man fest, dass das für diese Erkrankung typische pathognomonische Peptid sogar durch Abbau des Moleküls HLA-B27 selbst entstehen kann.

In der Vergangenheit wurde angenommen, dass auch *Silikonimplantate in der Brust* eine Autoimmunerkrankung auslösen können. Zuerst ließen sich japanische Frauen Silikon implantieren, um sich mehr den Frauen in westlichen Ländern anzugleichen. Nach der Verbreitung der Implantate traten bei den Frauen seriell seltene Erkrankungen auf, die für Nebenwirkungen der Implantate gehalten wurden. Die Erkrankungen waren Autoimmunerkrankungen ähnlich, weil im Serum der betroffenen Frauen erhöhte Spiegel von Autoantikörpern nachgewiesen werden konnten. Zusätzlich litten die Frauen an Muskelschwäche und Gelenkschmerzen, die zum Teil nach der Implantatentfernung wieder verschwanden. Bei anderen Frauen wiederum führte die Implantatentfernung zu keiner Besserung der Beschwerden. In den USA kam es zu breit geführten Diskussionen und zum Teil zu folgeschweren Reaktionen. Einige Frauen konnten für Nebenwirkungen, „die in der Zukunft entstehen können", mit Hilfe geschickter Anwälte gegen die Implantathersteller Gerichtsverfahren mit Entschädigungen in der Höhe von vier

Milliarden Dollar gewinnen. Aber auch die Ärzte kamen in diesen Verfahren durch die von beiden streitenden Parteien vielfach angeforderten Gutachten und erhaltenen Honorare nicht zu kurz. Letztendlich aber mussten die Ärzte in Fachzeitschriften eingestehen, dass es keine Beweise dafür gibt, dass Silikonimplantate die Ursache von autoimmunen oder anderen Erkrankungen sein könnten. Diesbezüglich scheint aber noch nicht das letzte Wort gesprochen zu sein. Mehrere Umstände deuten darauf hin, dass Silikonimplantate nicht ganz unschädlich sind.

9.4.1. Impfungen als mögliche Ursache von Autoimmunerkrankungen

Moderne Impfstoffe, die für Impfung gegen Infektionserkrankungen verwendet werden, gelten allgemein als sicher. Es gibt keinen Zweifel, dass die massive Verbreitung von Impfungen vor allem in den vierziger Jahren des vergangenen Jahrhunderts Millionen Menschenleben rettete und viele ansteckende und tödlich verlaufende Erkrankungen beseitigte. In den letzten Jahren werden nicht nur in der Fachliteratur, sondern auch in den Massenmedien, im Internet und sogar im amerikanischen Kongress heiße Diskussionen darüber geführt, ob Impfungen in Einzelfällen auch ungünstige Nebenwirkungen haben können. Es gibt Hinweise, dass manche Impfungen bei prädisponierten Personen chronische Erkrankungen des Nervensystems auslösen oder bei der Entstehung von Autoimmunerkrankungen und Allergien mitwirken könnten.

Unerwünschte Nebenwirkungen von kommerziellen Impfstoffen konnten bisher noch nicht eindeutig nachgewiesen werden, weil die Mechanismen in der Entstehung von Autoimmunerkrankungen und Allergien nicht genau bekannt sind und zahlreiche, bisher noch nicht ausreichend definierte Faktoren daran beteiligt sind. Es ist aber notwendig, diese ungünstigen Wirkungen zu beobachten, aufzuzeichnen und sowohl Ärzte als auch Patienten darüber zu informieren.

Einige Arbeiten der letzten Jahre weisen darauf hin, dass Impfungen neurotoxisch sind und eine Schädigung des Nervengewebes mit nachfolgenden Gehirnerkrankungen (Enzephalopathien) wie Epilepsien, Autismus, Guillain-Barré-Syndrom, Depressionen, geistiger Retardierung und anderen auslösen können. Einige Autoren behaupten sogar, dass Impfungen bei Kindern die Lernfähigkeit und bei Erwachsenen den IQ-Wert herabsetzen. Weiters tragen Impfungen zur Entstehung von „klassischen Autoimmunerkrankungen" bei wie systemischer Lupus erythematodes, rheumatoide Arthritis, Diabetes mellitus Typ I oder multipler Sklerose.

Nicht eindeutig bewiesen, aber doch wahrscheinlich scheint ein Zusammenhang zwischen Masernimpfstoff und Entstehung von Autismus zu bestehen, zwischen Grippeimpfstoff und Auftreten des Guillain-

Barré-Syndroms und zwischen Hepatitis-B-Impfstoff und multipler Sklerose.

In den USA gibt es das Datenbanksystem VAERS (*Vaccine Adverse Events Reporting System*), das die ungünstigen Wirkungen von Impfstoffen aufzeichnet. In den Jahren 1991 bis 1999 wurden 383 Fälle eines **Guillain-Barré-Syndroms (GBS)** nach Grippeimpfung beobachtet. Im Verhältnis zu den Millionen Geimpften ist der Prozentsatz gering. Aber im Vergleich zwischen Grippeimpfung und Tetanus-Diphterie-Impfung hat sich gezeigt, dass das Risiko, an GBS zu erkranken, nach Grippeimpfung etwa 8,5-mal höher liegt. GBS ist eine akut auftretende entzündliche Erkrankung der peripheren Nerven und wird durch eine gegen Myelin gerichtete Autoimmunreaktion ausgelöst. Myelin bildet die Isolierhülle der Nervenfasern, die als Folge einer Autoimmunreaktion an einigen Stellen geschädigt wird, wodurch die Nervenfasern die Fähigkeit verlieren, die Nervenerregungen (Signale) zwischen zentralem Nervensystem und Muskel fortzuleiten. Es entsteht sozusagen ein „Kurzschluss", der sich klinisch als Muskelschwäche äußert, die üblicherweise an den unteren Extremitäten beginnt. In schweren Fällen kann es zum Befall der Atemmuskulatur bis zum Zusammenbruch der Atmung führen. GBS kommt mit einer Häufigkeit von ungefähr einem Fall auf 100.000 Einwohner vor. Vor einigen Jahren wurde in der amerikanischen Armee beobachtet, dass die Zahl der GBS-Erkrankten nach der Gabe einer Grippeimpfung bedeutend höher war als ohne Impfung. Geimpft wurde mit einem in Schweinen gezüchteten Impfstoff, der vom Hersteller nach Bekanntwerden der erhöhten GBS-Erkrankungen in der Aufbereitung verändert wurde, wodurch die Zahl der GBS-Fälle nach seiner Applikation deutlich sank.

Unter der Annahme, dass die Grippeimpfung die Zahl der GBS-Fälle um ungefähr 10% erhöht, würde nach erfolgter Impfung die Zahl der GBS-Erkrankungen von 10 auf 11 Fälle pro Million Einwohner ansteigen. Das erhöhte Risiko, an einer GBS zu erkranken, ist sicher geringer als das Risiko, eine jener Komplikationen zu erleiden, die eine Grippeerkrankung bei nicht geimpften Individuen auslösen kann.

Autismus umfasst eine Gruppe von Störungen in der Entwicklung des Nervensystems. Es ist auffällig, dass dabei Autoimmunreaktionen beteiligt sind, die Myelin, die Hülle der Nervenfasern, schädigen. Kinder mit Autismus haben Antikörper gegen Antigene des eigenen Gehirns. An Autismus leidende Menschen leben in ihrer eigenen Welt, die anders ist als die Welt der anderen Menschen. Autisten können keine emotionelle Bindung mit anderen Menschen eingehen und Gefühlsbewegungen wie Freude oder Trauer nicht ausdrücken. Sie haben weder eine normal entwickelte Intelligenz noch Sprache. Üblicherweise wiederholen sie bestimmte Bewegungen oder Grimassen. Schmerzhaft fühlen sie die

Töne, Berührung, Licht, Duft oder Gestank. Deswegen wurden sie in der Vergangenheit oft in besonderen Anstalten isoliert. Kinder mit Autismus unterscheiden sich bereits in der frühen Entwicklung deutlich von anderen Kindern. Vor der massiven Ausbreitung von Impfprogrammen bis 1940 kam Autismus nur sehr selten vor. Danach aber begann er, in verstärktem Maß bei Kindern von wohlhabenden Familien aufzutreten, die für die Impfung bezahlen konnten. Später, nachdem die Kosten der Impfungen vom Staat übernommen wurden, verbreitete sich der Autismus noch weiter und in allen Bevölkerungsschichten. Eine genetische Prädisposition scheint nicht vorzuliegen, weil in Familien mit mehreren Kindern üblicherweise nur ein Kind an Autismus leidet. Ein ernster Kandidat als Auslöser dieser Erkrankung scheinen Impfungen und davon besonders die Masernimpfung zu sein. In einer Arbeit beschrieben amerikanische Autoren, dass von 88 autistischen Kindern die Hälfte der Kinder die ersten Autismuszeichen kurz nach einer Impfung mit dem Dreifachimpfstoff gegen Masern, Mumps und Röteln (Rubeola) zeigte. Bei 36% der Kinder der anderen Hälfte war Autismus nach einer Impfung mit dem Dreifachimpfstoff gegen Diphtherie, Keuchhusten (Pertussis) und Tetanus aufgetreten.

1998 erregte ein Bericht von acht Kindern in Großbritannien, bei denen nach der Impfung mit dem Dreifachimpfstoff gegen Masern, Mumps und Röteln (Rubeola) Autismuszeichen auftraten, großes Aufsehen. Sensationswillige Journalisten hatten diese Krankheitsfälle besonders hochgespielt, und es störte sie offensichtlich überhaupt nicht, dass in den nachfolgenden Jahren einige Arbeiten erschienen sind, in denen ein Zusammenhang zwischen Impfung und Autismusentstehung nicht belegt werden konnte. Als Folge der hochgespielten Panikmacherei lehnte ein Teil der Eltern die Impfung ihrer Kinder ab, sodass sich im Laufe von zwei Jahren die Zahl der geimpften Kinder in Großbritannien von 94 auf 75% reduzierte.

Ein Mechanismus, mit dem die Impfstoffe Autoimmunreaktionen mit nachfolgender Schädigung von Nerven oder anderen Geweben möglicherweise auslösen, ist unbekannt. Es könnten aber sowohl innere als auch äußere Faktoren daran beteiligt sein. Der grundlegende **innere Faktor** ist alleine die Immunantwort gegen Antigene, die sich im Impfstoff befinden. Bei dieser Antwort werden viele Zellen aktiviert und Zytokine freigesetzt. Nach der Impfung treten bei den Geimpften die typischen Zeichen einer akuten Entzündung wie Fieber und Lethargie auf. Das ist einsichtig, weil die Entzündungsreaktion durch die freigesetzten Zytokine IL-1, IL-6 und TNF ausgelöst wird, die zu den proinflammatorischen „Alarm"-Zytokinen gehören. Diese wirken aber in höheren Konzentrationen systemisch und lösen möglicherweise auch Entzündungsreaktionen im Nervengewebe aus. Daneben beginnen sich als Reaktion auf den Impfstoff bestimmte B- und T-Lymphozyten-Klone stark zu vermehren. Davon können einige gegen Autoantigene einschließlich der Antigene auf Neuronen reagieren. Bei einer kleinen Anzahl dieser autoreaktiven Lymphozyten kann das Immunsystem durch seine regulatorischen Mechanismen deren Aktivität eindämmen. Wenn aber die Lymphozytenzahl als Folge der Impfung unspezifisch ansteigt, kann sich ihr schädigendes Autoimmunpotenzial verstärken und die Impfstoffgabe (Impfung) nicht nur die Bildung von „schützenden" Antikörpern und die Ausbildung der Antiinfektionsimmunität fördern. Eine „unerwünschte Nebenwirkung" ist die systemische Aktivierung des Immunsystems mit nachfolgendem „Aufwachen" der verbotenen Lymphozytenklone, die in der Folge die Bildung von Autoantikörpern und autoaggressiven T-Lymphozyten auslösen. Dieser Mechanismus würde die Tatsache erklären, dass Autoimmunreaktionen nach Impfstoffgabe nur sehr selten vorkommen und offensichtlich bei Personen, bei denen es aus verschiedenen Gründen zu einer Störung der Toleranz auf eigene Antigene gekommen ist.

Die **äußeren Ursachen** für die Entstehung von Autoimmunreaktionen nach Impfstoffgabe sind nicht die Antigene, die sich im Impfstoff selbst befinden, sondern andere Substanzen wie Adjuvanzien oder antimikrobielle Substanzen, die den Impfstoffen bewusst zugegeben werden oder zufällig im Impfstoff als Verunreinigungen vorhanden sind. Von den zur Konservierung zugesetzten antimikrobiellen Substanzen wird **Thimerosal** sehr kontrovers diskutiert. Es befindet sich in nahezu allen in den USA hergestellten Impfstoffen in Konzentrationen von 0,003 bis 0,01%. Seine Verwendung in Europa ist seit 1999 erlaubt. Die Zulassungsbehörde für Lebensmittel und Medikamente in den USA, die FDA (*US Food and Drug Administration*), hat 2003 Thimerosal als Zusatz in Kinderimpfstoffen verboten, weil Thimerosal 49,6% Quecksilber enthält, das im menschlichen Organismus zu *Ethylquecksilber* und Thiosalicylat metabolisiert (umgewandelt) wird. Eine chemisch ähnliche, aber für Menschen extrem toxische Verbindung ist *Methylquecksilber*. Nach Genuss von methylquecksilberhaltigen Lebensmitteln wurden bereits Massenvergiftungen beobachtet. Man nimmt daher an, dass auch Ethylquecksilber hochtoxisch ist. Quecksilberverbindungen führen bereits in sehr niedrigen Konzentrationen zu einer negativen Beeinflussung des Immunsystems. Unter anderem verringern sie die Anzahl der zirkulierenden zytotoxischen T-Lymphozyten und der NK-Zellen. Andererseits aber erhöhen sie die Anzahl der Helfer-T-Lymphozyten und die Serum-IgE-Konzentrationen. Diese Änderungen beeinflussen den Gleichgewichtszustand der regulatorischen Mechanismen im Immunsystem und verschieben ihn in Richtung einer erhöhten Neigung zu Autoimmunerkrankungen und Allergien.

Nach Angaben der FDA bekommt in den USA ein 6-jähriges Kind nach der Gabe aller vorgeschriebenen Impfstoffe durchschnittlich 187,5 Mikrogramm Quecksilber verabreicht. Diese Menge entspricht der oberen Grenze der maximal zulässigen Dosis, die man bei Menschen noch nicht als toxisch einstuft. Die Quecksilbertoxizität wird ähnlich wie die Toxizität anderer giftiger Substanzen in einem gewissen Maß genetisch und auch durch den aktuellen Gesundheitszustand des Individuums beeinflusst. Zwischen einzelnen Personen kann es nach der Einnahme einer bestimmten Dosis beträchtliche Unterschiede in den Vergiftungssymptomen geben. Die angegebene Quecksilberdosis kann daher für manche Kinder bereits toxisch wirken und vor allem Gehirn und Immunsystem, die sich bei Kleinkindern noch in der Entwicklung befinden, negativ beeinflussen.

Mehrere den Impfstoffen beigegebene *Adjuvanzien* (verstärken die Wirksamkeit der Impfstoffe) enthalten Aluminium, von dem man auch annimmt, dass es neurotoxisch sein könnte und möglicherweise die Ursache verschiedener Formen von Demenz wie der Alzheimer-Erkrankung ist.

Die schwerwiegendste *Kontamination* wird in Impfstoffen durch **Endotoxin** aus gramnegativen Bakterien verursacht. Endotoxin ist eine in unserem Umfeld „überall vorkommende" Kontamination (verschmutzende Substanz). Sein Vorkommen in Grippeimpfstoffen ist besonders hoch. Es konnte gezeigt werden, dass in den USA erhältliche Grippeimpfstoffe eine 125- bis 1.250-mal höhere Endotoxinkonzentration enthalten als Tetanus-Diphtherie-Impfstoffe. Die Endotoxinkonzentration in Grippeimpfstoffen scheint dem Risiko zur Entstehung eines Guillain-Barré-Syndroms direkt proportional zu sein. Die Endotoxinkonzentration in Grippeimpfstoffen verschiedener Hersteller unterscheidet sich bis zu einem Faktor 10. Nach den VAERS-Empfehlungen sollten Ärzte in den USA sorgfältig alle Nebenwirkungen nach der Gabe der Grippeimpfstoffe aufzeichnen. Auch haben sie den Patienten gegenüber eine Aufklärungspflicht und sollten von den Patienten vor der Impfung eine informierte Einverständniserklärung (engl. *informed consens*) bezüglich der Gabe des konkreten Impfstoffs verlangen (die informierte Einverständniserklärung ist ein Rechtsdokument).

Viren und Bakterien, deren Produkte man zur Impfstoffherstellung verwendet, werden auf verschiedenen biologischen Materialien einschließlich verschiedener Tierorganismen gezüchtet. Beispielsweise enthalten manche Masern-Mumps-Röteln-Impfstoffe Hühnerproteine, sodass sie bei Kindern, die auf Eier überempfindlich reagieren, allergische Reaktionen auslösen können. In der Zukunft könnte auch das Vorhandensein von bovinem Material (stammt von Rindern) ein Risikofaktor von Impfstoffen unter Berücksichtigung eines neuen Typs von Infektionserkrankungen, den Prionosen, sein. Das auslösende Agens sind besondere Glykoproteine, die Prione. Zu diesen Erkrankungen gehört die bovine spongioforme Enzephalopathie (BSE oder Rinderwahnsinn), die auch auf Menschen übertragen werden kann und in der Form einer neuen Variante der Creutzfeldt-Jakob-Erkrankung auftritt.

Mögliche Nebenwirkungen verringern aber keinesfalls die Notwendigkeit, Nützlichkeit und Zweckmäßigkeit von Impfungen und Impfprogrammen. Sie weisen aber auf die Wichtigkeit einer sorgfältigen Beobachtung und der Gewährung qualifizierter Informationen sowohl für Ärzte als auch für Patienten hin. Häufig sind diese Informationen verzerrt und unvollständig. In keinem Fall sollte man zulassen, dass Eltern durch Informationen über Massenmedien an der Notwendigkeit der Impfung ihrer Kinder gegen Infektionserkrankungen zu zweifeln beginnen. Auf der anderen Seite kann man aber Impfstoffhersteller nur aufgrund glaubwürdiger und qualifizierter Informationen dazu zwingen, Impfstoffe ohne potenziell unerwünschte Nebenwirkungen herzustellen.

9.5. Hormone und Autoimmunerkrankungen

Fast alle Autoimmunerkrankungen kommen bei Frauen häufiger vor als bei Männern. Als Beispiele sind der systemische Lupus erythematodes (SLE) oder die primär biliäre Zirrhose (Lebererkrankung) bei Frauen etwa zehnmal häufiger als bei Männern, die rheumatoide Arthritis etwa dreimal häufiger. Das deutet darauf hin, dass auch Hormone bei der Entstehung von Autoimmunerkrankungen mitwirken. Man kann das am Beispiel SLE zeigen, der gehäuft bei jungen Mädchen während der ersten Regelblutung, bei Frauen nach einer Geburt oder bei Frauen mit Beginn der hormonellen Kontrazeption (Pillen zur Empfängnisverhütung) auftritt. Einen beachtenswerten Einfluss auf Autoimmunerkrankungen hat auch die Schwangerschaft. Während der Schwangerschaft verschlechtert sich bei einem Drittel der Patientinnen der klinische Zustand, bei einem Drittel verbessert er sich, und bei einem weiteren Drittel bleibt er unverändert. Nach der Geburt aber verschlechtert sich der klinische Zustand üblicherweise wieder.

Im menschlichen Organismus wirken mehrere Gruppen von **Geschlechtshormonen,** und eben diese beeinflussen deutlich die Entstehung und den Verlauf von Autoimmunerkrankungen. *Testosteron* ist das männliche Geschlechtshormon, das für die Entwicklung der sekundären männlichen Geschlechtsmerkmale verantwortlich ist. Die Frau hat zwei wesentliche Geschlechtshormone: Östradiol und Progesteron. Während einer Schwangerschaft erhöhen sich deren Konzentrationen. Unter normalen physiologischen Bedingungen stehen Östradiol und Progesteron in einem Gleichgewichtszustand. In der Zeit unmittelbar nach der Geburt sinkt der Progesteronspiegel, während der Östradiolspiegel noch erhöht bleibt. In der Folge ändert sich der Gleichgewichtszustand zwischen den beiden Hormonen, wobei der Anteil an Östradiol, das zu den Östrogenen gehört, zunimmt. Das Überwiegen an Östrogenen erhöht die Empfindlichkeit von Frauen bezüglich Entstehung von Autoimmunerkrankungen und verschlechtert gleichzeitig den klinischen Verlauf. Es muss aber betont werden, dass Östrogene nur einen der möglichen Einflussfaktoren auf Autoimmunerkrankungen darstellen, ihre Wirkung aber nicht einheitlich ist. Rheumatoide Arthritis und Autoimmunthyreoiditis verbessern sich während einer Schwangerschaft, in der die Progesteronkonzentration primär erhöht ist. Im Gegensatz dazu hat SLE die Tendenz zum Ausbruch der klinischen Symptome.

Die Östrogene sind dafür verantwortlich, dass das Immunsystem von Frauen vor allem in der Antiinfektionsabwehr für „wirksamer" gehalten wird als jenes der Männer. Das wird durch mehrere Tatsachen bestätigt. Zum Beispiel haben Frauen höhere Konzentrationen an natürlichen Antikörpern als Männer, und Frauen antworten mit einer intensiveren primären wie auch sekundären Immunantwort, einschließlich der Abstoßungsreaktionen bei Transplantaten. Ein wirksameres Immunsystem ist auf der einen Seite von Vorteil bei der Abwehr gegen infektiöse Agenzien und bringt seinen Trägerinnen ein höheres durchschnittliches Alter, auf der anderen Seite aber erhöht es die Neigung zu Autoimmunerkrankungen. Die Ursache ist einfach: Ein normaler Soldat, der auf seinen Kommandanten schießt, kann das Ziel verfehlen, nicht aber ein Soldat aus einer Spezialeinheit. Ein besseres Immunsystem wird aus Versehen den eigenen Organismus genauer angreifen und entsprechend schwere Schäden verursachen. Frauen sind daher bezüglich Entstehung einer Autoimmunerkrankungen empfindlicher als Männer.

Das Hormonsystem, besonders das Verhältnis der Östrogene zu Progesteron, ist während des Lebens einer Frau nicht konstant, sondern unterliegt Schwankungen vor allem während der Pubertät, während der Schwangerschaften, in der Zeit nach einer Geburt oder auch beim Einnehmen von empfängnisverhütenden Pillen. In diesen Zeiträumen kommt es bevorzugt zur Entstehung von Autoimmunerkrankungen und zur Verstärkung von klinischen Symptomen.

Wenn an der Entstehung von Autoimmunerkrankungen Östrogene entscheidend beteiligt sind, dann sollte man zur Behandlung der Autoimmunerkrankungen bei Frauen männliche Geschlechtshormone (Androgene, Hauptvertreter ist Testosteron) erfolgreich verwenden können. Mehrere pharmazeutische Firmen haben aufbauend auf diesem Prinzip Arzneimittel mit dem Hauptbestandteil Testosteron getestet. Solche Arzneimittel sind bei manchen Autoimmunerkrankungen wie der Thrombozytopenie (niedrige Thrombozytenzahl) zwar wirksam, haben aber unerwünschte maskulinisierende Nebenwirkungen. Unter ihrer Einnahme wird die Stimme tiefer, die Körperbehaarung nimmt zu, und die Muskulatur verändert sich. Es kommt zum Auftreten von sekundären männlichen Geschlechtsmerkmalen.

Auf das Immunsystem wirken aber auch noch andere Hormone als nur Geschlechtshormone ein. Eines davon ist zum Beispiel *Prolaktin*, ein von der Hypophyse sezerniertes Hormon, das die Milchausscheidung nach der Geburt reguliert. Bei Frauen mit einem erhöhten Prolaktinspiegel im Blut treten Autoimmunerkrankungen vermehrt auf.

9.6. Organspezifische und systemische Autoimmunerkrankungen

Autoimmunerkrankungen können jedes Organ und jedes Gewebe betreffen. Es gibt Autoimmunerkrankungen, die das Nervensystem befallen (zum Beispiel multiple Sklerose), andere hingegen die Gelenke (zum Beispiel rheumatoide Arthritis). Auch sind Autoimmunerkrankungen bekannt, die Herz, Nieren, Lungen und praktisch jedes Organ im Körper schädigen können. Eine autoimmune Ursache liegt auch bei Erkrankungen vor, bei denen eine solche Ursache bis vor kurzem noch nicht angenommen wurde, wie zum Beispiel bei Arteriosklerose (Gefäßschädigung), bei psychischen Erkrankungen wie Schizophrenie und sogar bei Symptomen wie Taubheit (Schwerhörigkeit) oder Glatze.

Autoimmunerkrankung können nur ein einziges Organ oder mehrere Organe befallen, und entsprechend können sie in organspezifische und organunspezifische (systemische) Erkrankungen eingeteilt werden.

Organspezifische Autoimmunerkrankungen schließen folgende Organsysteme und Erkrankungen ein:

a) *endokrines System* – juveniler Diabetes mellitus, Morbus Basedow, Hashimoto-Thyreoiditis, Morbus Addison
b) *hämatopoetisches System* – hämolytische Autoimmunanämie, Autoimmunneutropenie
c) *Verdauungstrakt* (Gastrointestinaltrakt) – Colitis ulcerosa, Morbus Crohn
d) *neuromuskuläres System* – Myasthenia gravis, multiple Sklerose
e) *Haut* – Vitiligo, Pemphigus vulgaris
f) *Herz-Kreislauf-System* – rheumatisches Fieber
g) *Urogenitalsystem* – IgA-Nephropathie
h) *Augen* – Uveitis

Zu den **systemischen (Multiorgan-)Autoimmunerkrankungen** zählen systemischer Lupus erythematodes, Antiphospholipidsyndrom, rheumatoide Arthritis, Sklerodermie und das Sjögren-Syndrom.

9.6.1. Juveniler Diabetes mellitus

Diabetes mellitus (Zuckerkrankheit) ist eine Stoffwechselerkrankung, die zu erhöhten Blutzuckerwerten (Hyperglykämie) führt als Folge eines langfristigen absoluten oder relativen Insulinmangels oder infolge einer ungenügenden Wirkung von Insulin in den Zielgeweben. Glukose ist der Blutzucker, der aus den Sacchariden (Zuckern) der Nahrung in der Leber gebildet und ins Blut abgegeben wird. Die Glukosekonzentration im Blut wird durch Insulin, ein in der Bauchspeicheldrüse (Pankreas) gebildetes Hormon, reguliert. Gleichzeitig bewirkt Insulin den Einstrom von Glukose aus dem Blut in Zellen und Gewebe, wo Glucose als Energiequelle dient. Wenn wir als Beispiel hinter der Straßenbahn herlaufen oder im Garten graben, braucht unsere Muskulatur mehr Energie, als wenn wir sitzen und Zeitung lesen. Diese Energieausgabe ermöglicht unter Mithilfe von Insulin die Glukose, die bei Bedarf in einer erhöhten Menge in die Muskelzellen strömt.

Menschen mit Diabetes können entweder die notwendige Insulinmenge nicht produzieren (Diabetes vom Typ I), oder sie können das Insulin in einer normalen Weise nicht verwerten (Diabetes vom Typ II), oder sie haben beide Störungen. Beim Diabetes kann die Glukose aus dem Blut nicht in die Zellen gelangen. Das hat schädigende Folgen nicht nur für die Zellen, denen der grundlegende „Brennstoff" fehlt, sondern auch für die Organe und Gewebe, die den hohen Glukosekonzentrationen im vorbeiströmenden Blut ausgesetzt sind.

Diabetes mellitus vom Typ I (juveniler Diabetes, Insulinmangeldiabetes) ist immunologisch vermittelt und wird für eine typische organspezifische Autoimmunerkrankung gehalten. Im Pankreas wird Insulin aus den β-Zellen (beta-Zellen) der Langerhans'schen Inseln freigesetzt. Wenn durch eine Autoimmunreaktion die β-Zellen geschädigt werden, hören sie auf, Insulin zu produzieren, oder setzen Insulin in ungenügender Menge frei. Deswegen müssen Personen mit diesem Diabetestyp täglich die notwendige Insulindosis zuführen. An der Schädigung der β-Zellen sind autoreaktive zytotoxische T-Lymphozyten beteiligt. Die Erkrankung tritt meistens bereits in der Kindheit oder in der Jugend auf und wird daher als juveniler Diabetes bezeichnet. Neben dem immunologisch bedingten Diabetes vom Typ I gibt es auch einen idiopathischen (die Ursache ist unbekannt) Diabetes vom Typ I.

Eine bedeutende Rolle spielt die genetische Empfindlichkeit. Ein erhöhtes Risiko zur Diabetesentstehung haben Personen mit den Molekülen HLA-DR3, HLA-DR4, HLA-DQ2 oder HLA-DQ8 auf ihren Leukozyten. Am Beginn eines juvenilen Diabetes kann man bei den Kindern Autoantikörper gegen Insulin und gegen einige andere Antigene von β-Zellen der Langerhans'schen Inseln feststellen. Nach weiterer Entwicklung der Krankheit kann man diese Autoantikörper im Blut nicht mehr bestimmen, was beweist, dass sie nicht die Ursache dieser Autoimmunerkrankung sind, sondern ein wichtiges diagnostisches Merkmal, das eine erhöhte Prädisposition zu ihrer Entstehung anzeigt. Dies beweist auch das experimentelle Modell, bei dem diese Erkrankung von einem an Diabetes Typ I leidenden Tier auf ein gesundes Tier übertragen werden kann, und das über Zellen (Lymphozyten), aber nicht über Antikörper.

Beim Diabetes vom Typ II, der die Menschen älterer Altersgruppen (über 45 Jahre) betrifft, sind die pathogenetischen Autoimmunmechanismen nicht so deutlich wie beim juvenilen Diabetes. Auch bei diesem Diabetestyp können Autoantikörper beteiligt sein, allerdings nicht nur Antikörper gegen die β-Zellen der Langerhans'schen Inseln, sondern auch gegen Insulin oder Insulinrezeptoren.

Beide Diabetestypen sind relativ verbreitet und betreffen etwa 7 bis 8% der Bevölkerung; davon entfallen ungefähr 10% auf den juvenilen Diabetes.

9.6.2. Autoimmunerkrankungen der Schilddrüse

Eine typische Autoimmunerkrankung der Schilddrüse ist die **Basedowsche Erkrankung (Morbus Basedow**, im englischsprachigen Raum **Graves' Disease**) die man auch Autoimmunhyperthyreose nennt und damit die autoimmun bedingte Überfunktion der Schilddrüse zum Ausdruck bringt. Autoimmunhyperthyreose betrifft ungefähr 0,5% der Bevölkerung und in der Mehrzahl Frauen (Verhältnis zu den Männern 7:1). Sie kommt in jedem Alter vor, aber mit einem Überwiegen in der Gruppe der 30- bis 40-Jährigen. Ihre Ursache sind Autoantikörper gegen Rezeptoren für thyreotropes Hormon (Thyroidea stimulierendes Hormon, TSH). TSH ist ein Polypeptidhormon, das aus dem Hypophysenvorderlappen freigesetzt wird und die Schilddrüse (Thyreoidea) zur Bildung der Schilddrüsenhormone Trijodthyronin (T3) und Thyroxin (T4) stimuliert, die im Körper fundamentale Stoffwechselprozesse (Grundmetabolismus) regulieren. Bei übermäßiger Produktion der Schilddrüsenhormone (Hyperproduktion) wird auch der Grundmetabolismus übermäßig erhöht.

Antikörper gegen die Rezeptoren für TSH gehören zu den sog. *stimulatorischen Autoantikörpern*. Sie wirken ähnlich wie TSH und könnten für falsche Hormone gehalten werden. Unter normalen Umständen wird die TSH-Freisetzung gehemmt oder gestoppt, wenn im Organismus genug Schilddrüsenhormone vorhanden sind. Bei einem Absinken der Schilddrüsenhormone wird die TSH-Produktion wieder gesteigert. Das ist der Mechanismus der „Rückkopplung". Wenn aber falsches TSH gebildet wird, also Autoantikörper gegen die TSH-Rezeptoren (TSHR), unterliegt dieses nicht der genannten Regulation. Der Antikörper ist ständig an TSHR an der Oberfläche der Schilddrüsenzellen gebunden und stimuliert die Schilddrüse zur Überproduktion von Thyroxin und Triiodthyronin, auch wenn im Körper bereits ein Überschuss vorhanden ist. Die Menschen mit dieser Erkrankung haben oft hervortretende Augen (Exophthalmus), schnellen Puls, Neigung zu Durchfällen und Haarverlust, was die typischen Zeichen der Basedowschen Erkrankung sind. Sie werden durch die Überproduktion der Schilddrüsenhormone (*Hyperthyreose*) verursacht.

Neben der Hyperthyreose, die die stimulatorischen Autoantikörper gegen TSHR auslösen, kommt bei den Frauen im Alter von 50 bis 60 Jahren auch die *Hypothyreose* vor. Diese Frauen behaupten, dass sie nicht viel essen, sie haben eine raue und faltige Haut, leiden an Verstopfung, haben eine heisere Stimme und langsamen Puls und sind ständig müde. Ihr Organismus hat einfach einen langsamen Gesamtmetabolismus. Auch die Hypothyreose (verringerte Bildung der Schilddrüsenhormone) wird durch Autoantikörper gegen TSHR verursacht. Im Unterschied zu den stimulatorischen Autoantikörpern, die Basedowsche Erkrankung auslösen, wirken diese als *inhibitorische Autoantikörper*. Sie binden an TSH-Rezeptoren, die sich auf den Zellen der Schilddrüse befinden, aber nicht stimulatorisch, sondern inhibitorisch wirken. Sie blockieren diese Rezeptoren und verhindern damit die Bindung von TSH. Den Schilddrüsenzellen fehlt daher das notwendige Signal zur Aktivierung und Thyroxinfreisetzung.

Beide Typen dieser Antikörper rufen Autoimmunreaktionen hervor, die zum 5. Typ der immunpathologischen Reaktionen gehören. Gleichzeitig zeigen sie die Vielfalt von Autoantikörperwirkungen. Beide Antikörper wirken auf denselben Rezeptor, wobei der eine Antikörper den Rezeptor pathologisch stimuliert, der andere im Gegensatz dazu inhibiert (blockiert das normale, durch das Hormon übertragene Signal). Die Ursache ist die unterschiedliche Antikörperbindung an verschiedene Epitope des TSH-Rezeptors.

Zu den Autoimmunerkrankungen der Schilddrüse gehört auch die **Hashimoto-Thyreoiditis** (Autoimmunthyreoiditis), die vor allem Frauen im mittleren Alter betrifft. Es ist eine schädigende entzündliche Erkrankung, bei der die Schilddrüse mit Makrophagen und Lymphozyten überfüllt ist und bei der die Größenzunahme der Schilddrüse und die Verringerung der Thyroxin- und Triiodthyroninproduktion verursacht wird. Es sind Autoantikörper der Klasse IgG gegen mehrere Antigene der Schilddrüse vorhanden, vor allem gegen Thyreoglobulin und gegen die Peroxidase der Schilddrüse.

9.6.3. Autoimmunhämolytische Anämie

An autoimmunhämolytische Anämie (AIHA) leidende Individuen bilden Autoantikörper gegen Antigene, die sich auf ihren roten Blutkörperchen (Erythrozyten) befinden. Diese Autoantikörper aktivieren nach der Bindung an Erythrozyten Komplement, was die Lyse der Erythrozyten auslöst. Die roten Blutkörperchen enthalten Hämoglobin, das bei ihrer Lyse freigesetzt wird. Das freigesetzte Hämoglobin bindet sich an Haptoglobin, Hämopexin oder Albumin. Diese Hämoglobinkomplexe werden in der Leber aufgefangen und abgebaut, wodurch Bilirubin in einer erhöhten Menge entsteht, was eine Gelbfärbung von Haut und sichtbaren Schleimhäuten verursacht (*Ikterus*). Durch den übermäßigen Erythrozytenzerfall sinkt die Erythrozytenanzahl im Blut und führt zu einem als Anämie (Blutarmut) bezeichneten Zustand.

Den Großteil der AIHA kann man in Wärme- und Kälte-AIHA einteilen. Die Wärme-AIHA wird meistens durch Autoantikörper der Klasse IgG ausgelöst, und ihr Temperaturoptimum für die Reaktion mit den Antigenen auf Erythrozyten liegt bei 37° C. Die Kälte-AIHA wird durch Autoantikörper der Klasse IgM ausgelöst, die mit Erythrozyten auch bei niedrigeren Temperaturen reagieren: 31 °C, 25 °C und 4 °C. Sie äußern sich klinisch, wenn die Blutgefäße an den Händen und im Gesicht der Kälte ausgesetzt werden. Die Wärmeautoantikörper treten nicht nur bei AIHA auf, sondern auch bei anderen Autoimmunerkrankungen (systemischer Lupus erythematodes, rheumatoide Arthritis), Infektionen (infektiöse Mononukleose, Mykoplasmen-Infektionen) oder anderen Erkrankungen (einige Leukämien) und auch nach Verabreichung bestimmter Arzneimittel.

Gegen Thrombozyten (Blutplättchen) gerichtete Autoantikörper verursachen die **idiopathische thrombozytopenische Purpura** (ITP) mit verminderter Thrombozytenzahl im Blut. Der Begriff „idiopathisch" bedeutet, dass die Erkrankung selbstständig und unabhängig von anderen Erkrankungen entstanden ist oder dass wir ihre Ursache nicht kennen. Es sind mindestens zwei Krankheiten bekannt, die man als ITP bezeichnet – die *akute* ITP (postinfektiöse Thrombozytopenie) und die *chronische* ITP (autoimmune Thrombozytopenie). Eine akute ITP tritt vor allem bei Kindern auf und entsteht wenige Tage nach einer Infektion (meistens viral). Eine chronische ITP betrifft vor allem erwachsene Personen und ist eine typische Autoimmunerkrankung. Bei den meisten Patienten mit dieser Erkrankung kann man Autoantikörper der Klassen IgG und IgM nachweisen, selten auch IgA. Erhöht ist auch der Komplementspiegel, besonders die sich an Zelloberflächen bindenden Komponenten.

Gegen Antigene der Neutrophilen gerichtete Autoantikörper können die Ursache ihrer Schädigung und damit einer Verringerung ihrer Anzahl im peripheren Blut (Neutropenie) sein. Eine autoimmun bedingte

Neutropenie kann Kinder im Alter von sechs Monaten bis zu zwei Jahren oder Erwachsene betreffen. Die kindliche autoimmune Neutropenie äußert sich klinisch entweder gar nicht, oder die Kinder leiden nur an milden chronischen Infektionen. Die autoimmune Neutropenie der Erwachsenen ist häufig mit anderen Autoimmunerkrankungen oder malignen Erkrankungen des Blutes assoziiert. Im Serum von Patienten mit Autoimmunneutropenie kann man Autoantikörper gegen Antigene der Neutrophilenoberfläche nachweisen, wie zum Beispiel Fc-Rezeptoren oder β_2-Integrine (leukoadhäsive Moleküle).

9.6.4. Morbus Crohn und Colitis ulcerosa

Morbus Crohn und Colitis ulcerosa sind entzündliche Erkrankungen, die den Gastrointestinaltrakt (GIT) betreffen. Es ist unklar, ob es sich um zwei verschiedene Krankheiten handelt oder um eine Krankheit mit leicht unterschiedlichen klinischen Zeichen. Genauso unbekannt ist deren Pathogenese, also der krankhafte Mechanismus, der zu ihrer Entstehung führt. Man nimmt aber an, dass Autoimmunreaktionen am Auslösen der schädigenden Entzündung beteiligt sind, vor allem Autoantikörper gegen Antigene der Epithelzellen des Dickdarms.

Morbus Crohn (Crohn-Krankheit, Crohn's disease) ist seit 1932 bekannt, nachdem sie von Dr. Burrill B. Crohn beschrieben wurde. Morbus Crohn kommt vor allem in den Industrieländern mit einer Häufigkeit von ungefähr 10 Fällen pro 100.000 Einwohner vor. In den Entwicklungsländern kommt die Erkrankung praktisch nicht vor. Die schädigende Entzündung kann jeden beliebigen Abschnitt im GIT betreffen. Im Entzündungsinfiltrat sind Neutrophile, Makrophagen, T-Lymphozyten und B-Lymphozyten, die überwiegend IgM produzieren. Klinisch äußert sich der Morbus Crohn mit Durchfällen, Bauchschmerzen, Fieber und Gewichtsabnahme. Die unmittelbare Ursache ist eine lokale Überproduktion von proinflammatorischen Zytokinen als Folge der Antigenstimuli, die aus verschiedenen Darmbakterien und deren Produkten stammen. Helfer-T_H1-Lymphozyten werden dabei aktiviert und können die Zellen des GIT direkt schädigen. Indirekt zytotoxisch wirken IgM-Antikörper, die hier gebildet werden und mit dem ursächlichen Antigen Immunkomplexe bilden, was zur Komplementaktivierung und zur Aktivierung von Neutrophilen führt. Zur Gewebeschädigung tragen dann freie Sauerstoffradikale und proteolytische Enzyme bei, die aus Neutrophilen und Makrophagen freigesetzt werden. Etwa 20% der Patienten haben eine positive Familienanamnese (die Erkrankung kommt in deren Familie bereits vor).

Colitis ulcerosa ist eine entzündliche Erkrankung des Dickdarms. Typisch ist die Bildung von Darmschleimhautdefekten. Die Ätiologie

(Ursache der Entstehung) ist unbekannt. Man nimmt aber an, dass an der Aufrechterhaltung der chronischen Entzündung immunpathologische Mechanismen einschließlich Autoantikörper gegen verschiedene Neutrophilenantigene beteiligt sind.

9.6.5. Myasthenia gravis

Myasthenia gravis ist eine Autoimmunerkrankung, bei der bei 80 bis 90% der Patienten Autoantikörper der Klasse IgG gegen die Alpha-Untereinheit des transmembranen Anteils des Acetylcholinrezeptors an der postsynaptischen Membran der neuromuskulären Verbindung gebildet werden. Acetylcholin ist ein Neurotransmitter (Überträger der Nervenerregungen) von den Nervenendigungen auf die Zellen der Skelettmuskulatur. Die Nervenerregung (Signal) wird dadurch übertragen, dass sich Acetylcholin an einen Acetylcholinrezeptor bindet. Diese Bindung ist sehr kurz, weil Acetylcholin rasch durch das Enzym Acetylcholinesterase abgebaut wird, damit die Stelle für neu synthetisiertes Acetylcholin und eine neue Übertragung der Nervenerregung frei wird. Wenn sich an den Acetylcholinrezeptor ein Autoantikörper bindet, blockiert er ihn und verhindert teilweise oder gänzlich die Bindung des Acetylcholins und damit auch die Übertragung der Nervenerregung. Das Ergebnis ist eine Unterbrechung oder eine ungenügende neuromuskuläre Verbindung, was eine übermäßige Ermüdung und Schwäche der Skelettmuskulatur zur Folge hat, die bei erhöhter körperlicher Belastung gesteigert wird und sich nach einer Ruhepause wieder bessert.

Myasthenia gravis ist ein typisches Beispiel für Immunüberempfindlichkeitsreaktionen, die zum fünften Typ der immunpathologischen Mechanismen gehören und deren Ursache Autoantikörper gegen Rezeptoren sind. Sie betrifft Menschen jedes Alters mit einer Häufigkeit von fünf bis zehn Fällen auf 100.000 Einwohner. Bei ungefähr 15% der Myasthenie-Patienten wird ein Thymom (Thymustumor) diagnostiziert. An dieser Krankheitsentstehung sind auch genetische Faktoren beteiligt. Man hat bei Myastheniepatienten ein erhöhtes Vorkommen der Histokompatibilitätsantigene HLA-A1, HLA-B8, HLA-DR3 und HLA-DQ2 festgestellt.

9.6.6. Multiple Sklerose (MS)

MS wird auch Enzephalomyelitis disseminata (disseminierte Gehirn-Rückenmark-Sklerose) oder nur kurz disseminierte Sklerose genannt. MS ist eine chronisch entzündliche Erkrankung des Zentralnervensystems (ZNS), die zur Demyelinisierung (Entfernung des Myelins, der Nervenzellummantelung oder des „Isoliermaterials") der Nervenfaser bis zu deren vollständigem Funktionsverlust führt. Seit etwa 30 Jahren wird die

MS bereits eindeutig zu den Autoimmunerkrankungen gerechnet. Die autoimmune Myelindestruktion wird durch spezifische autoaggressive zytotoxische T-Lymphozyten verursacht. Das Antigen, das deren Aktivierung auslöst, ist trotz intensiver Forschungen noch nicht bekannt. Mehrere Wissenschafter nehmen zwar an, dass es sich um ein Virusantigen handelt, aber bis jetzt fehlt der eindeutige Beweis.

An der Entstehung der MS sind äußere und innere Faktoren beteiligt. Es sieht so aus, dass zu den äußeren Faktoren auch die geografische Breite gehört. Das MS-Vorkommen ist in der gemäßigten Zone der nördlichen Halbkugel viel höher, während sie bei Eskimos, Einwohnern von Afrika, aber auch bei Japanern praktisch gar nicht vorkommt. In Mitteleuropa ist die multiple Sklerose mit einer Häufigkeit von ungefähr 100 Erkrankungen auf 100.000 Einwohner ziemlich verbreitet. Von den inneren Faktoren ist die genetische Prädisposition am wichtigsten. Diese ist nicht nur an einige Gene der HLA-Region, sondern auch an Gene für den Antigenrezeptor der T-Lymphozyten, an Gene für die konstante und variable Teile der Immunglobulinmoleküle und an Gene für einzelne Komplementkomponenten und Zytokine gebunden. Bis heute wurde aber kein eindeutiger Zusammenhang zwischen einer Empfindlichkeit für MS und einem der erwähnten Gene bestätigt. Deswegen spricht man von einer *polygenen Neigung* zu dieser Erkrankung.

Ein typisches Merkmal der multiplen Sklerose ist der Wechsel zwischen Phasen plötzlicher starker Verschlechterung (Attacken, Ausbrüche) und Phasen der Besserung (Remissionen), die sich in unterschiedlichen Intervallen wiederholen. Zu Beginn der Erkrankung können bei Remissionen klinischen Zeichen völlig fehlen. Später aber verschlechtert sich der klinische Zustand auch bei Remissionen allmählich. Am Beginn der Erkrankung sind Sehstörungen (vernebeltes Sehen) und Empfindungsstörungen die häufigsten Zeichen. Später treten Bewegungsstörungen bis zu Lähmungen der unteren Extremitäten auf. MS gehört zu den organspezifischen Autoimmunerkrankungen, weil nur das ZNS betroffen ist und keine anderen Organe.

9.6.7. Autoimmunerkrankungen der Haut

Die typischen Autoimmunerkrankungen der Haut sind Vitiligo und Pemphigus vulgaris.

Vitiligo betrifft ein bis zwei Prozent der Menschen. Bei fast der Hälfte der Vitiligo-Betroffenen tritt die Vitiligo vor dem 20. Lebensjahr auf. Jeder fünfte Betroffene hat auch weitere Familienangehörige mit dieser Erkrankung. Vitiligo äußert sich mit milchweißen Flecken auf der Haut und ist keine lebensgefährliche Erkrankung. Die Mehrzahl der Vitiligo-Erkrankten ist in einem relativ guten Gesundheitszustand außer in jenen

Fällen, in denen Vitiligo gemeinsam mit anderen Autoimmunerkrankungen auftritt. Die weißen Flecken stellen aber einen ernsten kosmetischen Defekt dar, der auch zu verschiedenen psychischen Problemen führen kann. Die Betroffenen haben Autoantikörper gegen Zellen (Melanozyten), die den Körperfarbstoff (Pigment) Melanin produzieren. Wenn die Melanozyten infolge einer Autoimmunreaktion absterben, stoppt die Melanin-Bildung. So entstehen die weißen Flecken auf unterschiedlichen Körperteilen, am häufigsten allerdings im Gesicht, an den Lippen, an Händen, Beinen und im Genitalbereich.

Pemphigus vulgaris ist eine seltene Erkrankung mit Blasenbildung an Haut und Schleimhäuten (vor allem im Mund, Genitalbereich und in der Analöffnung). In der aktiven Phase der Erkrankung kann man im Blut und in der Haut Autoantikörper der Klasse IgG nachweisen, die gegen Keratinozyten, die Zellen der verhornten oberen Hautschicht (Epidermis), gerichtet sind. Dadurch löst sich die Keratinschicht von der darunter liegenden Schicht (Dermis) mit nachfolgender Blasenbildung ab. Mitunter sind die Blasen so groß, dass sie einen beträchtlichen Verlust an Körperflüssigkeiten verursachen können. Der Titer (Konzentration) dieser Autoantikörper ist direkt proportional der Anzahl und Größe der Blasen. Die Behandlungsmöglichkeiten sind noch nicht zufriedenstellend, und viele Patienten sterben an einem übermäßigen Verlust von Körperflüssigkeiten, an Elektrolytstörungen oder an Sepsis (Vorhandensein von Bakterien im Blut). Die beschädigte Haut schützt den Organismus nämlich nicht ausreichend vor der Invasion von bakteriellen Eindringlinge, sodass diese bis ins Blut gelangen.

9.6.8. Rheumatisches Fieber

Es ist ein klassisches Beispiel für den Fall, dass Bakterien anstelle einer typischen Abwehrreaktion des Immunsystems eine pathologische Autoimmunantwort hervorrufen. Die entstehenden Antikörper tragen nicht zur Bakterienbeseitigung bei, sondern kreuzreagieren mit eigenen Antigenen und wirken ähnlich wie Autoantikörper.

Rheumatisches Fieber war in der Vergangenheit ein Schrecken der Mütter, da es eine Erkrankung der Kinder war, die durch ein gängiges Pathogen, nämlich Streptokokken, ausgelöst wurde. Die Streptokokken siedeln sich mit Vorliebe in den Schleimhäuten der Atemwege an, wo sie beispielsweise eine eitrige Angina auslösen können. Es gibt mehrere Arten von Streptokokken. Eine Infektion durch *β-hämolysierende Streptokokken der Gruppe A* erkennt das Immunsystem als fremd und beginnt, dagegen schützende Antikörper zu bilden. Diese Stämme werden als „hämolytisch" bezeichnet, weil sie die Lyse der roten Blutkörperchen auslösen, und zur „Gruppe A" zugeteilt, weil sie Polysaccharide der

Gruppe A enthalten. Die entstehenden Antikörper sind gegen mehrere Antigene auf diesen Streptokokken gerichtet. Einige dieser Antigene haben aber eine ähnliche Struktur (ähnliche oder gleiche Epitope) wie die eigenen Antigene auf den Zellen verschiedener Organe, wie zum Beispiel das Antigen der Streptokokkenzellwand ähnliche Epitope aufweist wie Myosin im Herzmuskel oder die Polysacharide der Gruppe A ähnliche Epitope wie die Epitope auf den Herzklappen haben.

Die Antikörper, die zur Abwehr gegen Streptokokken-Antigene entstanden sind, können auch eigene Organe und Gewebe angreifen, weil sie mit den dort befindlichen Antigenen kreuzreagieren können (molekulares Mimikry). Auf diese Art können Entzündungen des Herzmuskels (Myokarditis), Deformationen der Herzklappen oder schädigende Entzündungen der Gelenke und des Gehirns hervorgerufen werden. Diese Antikörper bewirken nicht eine *direkte* Gewebeschädigung, sondern bilden Immunkomplexe mit Autoantigenen, die Komplement aktivieren und die Freisetzung proinflammatorischer Mediatoren fördern, wodurch Neutrophile angelockt werden und Fieber ausgelöst wird. Schädigend wirken in der Folge aktiviertes Komplement, manche Zytokine und die aus den Neutrophilen freigesetzten toxischen Substanzen. Diesen Mechanismus bezeichnet man als zweiten Typ der immunpathologischen Reaktionen (zellvermittelte und antikörperabhängige Zytotoxizität; abgekürzt ADCC nach der englischen Bezeichnung *antibody-dependent cellular cytotoxicity*).

Die häufigsten klinischen Zeichen (ungefähr 75% der Betroffenen) des rheumatischen Fiebers sind Polyarthritis (gleichzeitige Entzündung mehrerer Gelenke), Karditis (35 bis 45%) und Chorea (ungefähr 15% der Fälle). Als *Chorea* bezeichnet man eine Schädigung des Gehirns, die sich mit zuckenden Bewegungen der oberen und unteren Extremitäten äußert. Die schwersten Folgen hat die Schädigung des Herzmuskels, weshalb man häufig sagt, dass „rheumatisches Fieber die Gelenke abschleckt, aber in das Herz reinbeißt". Nachweisen kann man im Serum der Betroffenen *Antistreptolysin O* (ASO), einen Antikörper gegen Streptokokken-Lysin O (der Name ist davon abgeleitet, dass diese Substanz die Lyse der Erythrozyten auslöst), Streptokokken-Antihyaluronidase (ASH), einen Antikörper gegen Streptokokken-Hyaluronidase (Enzym, das die Hyaluronsäure zersetzt), und Antistreptokinase (Enzym, das ein Plasminogenaktivator ist). Der Nachweis der Antikörper hat diagnostischen Wert.

Rheumatisches Fieber hat in der Vergangenheit ungefähr ein bis drei Prozent der streptokokkeninfizierten Kinder betroffen. Es wurde daher angenommen, dass die genetische Prädisposition und die Aggressivität (Virulenz) des konkreten Streptokokkenstammes bei der Krankheitsentstehung auch eine Rolle spielen könnten. Dank Penicillin, auf das Streptokokken meistens empfindlich sind, können Streptokokkeninfektionen gut behandelt werden, und rheumatisches Fieber ist nicht mehr so ein „Damoklesschwert" wie in der Vergangenheit.

9.6.9. Systemischer Lupus erythematodes

Systemischer Lupus erythematodes oder nur kurz Lupus genannt ist eine typische systemische Autoimmunerkrankung von unbekannter Ätiologie (Ursache) mit chronischem Verlauf und vielen verschiedenen klinischen Zeichen (polysymptomatisch). Die Krankheit wurde bereits im 13. Jahrhundert von Frugardi Rogerius und im 16. Jahrhundert vom deutschen Arzt und Chemiker Paracelsus (eigentlich Theophrastus Bombastus von Hohenheim), damals Professor an der Universität in Basel, beschrieben. Das lateinische Wort „lupus" bedeutet Wolf und soll die typische Form des Schmetterlingsausschlags im Gesicht charakterisieren, der eines der Begleitmerkmale dieser Erkrankung ist und an das Gesicht eines Wolfes erinnert. Dieser Ausschlag hat einen rötlich-rosigen Farbton und kann in verschiedenen Formen auch an anderen Körperregionen auftreten. Zum vollständigen Namen der Erkrankung kam noch der Begriff „erythematodes", was „rötlich" bedeutet.

In der Vergangenheit dachten viele, dass SLE eine Art Krebs ist, und später, dass es sich um eine infektiöse (ansteckende) Erkrankung handelt. In der Mitte des 20. Jahrhunderts begannen Ärzte, SLE als eine „Erkrankung des Bindegewebes" zu bezeichnen unter der Annahme, dass der Hauptbestandteil der Haut, auf der sich der typische Ausschlag befindet, Kollagen ist. Inzwischen ist aber eindeutig bewiesen, dass SLE eine Autoimmunerkrankung ist.

Lupus ist eine Erkrankung mit „vielen Gesichtern". Sie verursacht klinisch typische Beschwerden wie Ausschlag und Hautrötung, Haarausfall, Gelenkschwellungen, Thoraxschmerzen und Erhöhung der Körpertemperatur. Ein anderes Mal äußert er sich mit schwer definierbaren Zeichen wie zum Beispiel Müdigkeit, Depressionen und Muskelschmerzen. Lupus betrifft auch lebenswichtige Organe wie Nieren, Herz, Lungen und Gehirn. Beim einzelnen Patienten zeigen sich aber nicht alle diese möglichen Zeichen, sondern nur einige davon. Das schwerwiegendste Symptom ist die Nierenschädigung in Form der Lupus-Glomerulonephritis, die bei 75% der Betroffenen auftritt. Der Grad der Nieren- und Hirnschädigung ist entscheidend für die Prognose der Erkrankung und die Lebensdauer des konkreten Patienten bei entsprechender Behandlung.

Bis vor kurzem hielten Ärzte und auch Patienten SLE für eine seltene Erkrankung mit einem Auftreten von ein bis zwei Fällen auf 100.000 Einwohner, deren Fortschreiten man nicht aufhalten kann und die letztendlich Nieren oder ein anderes lebenswichtiges Organ betrifft und somit den Tod des Patienten herbeiführt. Diese schlechte Prognose war dadurch verursacht, dass der Lupus häufig viel zu spät diagnostiziert wurde. In Wahrheit hat diese Erkrankung bei einem Teil der Patienten einen relativ harmlosen Verlauf ohne wesentlichen Einfluss auf ihr Leben. In letzter Zeit hat man mittels neuer empfindlicherer diagnostischer Tests herausgefunden, dass auf jeden Patienten mit schwerwiegendem oder voll entwickeltem Lupus einige Patienten mit einem weniger schwer wiegenden Krankheitsverlauf fallen. Viele Menschen mit Lupus wissen wahrscheinlich gar nicht, dass sie von dieser Erkrankung betroffen sind. Das bedeutet, dass SLE eine nicht so seltene Erkrankung ist. In der Slowakei sind mehr als 600 Patienten betroffen.

Lupus betrifft Menschen in jedem Alter. Das Verhältnis von Frauen zu Männern, die an dieser Erkrankung leiden, ist 9:1. Man kann den SLE als eine Erkrankung der Frauen im jungen und mittleren Lebensalter bezeichnen, weil er am häufigsten zwischen dem 15. und 40. Lebensjahr entsteht.

Die genaue Ursache des SLE ist nicht bekannt. Bei seiner Entstehung spielt die genetische Neigung (Prädisposition) eine bestimmte Rolle. Es gibt zum Beispiel Familien, in denen Mutter wie auch Tochter an dieser Erkrankung leiden. Bei den Betroffenen findet man im Vergleich zur gesunden Population ein erhöhtes Auftreten der Moleküle HLA-DR3 und HLA-B8 auf ihren Lymphozyten. HLA-DR3 ist aber ein typisches Merkmal, das man mit erhöhter Frequenz auch bei anderen Autoimmunerkrankungen finden kann. Trotz der jahrelangen Forschung ist es bis jetzt nicht gelungen, ein Virus oder anderes infektiöses Agens zu identifizieren, das die Ursache von Lupus sein könnte. Auf die Entwicklung der Erkrankung hat auch die Umwelt keinen Einfluss.

Für SLE charakteristisch ist eine erhöhte Aktivität der B-Lymphozyten mit Bildung von Autoantikörpern gegen intrazelluläre Antigene und eine Störung der T-Lymphozytenfunktion. Die Autoantikörper sind gegen mehrere Antigene der Zellkerne gerichtet, wie Desoxyribonukleoprotein (anti-DNP), Doppelstrang-DNA (anti-dsDNA), ribosomale antinukleäre (gegen den Kern) Antikörper (ANA). Diese Autoantikörper bilden mit „ihren" Antigenen Immunkomplexe, die sich in verschiedenen Zielgeweben ablagern. Dort aktivieren sie Komplement, das eine schädigende Entzündung in Gang setzt. Das ist ein typisches Merkmal der immunpathologischen Reaktion vom dritten Typ (so genannte Immunkomplexreaktionen).

1948 hat der Hämatologe Dr. Malcolm Hargraves so genannte LE-Zellen beschrieben, die im Blut von Lupuspatienten vorkommen. Diese Zellen kann man auch in anderen Körperflüssigkeiten feststellen, wo es zum Zerfall der Leukozyten und ihrer Kerne kommt. Das Vorhandensein der LE-Zellen in der Synovialflüssigkeit hat 1957 Prof. Kristian Hynek während seiner Tätigkeit im balneologischen Forschungsinstitut in Prag nachgewiesen. Vorher war Prof. Hynek Vorstand der I. Klinik für Innere Medizin in Bratislava. *LE-Zellen* sind Leukozyten (weiße Blutkörperchen), die einen anderen Leukozyten phagozytiert (verschlungen) haben. Die Ursache dieses Vorgangs war unbekannt. Dennoch hat die Existenz der LE-Zellen die Lupus-Diagnostik sehr erleichtert. Heute weiß man, dass der Impuls an einen Leukozyten zum Verschlingen eines anderen Leukozyten und damit zur Bildung der LE-Zellen von antinukleären Antikörpern kommt, die bei SLE gebildet werden.

Die Lupus-Therapie hat zum Ziel, die übermäßige und in eine falsche Richtung gerichtete Reaktion des Immunsystems zu unterdrücken und die Entzündung zu lindern. In den Anfangsstadien werden vor allem Kortikosteroide und Immunsuppressiva (Arzneimittel, die die Immunantwort unterdrücken) zur Behandlung verwendet. Nach Besserung der Krankheitssymptome werden die Medikamentendosen reduziert oder ganz abgesetzt. Der SLE-Verlauf ist aber wechselnd zwischen Phasen, in denen die Zeichen verschwinden (Remissionen), und dem wiederholten Ausbruch (Attacken). Die Erkrankung kann man noch immer nicht heilen. Man kann nur ihre Zeichen lindern oder für eine bestimmte Zeit unterdrücken.

SLE mit dem typischen Schmetterlingsausschlag (Abb. 38) kann gelegentlich auch nach der Gabe einzelner Medikamente entstehen. Es treten dabei auch andere Zeichen auf wie Ausschlag auf den Extremitäten und am Rumpf, Zeichen der Gefäßentzündung (Vaskulitis) auf den Handflächen und Fußsohlen, Müdigkeit, Gelenkschmerzen und Lymphknotenschwellungen. *Medikamenteninduzierter Lupus* betrifft nur sehr selten

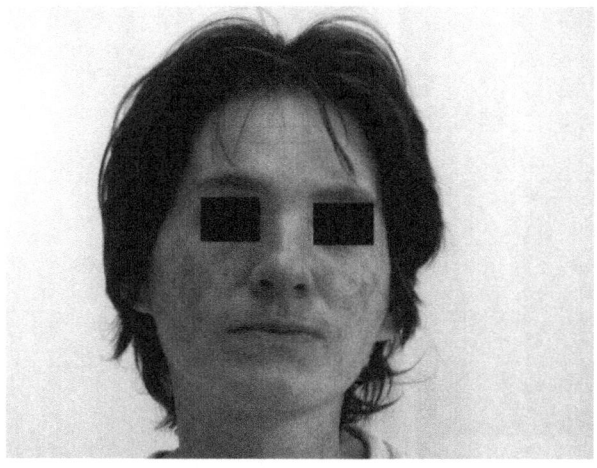

Abb. 38. Schmetterlingsexanthem bei systemischen Lupus erythematodes (SLE)

die Nieren. Es werden dabei auch keine Antikörper gegen die dsDNA gebildet, und, was am wichtigsten ist, diese Erkrankung verschwindet, wenn man aufhört, das ursächliche Medikament zu verabreichen.

9.6.10. Antiphospholipidsyndrom

1983 beschrieb Dr. Graham Hughes vom St. Thomas Krankenhaus in London eine Gruppe von Patientinnen mit Lupus und einer erhöhten Blutgerinnung in den Gefäßen. Diese Patientinnen hatten eine Neigung zu rezidivierenden (sich wiederholenden) spontanen Schwangerschaftsabbrüchen und zu venösen und arteriellen Thrombosen in lebenswichtigen Organen, vor allem aber eine Neigung zu Schlaganfällen und erniedrigten Thrombozytenzahlen. Diese Erkrankung wurde später unter dem Namen Antiphospholipidsyndrom (APS) bekannt. Schnell wurde bewiesen, dass es nicht nur im Zusammenhang mit Lupus auftritt, sondern auch als eigenständige Krankheit. Ungefähr die Hälfte der Patientinnen hatte nur APS alleine. Diese Entdeckung war deswegen von Bedeutung, weil sie darauf hinwies, dass nicht alle charakteristischen Lupusmerkmale durch eine Entzündung der Blutgefäße verursacht werden, sondern auch durch eine Verstopfung mit einem Blutgerinnsel (Thrombose). Diese zwei unterschiedlichen Möglichkeiten des Krankheitsverlaufs erfordern unterschiedliche Therapien, was man bis dahin nicht wusste.

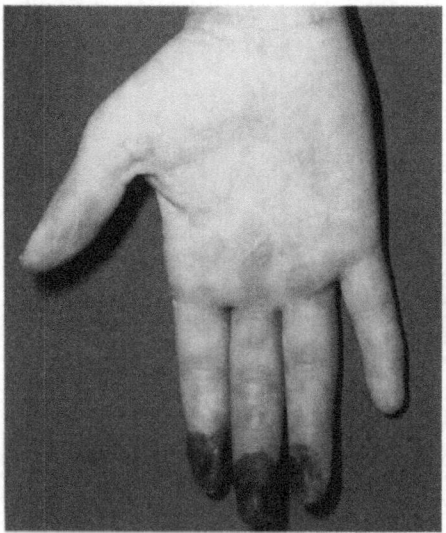

Abb. 39. Fingergangrän bei einem 30-jährigen Patienten mit systemischen Lupus erythematodes und Antiphospholipidsyndrom

Bei schwer wiegenden APS-Fällen kann das Blutgerinnsel in jedem beliebigen Gefäß auftreten. Bei einigen Patienten erscheinen die ersten Anzeichen der Erkrankung in der Pubertät als Beinvenenthrombosen. Bei anderen Patienten tritt das Blutgerinnsel in der oberen Extremität auf und äußert sich als Schwellung. Die Thrombose kann auch in den Gefäßen der inneren Organe vorkommen wie zum Beispiel in der Leber, im Verdauungstrakt oder in den Lungen. Am gefährlichsten ist die arterielle Thrombose.

Die APS-Patienten neigen zur Thrombose der Hirngefäße mit Komplikationen vom leichten bis zum pflegebedürftigen Schlaganfall. Weniger schwer wiegende Thrombosen können sich als Kopfschmerzen, Störungen des Sehens, der Konzentration und des Gedächtnisses äußern. Eine weitere Besonderheit dieses Syndroms sind die Abnormalitäten der Herzklappen. Sie entwickeln sich bei einigen Betroffenen als Folge der Blutgerinnsel in Klappennähe.

Bis zur Entdeckung dieses Syndroms war die Ursache einiger spontaner Schwangerschaftsabbrüche bei Lupuspatientinnen unbekannt. Nach heutigen Kenntnissen leiden bis zu 25% der Frauen, die gynäkologische Ambulanzen wegen wiederholter spontaner Schwangerschaftsabbrüchen aufsuchen, an APS. Die Therapie besteht aus der Gabe von gerinnungshemmenden Mitteln (Antikoagulanzien) und der Gabe von Antiaggregationsmitteln (verhindern die Thrombozytenaggregation). Zu den am meisten verwendeten Thrombozytenaggregationshemmern gehören geringe Dosen von Acetylsalicylsäure (Aspirin®).

Bei Patienten mit APS und Lupus kann man Antikörper der Klasse IgG oder IgM gegen Phospholipide der Zellmembranen und gegen Phospholipidbestandteile der Gerinnungsfaktoren nachweisen. Man bezeichnet diese Antikörper als *Lupus-Antikoagulans*, weil sie *in vitro* die Blutgerinnung (Hämokoagulation) in Abhängigkeit von den Phospholipiden inhibieren. Die Antiphospholipidantikörper können gegen Cardiolipin oder gegen andere Phospholipide gerichtet sein. Sie sind nicht nur für Lupus und APS spezifisch, weil sie sich auch bei Personen mit Malignomen bilden können oder bei Überempfindlichkeit auf bestimmte Medikamente oder bei Patienten mit AIDS und opportunistischen Infektionen.

Derzeit grenzt man vom gängigen APS noch das *katastrophale APS* (englisch *catastrophic APS*) ab, das einen rasch fortschreitenden Verlauf durch das Versagen mehrerer Organe hat. Es wurde von Dr. Ronald A. Asherson aus dem Groote Schuur Krankenhaus in Kapstadt entdeckt.

9.6.11. Sjögren-Syndrom

Das Sjögren-Syndrom wurde nach dem schwedischen Augenarzt Hendrik Sjögren benannt, der 1930 eine ausgedehnte Monografie über Beobachtungen an Patienten seiner Augenambulanz veröffentlichte, die an ungenügender Tränensekretion, Mundtrockenheit (zu wenig Speichel), Zungenentzündung und Schluckstörungen litten. Was aber noch wichtiger war: Bei den Patienten mit dieser Trockenheit der Schleimhäute kamen häufig auch entzündliche rheumatische Symptome wie Schmerzen und Schwellungen der Gelenke vor. Das Sjögren-Syndrom ist eine typische Multiorganautoimmunerkrankung, die alleine oder als Bestandteil des SLE auftritt und die alle exokrinen Drüsen betrifft. Die Folgen der Erkrankung sind nicht nur eine ungenügende Tränenbildung (einige Patienten müssen sich alle paar Stunden künstliche Tränen in die Augen tropfen) und verminderte Speichelproduktion, sondern auch eine gestörte Funktion der Drüsen des Verdauungstrakts. Die Augen brennen, beißen und jucken vor allem am Morgen. Die Mundtrockenheit bereitet Schwierigkeiten vor allem beim Genuss trockener Lebensmittel (Kekse, Gebäck).

Das Sjögren-Syndrom ist in vielen Gesichtspunkten eine lupusähnliche Erkrankung. Wie beim Lupus treten auch hier Zeichen einer rheumatischen Erkrankung, antinukleäre Antikörper (ANA) und Rheumafaktoren auf. Diagnostisch bedeutend ist die Anwesenheit der Antikörper gegen kleine Ribonukleoproteinantigene Ro/SSA und La/SSB. Ungefähr 90% der Patienten sind Frauen im Alter von 40 bis 60 Jahren.

9.6.12. Rheumatoide Arthritis (RA)

Die rheumatoide Arthritis (RA, auch chronische Polyarthritis, cP) ist eine verhältnismäßig oft vorkommende Autoimmunerkrankung, die am häufigsten Frauen zwischen dem 35. und 50. Lebensjahr betrifft. Sie äußert sich durch Gelenkentzündungen (Arthritis), die zu Destruktionen und Deformationen der Gelenke führen (Abb. 40 bis 43). Häufig kann auch das Herz-Kreislauf- oder das Atemsystem betroffen sein. Die Entzündung breitet sich allmählich im Gelenkraum aus und dringt in die Tiefe bis auf den Knorpel und den nahe liegenden Knochen, die langsam, aber zunehmend beschädigt werden. Die Gelenke schwellen an, und ihre Beweglichkeit wird eingeschränkt. Die Muskeln erschlaffen, der Kranke fühlt sich schwach, hat erhöhte Körpertemperatur und verliert an Gewicht. Der Verlauf der Erkrankung ist schwankend zwischen Phasen mit erhöhter Krankheitsaktivität und Phasen der Ruhe, in der sich der Kranke besser fühlt. Typisch ist der Laborbefund mit positivem *Rheumafaktor*. Rheumafaktoren sind Antikörper der Klasse IgM bzw. IgG, die gegen die Fc-Domänen der eigenen IgG gerichtet sind. Es handelt sich also um Antiimmunglobulinautoantikörper, die aber auch bei anderen Bindegewebserkrankungen, bei chronischen Infektionskrankheiten und beim Altern auftreten können. Rheumafaktoren bilden Immunkomplexe mit

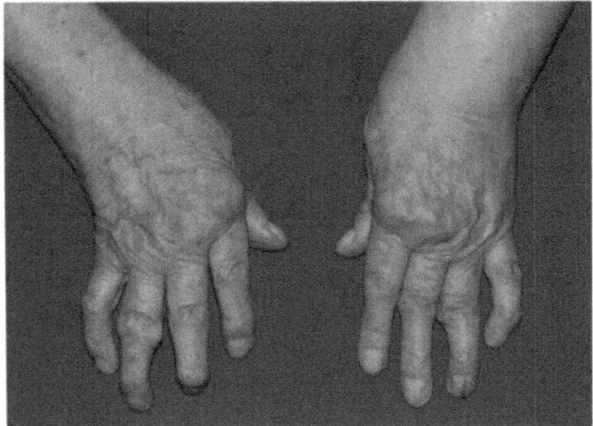

Abb. 40. Befall der Finger- und Handwurzelgelenke bei der rheumatoiden Arthritis

eigenen Immunglobulinen, die sich im Gelenk ablagern und die schädigende chronische Entzündung hervorrufen.

Neben dem Rheumafaktor können im Serum von RA-Patienten auch antinukleäre Antikörper (ANA), Antikörper gegen Keratin (Faserprotein in der Haut, Haaren und Nägeln) und Antikörper gegen Kollagen Typ II vorhanden sein. Die Synovialflüssigkeit in den betroffenen Gelenken

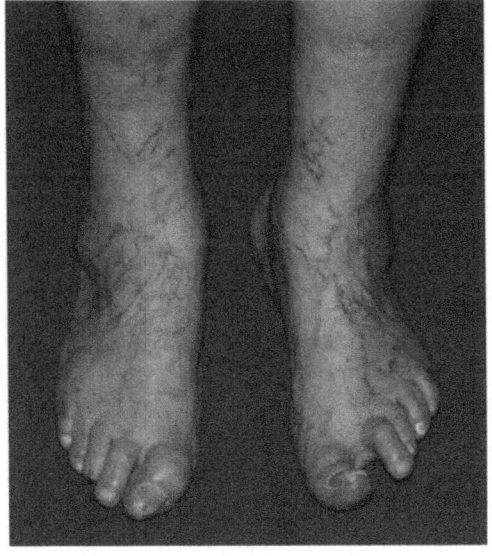

Abb. 41. Befall der Füße bei rheumatoider Arthritis

enthält eine Menge aktivierter T-Lymphozyten, aktiviertes Komplement und hohe Konzentrationen proinflammatorischer Zytokine (TNF, IL-1, IL-6, IL-8). Das Antigen, das T-Lymphozyten aktiviert, ist nicht bekannt. Es kann vom Körperinneren oder aus der äußeren Umwelt stammen. Aus dem körpereigenen Umfeld kann es eines der Hitzeschockproteine sein. Das sind Proteine, die die Freisetzung von Zellen vor allem in Stresssituationen stimulieren wie zum Beispiel bei Temperaturen, die über dem Temperaturoptimum liegen, oder aber zum Schutz für andere Proteine vor deren Schädigung und Verlust der biologischen Aktivität. Das ist die so genannte Chaperonfunktion (französisches Wort „chaperon" bedeutet „Anstandsdame"). Von den äußeren die T-Lymphozyten aktivierenden Faktoren, die im Gelenk die schädigende Entzündung in Gang setzten könnten, denkt man an bestimmte Viren wie Epstein-Barr-Virus (EBV) oder Zytomegalievirus. Verdächtig sind aber auch die Antigene einiger Bakterien wie zum Beispiel *Proteus mirabilis*, ein häufiger Erreger von Harnwegsinfektionen. Ein eindeutiger Beweis für den Einfluss dieser äußeren Faktoren fehlt aber bisher ebenso wie die Antwort auf die Frage „Warum entwickelt sich bei rheumatoider Arthritis die schädigende Entzündung vorzugsweise in den Gelenken?"

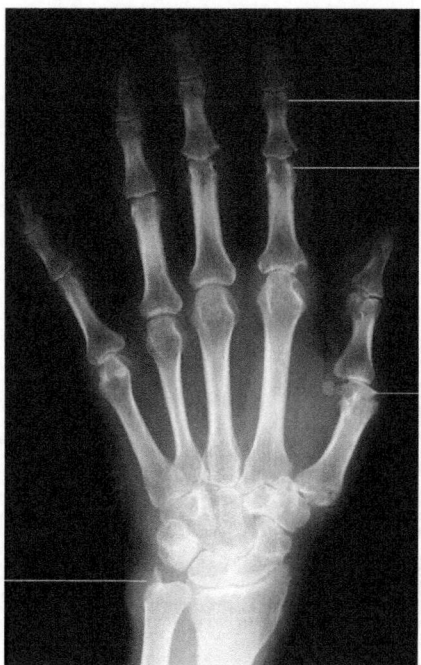

Abb. 42. Handröntgen mit Zeichen von erosiven Veränderungen bei der rheumatoiden Arthritis

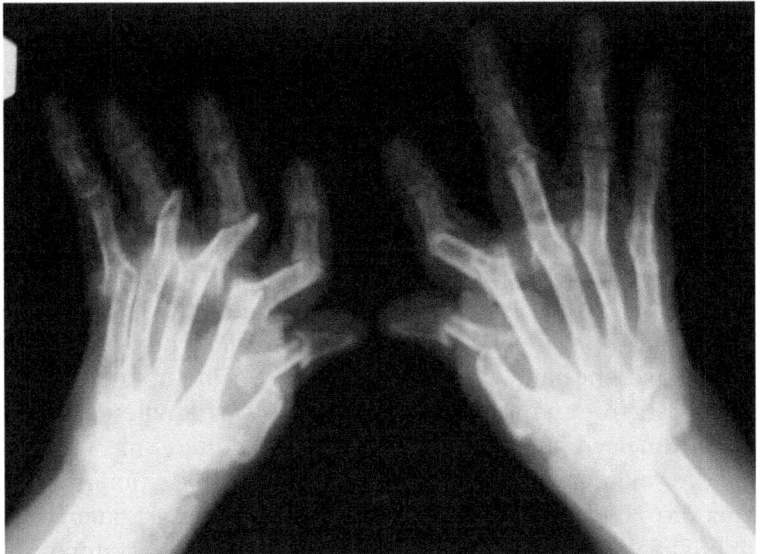

Abb. 43. Handröntgen einer lytischen Form von rheumatoider Arthritis

Die rheumatoide Arthritis ist eine Erkrankung der modernen Zeit, obwohl ihre erste vollständige Beschreibung bereits im Jahr 1800 vom Pariser Arzt Augustin Jacob Landre-Beauvais geschrieben wurde. In Europa und Nordamerika kommt die RA bei ungefähr ein bis drei Prozent der Bevölkerung vor. Etwas geringer ist die Häufigkeit in China und Asien und noch niedriger in Afrika. Frauen sind häufiger betroffen als Männer (Verhältnis 3:1). In der Pathogenese (Krankheitsentstehung) ist auch die genetische Prädisposition beteiligt, besonders bei Trägern der Histokompatibilitätsmoleküle HLA-DR4 und HLA-DR1. Beispielsweise ist bewiesen, dass das Molekül HLA-DR4 in einem bestimmten Abschnitt eine ähnliche Aminosäuresequenz aufweist wie ein Antigen in den Zellen von *Proteus mirabilis*. Deshalb könnten Antikörper gegen diese Bakterien möglicherweise auch mit den HLA-DR4-Molekülen kreuzreagieren, die sich auf allen Leukozyten befinden. Es ist aber nicht klar, warum eine solche Wechselwirkung nur an den Synovialzellen im Gelenk vorkommt.

Die wirkliche Ursache der rheumatoiden Arthritis ist unbekannt, und daher steht auch kein Medikament zur Verfügung, mit dem man die Krankheit vollständig heilen könnte. Mithilfe der schmerzlindernden und entzündungshemmenden Medikamente (Antirheumatika) kann man einen milderen Krankheitsverlauf gewährleisten. Die Voraussetzung ist aber, dass diese Therapie bereits im Anfangsstadium der Erkrankung begonnen wird und dass die Patienten dabei aktiv mitarbeiten.

9.6.13. Sklerodermie

Die Sklerodermie ist eine Erkrankung, die zu Verdickungen und Verhärtungen der Haut führt und erstmals schon vor 250 Jahren durch den Arzt Dr. Carlo Curzio aus Neapel beschrieben wurde. Später hielt man sie für eine entzündliche Erkrankung. Inzwischen gibt es keinen Zweifel, dass die Sklerodermie eine systemische Autoimmunerkrankung ist.

Es gibt zwei Grundformen der Sklerodermie: die systemische Sklerodermie und die begrenzte Sklerodermie. Die systemische Sklerodermie zeigt sich üblicherweise an den Fingern und im Gesicht (Abb. 44, siehe Seite 176). Mehr als 90% der Patienten leiden am *Raynaud-Phänomen* (plötzliche Gefäßverengung, die Erblassen der Finger und starke Schmerzen auslöst; so genannte „kalte Hände"). Das Raynaud-Phänomen ist das Kardinalsymptom der systemischen Sklerodermie und tritt üblicherweise vor allen anderen klinischen Zeichen auf. Mitunter ist bei Patienten nur die Haut an Händen und Gesicht betroffen, manchmal auch an den Füßen vom Knöchel bis zu den Zehen (limitierte systemische Sklerodermie). Bei einem kleineren Teil der Patienten breitet sich die Erkrankung weiter aus, wobei auch die Haut der Extremitäten und am Hals härter wird (diffuse systemische Sklerodermie). Ähnliche Gewebeverhärtung kann man auch im Verdauungstrakt, in den Lungen und im Herzmuskel beobachten. Die Hautverdickung im Gesicht ist äußerst unangenehm und führt bei Betroffenen zu einer derartigen Einengung der Mundbeweglichkeit, dass nicht einmal lächeln möglich ist. Probleme können auch beim Essen auftreten, und letztendlich kann der Patient ersticken, da die Brustkorbbewegungen zunehmend eingeschränkt sind.

Die **begrenzte Sklerodermie** äußert sich mit herdförmiger Hautverhärtung an beliebigen Körperstellen.

Die systemische Sklerodermie kommt ungefähr viermal häufiger bei Frauen (besonders in der Gruppe der 45- bis 55-Jährigen) als bei Männern vor. Die jährliche Inzidenz beträgt fünf bis zehn neue Fälle pro Million Einwohner. Die Ursache der systemischen Sklerodermie ist unbekannt. Die krankhaften Veränderungen betreffen vor allem drei funktionelle Einheiten des menschlichen Körpers: Fibroblasten (grundlegende Zellen des Bindegewebes) mit Überproduktion des Kollagens und weiterer Proteine der intrazellulären Matrix, Aktivierung des Gefäßendothels mit einer erhöhten Bildung von Adhäsionsmolekülen und proinflammatorischen Zytokinen und autoimmune Aktivierung des Immunsystems. Das Ergebnis ist eine *Fibrose* (Ablagerung der intrazellulären kollagenreichen Matrix außerhalb der Gefäße) und eine schädigende Entzündung. Bei ungefähr 75% der Kranken sind antinukleäre Antikörper (ANA) vorhanden. Ein kleinerer Prozentsatz der Betroffenen hat Antikörper gegen DNA-Topoisomerase I (anti-Scl 70), ein Enzym, das an der

Replikation (Vermehrung) der DNA beteiligt ist, und Antikörper gegen RNA-Polymerase, ein Enzym, das an der RNA-Synthese teilnimmt. Die Antikörper anti-Scl 70 und anti-RNA-Polymerase III kommen nur bei der systemischen Sklerose vor, nicht aber bei anderen Autoimmunerkrankungen. Unklar ist der Mechanismus, mit dem sie den zur krankhaften und systemischen Sklerose führenden Prozess in Gang setzen.

Auch äußere Faktoren scheinen die Entstehung der systemischen Sklerodermie zu beeinflussen, besonders eine Arbeitsumwelt, in der organische Lösungsmittel vorkommen wie zum Beispiel bei der Farbstoffherstellung. Die Rolle von Umweltfaktoren wird auch durch ein Ereignis belegt, das sich vor einigen Jahren in Spanien abspielte. Es wurde ein Speiseöl vertrieben, das durch Motoröl verunreinigt war. Nach seinem Genuss entstand eine epidemieartige Verbreitung der systemischen Sklerodermie, die ein paar Dutzend Menschen betraf. Beobachtet wurden auch Krankheitsfälle bei Frauen nach chirurgischer Implantation von Silikongelprothesen in die Mammae (Brüste), wenn die Implantathülle platzte und Silikongel ins Gewebe austrat. Der Zusammenhang zwischen der Exposition einer bestimmten chemischen Substanz und dem Ausbruch einer Autoimmunerkrankung ist experimentell kaum zu belegen und kann auch vor Gericht nur sehr schwer bewiesen werden.

Dermatomyositis und Polymyositis sind durch Muskelentzündung und gegebenenfalls auch durch nachfolgende Hautveränderungen verursachte Erkrankungen, die sich durch Muskelschwäche wie zum Beispiel beim Aufstehen vom Sitzen, beim Stiegensteigen oder beim Heben schwerer Gegenstände äußern. Meistens sind die Muskeln auch sehr empfindlich und schmerzhaft. Bei einigen Patienten beschränkt sich die Erkrankung allein auf die Muskulatur (Polymyositis), bei anderen ist auch die Haut mit flächenhaften Rötungen und Schwellungen betroffen (Abb. 45, siehe Seite 177), ähnlich wie beim Lupus. Das Gesicht (vor allem Wimpern) und der obere Thoraxbereich sind rot bis purpurrot. Die Rötung kann auch an Handrücken und Handgelenken auftreten. Dermatomyositis und Lupus sind zwei unterschiedliche Erkrankungen, auch wenn die Hautveränderungen ähnlich aussehen können. Mithilfe von Bluttests und anderen Zeichen kann man diese zwei Erkrankungen üblicherweise aber sehr schnell unterscheiden.

9.7. Therapie der Autoimmunerkrankungen

Die Therapie der Autoimmunerkrankungen hat in den letzten Jahren deutliche Fortschritte gemacht. Vor 35 bis 40 Jahren hatten die Patienten mit Lupus nur eine geringe Hoffnung auf Überleben. Heute überleben 95 % der Lupuspatienten mehr als zehn Jahre und führen in dieser Zeit ein weitgehend normales Leben.

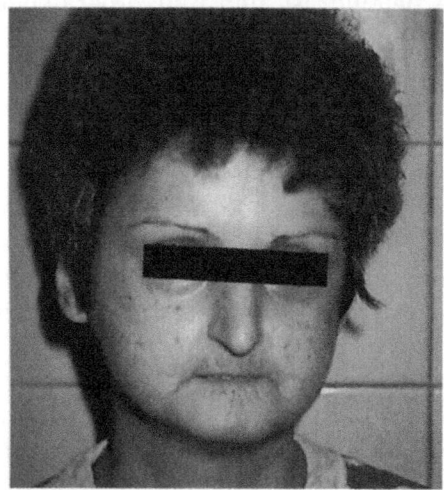

Abb. 44. Systemische Sklerodermie mit typischen Zeichen im Gesicht. Glätten der Falten, Teleangiektasien (Gefäßerweiterungen) auf den Wangen, Mikrostomie (Mundverengung; „Tabaksbeutelmund"), periorale Furchen und schmale Nase

Die grundlegende Therapie der Autoimmunerkrankungen ist die **Gabe von entzündungshemmenden Medikamenten.** Jede Autoimmunreaktion löst einen entzündlichen Prozess aus, bei dem das betroffene Gewebe durch aktiviertes Komplement, freie Sauerstoffradikale und andere aus Leukozyten freigesetzte zytotoxische Moleküle geschädigt wird. Die Leukozyten wurden an den Entzündungsort (entzündlichen Herd) durch chemotaktische Faktoren angelockt. Zur Gewebeschädigung trägt auch die Verschiebung des Gleichgewichts („friedliche Koexistenz") zwischen zellulären proteolytischen Enzymen (Proteasen) und ihren Inhibitoren (Antiproteasen) bei. Die grundlegenden Zeichen der Entzündung wie Fieber, Schwellung, Schmerz und erhöhte Blutkörperchensenkungsgeschwindigkeit sind auch typische Merkmale von Autoimmunerkrankungen.

Medikamente der ersten Wahl sind in der Therapie der Autoimmunerkrankungen **nichtsteroidale Antiphlogistika** (entzündungshemmende Medikamente; englisch *NSAID* von *nonsteroidal anti-inflammatory drugs*). Die Bezeichnung „nichtsteroidale" dient zur Abgrenzung von Steroiden, vor allem von Kortikosteroiden, die als Medikamente der zweiten Wahl im fortgeschrittenen Stadium der Erkrankung verwendet werden. Man kann annehmen, dass NSAID-Substanzen die schädigende Entzündung am Anfang der „Kettenreaktion" unterbrechen, während Kortikosteroide an mehreren Stellen wirken. Allerdings ist deren Verabreichung nicht ohne Risiko.

Nichtsteroidale Antiphlogistika werden auch in der Therapie der rheumatischen Erkrankungen verwendet, weil deren Ursache auch die schädigende Entzündung ist. Bei dieser Indikation werden sie als **Antirheumatika** (NSAR, nicht steroidale Antirheumatika) bezeichnet. Ihre pharmakologische Wirkung ist aber viel breiter. Sie haben auch eine bedeutende antipyretische (fiebersenkende) und analgetische (schmerzlindernde) Wirkung. Das älteste, aber immer noch viel verwendete Arzneimittel ist die *Acetylsalicylsäure* – Aspirin®. Weitere Vertreter der NSAR oder NSAIDs sind zum Beispiel Indometacin, Phenylbutazon, Piroxicam, Ibuprofen und andere.

Der Wirkmechanismus der NSAR ist sehr kompliziert. Ursprünglich wurde angenommen, dass NSAR nur auf Enzyme inhibitorisch wirken, die an der Bildung verschiedener, als „Prostanoide" bezeichneter Folgeprodukte der Arachidonsäure beteiligt sind. Zu den Prostanoiden gehören auch *Prostaglandine*, die Schmerzen und Fieber verursachen. Daher fühlt sich ein Patient nach Einnahme eines NSAR besser. Die Prostaglandine entstehen aus der Arachidonsäure durch enzymatische Einwirkung von Cyclooxygenasen. Es gibt mindestens zwei solche Enzyme, die Cyclooxygenase I (COX-1) und Cyclooxygenase II (COX-2). Die bei der Entzündung wirksamen Prostaglandine entstehen vor allem durch Einwirkung der COX-2. COX-1 hingegen bildet jene Prostaglandine, die für die richtige Funktion des Verdauungstraktes, der Nieren und Thrombo-

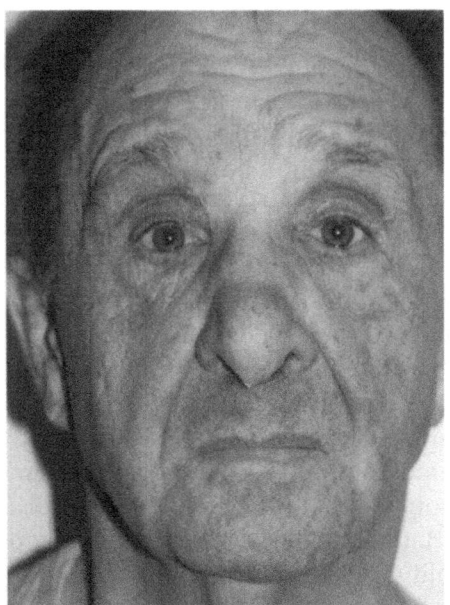

Abb. 45. Heliotropes Exanthem (livide Lidverfärbungen) bei Dermatomyositis

zyten notwendig und unerlässlich sind. Die Mehrzahl der NSARs hemmt beide Enzyme, was die Entstehung unerwünschter Nebenwirkungen zur Folge hat. Solche NSARs hemmen auf der einen Seite die grundlegenden Entzündungszeichen, auf der anderen Seite aber verringern sie die Schleimbildung. Dadurch schädigen sie die Schleimhaut im Magen und im Darm (Bildung von Geschwüren) wie auch die Funktion von Nieren und Thrombozyten. Pharmazeutische Firmen entwickelten in den letzten Jahren solche Präparate von nicht steroidalen Antiphlogistika, die selektiv nur die entzündungsfördernde COX-2 inhibieren und auf COX-1 entweder gar keine oder nur sehr geringe Wirkung haben. Damit konnten die unerwünschten Nebenwirkungen deutlich eingeschränkt werden. Zu den selektiven COX-2-Inhibitoren gehören z.B. Etodolac, Nimesulid, Meloxicam und vor allem die Coxibe (zum Beispiel Rofecoxib, Celecoxib, Valdecoxib).

In letzter Zeit hat sich gezeigt, dass NSAR inhibitorisch nicht nur auf Cyclooxygenasen wirken, sondern auch auf die Expression (Umschreiben) mehrerer Gene, die proinflammatorische Zytokine wie TNF, IL-1 oder IL-6 kodieren. Das erhöht weiter ihre antiinflammatorische Wirkung.

NSARs heilen nicht die zugrunde liegende Autoimmunerkrankung. Ihre Hauptaufgabe ist die Unterdrückung der Begleitentzündung und Linderung der Schmerzen und anderer ungünstiger Symptome, und das ohne Rücksicht darauf, ob die Erkrankung Gelenke, Haut oder ein anderes Organ betrifft.

Wenn die Behandlung der Autoimmunerkrankung durch Gabe von NSAR ungenügend ist oder wenn schwerwiegendere klinische Zeichen auftreten, beginnt man mit der Gabe von *Glukokortikoiden*, die zu den Kortikosteroiden gehören. Das sind Hormone, die in der Nebennierenrinde entstehen. Typische natürliche Vertreter der Glukokortikoide (Steroidhormone, die die Glukosebildung aus anderen Quellen als Sacchariden und die Bildung des tierischen Speicherpolysaccharids Glykogen regulieren) sind Corticosteron und Cortisol. Klinisch werden bei der Therapie der Autoimmunerkrankungen und anderer Entzüngungsreaktionen synthetische Präparate der Glukokortikoide wie Prednison, Prednisolon, Triamcinolon und Dexamethason verwendet. Diese Kortikosteroide sind sehr wirkungsvoll und bewirken nach ihrer Gabe einen Rückgang der Entzündung. Die Grundlage ihrer entzündungshemmenden Wirkung ist ähnlich wie bei den NSAR eine Hemmung der COX-2 und eine Hemmung der Bildung verschiedener proinflammatorischer Zytokine. Kortikosteroide inhibieren aber auch die Bildung von IL-2 und seinem Rezeptor (IL-2R) und hemmen auch die Bildung der dendritischen Zellen, die zu den wichtigsten antigen-präsentierenden Zellen gehören. Das Ergebnis ist eine Unterdrückung der Immunantworten. Kortikosteroide sind deswegen nicht nur bedeutende entzündungshemmende, sondern auch *immunsuppressive* Substanzen.

Der Patient hat vor allem zu Beginn der Kortikosteroidgabe Vorteile. Später treten aber unerwünschte Nebenwirkungen auf. Deshalb zögern Ärzte beim Verschreiben von Kortikosteroiden und setzen sie gezielt nur in schweren Fällen ein. Zu den unerwünschten Nebenwirkungen gehören Blutdruckerhöhung (Hypertension), Kalziumausschwemmung aus den Knochen (Osteoporose), Blutergüsse auf der Haut, Entwicklung eines Diabetes (Steroiddiabetes), Abschwächung des Immunsystems (Immunsuppression) mit erhöhter Empfindlichkeit gegenüber Infektionen, Gewichtszunahme und Wachstum der Gesichtshaare bei Frauen. Die Erhöhung der Infektionsanfälligkeit unter Einnahme von Glukokortikoiden kann für Patienten verhängnisvoll sein. Alle diese Veränderungen sind unangenehm für Patienten, besonders aber für junge Frauen.

Kortikosteroide und andere immunsuppressive Substanzen sind weitere Arzneimittel, die in der Therapie von Autoimmunerkrankungen verwendet werden. Die Ursache dieser Erkrankungen ist eine übermäßige und unerwünschte Aktivität des Immunsystems gegen eigene Zellen und Organe. Bedauerlicherweise sind die meisten immunsuppressiven Arzneimittel unspezifisch. Sie können nicht zwischen den einzelnen Zellen des Immunsystems unterscheiden und wirken daher nicht nur auf jene Zellen, die an Autoimmunprozessen beteiligt sind. Immunsuppressive Arzneimittel verursachen daher auch unerwünschte, zumeist zytotoxische Nebenwirkungen mit Schädigung von verschiedenen Zellen des Organismus, vor allem von solchen, die sich schnell vermehren. Zu diesen Zellen gehören unter anderem Hautzellen (Epidermiszellen), die alle 28 Stunden ausgetauscht werden. Nach der Gabe von Immunsuppressiva entwickelt sich häufig eine Hautentzündung. Auch die Haarzellen sind durch Nebenwirkungen betroffen. Haarausfall ist bei Patienten mit immunsuppressiver Therapie eine übliche Nebenwirkung. Betroffen sind auch die Schleimhautzellen des Verdauungstrakts. Patienten leiden häufig an Übelkeit und Erbrechen oder an Entzündungen und Geschwüren in der Mundhöhle.

Bei gleichzeitiger Verabreichung von Kortikosteroiden mit Immunsuppressiva können zum Erreichen des notwendigen therapeutischen Effekts die Dosen von beiden Medikamenten häufig reduziert werden. Diese Kombination ist auch deshalb vorteilhaft, weil sie das Auftreten und den Schweregrad von unerwünschten Nebenwirkungen verringert.

Zu den immunsuppressiven Medikamenten, die bei der Therapie der Autoimmunerkrankungen verwendet werden, gehört *Cyclophosphamid*, das vor allem beim Lupus eingesetzt wird, der Nieren und Gehirn befallen kann. In Fällen, in denen Cyclophosphamid zu toxisch scheint, kann man *Azathioprin* oder *Methotrexat* verwenden. Methotrexat ist ein sehr wirksames Medikament in der Behandlung der rheumatoiden Arthritis. Zu seinen Vorteilen gehört, dass es nur einmal wöchentlich gegeben wird und nur selten Nebenwirkungen verursacht. Moderne Immunsuppressiva sind *Ciclosporin A* und *FK506* (Tacrolimus), die Produkte von Schimmelpilzen sind.

Einige Autoimmunerkrankungen wie idiopathische thrombozytopenische Purpura, Lupus, Myasthenia gravis und multiple Sklerose können auch von der intravenösen Gabe von Immunglobulinen (IVIG) profitieren. Immunglobulinpräparate enthalten vor allem IgG, das aus dem Blut von mindestens 1.000 gesunden Spendern isoliert wurde.

In Zukunft werden auch solche Arzneimittel zur Anwendung kommen, die spezifisch die Wirkung einzelner krankheitsfördernder Faktoren, die bei bestimmten Autoimmunerkrankung wirken, aufhalten oder zumindest hemmen können. Ein Beispiel eines solchen Medikaments kann der monoklonale Antikörper gegen TNF (Tumor-Nekrose-Faktor) sein, ein proinflammatorisches Zytokin, das sich in der Synovialflüssigkeit der Gelenke bei rheumatoider Arthritis befindet. Nach Injektion dieses Antikörpers direkt in das Gelenk sinkt in kurzer Zeit der Schmerz, und die Beweglichkeit bessert sich.

9.8. Beziehung zwischen Autoimmunerkrankungen und Immundefizienzen

Während Immundefizienzen durch eine ungenügende Funktion des Immunsystems verursacht sind, resultieren Autoimmunerkrankungen im Gegensatz dazu aus einer übermäßigen (überempfindlichen) Funktion des Immunsystems. Beide Erkrankungen, die auf den ersten Blick entgegengesetzt gerichtet sind, können relativ häufig bei einem einzigen Individuum auftreten. Die Kombination einer Autoimmunerkrankung ist häufiger mit humoraler als mit zellulärer Immundefizienz. Bei primären (genetisch bedingten) Immundefizienzen versucht das Immunsystem ständig, das Pathogen zu beseitigen, das in den Körper eingedrungen ist. Ein ungenügend funktionierendes Immunsystem ist aber nur ab und zu erfolgreich und versucht bei wiederholt auftetenden oder chronischen Infektionen die Abwehr immer wieder. Diese Versuche sind mit ständiger Zellaktivierung verbunden, wobei auch so genannte „verbotene" Klone der Lymphozyten aktiviert werden können, die möglicherweise eine Immunantwort gegen eigene Antigene einleiten. So kommt zu einer Immundefizienz auch eine Autoimmunerkrankung hinzu.

Schon bei der ersten bekannten Immundefizienz (an das X-Chromosom gebundene Agammaglobulinämie, 1952 von Ogden Carr Bruton beschrieben) stellte dieser Arzt aus Washington fest, dass der Patient gleichzeitig auch an eine autoimmunen Arthritis (Gelenkentzündung) litt. Später zeigte sich, dass bei vielen Patienten mit diesem Typ der Agammaglobulinämie (Mangel an Immunglobulinen aller Klassen) nicht nur eine autoimmune Arthritis, sondern auch andere Autoimmunerkrankungen wie Dermatomyositis (Entzündung der Skelettmuskulatur und der Haut), autoimmun hämolytische Anämie, Alopezie (Glatze) oder Sklerodermie auftreten können.

Die variable Immundefizienz (erworbene Hypogammaglobulinämie der Erwachsenen) ist bei ungefähr einem Viertel der Patienten mit der Bildung verschiedener Antikörper verbunden, die am häufigsten Ursache einer autoimmun hämolytischen Anämie und Thrombozytopenie sind.

Der selektive IgA-Mangel, der bei einer Serumkonzentration unter 50 Milligramm pro Liter vorliegt, ist die am häufigsten vorkommende Immundefizienz. Die Mehrzahl der Betroffenen hat keine wesentlichen klinischen Zeichen. Im Blut von 20 bis 40% der Betroffenen kann man aber Autoantikörper gegen verschiedene Zellen und Gewebe nachweisen. Diese Patienten haben ein erhöhtes Risiko zur Entstehung von Lupus und rheumatoider Arthritis. Ein bestimmter Teil der Personen mit selektivem IgA-Mangel hat im Blut kein IgA. Bei etwa einem Drittel davon treten aber im Blut Antikörper gegen IgA auf. Wenn diese Personen intravenöse Immunglobuline (IVIG) mit IgA erhalten, entwickelt sich eine anaphylaktoide oder anaphylaktische Reaktion (je nachdem, ob die Anti-IgA-Antikörper zur Klasse IgG oder IgE gehören). Eine anaphylaktische Reaktion in Anwesenheit von IgE-Antikörper endet häufig tödlich.

Patienten mit einem Hyper-IgM-Syndrom, die im Serum sehr niedrige Konzentrationen an IgG und IgA, aber normale bis erhöhte IgM-Konzentrationen aufweisen, leiden sowohl an opportunistischen Infektionen als auch an verschiedenen Autoimmunerkrankungen. Bei mehr als 60% kommt die autoimmune Neutropenie vor. Erhöht ist auch das Auftreten von autoimmuner Thrombozytopenie und rheumatoider Arthritis.

Beim Di-George- und Wiskott-Aldrich-Syndrom findet man bei 30 bis 40% der Patienten auch eine Autoimmunerkrankung, vor allem idiopathische thrombozytopenische Purpura und rheumatoide Arthritis. Autoimmunerkrankungen können auch ein Begleitmerkmal bei Patienten mit der schweren kombinierten Immundefizienz (SCID) und dem Omen-Syndrom sein.

Ungefähr 15% der Kinder mit chronisch granulomatöser Erkrankung (Phagozytosestörung) haben klinische und auch histologische Zeichen der Crohn-Krankheit, und bei einigen fand man auch einen Lupus. Auch die Defizienz einiger Komplementkomponenten ist mit Autoimmunerkrankungen assoziiert. 80% der Patienten mit C3- und C4-Mangel und ungefähr 40% der Patienten mit C2-Defizienz leiden an Lupus, Dermatomyositis oder Sklerodermie.

10. Allergische Erkrankungen

Abnormale oder feindliche Auswirkungen des Immunsystems wie in diesem Buch bereits erwähnt durch ungenügende Funktion (Immundefizienz) oder durch „terroristische Aktionen" gegen eigene Zellen und Gewebe (Autoimmunität) behandelt die klinische Immunologie und Immunpathologie. In diese Kategorie der feindlichen Auswirkungen des Immunsystems gehören auch **allergische Erkrankungen**, die ihrerseits wiederum Gegenstand der Allergologie sind, die einem Teil der klinischen Immunologie entspricht. **Klinische Immunologie** und **Allergologie** sind relativ neue medizinische Fachrichtungen, die sich erst in den letzten zwanzig Jahren intensiv entwickelten. Allergische Erkrankungen werden durch allergische Reaktionen hervorgerufen.

10.1. Allergische und hypersensitive Reaktionen

Allergische Reaktionen sind Immunantworten gegen potenziell *harmlose* Antigene, die man dann als Allergene bezeichnet. Es sind aber keine normalen (Abwehr-)Antworten, sondern überempfindliche (hypersensitive) und schädigende Antworten des Immunsystems. Durch deren Einwirkung entsteht die **Allergie** (Überempfindlichkeit, Hypersensitivität), die sich als allergische Erkrankung äußert. Die allergischen Erkrankungen haben ähnlich wie Autoimmunerkrankungen einen immunpathologischen Mechanismus, der die eigenen Zellen, Gewebe und Organe schädigt. Die Grundlage dieses schädigenden Mechanismus ist die **allergische Entzündung**. Der grundlegende Unterschied zwischen Autoimmun- und allergischen Erkrankungen besteht darin, dass bei Autoimmunerkrankungen Autoantikörper und autoaggressive T-Lymphozyten

entstehen, die die *eigenen* Antigene (Autoantigene) als fremd erkennen;
bei den allergischen Erkrankungen hingegen sind es *fremde* Antigene
(Allergene), die allerdings bei Personen mit normalem Immunsystem
üblicherweise keine Immunantwort auslösen.

Antigen

Autoantigen		Allergen
autoimmune Reaktion	abwehrende immunologische Reaktion	allergische Reaktion
Autoimmun- Erkrankungen	Immunität	allergische Erkrankungen

Bei Autoimmunerkrankungen hat das Immunsystem die Fähigkeit verloren, zwischen eigenen (*self*) und nicht eigenen (*nonself*) Antigenen zu
unterscheiden. Bei allergischen Erkrankungen liegt diese Unfähigkeit im
Unterscheiden zwischen potenziell schädlichen (krankheitserregenden)
und harmlosen Antigenen. Das Immunsystem führt dann eigentlich eine
unnötige Extraarbeit aus, die die Entstehung der allergischen Entzündung mit unmittelbarer Schädigung der eigenen Zell- und Gewebestruk-
turen zur Folge hat. Die Problematik ist mit einer Situation vergleichbar,
in der ein Soldat eine gesteuerte Rakete gegen einen Panzer der eigenen
Armee feuert, weil er diesen nicht von einem Panzer der feindlichen
Armee unterscheiden konnte. Das ist das Prinzip der autoimmunen Schädigung. Wenn er aber die Rakete auf einen Wildrosenstrauch feuert, „aus
Langeweile" oder weil der Strauch seine Aussicht „stört" oder aus anderen banalen Gründen, zerstört er nicht nur diesen Strauch, sondern auch
den eigenen Panzer, der durch den Strauch verdeckt war. Das ist wiederum das Prinzip der allergischen Schädigung.

Autoimmune wie auch allergische Reaktionen gehören zu den im-
munpathologischen oder hypersensitiven Reaktionen, die in den 60er
Jahren des vergangenen Jahrhunderts die britischen Immunpathologen
Philip G. H. Gell und Robert R. A. Coombs in vier Typen einteilten.
Später kam noch ein fünfter Typ dazu. Ihre grundlegenden Charakteris-
tika sind in der Tabelle 5 zusammengefasst.

Einige Autoren bezeichnen alle diese Reaktionstypen der Immunüberempfindlichkeit als allergische Reaktionen. Das ist aber nicht ganz
richtig, weil die typischen allergischen Reaktionen nur durch Mechanismen des ersten (anaphylaktisch) oder vierten (verzögert) Typs entstehen,
selten auch durch den Mechanismus des dritten (Immunkomplex) Typs.
Dagegen kann man die Mechanismen zur Entstehung von Autoimmunerkrankungen zu allen Typen der Überempfindlichkeit mit Ausnahme
des ersten Typs (anaphylaktisch) zuordnen. Aus Tabelle 5 ist ersichtlich,
dass an der Entstehung aller Überempfindlichkeitstypen außer dem vier-

Tabelle 5. Übersicht über immunpathologische (hypersensitive) Reaktionstypen

Typ der Über-empfindlichkeit	auslösender Faktor	vermittelnder Faktor	Erkrankungen
I. anaphylaktisch (sofort)	Allergen	IgE-Antikörper	allergisch
II. zytotoxisch	unlösliches Autoantigen	IgG- oder IgM-Antikörper	autoimmun
III. Immunkomplex-getriggert	lösliche fremde oder eigene Antigene	IgG-, IgM-Antikörper bzw. IgA	immunkomplex (autoimmun oder allergisch)
IV. verzögert	Antigen oder Allergen	Zellen (vor allem T_H1-Lymphozyten und Makrophagen)	autoimmun, allergisch
V. stimulatorisch oder inhibitorisch	Antigen in den Zellrezeptoren	IgG-, IgM-Antikörper	autoimmun

ten Typ Antikörper beteiligt sind. Die ursächlichen Faktoren des vierten Typs sind Zellen (besonders T_H1-Lymphozyten und Makrophagen). Die Ausbildung von klinischen Zeichen dauert beim Typ IV länger als beim Typ I. Deswegen beschreibt man auch den ersten Typ mit der Bezeichnung „sofort" und den vierten Typ mit „verzögert". Am Mechanismus des fünften Typs sind Antikörper gegen Rezeptoren auf unterschiedlichen Zellen beteiligt. Wenn ein Antikörper nach der Bindung an einen Rezeptor diesen unkontrolliert stimuliert, bezeichnet man ihn als stimulatorischen Typ, und umgekehrt, wenn der Antikörper die Rezeptorfunktion blockiert (inhibiert), spricht man vom inhibitorischen Typ der Überempfindlichkeitsreaktion.

10.2. Allergie, Anaphylaxie und Atopie

Allergie ist ein Zustand, der als Ergebnis einer durch das Allergen hervorgerufenen allergischen Reaktion entsteht. Das Allergen leitet eine Antikörperantwort durch Bildung von Antikörpern der Klasse IgE ein, während ein normales Antigen die Bildung der Antikörper, die zu anderen Klassen gehören (vor allem IgG und IgM), induziert. IgE-Antikörper, die beim ersten Kontakt mit einem bestimmten Allergen entstanden sind, binden sich an *hochaffine Fc-Rezeptoren*, die sich nur auf Mastzellen und Basophilen im Blut befinden. Auf der Oberfläche einer einzigen Mastzelle gibt es etwa 3.500 von diesen Rezeptoren. „Hochaffin" bedeutet, dass sich an diese Rezeptoren IgE-Antikörper auch dann binden können, wenn sie nur in sehr niedrigen Konzentrationen vorhanden sind. Auf den Eosinophilen und einigen anderen Zellen befinden sich niedrigaffine Fc-Rezeptoren für IgE. An diese können sich aber die IgE-Antikörper nur dann binden, wenn sie in höheren Konzentrationen vorhanden sind.

An hochaffine Rezeptoren gebundene IgE-Antikörper „warten" auf eine weitere Begegnung (Kontakt) mit demselben Allergen, das ihre Bildung hervorgerufen hat. Wenn das zutrifft, vernetzt das Allergen die IgE-Moleküle auf diesen Rezeptoren und setzt damit das Signal zur Freisetzung von Histamin und anderen anaphylaxiefördernden Mediatoren aus den Mastzellen und Basophilen. Diese Reaktion beruht darauf, dass sich IgE-Moleküle mit einem Ende (Fc-Teil) an Zellrezeptoren binden, das andere Ende des IgE-Moleküls aber mit seinen Bindungsstellen das Allergen binden kann.

Diese Form der allergischen Reaktion läuft daher in zwei Stufen ab:

1. *Sensibilisierung* mit Bildung spezifischer IgE-Antikörper beim ersten Kontakt mit einem bestimmten Allergen und Bindung dieser Antikörper an Rezeptoren auf der Oberfläche von Mastzellen und Basophilen,
2. *Aktivierung* mit Freisetzung von Mediatoren nach dem zweiten und jedem weiteren Kontakt mit demselben Allergen.

Die zweite Stufe ist sehr schnell (dauert nur ein paar Minuten), weshalb man diesen Typ der allergischen Reaktion als *Überempfindlichkeit vom Soforttyp* bezeichnet oder auch als anaphylaktischen Typ, weil dabei Anaphylaxiemediatoren entstehen, die vor allem aus Mastzellen und Basophilen freigesetzt werden. Dieser Mechanismus liegt den meisten allergischen Erkrankungen zugrunde, wie zum Beispiel Asthma bronchiale, allergischer (Heu-)Schnupfen, Urtikaria (Quaddelsucht) oder Nahrungsmittelallergien. Für manche allergische Erkrankungen wie die Kontaktdermatitis (Ekzem) sind an der Entstehung nicht IgE-Antikörper beteiligt, sondern Zellen (vor allem T-Lymphozyten und Makrophagen). Die Reaktion dieser Zellen mit Allergenen verläuft nicht so schnell wie die Reaktion der IgE-Antikörper. Sie dauert einige Stunden bis zu zwei Tagen. Deswegen bezeichnet man diese Reaktion als *Überempfindlichkeit vom verzögerten Typ* und zählt sie zum vierten Typ der hypersensitiven Reaktionen. Die allergische Alveolitis (Entzündung des Lungengewebes) ist ein Beispiel der allergischen Erkrankung, die zum dritten (Immunkomplex-)Typ der Immunüberempfindlichkeit gehört. Es sind daran die Antikörper der Klassen IgG oder IgM in Form von Immunkomplexen mit einigen besonderen Antigenen (Allergenen) beteiligt.

Die **Anaphylaxiemediatoren** kann man in zwei Gruppen einteilen – die präformierten und die neu synthetisierten Mediatoren. Die *präformierten Mediatoren* sind im fertigen Zustand in den Granula der Mastzellen und Basophilen vorhanden. Die Granula sind kleine Organellen in Form von Körnern oder Säckchen im Zytoplasma dieser Zellen. Sie sind voll gefüllt mit Histamin, verschiedenen proteolytischen oder hydrolytischen Enzymen, einigen Zytokinen und Proteoglykanen, die alle im voll funktionsfähigen Zustand sind. In der Aktivierungsstufe der anaphylaktischen Reaktion werden praktisch alle sofort in das umgebende Gewebe freigesetzt. Zu den *neu synthetisierten Mediatoren* gehören einige metabolische Produkte der Arachidonsäure (Prostaglandine und Leukotriene) und der Thrombozytenaktivierungsfaktor (PAF – *platelet-activating factor*). Diese müssen in den Zellen, die an einer anaphylaktischen Reaktion beteiligt sind, zunächst synthetisiert werden. Das dauert eine bestimmte Zeit, und die Freisetzung erfolgt erst nach einigen Stunden. Das bedeutet, dass die Aktivierungsstufe der anaphylaktischen Reaktion in zwei Phasen ablaufen kann – sofort (früh) und verzögert:

Allergische Reaktion vom anaphylaktischen Typ:

1. Stufe: Sensibilisierung
2. Stufe: Aktivierung   – sofortige Phase
                        – verzögerte Phase

Mit diesen zwei Phasen muss man vor allem beim Asthma bronchiale rechnen, wenn nach dem ersten Anfall mit Husten und Erstickungsgefahr häufig nach einigen Stunden ein zweiter Anfall auftritt. Der erste Anfall ist vor allem durch die präformierten Mediatoren ausgelöst, der zweite durch neu synthetisierte Mediatoren. Außer Mastzellen und Basophilen sind daran auch aus anderen Zellen freigesetzte Mediatoren beteiligt.

Histamin und mehrere andere Anaphylaxiemediatoren verursachen Kontraktionen der glatten Muskulatur, vor allem der kleinen Atemwege (Bronchioli), und der kleinen Gefäße mit nachfolgender Verengung der Atemwege, wie es für den asthmatischen Anfall typisch ist. Die Verengung der Atemwege ist die Ursache für das erschwerte Ausatmen (expiratorische Dyspnoe).

Die Erweiterung der kleinen Blutgefäße und die Erhöhung ihrer Durchlässigkeit stellen die Grundlage der Urtikaria, der erhöhten Schleimsekretion mit Verstopfung der Nase und der allergischen Kopfschmerzen dar. Histamin ruft üblicherweise eine erhöhte Bildung von Schleimhautsekreten und die Ausbildung eines Schleimhautödems hervor. Diese Symptome beobachtet man bei Asthma bronchiale, Heuschnupfen oder allergischer Bindehautentzündung.

Anaphylaxie ist eine *hypersensitive (überempfindliche) Reaktion* des Immunsystems auf wiederholten Kontakt mit einem bestimmten Allergen unter Beteiligung von spezifischen Antikörpern der Klasse IgE (sie werden deswegen *Reagine* genannt) und Zellen (vor allem Mastzellen und Basophile aus dem Blut), die Anaphylaxiemediatoren freisetzen können. Diese Reaktanten verursachen durch ihre pharmakologischen Wirkungen lokale (örtliche) oder systemische (ganzer Körper) klinische Zeichen, die üblicherweise zur schädigenden allergischen Entzündung führen. Lokale Anaphylaxie kann beispielsweise auf der Haut (Urtikaria), Nasenschleimhaut (allergischer Schnupfen) oder auf der Schleimhaut der Verdauungsorgane (Durchfall, Verstopfung, Krämpfe) auftreten. Die systemische Anaphylaxie betrifft mehrere Organe oder Gewebe. Das klinisch stärkste Zeichen ist der *anaphylaktische Schock*, der auch bei sofortiger medizinischer Hilfe oft tödlich endet. Nicht alle Fachleute verwenden den Begriff *Anaphylaxie* mit der gleichen Bedeutung. Immunologen bezeichnen mit diesem Begriff sowohl lokale als auch systemische hypersensitive Reaktionen vom Typ I (Beteiligung der IgE-Antikörper). Allergologen und praktische Ärzte verstehen darunter nur die systemischen Reaktionen.

Atopie ist eine *genetisch (erblich)* bedingte übermäßige Überempfindlichkeit auf ein bestimmtes Allergen oder eine Gruppe von Allergenen vom Sofort-Typ. Atopische Personen (*Atopiker*) haben oft, aber nicht immer erhöhte Serumkonzentrationen des Gesamt-IgE. Atopiker reagieren mit der Freisetzung von Anaphylaxiemediatoren bereits bei sehr niedrigen Dosen des Allergens, gegen das sie spezifische IgE-Antikörper gebildet haben. Die IgE-Antikörperbildung dauert abnormal lange auch ohne weitere Stimulation mit dem Allergen. Daneben haben Atopiker genetisch bedingt eine übermäßige Reaktivität der glatten Muskulatur der Lunge auf Histamin und auf andere Anaphylaxiemediatoren. Das bedeutet, dass ihre Lungen mit einer Kontraktion der glatten Muskulatur in den Atemwegen reagieren und nachfolgend entzündliche Prozesse verursachen, die eine Verengung der Atemwege und Verschlechterung der Atmung bewirken. Diese Reaktionen den Lungen erfolgen bereits auf sehr niedrige Histaminkonzentrationen, wie sie Lungen eines Nichtatopikers gar nicht „wahrnehmen". Man muss aber betonen, dass Atopie und Anaphylaxie keine Synonyme darstellen. Atopie ist eine *Eigenschaft*, Anaphylaxie eine *Reaktion*. Allergische Erkrankungen bei Atopikern bezeichnet man auch als **atopische Erkrankungen**. Dazu gehören vor allem atopisches Asthma, Rhinitis (Schnupfen), Urtikaria (Quaddelsucht), atopisches Ekzem und mehrere Nahrungsmittelallergien.

Fälle von Allergien wie Asthma oder Ekzem hat schon Hippokrates im 5. Jahrhundert v. Chr. beschrieben. Das Wort „Allergie" wurde zum ersten Mal 1906 vom Wiener Kinderarzt Clemens von Pirquet verwendet. Er hat damit Beobachtungen an einigen Kindern beschrieben, die gegen Diphtherie geimpft wurden. Die Mehrzahl der Kinder tolerierte die Impfung sehr gut, aber einige Kinder erkrankten und starben. Pirquet vermutete, dass die erste Gabe des Impfstoffs (es war ein Antitoxin, also

Antikörper gegen Diphtherietoxin) bei diesen Kindern einen veränderten Zustand hervorrief, den er mit dem Wort „Allergie" beschrieb. Wenn die Kinder mit dieser „Allergie" die zweite Impfstoffgabe erhielten, wurde bei ihnen eine fatale Reaktion hervorgerufen.

Den Begriff „Anaphylaxie" verwendete erstmals 1911 Charles Robert Richet, ein Pariser Arzt und Nobelpreisträger im Jahre 1913. Richet experimentierte gemeinsam mit dem französischen Physiologen Paul Jules Portier an Hunden mit Gabe kleiner Dosen tierischer Toxine. Ihr Ziel war es, die Widerstandsfähigkeit der Hunde auf diese Toxine zu erreichen. Nach Verabreichung desselben Toxins an einen bestimmten Hund traten anstelle einer erhöhten Widerstandsfähigkeit aber schwere krampfartige Zeichen auf, die häufig mit dem Tod des Versuchstiers endeten. Da man die Förderung der Widerstandsfähigkeit als „Prophylaxie" bezeichnete, nannten sie den bei Hunden beobachteten entgegengesetzten Effekt „Anaphylaxie".

1921 übertrugen die deutschen Ärzte Carl Prausnitz und Heinz Küstner mit Hilfe von Serum erfolgreich eine Nahrungsmittelallergie von einer kranken auf eine gesunde Person und bewiesen damit, dass diese Erkrankung durch irgendeinen Serumfaktor verursacht wird. Küstner war allergisch auf Fische, Prausnitz nicht. Daher ließ sich Prausnitz das Serum von Küstner in die Haut injizieren. Nach 24 Stunden injizierte er sich in dieselbe Stelle der Haut einen sterilen Fischextrakt. Nach einigen Minuten bildeten sich an der Injektionsstelle eine Quaddel und Rötung. Zu Ehren von Prausnitz und Küstner wird diese Reaktion als Beweis einer Allergie als *Prausnitz-Küstner-Reaktion* bezeichnet. Heute wird diese Methode aber nicht mehr angewendet. Das Ehepaar Kamishige und Terako Ishizaka, die an der Universität Stanford in Kalifornien arbeiteten, konnten 1976 nachweisen, dass dieser Serumfaktor Antikörper der Klasse IgE sind. Sie werden als *Reagine* bezeichnet.

10.3. Was verursacht Allergie?

Die Anzahl der allergischen Erkrankungen zeigt in den letzten 50 Jahren eine steil ansteigende Tendenz. Es wird angenommen, dass die Zahl der betroffenen Personen in den Industrieländern jährlich um 5% zunimmt. Vor dreißig Jahren vermutete man in den USA, dass jeder zehnte Einwohner eine Allergie hat. Nach heutigen Schätzungen ist es bereits jeder vierte Einwohner. In Großbritannien nimmt man an, dass mindestens 40% der Bevölkerung zumindest einmal im Leben eine allergische Reaktion durchmachten. In der Slowakei gab es vor zwanzig Jahren nur vereinzelt allergologische Ambulanzen. Heute gibt es mehr als 100, die praktisch täglich mit Patienten voll ausgelastet sind. Vor allem von der städtischen Bevölkerung in der Slowakei dürften ein Viertel bis ein

Drittel der Personen in irgendeiner Form an einer allergischen Erkrankung leiden. Die Allergie kann man zu Recht für eine typische Zivilisa-
tionserkrankung halten, vergleichbar einer Art Steuer, die wir für die
Bequemlichkeit von geheizten Wohnungen, die Chemiebelastung der
Umwelt, ungeeignete Ernährung, mangelnde Bewegung, Verbreitung
von Allergenen in neuen Regionen, aber paradoxerweise auch für die
hoch entwickelten medizinischen und pharmazeutischen Technologien
bezahlen.

Die Ursachen der ständig ansteigenden Anzahl an allergischen Erkrankungen sind nicht genau bekannt. Man kann aber annehmen, dass
es sich nicht um eine einzige, sondern um einen Komplex von Ursachen
handelt, die sich gegenseitig potenzieren können.

Diese Ursachen kann man in vier Kategorien einteilen:

- immunpathologische
- umweltbedingte (environmentale)
- genetische
- neuroendokrine

Die immunpathologischen Mechanismen sind die unmittelbare Ursache
für die Entstehung einer allergischen Erkrankung. Je nach Beteiligung
der einzelnen Immunglobulinklassen und der Zellen des Immunsystems
kann man diese Mechanismen einem der schon erwähnten drei Typen
zuordnen: *Typ 1* anaphylaktisch (sofortige Überempfindlichkeit), *Typ 3*
Immunkomplex und *Typ 4* zellulär (verzögerte Überempfindlichkeit).

Die environmentalen Ursachen stellen verschiedene Faktoren der
Umwelt dar, die entweder direkt die zur allergischen Erkrankung führende Reaktion (Allergene) auslösen oder deren Entstehung unterstützen.

Die Gruppe allergischer Erkrankungen, die als *atopische Erkrankungen* bezeichnet werden, ist mit einer bedeutenden genetischen Prädisposition (Neigung) verbunden. Diese Prädisposition ist nicht an ein bestimmtes Gen gebunden, sondern an eine Gruppe von Genen. Beispielsweise beim Asthma bronchiale als typischen Vertreter dieser Erkrankungen wird angenommen, dass zu seiner Entstehung die Produkte von
mehr als zehn verschiedenen Genen beitragen.

Auch neuroendokrine Ursachen sind an der Entstehung von Asthma
bronchiale und anderen allergischen Erkrankungen beteiligt. Grundlage
ist die Wirkung verschiedener Neurotransmitter und Neuropeptide (Produkte des zentralen und peripheren Nervensystems) auf den Verlauf von
allergischen Reaktion. Durch ihre Einwirkung kann die sogenannte *neurogene Entzündung* entstehen, die sich klinisch genau so äußern kann
wie eine allergische Entzündung, nur mit dem Unterschied, dass die
Entstehung einer neurogenen Entzündung nicht durch die Anwesenheit

des Allergens bedingt sein muss. Die neurogene Entzündung kann beispielsweise durch Stresssituationen ausgelöst werden.

10.3.1. Umweltfaktoren und Allergieentstehung

Bei Umweltfaktoren muss man vordergründig jene **Allergene** erwähnen, die sich in der Atemluft (Inhalationsallergene), in Getränken und Nahrungsmitteln (Nahrungsmittelallergene), in Teppichen und Bettzeug (Schimmelpilze, Hausstaubmilben), im Fell und in den Exkrementen unserer Haustiere (Katzen, Hunde, andere Haustiere), in der Arbeitsumwelt (verschiedene Chemikalien) oder im sonstigen Umfeld befinden.

Die Möglichkeiten der Allergiediagnostik sind heute wesentlich besser und schneller als in der Vergangenheit, was sicher auch zum zahlenmäßigen Anstieg von allergischen Erkrankungen beiträgt. Die bessere medizinische Versorgung erhöht nicht nur die Lebensqualität, sondern hat auch ihre Schattenseiten. Man konnte feststellen, dass die Gabe von Antibiotika (vor allem Breitspektrumantibiotika) im Säuglingsalter das Risiko einer allergischen Erkrankung im späteren Leben bis auf das Dreifache erhöht. Es gibt Studien, nach denen Kinder, die gegen Keuchhusten und Masern geimpft wurden, doppelt so empfindlich für Ekzeme, allergischen Schnupfen oder Asthma bronchiale sind.

Kleinkinder kommen mit einigen Nahrungsmitteln wie beispielsweise Erdnüssen und Nüssen in einem früheren Alter in Kontakt, als es in der Vergangenheit der Fall war. Die Kinder werden auf diese Lebensmittel sensibilisiert, weil ihr Immunsystem (vor allem die Mechanismen der peripheren Toleranz) noch nicht vollständig entwickelt ist und daher nicht in ausreichendem Maß das notwendige Nichtantworten gewährleistet. Die häufigsten Inhalationsallergene sind Pollen vieler Pflanzen. Einige davon traten in den letzten Jahren auf ganz ungewöhnlichen Stellen auf. Zum Beispiel traten im Gebiet der Pressburger Siedlung Petrzalky auf ungepflegten Flächen plötzlich Unkrautpflanzen aus Afrika auf, die es hier früher nicht gab. Ihre Pollen stellen für die Population neue Allergene dar, denen die Mehrzahl der Bevölkerung früher nicht begegnen konnte. Man kann annehmen, dass die Samen dieser Pflanzen durch Luftströmungen aus Afrika übertragen wurden. Zwischen den einzelnen Allergenen gibt es *Kreuzreaktionen*. Das bedeutet für eine Person, die auf ein bestimmtes Allergen allergisch ist, dass sie auch auf alle anderen mit diesen Allergen kreuzreagierenden Allergene allergisch sein wird. Dies gilt auch für Allergene, die in der gegebenen Region neu auftreten.

Bei starkem Sonnenschein und hohen Sommertemperaturen steigt in den Straßen der Städte die Ozonkonzentration. Ozon kann sich mit Pollen in der Luft verbinden und bereits bei niedrigen Pollenkonzentrationen einen Asthmaanfall auslösen. Ähnlich wirken auch die Stickstoffoxide in den Auspuffgasen von Fahrzeugen und Industriebetrieben.

Eine Nahrungsmittelallergie wird nicht nur durch pflanzliche und tierische Allergene verursacht, sondern auch durch verschiedene **Nahrungsmittelzusätze**, die man zum Zweck der Konservierung oder Geschmacksverbesserung den Nahrungsmitteln zugibt. Es handelt es sich dabei um eine nicht zu vernachlässigende Menge. Im Durchschnitt nimmt eine Person jährlich etwa 4,5 kg Nahrungsmittelzusatzstoffe zu sich, was ungefähr zweimal so viel ist wie vor dreißig Jahren. Während des Lebens essen wir durchschnittlich 60 bis 65 Tonnen Lebensmittel, und davon sind ungefähr 280 kg Nahrungsmittelzusatzstoffe (so genannte *„E-Zusatzstoffe"*). Menschen sind auf der Welt die einzigen Lebewesen, die Nahrungsmittel nicht im natürlichen, sondern in einem künstlich bearbeiteten Zustand zu sich nehmen.

Der Begriff **E-Zusatzstoffe** leitet sich ab vom Buchstaben „E" (E steht für „Europäische Union", aber auch für *„edible"* = engl. für essbar) und der Nummer, die dem bestimmten Nahrungsmittelzusatzstoff zugeteilt wurde. E-Nummern gelten in allen Ländern der Europäischen Union. Zum Beispiel hat die gelbe Lebensmittelfarbe Tartrazin, die sich in nicht alkoholischen aromatisierten Getränken, Brausen, Brausepulver und Kaugummi befindet, die Kennzeichnung E102. Zuckerkulör in Backwaren, Keksen und Fertigsuppen bezeichnet man mit E150. Die Bezeichnung E154 verwendet man für die braune Farbe Braun FK, mit der man geräucherte Fische färbt; E200 für Sorbinsäure (Marmeladen, Trockenobst, Ketchup, Wein), E224 für Kaliumsulfit (nicht alkoholische Getränke, Essig, Kartoffelprodukte), E621 für Mononatriumglutamat (Fertigsuppen, Soja-Sauce) usw. In den Nahrungsmitteln werden inzwischen mehr als 3.000 Zusatzstoffe verwendet. Bei mehreren davon wurde bewiesen, dass sie bei empfindlichen Personen allergische Reaktionen auslösen können.

Weitere potenziell schädliche und allergisierende Stoffe werden Nahrungsmitteln auch bei ihrer industriellen Herstellung zugegeben. Kaugummi ohne Zucker enthalten beispielsweise die künstlichen Süßstoffe Sorbit (E420), Isomalt (E953), Xylit (E967), die man für unbedenklich hält. Bei Kindern können sie aber in höheren Dosen Durchfälle auslösen. Ein weiterer künstlicher Süßstoff ist Aspartam (E951), ein Methylester des Dipeptids, das aus Asparaginsäure und Phenylalanin besteht. Einige Wissenschafter vermuten einen Zusammenhang mit der Entstehung von Hirntumoren.

Der Schinken, den wir im Geschäft kaufen, ist völlig anders als der, den unsere Großeltern nach dem „Schweineschlachten", oder jener, den wir uns zu Hause selbst zubereiten. Im „Geschäftsschinken" ist oft nur relativ wenig Fleisch und das meistens nur aus Resten, dafür aber jede

Menge an Nitriten, Phosphaten, gummiartigen pflanzlichen Substanzen, Gelatine, verschiedenen Konservierungsstoffen, Verdickungsmittel und Wasser. Phosphate binden ausgezeichnet Wasser und ermöglichen daher, dass der Schinken bis zu 30% Wasser enthält.

Wenn wir im Geschäft tiefgekühlte Pommes frites kaufen, sollten wir wissen, dass sie anders sind als diejenigen, die wir uns zu Hause aus frischen Kartoffeln zubereiten. Bei ihrer Großherstellung werden die Kartoffeln in Dampfmaschinen gebadet, damit die Schalen platzen und die Kartoffel anschließend mit rotierenden Bürsten geschält werden können. Einige Hersteller verwenden sogar zum Schälen der Kartoffeln das „Baden" in konzentrierter Natronlauge (Natriumhydroxid), wodurch die Schalen zersetzt werden. Die geschnittenen Pommes Frites werden dann im Wasser, das Natriumsulfit und Phosphate enthält, vorgekocht. Diese verhindern das Dunkelwerden der Kartoffeln und geben ihnen die gelbe Farbe. Nitrite, die wir in Form von Wurstwaren essen, oder Phosphate und Sulfite und weitere potenziell giftige anorganische Stoffe aus anderen „Fertiggerichten" würde kein Mensch im rohen Zustand essen. Zwar stimmt es, dass sich diese Stoffe in den Nahrungsmitteln in gesundheitlich tolerierbaren Mengen befinden. Das bedeutet, dass sie keine direkten Vergiftungen (Intoxikationen) verursachen, aber bei einigen Individuen können sie eine allergische Antwort auf die typischen Allergene stimulieren.

10.3.2. Hygienische Hypothese

Die hygienische Hypothese geht davon aus, dass sich im letzten Jahrhundert in der Industriegesellschaft die medizinische Versorgung und Hygiene so verbesserten, dass dies grundsätzlich nicht nur den Lebensstil und die Essgewohnheiten veränderte, sondern auch eine Menge Stimuli, die für eine gesunde Entwicklung des Immunsystems bei Kindern notwendig wären. Der Mangel an diesen Stimuli äußert sich im erhöhten Auftreten von allergischen Erkrankungen, besonders dem atopischen Ekzem, atopischen Asthma und der Rhinitis (Entzündung der Nasenschleimhaut – Schnupfen).

Die Gültigkeit dieser Hypothese stützt sich auf epidemiologische Studien, nach denen sich beispielsweise mit zunehmender Familiengröße das Auftreten atopischer Erkrankungen bei den Kindern der Familien verringert. Einen ähnlichen Effekt haben auch das Durchmachen kindlicher Infektionserkrankungen, das Trinken von Rohmilch und das Leben auf dem Bauernhof in Anwesenheit von Haustieren. Die Verbreitung von Impfungen und die Gabe von Antibiotika veringerten auf der einen Seite das Auftreten von Infektionserkrankungen, erhöhten aber auf der anderen Seite die Häufigkeit von allergischen Erkrankungen. Die Antibiotikagabe in der frühen Kindheit kann die Darmmikroflora ungünstig verändern und zu einer abnormalen Entwicklung der immunologischen Toleranz (Nicht-Antworten) auf Nahrungsmittel- und Inhalationsantigene führen.

Zu den Risikofaktoren in der Entstehung atopischer Erkrankungen gehören nach der hygienischen Hypothese:

1. Die Umwelt ohne Mikroorganismen, besonders ohne jene, die infektiöse Kindererkrankungen hervorrufen
2. Impfung
3. Familie ohne Geschwister
4. Antibiotikagabe
5. Mangel an probiotischen Bakterien im Darmtrakt
6. Essen von Lebensmitteln, die mit Additiva behandelt wurden
7. Stresssituationen als Folge des „hektischen" Lebens in der Industriegesellschaft

Mehrere dieser Faktoren hängen eng zusammen und wirken additiv. Zum Beispiel zerstört die perorale Gabe von Antibiotika die normale Darmmikroflora. Wenn ein Kind nach so einer Antibiotikatherapie nur hygienisch „reine", mit Additiva und Konservierungsmitteln behandelte Nahrung erhält, kann es seine Darmmikroflora nicht in jener ursprünglichen Zusammensetzung wiederaufbauen, wie sie von Menschen in natürlicher Umgebung über Jahrhunderte hinweg aufrechterhalten wurde. Statt der gesundheitlich vorteilhaften Milchsäurebakterien (vor allem Bifidusbakterien und Laktobazillen) kommen in seinem Darm verschiedene Fäulnisbakterien vor, die den Organismus langsam mit Ammoniak, Schwefelwasserstoff und anderen giftigen Produkten irritieren. Noch wichtiger aber ist der Umstand, dass diese ungünstigen Bakterien die immunologische Toleranz auf Lebensmittelantigene nicht ausreichend effektiv einleiten können und damit zur Entstehung von Nahrungsmittelallergien und im Hinblick auf Kreuzreaktionen zwischen Allergenen auch zur Entstehung von Inhalationsallergien beitragen.

10.3.3. Sind allergische Erkrankungen vererbbar?

Nicht alle allergischen Erkrankungen haben auch eine genetische Komponente im Sinne einer genetisch bedingten Empfindlichkeit wie die atopischen Erkrankungen, deren typische Vertreter das bereits erwähnte atopische Ekzem, die atopische Rhinitis und das atopische Asthma sind. Sie treten nur in bestimmten sogenannten atopischen Familien auf, wobei die Empfindlichkeit zu ihrer Entstehung nach den Vererbungsgesetzen von Mendel vererbt wird. Wenn ein Elternteil Atopiker ist, kann man annehmen, dass 30% seiner Kinder auch Atopiker werden. Im Fall, dass beide Eltern an einer atopischen Erkrankung leiden, haben ihre Kinder eine ungefähr 60%ige Wahrscheinlichkeit, dass sie genauso von einer atopische Erkrankung betroffen werden.

Diese Vererbung ist aber sehr kompliziert. Es handelt sich um eine typische *multigene Vererbung*, für die nicht ein konkretes Gen, sondern mehrere verschiedene Gene verantwortlich sind. Jede allergische Erkrankung führt zu einer schädigenden allergischen Entzündung. Daran sind verschiedene Zellen und Entzündungsmediatoren beteiligt, deren Aktivitäten von einer Vielzahl von Genen reguliert werden. Man nimmt an, dass es davon mindestens 100 gibt, von denen einigen eine höhere, anderen eine geringere kausale Bedeutung zukommt. In atopischen Familien hat man im Verlauf der letzten Jahre etwa 20 Gene identifiziert, von denen man allmählich angenommen hat, dass ihre Produkte eine Schlüsselrolle bei der Entstehung der Atopie spielen. Nach den ersten dieser Gene wurden noch weitere entdeckt, aber keines kann für das entscheidende Gen gehalten werden. Letztendlich verhilft zur Entstehung der atopischen Erkrankung das Zusammenspiel mehrerer dieser Gene. Aber auch diese Erklärung ist nicht ausreichend. Eine unersetzbare Rolle spielen auch äußere Faktoren. Zum Verständnis soll als Beispiel angenommen werden, dass ein bestimmter Mensch von seinen Vorfahren die Neigung zur Entstehung der Allergie auf Birkenpollen erbte. Die klinischen Zeichen Birkenpollenallergie können aber nur dann zum Vorschein kommen, wenn er in einer Umwelt lebt, in der Birken tatsächlich wachsen. Die Neigung zur Allergie auf ein bestimmtes Allergen wird genauso wie jede andere Eigenschaft (Merkmal) vererbt. Wenn jemand beispielsweise das Talent zum Klavierspielen geerbt hat, dann kann dies nur zum Ausdruck kommen, wenn er auch ein Klavier zur Verfügung hat. Bei den Allergien ist es allerdings ein bisschen komplizierter, weil viele Allergene auch durch Kreuzreaktionen reagieren. Bei der erwähnten vererbten Birkenpollenallergie könnte diese Allergie auch auftreten, obwohl im Umfeld keine Birken vorkommen, wohl aber Marillen oder Kirschen. Die Allergene der Marille oder Kirsche können nämlich mit den Allergenen in den Pollenkörnern der Birke kreuzreagieren. Wenn eine Person mit einer Allergie auf Marillen oder Kirschen in eine Umgebung kommt, in der Birkenpollen vorkommen, wird eine allergische Reaktion auch auf diese Pollen auftreten. Einige allergische Erkrankungen können sowohl als erbliche als auch als nicht erbliche Form auftreten wie beispielsweise das Asthma bronchiale. Eine bedeutende genetische Grundlage hat *atopisches Asthma*, das zum Beispiel durch Pollen mancher Pflanzen ausgelöst wird. Bei einigen Menschen kann aber auch ein ähnlicher Zustand entstehen (hypersensitive Pneumonitis, exogene allergische Alveolitis), den verschiedene Allergene und Stoffe in einer bestimmten Arbeitsumwelt hervorrufen wie zum Beispiel Baumwollstaub in einer Textilfabrik. Der grundlegende Unterschied liegt aber darin, dass nach Beenden des Kontakts mit den auslösenden Allergenen (Veränderung der Arbeitsumwelt) keine allergischen Symptome mehr vorliegen. Das klinische Bild entsteht üblicherweise plötzlich. Dominant sind Husten und erschwerte Atmung (Dyspnoe).

10.4. Allergene

Allergene sind Substanzen (am häufigsten Glykoproteine und Proteine), die bei überempfindlichen Menschen allergische Reaktionen hervorrufen. Es sind im Grunde unnötige Immunantworten, weil bei gesunden Menschen ein Allergen üblicherweise keine Immunantwort auslöst. Eine durch Allergene ausgelöste Antwort ist daher *abnormal*. Sie hat eine schädigende entzündliche Reaktion zur Folge, die sich in Form einer bestimmten allergischen Erkrankung äußert. Verschiedene Allergene rufen verschiedene klinische Zeichen hervor. Diese hängen vom Gewebe ab, in dem die allergische Reaktion stattfindet.

Beispiele der grundlegenden klinischen Zeichen von allergischen Reaktionen in unterschiedlichen Zielorganen sind in Tabelle 6 zusammengefasst.

Allergene kann man nach verschiedenen Kriterien einteilen. Nach der Eintrittspforte in den Organismus setzt die Zuteilung in Inhalationsallergene, Nahrungsmittelallergene, Kontaktallergene und Allergene, die von stechenden Insekten oder von erhaltenen Medikamenten stammen, ein. Allergien auslösende Medikamente können in den Organismus durch perorale Aufnahme (zum Beispiel verschiedene Tabletten), durch parenterale Gabe (Injektion) oder über Inhalation gelangen. Inhalationsallergene können äußere (saisonale), wie Pollen verschiedener Bäume, Gräser, Getreidepflanzen, Kräuter und Unkräuter, innere, die sich im Staub der Haushalte und in Räumen von Gebäude befinden (Schimmelpilze, Hausstaubmilben und Ausscheidungen von Haustieren), oder Arbeitsallergene (sie befinden sich in einem bestimmten Arbeitsumfeld) sein.

– Inhalationsallergene
  • äußere (saisonale)
  • innere
– Arbeitsallergene
– Nahrungsmittelallergene
– Kontaktallergene
– stechende Insekten
– manche Medikamente

Tabelle 6. Einige allergische Erkrankungen und ihre klinischen Zeichen

Organ	Art des Allergens	Erkrankung	Zeichen
Lunge	Inhalations- allergen	Asthma	Husten, Atemnot, Pfeifen
Nase	Inhalations- allergen	Rhinitis (Schnupfen)	Verstopfte Nase, Sekretion, Niesen
Haut	Kontaktallergen Nahrungsmittel- allergen Chemikalien	Urtikaria (Quaddelsucht) Ekzem	Rosarote Quaddeln, Schwellungen, Juckreiz, rötliche Flecken bis zu nässenden Blasen
Gastro- intestinaltrakt (GIT)	Nahrungsmittel- allergen	Nahrungsmittel- allergie	Urtikaria, Verstopfung, Durchfall, Übelkeit
Augen	Inhalations- allergen, Chemikalien	Konjunktivitis (Bindehautent- zündung)	Rote Augen, Jucken, Brennen, verstärkter Tränenfluss
Verschiedene	Insektenstich	Lokale bis systemische anaphylaktische Reaktion	Schmerz, Rötung, Schwellung, Juckreiz
Verschiedene	Verschiedene Medikamente (Medikamenten- allergie)	Lokale bis systemische anaphylaktische Reaktion	Schmerz, Rötung, Schwellung, Juckreiz
Systemische Anaphylaxie	Verschiedene	Anaphylaktischer Schock	Übelkeit, Ohnmacht, Tod

10.4.1. Inhalationsallergene

Zu den Inhalationsallergenen gehören Pollen verschiedener Arten von Bäumen, Gräsern, Kräutern, Unkräutern und Blumen. Das sind die äußeren oder *saisonalen Allergene*, weil sie in der äußeren Umwelt nur in bestimmten Jahreszeiten zu finden sind. Die zweite Gruppe bilden die *Allergene der inneren Umwelt*, dazu gehört der Hausstaub zum Beispiel von Mehl, Korn, Heu. Es können Insektenreste wie Hausstaubmilben, Schuppen, Haare und eingetrocknete Exkremente von Haustieren sein,

Schimmelpilzsporen, aber auch Reste von Chemikalien, die man in Haushalten zur Desinfektion oder Reinigung verwendet und andere. Die dritte Gruppe wird durch unterschiedlichen Staub und Chemikalien gebildet, wie sie in Arbeitsräumen gefunden werden. Beispiele sind Mehlstaub in Mühlen und Bäckereien, Staub aus Baumwolle oder anderen Textilien in Textilfabriken und Spinnereien, verschiedene Enzyme, die man bei der Herstellung von biologischem Waschpulver verwendet, oder Exhalate, die einige Lösungsmittel enthalten, und andere organische Stoffe, die man bei der Herstellung von Kunststoff, Klebern, Farben oder in der Gummiindustrie verwendet.

Allergische Erkrankungen werden nicht durch Pollen von allen Pflanzen hervorgerufen. Diese Eigenschaft haben nur die so genannten **pollinoseauslösenden Pflanzen**, die sensibilisierende Pollen produzieren. Alle durch solche Pollen ausgelösten klinischen Zeichen werden zusammenfassend **Pollinose** genannt.

Pollen werden die Blütenstaubkörner genannt, die in den Pollensäcken der Staubblätter, das sind die männlichen Organe der Blüte, gebildet werden. Der Durchmesser eines Blütenstaubkorns beträgt 0,02 bis 0,06 Millimeter, was ungefähr die Dicke eines menschlichen Haars ist. Einige Blütenstaubkörner können auch größer sein. Die Blütenstaubkörner enthalten ein von einer Membran umhülltes Zytoplasma, das verschiedene allergisierende Proteine und Glykoproteine enthält.

Der Blütenstaub, der hauptsächlich von den so genannten *windbestäubten Pflanzen* stammt, gelangt zum Zweck der Vermehrung in die Luft. Der Wind wird ausgenutzt, um die Blütenstaubkörner auf das weibliche Organ der Blüten (Narbe des Fruchtknotens) zu übertragen, womit die Blüte befruchtet wird. Je nach Windintensität kann ein Blütenstaubkorn einige Dutzend Kilometer weit verblasen werden. Ein Blütenstaubkorn, das in die obersten Luftströmungen gelangt, kann auch einige Tausend Kilometer weit verblasen werden. Die Intensität der allergischen Zeichen hängt von der Konzentration des Blütenstaubs in der Luft ab, auf den ein bestimmtes Individuum allergisch ist. Diese Konzentration ist bei trockenen, sonnigen und windigen Wetterlagen am höchsten. Regen, vor allem ein milder und lang dauernder Regen, verringert deutlich die Blütenstaubmenge in der Luft und ist deswegen für die Allergiker wohltuend. Schon 5 bis 50 Blütenstaubkörner in einem Kubikmeter Luft können die Zeichen der Pollinose auslösen. Zur genaueren Vorstellung sollte man wissen, dass zum Beispiel eine Grasähre etwa fünf Millionen Blütenstaubkörner produziert und ein Traubenkraut sogar einige Milliarden. Pollen produzieren auch *entomophile Pflanzen* (von Insekten bestäubt), aber in geringeren Mengen als die windbestäubten Pflanzen. Ihre Blütenstaubkörner sind größer und klebrig und daher nur selten an der Pollinoseauslösung beteiligt.

Die häufigsten **äußeren Inhalationsallergene** sind:

a) *Pollen verschiedener Bäume* wie Erle (Alnus glutinosa, Alnus incana), Birke (Betula pendula), Hasel (Corylus avellana), Olive (Olea europea) oder Eiche (Quercus). Pappelpollen, denen auch häufig die Funktion eines Allergens zugeschrieben wird, sind aus diesem Gesichtspunkt praktisch harmlos. Ihr weißer Flaum kann nur aus einem ästhetischen Gesichtspunkt unangenehm sein.

b) *Gräserpollen*, die zu den am meisten verbreiteten Pollenarten gehören. Gräser blühen ungefähr die Hälfte des Jahres, sodass sich ihre Pollen lange Zeit in der Luft befinden. Zu den Gräserpollen gehören Roggen (Secale cereale), Timotheusgras (Wiesenlieschgras, Phleum pratense), weißes Straußgras (Agrostis alba), Wiesen-Rispengras (Poa pratensis), Wiesenfuchsschwanz (Alopecurus pratensis), gemeine Quecke (Elytrigia repens), ausdauerndes deutsches Weidelgras (Lolium prenne) und andere.

c) *Pollen der Kräuter und Unkräuter* wie Beifuss (Artemisia vulgaris), Traubenkraut (Ambrosia artemisiifolia), große Brennessel (Urtica dioica), Löwenzahn (Taraxacum officinale), Mauer-Glaskraut (Parietaria judaica), weißer Gänsefuß (Chenopodium album), Spitzwegerich (Plantago lanceolata).

Pollen befinden sich nicht während des ganzen Jahres in der Luft, sondern nur in einer bestimmten Jahreszeit, die von der Blütezeit der gegebenen Pflanze abhängig ist. Nur in der Zeit ihrer Blüte können die Pollen in die Luft gelangen und bei sensibilisierten Personen eine allergische Reaktion auslösen. Diese Zeit kann man mithilfe eines Pollenkalenders ungefähr bestimmen.

Der *Pollenkalender* gibt an, in welchem Zeitraum des Jahres eine bestimmte Pflanze üblicherweise blüht und sich der Blütenstaub in der Luft befinden wird. Ein Beispiel des Pollenkalenders ist in der Abb. 46 gegeben. Man kann daraus sehen, dass Pollen von Hölzern (Bäumen) in der Luft unter mitteleuropäischen Bedingungen in den Frühlingsmonaten vorkommen. In den Sommermonaten sind es die Pollen von Gräsern und Getreidepflanzen, in den Sommer- und Herbstmonaten die Pollen von Kräutern und Unkräutern. Allerdings kann sich die tatsächliche Blütezeit einer bestimmten Pflanze in einer gegebenen Region auch um ein paar Wochen unterscheiden. Daneben beeinflussen auch die meteorologischen Bedingungen (Regen, Wind, Temperatur u.ä.) deutlich die Pollenkonzentration in der Luft. Für den Arzt (Allergologen) wie auch für den Patienten (Allergiker) ist es wichtig, die genaue Konzentration „seines" Pollenallergens (auf das er allergisch ist) an einem bestimmten Tag zu wissen, um eine entsprechende Prävention und Therapie zu gewährleisten.

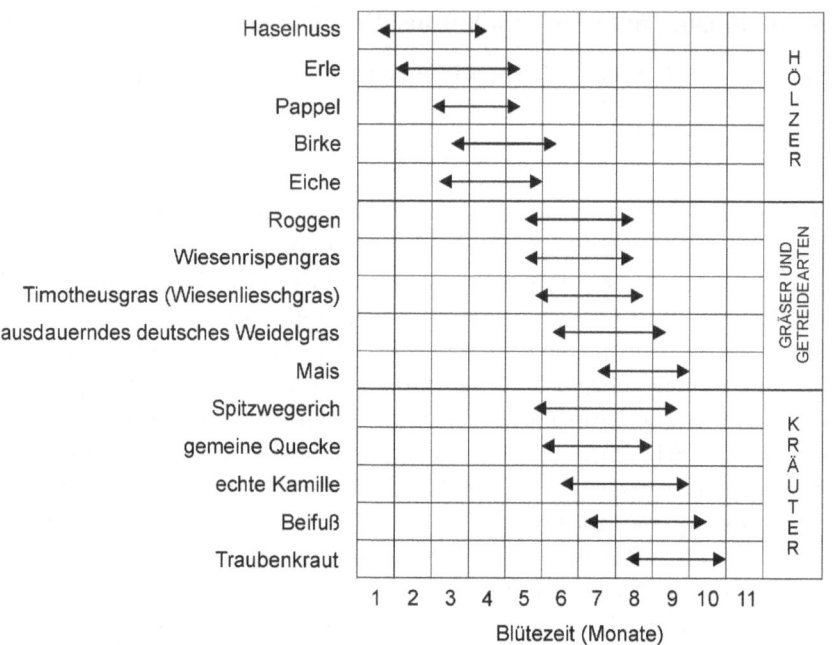

Abb. 46. Pollenkalender

Die Notwendigkeit solcher genauen Informationen hat den Aufbau von *Pollenstationen* bewirkt, die ganzjährlich das genaue Vorkommen und die Luftkonzentrationen der Pollen in einer bestimmten Region aufzeichnen. Die ersten Pollenstationen entstanden vor etwa siebzig Jahren in den USA und Kanada. Nach dem Zweiten Weltkrieg hat sich das Netzwerk der Pollenstationen auch in Europa verbreitet. Heutzutage gibt es etwa 300 Pollenstationen mit einer Zentraldatenbank in Wien. 1992 wurde der Polleninformationsdienst mit einem entsprechenden Netzwerk der Pollenstationen auch in der ehemaligen Tschechoslowakei eingeführt. In der Slowakei gibt es heute vier solcher Pollenstationen (Bratislava, Zvolen, Štrbské Pleso, Michalovce). Ihre Daten werden regelmäßig im Fernsehen und in anderen Massenmedien veröffentlicht.

Die **Inhalationsallergene** aus der häuslichen Umwelt befinden sich im Inneren von Gebäuden, einschließlich in Haushalten. Sie können von drei Hauptquellen stammen:

– Schimmelpilze
– Hausstaubmilben und andere Insekten
– Haustiere

Die **Schimmelpilze** gehören zu den Pilzen und vermehren sich vor allem in feuchter Umgebung. Es gibt viele Arten, und sie können auf fast jeder

Stelle wachsen (Fußboden, Mauerverputz, Textilien, Brot und andere Lebensmittel). Meistens vermehren sie sich durch Sporen in Form kleiner Partikel, die durch Aufwirbeln in die Luft gelangen. Allergische Patienten sind meistens auf mehrere Arten von Schimmelpilzsporen allergisch. Zwischen den einzelnen Schimmelpilzarten existiert eine Kreuzreaktivität ähnlich der Kreuzreaktivität zwischen verschiedenen Gräserarten oder zwischen anderen Allergenen. Zu den Schimmelpilzen, die am häufigsten Allergien auslösen und in der inneren Umgebung vorkommen, gehören die Vertreter der Spezies *Altenaria, Aspergillus, Botrytis, Cephalosporium, Fusarium, Penicillium, Scopulariopsis, Stachybotrys, Trichoderma, Trichophyton* und weitere.

Neben den Reaktionen vom Soforttyp der Überempfindlichkeit, die durch die Antikörper der Klasse IgE vermittelt sind, können die Sporen der Schimmelpilze auch allergische Reaktionen vom Immunkomplex-Typ (Typ 3) auslösen. Diese führen am häufigsten zur Lungenentzündung (*allergische Alveolitis*), die bei Bauern vorkommt, die mit schimmligem Heu in Kontakt stehen („Farmerlunge"). Die Erreger sind vor allem einige Aspergillusarten. Die Vertreter der Spezies *Trichoderma* können eine ähnliche allergische Erkrankung bei den Arbeitern in der holzverarbeitenden Industrie auslösen.

Hausstaubmilben sind mikroskopische Gliederfüßler mit der Größe von etwa einem Drittel Millimeter. Sie ernähren sich aus biologischem Abfall vor allem in menschlichen und tierischen Behausungen und befinden sich bevorzugt in Bettzeug, Überzügen und Decken. Es gibt einige Dutzend verschiedene Arten. Allergische Erkrankungen verursachen meistens die Arten *Dermatophagoides pteronyssimus, Dermatophagoides farinae* und *Euroglyptus maynei*. Die Allergene sind deren Exkremente und Körperreste. Hausstaubmilben sind die bedeutendsten inneren Allergene. Nach unterschiedlichen Angaben sind 5 bis 20% der Bevölkerung allergisch auf Hausstaubmilben. Weder Staubsaugen noch mechanische Reinigung können sie vollständig entfernen. Man kann sie eventuell mit chemischen Mitteln abtöten (Akariziden).

In den südlichen Ländern sind aus dem Gesichtspunkt der Allergieentstehung auch die Kakerlaken bedeutend. Bei uns kommt die deutsche Schabe (*Blatella germanica*) am häufigsten vor, deren Allergene aber bis jetzt noch nicht entscheidend an einer Allergieentstehung beteiligt sind.

In den letzten Jahren hat sich um ein Vielfaches die Zahl der allergischen Patienten erhöht, die auf Allergene von Haustieren (vor allem Katzen und Hunde) überempfindlich reagieren. Die moderne Konsumgesellschaft hat auch das Umsiedeln der Landbevölkerung in die Städte bewirkt. Die Menschen haben aber nicht nur ihre Bauernhäuser gegen Wohnungen in den Siedlungen ausgetauscht, sondern auch ihre **Haustiere** sind aus den Hundehütten im Hof, vom Dachboden und aus der

Scheune mit „übersiedelt". Gemeinsam mit ihren Herren zogen die Tiere in die Wohnungen ein und teilten mit ihnen nicht nur das Schlafzimmer, sondern mitunter sogar die Betten.

Dieses „intime" Zusammenleben bringt den tagtäglichen engen Kontakt mit den Haaren und Ausscheidungen der Tiere mit sich, die bei überempfindlichen Menschen, vor allem aber bei Kindern allergische Reaktionen auslösen. Die meisten allergisierenden Stoffe stammen von *Katzen*. Aus ihren Haaren, Speichel und Haut konnten mehr als 100 verschiedene Allergene isoliert werden. Diese sind bei allen Katzenarten ähnlich. Das bedeutet, dass eine Überempfindlichkeit auf Katzenallergene nicht dadurch behoben werden kann, dass eine Katzenart gegen eine andere ausgetauscht wird. Daneben können Katzenallergene auch Kreuzreaktionen mit anderen Allergenen hervorrufen. Beispielsweise ist ein Drittel der „Katzenallergiker" auch auf Schweinefleisch allergisch. Falls in der Familie ein Mitglied auf Katzenallergene allergisch ist, sollten als einzige vernünftige Entscheidung die Interessen in eine andere Richtung umorientiert und keine Katzen gehalten werden. Die häufigsten allergischen Zeichen auf Katzenallergene sind allergischer Schnupfen und Asthma bronchiale.

Ähnliche Zeichen entstehen auch bei Reaktionen auf Hundeallergene. Über Jahrhunderte war der *Hund* der beste Freund des Menschen, sein Wächter und Beschützer. Dies gilt aber absolut nicht mehr für den Allergiker. Für ihn ist der beste Freund „kein Hund". Das gilt auch für sonstige Hauslieblinge wie Meerschweinchen, Hamster, Mäuse, Hasen, Papageien und andere. In der Wohnung oder im Haus eines Allergikers können sie bedauerlicherweise nicht sein!

10.4.2. Nahrungsmittelallergene

Das sind Allergene, die sich in verschiedenen, oft gängigen Nahrungsmitteln befinden. Man kann sie in Allergene von Nahrungsmitteln pflanzlicher oder tierischer Herkunft einteilen. In beiden können verschiedene Additiva (E-Zusatzstoffe) enthalten sein.

In den Nahrungsmitteln **pflanzlicher Herkunft** können Allergene vorkommen, die von verschiedenen Getreidefrüchten, Hülsenfrüchten, Nüssen und Samen, Obst, Gemüse und verschiedenen Gewürzen stammen.

Getreidepflanzen enthalten in ihren Samen eine Menge an Proteinen und Glykoproteinen, unter denen es die meisten Allergene gibt. Die relativ häufigste allergisierende Wirkung haben Produkte, die Gerste, Weizen oder Roggen enthalten. Weniger häufig sind Allergien auf Produkte aus Mais, Hafer, Reis und Hirse. Auf *Gerste* allergische Patienten kreuzreagieren häufig auch mit Allergenen im Weizen und Roggen. Die

Gersteallergene kommen nicht nur in verschiedenen Cerealien (Nahrungsmittel aus Getreide- und Halmfrüchten) vor, sondern auch in Getränken. Aus Gerste wird Malz hergestellt, das die grundlegende Substanz bei der Herstellung von Bier, aber auch von einigen Destillaten ist (typisch ist Whiskey). Die Produkte aus *Weizen* gehören zu den am meisten verbreiteten, weil aus Weizenmehl nicht nur Brot, Gebäck und Kuchen gebacken wird, sondern Weizen häufig auch Wurstwaren (Würstchen, Salami – Weizen ist billiger als Fleisch), Konditoreiwaren, Saucen und Produkten der so genannten schnellen Küche zugegeben wird. *Mais* wird in der Form des Maismehls in vielen Produkten verwendet. Im gekochten Zustand ist er häufig Bestandteil verschiedener Salate oder Kindergerichte. Das Maismalz wird vor allem in den USA zur Herstellung einer besonderen Whiskeyart (Bourbone) verwendet.

Die am meisten verbreiteten **Hülsenfrüchte** in der Welt sind die *Sojabohnen*. Man kann sie in verschiedenen Formen antreffen, als Tofu („Sojafleisch"), Sojasaucen und Dressings. Sie sind die Ursache vieler Allergien, bei denen auch eine Kreuzreaktion mit Allergenen in Erbsen und Erdnüssen beobachtet wird. Die *Erdnüsse* enthalten weltweit die meistverbreiteten Allergene. Eine große Anzahl allergischer Erkrankungen verursachen sie nicht nur durch den direkten Genuss, sondern vor allem in Form der Erdnussbutter, die in verschiedenen süßen Brotaufstrichen, Füllungen und Cremen von Konditoreiwaren enthalten ist. Allergene der Erdnüsse können mit Allergenen anderer Hülsenfrüchte kreuzreagieren. Von den sonstigen Hülsenfrüchten können seltene Allergieauslöser auch die Allergene in Erbsen, Linsen und Bohnen sein.

Nüsse und Samen sind sehr häufige Ursachen von Allergien. Sie befinden sich häufig in sehr geringen Konzentrationen in verschiedenen Back- und Konditoreiwaren, aber auch in Cerealien, Schokoladen, Neapolitanern, Keksen, Eiscremen, Getränken und in vielen anderen Nahrungsmitteln. Ihre Anwesenheit geben viele Hersteller gar nicht an, sodass ein Allergiker ihrem Genuss bewusst nicht ausweichen kann. In Mitteleuropa entstehen die häufigsten Ursachen dieser Allergien durch Allergene in Walnüssen und Haselnüssen. Weniger häufig sind Allergien auf Mandeln, Cashewnüsse, Pistazien und Kokosnüsse.

Verschiedene Arten von **Obst** rufen vor allem bei Kindern allergische Reaktionen hervor. Relativ häufig gibt es die Allergie auf Äpfel, Pfirsiche, Erdbeeren und einige Zitrusfrüchte. Weniger häufig sind Allergien auf Kirschen, Zwetschken, Weintrauben und Bananen. Unter den Zitrusfrüchten kommt es zu Kreuzreaktionen. Wenn jemand auf Orangen allergisch ist, wird er vermutlich auch auf Mandarinen oder Grapefruits allergisch sein. Kreuzreaktionen beobachtet man auch zwischen einigen Pollen- und Obstallergenen. Zum Beispiel sind Patienten mit Birkenpollenallergie häufig allergisch auf Marillen und Kirschen.

Von den einzelnen Arten von **Gemüse** treten allergische Beschwerden vor allem nach dem Genuss von Tomaten und Sellerie auf. Magenbeschwerden, die einige Menschen nach dem Genuss von Knoblauch oder Gurken empfinden, haben meistens keinen allergischen Ursprung.

Gewürze haben einen hohen Anteil an verschiedenen Reizsubstanzen und ätherischen Ölen, die bei empfindlichen Menschen eine Übelkeit auslösen können, aber keine Allergie. Die typischen allergischen Reaktionen rufen aber relativ häufig Kakao und Pfeffer hervor.

Zu den häufigsten Allergenen tierischer Herkunft gehören Fische, Krabben, Shrimps, aber auch die Produkte von Rindern (besonders Milch), Schweinen und vor allem Hühnereier.

Kuhmilch und Milchprodukte sind bei Kindern die häufigste Ursache einer Nahrungsmittelallergie. Die Milch wird aber auch anderen Nahrungsmitteln zugegeben wie zum Beispiel Backwaren. Milchprodukte (vor allem Kasein) kommen häufig auch in verschiedenen Fleischwaren vor (Schinken, Würstchen, Pasteten). Der Allergiker muss daher den Genuss aller dieser Nahrungsmittel meiden, wobei bei vielen gar nicht angegeben wird, ob sie Milch oder Milchbestandteile enthalten. Ein Kind, das auf Kuhmilch allergisch ist, wird auch auf Ziegenmilch und Schafsmilch allergisch sein, einschließlich der daraus hergestellten Käseprodukte. Das wirksamste Mittel, die Entstehung einer Kuhmilchallergie zu verhindern, ist das Vermeiden von Milchgenuss bei Kleinkindern, was wiederum langfristiges Stillen bedeutet. Die häufigsten klinischen Zeichen einer Kuhmilchallergie bei Kindern sind vor allem Hautausschläge (Ekzem) und Verdauungsbeschwerden. Folgenschwer ist aber auch, dass sich bei diesen Kindern später eine Allergie auch auf andere Nahrungsmittel- und Inhalationsallergene entwickelt.

Von den einzelnen am Markt befindlichen Fleischsorten kommt in einem kleineren Ausmaß die Allergie auf Schweinefleisch vor. Diese Allergie kann nicht nur nach dem Genuss von „reinem" Fleisch in verschiedenen kulinarischen Zubereitungen ausbrechen, sondern auch nach Genuss verschiedener Produkte, die Schweinefleischbestandteile enthalten, einschließlich Schweinefett.

Allergien auf das Fleisch von Schafen, Ziegen, Kaninchen, Wild oder Geflügel sind sehr selten. Dies gilt aber nicht für Hühnereier, die häufig der erste Nahrungsbestandteil sind, auf den sich bei Kindern eine Allergie entwickelt.

Mit steigender Zahl an allergischen Erkrankungen entwickeln sich auch zunehmend Erkenntnisse über die einzelnen Allergene. Es ist bereits gelungen, viele Allergene in reinem Zustand aus verschiedenen natürlichen Quellen zu isolieren und ihre chemischen und biologischen Eigenschaften zu bestimmen. Mehrere von ihnen wurden synthetisch oder durch Methoden der rekombinanten Technologien hergestellt. Es zeigte sich, dass eine bestimmte Pflanzen- oder Tierart verschiedene Allergene enthalten kann (von der Katze sind mehr als 100 Allergene beschrieben), und jedes Allergen davon kann in verschiedenen polymorphen Formen vorkommen, die als *Isoallergene* bezeichnet werden. Ein Individuum ist häufig nur auf eine bestimmte Gruppe von Allergenen aus einer bestimmten Quelle allergisch, während ein anderes Individuum auf eine andere Gruppe allergisch ist. Im Hinblick auf die Möglichkeit der Allergietestung auf verschiedene Allergene war es notwendig, eine Nomenklatur zu entwickeln.

Die **Nomenklatur der Allergene** beruht auf einer systemischen Bezeichnung, in der die ersten drei Buchstaben (der erste Buchstabe wird groß geschrieben) den Namen der biologischen Gattung (Genus) angeben, aus der das Allergen stammt, dann folgt ein Leerzeichen und dann der erste Buchstabe der Spezies (Art), wieder Leerzeichen und dann die laufende Nummer des Allergens. Zum Beispiel hat das erste Allergen der Birke (lateinischer Name *Betula pendula*) die Bezeichnung: Bet p 1 und sein erstes Isoallergen Bet p 1.01, das zweite Isoallergen: Bet p 1.02 usw. Ähnlich hat als Beispiel das fünfte Allergen des Hundes (*Canis domesticus*) die Bezeichnung Can d 5.

10.5. Allergien des Atmungssystems

Die Atemwege betreffenden Allergien gehören zu den am häufigsten vorkommenden allergischen Erkrankungen. Sie können die oberen Atemwege, die Bronchien und die Lungen befallen. Die Allergie der oberen Atemwege äußert sich als allergische Rhinitis (Schnupfen), während es sich im Fall der Bronchien und Lungen um Asthma bronchiale handelt, das bis zu einem lebensbedrohlichen Zustand führen kann.

10.5.1. Allergischer Schnupfen

Allergischer Schnupfen (Rhinitis) ist eine durch ein Allergen hervorgerufene Entzündung der Nasenschleimhaut, die durch eine erhöhte Sekretbildung (wässriger Ausfluss), durch Schleimhautschwellung und Nasenverstopfung, durch Niesen und Juckreiz in Erscheinung tritt. Häufig sind auch die Augen mit erhöhter Tränenbildung bzw. Bindehautentzündung betroffen, und oft treten begleitend Kopfschmerzen auf. Es sind praktisch die gleichen Zeichen wie bei einem *infektiösen Schnupfen*. Den allergischen und infektiösen Schnupfen kann man nur anhand der anamnestischen Angaben und einer besonderen allergologischen Untersuchung unterscheiden. Beim allergischen Schnupfen sind üblicherweise auch die Nasennebenhöhlen von der Entzündung betroffen. Eine Entzündung der Nasennebenhöhlen bezeichnet man als *Sinusitis,* und sie ist häufig das einzige Zeichen einer allergischen Entzündung. Der allergische Schnupfen gehört zu den Zivilisationserkrankungen. Sein Auftreten hat sich im letzten Jahrhundert etwa um das Zehnfache erhöht. Man nimmt an, dass derzeit 15 bis 25% der Bevölkerung (vor allem in den Städten) darunter leiden.

Der allergische Schnupfen kommt in drei Formen vor: saisonaler, ganzjähriger und berufsbedingter Schnupfen. Die **saisonale allergische Rhinitis** entsteht nach dem Kontakt des sensibilisierten Individuums mit den saisonalen Allergenen, die sich im Blütenstaub der pollinoseauslösenden Pflanzen befinden. Im Volksmund wird er auch als *Heuschnupfen* bezeichnet, was keine optimale Bezeichnung darstellt, weil nicht nur das Heu die Symptome verursacht. Nur in einigen Fällen können Schimmelpilze im verschimmelten Heu einen Heuschnupfen hervorrufen. Die klinischen Zeichen des saisonalen allergischen Schnupfens treten einige Minuten nach dem Eintritt des Allergens in die Atemwege auf. Die Entzündung der Nasenschleimhaut bleibt die ganze Saison bestehen, solange sich die allergisierenden Pollen in der Luft befinden. Es gibt einen direkten Zusammenhang zwischen der täglichen Pollenmenge in der Luft und der Intensität der klinischen Zeichen. Auch die individuelle Empfindlichkeit ist an der Intensität der Symptome beteiligt.

Die **ganzjährige allergische Rhinitis** hat den gleichen Entstehungsmechanismus (mit Beteiligung von IgE-Antikörpern) wie saisonaler Schnupfen. Der ganzjährige Schnupfen wird aber nicht durch Pollen von pollinoseauslösenden Pflanzen verursacht, sondern von inneren Allergenen wie vor allem Hausstaubmilben, Haustierexkrementen und Schimmelpilzsporen. Der Unterschied zwischen diesen zwei Typen des allergischen Schnupfens liegt im Mechanismus der Entzündungsreaktion. Während beim saisonalen Schnupfen der anaphylaktische Hauptmediator Histamin ist, wirken beim ganzjährigen Schnupfen auch andere Mediatoren mit.

Die Komplikationen des allergischen Schnupfens können vor allem bei Kindern eine Entzündung der Ohrtrompete (Eustachische Röhre) und des Mittelohrs mit möglicher Gehörschädigung und eine chronische Entzündung der Nasennebenhöhlen (Sinusitis) sein.

Berufsbedingter Schnupfen kann einen allergischen wie auch nicht allergischen Ursprung haben. Beim berufsbedingten allergischen Schnupfen können als mögliche Allergene verschiedene Mehlarten (betroffen sind Arbeiter in der Lebensmittelindustrie), Textilfasern und Pelze (Arbeiter in der Textil- und Kleiderindustrie), Heu, Stroh, Futtermischungen und tierische Allergene (Arbeiter in der Landwirtschaft) und andere wirken.

Die Menschen mit allergischem Schnupfen haben ein bis zu 15-mal höheres Risiko zur Entstehung eines Asthma bronchiale, und etwa 40%

der Patienten mit allergischem Schnupfen leiden bereits oder werden später an Asthma leiden.

Die **Behandlung** des allergischen Schnupfens erfolgt in zwei Richtungen: Allergen-Immuntherapie und Behandlung der klinischen Zeichen. Die *Allergen-Immuntherapie* ist im Grunde das Einleiten einer verringerten Empfindlichkeit des Patienten auf ein bestimmtes Allergen oder auf eine Gruppe von Allergenen. Deswegen wird sie auch *Hyposensibilisierung* genannt. Sie wird mit wiederholten Injektionen des Allergens mit allmählich ansteigender Konzentration durchgeführt. Die *Behandlung der klinischen Zeichen* ist individuell, und man sollte damit bereits vor dem zu erwartenden Auftreten des entsprechenden Allergens in der Luft beginnen. Beim saisonalen Schnupfen sind daher die Angaben des Pollendienstes von Bedeutung. Die Medikamente, die man zur unmittelbaren Befreiung oder Milderung der klinischen Zeichen verwendet, können systemisch oder lokal sein. Die grundlegenden Medikamente, die man in beiden Fällen verwenden kann, sind *Antihistaminika*, die hemmend auf Histamin wirken, den Hauptmediator der allergischen Reaktion vom Soforttyp. Verschiedene Sprays und Tropfen, die bei lokaler Applikation für eine kurze Zeit die verstopfte Nase befreien (sie werden als *Dekongestiva* bezeichnet), sind nicht geeignet für die Langzeittherapie des allergischen Schnupfens. Die Schwellung und Nasenverstopfung kann man am besten mit lokalen Kortikosteroiden behandeln. Für die Langzeitbehandlung werden vor allem bei Kindern antiallergische Arzneimittel vom Cromoglykattyp empfohlen.

10.5.2. Asthma bronchiale

Asthma bronchiale ist eine chronische entzündliche Erkrankung der Atemwege, verbunden vor allem mit der Beteiligung von zwei Zelltypen, den Eosinophilen (deswegen auch Bezeichnung als eosinophile Entzündung) und Mastzellen. Es äußert sich mit einer erhöhten Reaktivität der Bronchien (leiten die Luft in die Lungen), Einschränkung ihrer Atemluftgängigkeit durch Lumenverengung und resultierenden Atmungsschwierigkeiten, vor allem durch erschwertes Ausatmen. Die Folge sind mitunter anfallsartig auftretende Episoden von pfeifenden und zischenden Atemgeräuschen, Atemnot (Dyspnoe), Druck- und Beklemmungsgefühlen in der Brust und Husten vor allem in der Nacht und in den frühen Morgenstunden.

Diese Zeichen sind durch die Schleimhautschwellung der Bronchien, ihr krampfartiges Zusammenziehen (Bronchospasmus) und die Bildung eines zähen Schleims verursacht, was zur behinderten Luftströmung in die Lungen und aus den Lungen führt. In weit fortgeschrittenen Asthmastadien kommt es zum Umbau (Remodelling) der Atemwege und zu strukturellen Veränderungen im Lungenkreislauf, was diese Erkrankung weiter verschlechtert.

Der Begriff „Asthma" stammt aus dem Griechischen und bedeutet „schwer atmen". Asthma ist eine sehr lange bekannte Erkrankung. Schon im 4. Jahrhundert v. Chr. berichtete darüber Hippokrates, im 17. Jahrhundert n. Chr. schrieb der englische Arzt John Flower das erste Buch über Asthma. Die entzündliche Grundlage von Asthma beschrieb als Erster 1892 William Osler, aber die Entzündung als die Ursache einer beliebigen Form von Asthma wird allgemein erst seit ungefähr 20 Jahren anerkannt.

Asthma bronchiale ist inzwischen zu einem weltweiten Problem geworden. Die Therapie in den Industrieländern verbraucht 1 bis 2% der gesamten Gesundheitskosten. Man nimmt an, dass in der ganzen Welt fast 200 Millionen Menschen an Asthma leiden (allein in den USA etwa 40 Millionen). Die relativ höchste Anzahl gibt es auf Neuseeland und in Australien (20 bis 35% der Bevölkerung). Die wenigsten Asthmatiker gibt es in Indonesien, Albanien und Finnland (2 bis 4%). In der Slowakei leiden an Asthma bronchiale etwa 4 bis 5% der Bevölkerung, das sind 200.000 bis 250.000 Menschen. Davon hat aber nur etwas mehr als die Hälfte das Asthma bronchiale auch diagnostiziert und wird entsprechend behandelt. Das Auftreten von Asthma unterscheidet sich zwischen Kindern und Erwachsenen. Das höchste Auftreten von Asthma bei Kindern gibt es in Großbritannien (25 bis 35%), dann folgen Neuseeland und Australien. In Großbritannien wurde im Jahre 2000 angenommen, dass einer von 22 bis 23 Erwachsenen an Asthma leidet, dagegen bei Kindern bis zum Alter von 16 Jahren war es ein Kind von sieben. Im Kindesalter gibt es auch einen Geschlechtsunterschied. Buben im Alter von 10 bis 14 Jahren leiden 2- bis 4-mal häufiger an Asthma als Mädchen im selben Alter. Erschreckend sind auch Angaben, dass sich in mehreren Ländern die Zahl der Asthmatiker in den letzten zehn Jahren verdoppelt hat. Im Hinblick auf die weltweit ungünstige Asthmaentwicklung (erreicht epidemieartige Dimensionen) ist eine internationale *Globale Initiative für Asthma (GINA)* entstanden. Ihr Ziel ist die Ausarbeitung einer globalen (weltweiten) Strategie zur Therapie und Prävention von Asthma.

Asthma kann schon während der ersten Lebensmonate entstehen, doch ist die Diagnose in diesem Lebensalter sehr schwierig. Es äußert sich vor allem durch pfeifende Atemgeräusche, die aber auch eine andere Ursache haben können und keine Asthmazeichen sein. Wenn das Giemen und Pfeifen nicht verschwindet, sondern auch nach ein bis zwei Jahren noch bestehen bleibt, kann dies zu typischem Asthma führen.

Asthma bronchiale kommt in zwei Hauptformen vor:

Allergisches Asthma (manchmal auch als „äußeres" Asthma oder *extrinsic astma* bezeichnet) betrifft vor allem Kinder und etwa 50% der

Erwachsenen. Es wird durch Inhalationsallergene der äußeren (Pollen) oder inneren Umwelt (Hausstaubmilben, Schimmelpilze, tierische Allergene) verursacht. Die Überempfindlichkeit auf die Allergene ist meistens genetisch bedingt (Atopie). Ungefähr 40% der Erwachsenen und 20% der Kinder sind aber keine Atopiker. Das bedeutet, dass die Erkrankung nicht von den Eltern vererbt wurde und es sich um einen nicht atopischen Typ des allergischen Asthmas handelt.

Nichtallergisches Asthma (einige nennen es „inneres" Asthma oder *intrinsic astma*) ist vorwiegend eine Erkrankung des mittleren Erwachsenenalters. Es wird nicht durch Allergene verursacht, sondern durch andere Ursachen wie übermäßige körperliche Belastung (Sport), Einatmen von kalter Luft oder durch Atemwegsinfektionen. Beide Typen haben den gleichen entzündlichen Mechanismus und unterscheiden sich nur in den auslösenden Faktoren.

Eine besondere Form ist das **berufsbedingte Asthma**, das meistens ein Typ des allergischen Asthmas ist. Es kommt praktisch nur bei Erwachsenen vor und wird durch verschiedene tierische oder pflanzliche Allergene, anorganische oder organische chemische Substanzen ausgelöst, die sich in der *Arbeitsumwelt* befinden. Asthma kann auch durch Medikamente ausgelöst werden wie zum Beispiel Acetylsalicylsäure (Aspirin®).

Atemwegsinfektionen haben eine sehr komplizierte Beziehung zur Entstehung von Asthma. Es wurde angenommen, dass sich einige bakterielle (vor allem *Chlamydia pneumoniae*) oder virale Infektionen im späteren Alter mit einer erhöhten Neigung zur Asthmaentstehung äußern könnten. Auf der anderen Seite beweisen viele epidemiologischen Daten der letzten Jahren das Gegenteil im Einklang mit der hygienischen Hypothese. Danach scheinen respiratorische und andere Infektionen im frühen Kindesalter vor einer Asthmaentstehung in späteren Lebensjahren zu schützen.

Die Ursachen für das Entstehen des atopisch allergischen Asthmas sind ähnlich wie die Ursachen, die andere atopische Erkrankungen auslösen. Man kann sie in vier Gruppen einteilen:

– genetische
– umweltbedingte
– immunpathologische
– neuroendokrine

Die **genetische Neigung** zur Entstehung des atopischen Asthma bronchiale ist schon seit langem bekannt. In den letzten Jahren wurden mehr als 60 Gene beschrieben, die in unterschiedlichem Ausmaß zur Entstehung dieser Erkrankung beitragen. Man kann diese Gene in drei Hauptgruppen einteilen:

1. Gene, deren Produkte bei der allergischen Entzündung direkt an der Schädigung der Atemwege beteiligt sind oder ihren Verlauf regulatorisch beeinflussen. Hier gehören vor allem Gene dazu, die die proinflammatorischen Zytokine wie auch ihre Rezeptoren und einige andere Entzündungsmediatoren kodieren.
2. Gene, die die Bildung von Antikörpern der Klasse IgE und die Aktivität von Schlüsselzellen der allergischen Entzündung (Mastzellen, Eosinophile, Basophile, Helfer-T-Lymphozyten) regulieren.
3. Gene, deren Produkte die Aktivität der Gewebe in den Atemwegen und deren Umbau (Remodelling) als Bestandteil der allergischen Erkrankung regulieren.

Zu den **Umweltfaktoren** gehören in erster Linie die Allergene der äußeren und inneren Umwelt. Dazu kommen verschiedene Luftverschmutzungen, Infektionen und sogenannte *Auslöser*. Beispielsweise erhöht Rauchen der Mutter während der Schwangerschaft oder eines anderen Familienmitglieds in den Räumlichkeiten, in denen das Kind aufwächst, beim Kind das Risiko eines späteren Asthmas. Zur Entwicklung des Asthmas können auch verschiedene Oxide beitragen, die in Haushalten bei der Verbrennung von Gas oder festen Brennstoffen freigesetzt werden. Ähnlich wirken auch Formaldehyd und Isothiocyanate, die aus der Wohnungseinrichtung freigesetzt werden. Von den äußeren Quellen sind es vor allem Automobilabgase und Industriesmog, der vorübergehend eine Einengung der Atemwege hervorrufen kann.

Die Beziehung zwischen Infektion und Asthmaentstehung oder allgemeiner Entstehung atopischer Erkrankung kann man nicht verallgemeinern. Einige Infektionen, vor allem virale, können als Auslöser wirken, während andere Infektionen im Gegensatz dazu eine protektive Wirkung bezüglich Asthmaentstehung haben. Als *Auslöser* werden solche Substanzen und Faktoren genannt, die nicht direkt die Asthmaentstehung hervorrufen müssen, wohl aber die klinischen Zeichen auslösen können. Dazu zählen zum Beispiel Stickstoffoxide und Ozon in der Umgebungsluft, Wetterveränderungen, Zigarettenrauch, einige Nahrungsmittel, aber auch körperliche Belastungen und emotionaler Stress.

Die **immunpathologischen Ursachen** sind abnormale Reaktionen des Immunsystems, die zu einer schädigenden Entzündung führen. An der Entstehung des allergischen Asthmas ist das Immunsystem vor allem durch eine ungenügend regulierte T_H2-Antwort beteiligt (Abb. 47). Bei der Immunantwort (einschließlich der Antwort auf das Allergen) werden neben anderen Zellen auch Helferlymphozyten (T_H-Lymphozyten) aktiviert. Das Ergebnis der Aktivierung ist die Freisetzung von Zytokinen, die weiter den Verlauf der Antwort regulieren. T_H-Lymphozyten kommen in mehreren Subtypen vor, die unterschiedliche biologische Funktionen haben und unterschiedliche Zytokine freisetzen. Für eine normale (physiologische) Immunantwort ist ein Gleichgewicht zwischen den Antworten der T_H1- und T_H2-Lymphozyten typisch (Abb. 47). T_H1-Lymphozyten produzieren die Zytokine IL-2, IL-3, IFN-γ, Lymphotoxin (LX) und IL-17, T_H2-Lymphozyten hingegen die Zytokine IL-3, IL-4, IL-5, IL-6, IL-9, IL-13 und GM-CSF.

Von diesen Zytokinen stimulieren IL-4 und IL-13 die Bildung von IgE in B-Lymphozyten. IL-9 und IL-4 sind Aktivatoren der Mastzellen, IL-3 aktiviert die Basophilen, IL-5 und GM-CSF sind Aktivierungsfaktoren der Eosinophilen. Alle diese Zytokine aktivieren entsprechende Zellen zur Produktion von Mediatoren der allergischen Entzündung. Das führt zur erhöhten Reaktivität der glatten Muskulatur in den Bronchien und Gefäßen und zum nachfolgenden Umbau der Atemwege und äußert sich klinisch als Asthma brochiale. Neben den erwähnten Zellen und Zytokinen beteiligen sich am krankhaften Prozess der Asthmaentstehung auch dendritische Zellen, die die grundlegenden antigenpräsentierenden (allergenpräsentierenden) Zellen sind, und noch weitere Zytokine (Abb. 47).

Die Ursache der unreguliert erhöhten Aktivierung der T_H2-Lymphozyten oder der Verschiebung des T_H1/T_H2-Gleichgewichts in Richtung

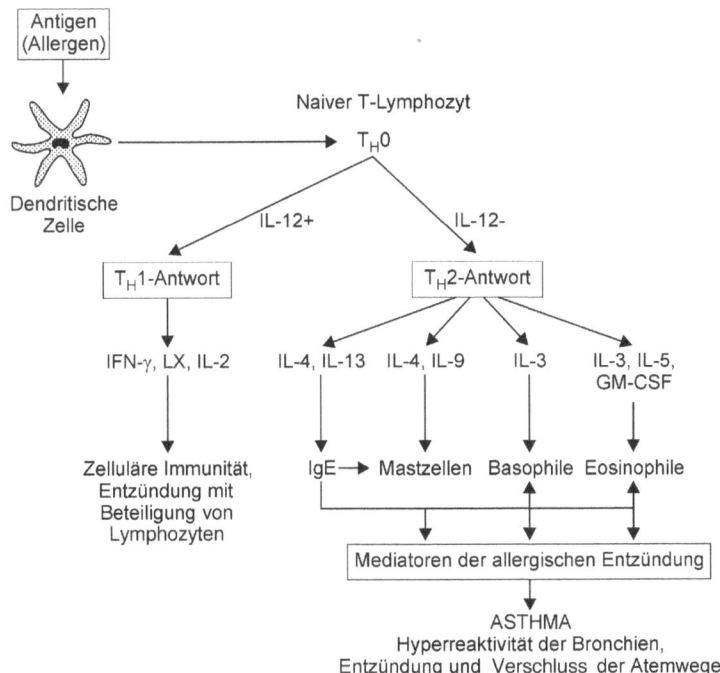

Abb. 47. Hauptrichtungen der Immunantworten mit Beteiligung der T_H1- und T_H2-Lymphozyten

T_H2-Antwort, die bei der Asthmaentstehung stattfinden, ist nicht genau bekannt. Es könnte damit zusammenhängen, dass bei der kindlichen Entwicklung des Immunsystems die durch T_H2-Lymphozyten vermittelten Mechanismen früher reifen als die Mechanismen mit Beteiligung der T_H1-Lymphozyten. Die Aktivitäten dieser zwei Subtypen von Helfer-T-Lymphozyten beeinflussen regulatorisch die Zytokinfreisetzung aus anderen Zellen, die auch eine bestimmte Zeit zur „Reifung" brauchen. Deswegen kann bei Kindern relativ leicht eine Störung im Gleichgewicht mit bevorzugter Entwicklung der T_H2-Lymphozyten entstehen. Dies äußert sich in der Folge mit einer erhöhten Neigung zunächst zur Entwicklung einer Nahrungsmittelallergie, dann des atopischen Ekzems und später des atopischen Asthmas.

In Übereinstimmung mit der hygienischen Hypothese tragen dazu auch Veränderungen im Lebensstil und in den Essgewohnheiten während des letzten Jahrhunderts bei, besonders der Mangel an natürlichen Impulsen für das gesunde Reifen des Immunsystems und die mangelnde Einleitung der peripheren Toleranz auf Nahrungsmittelallergene.

Auch wenn eine ungenügend regulierte T_H2-Antwort eine Schlüsselrolle spielt, können dadurch nicht alle krankhaften Veränderungen des Immunsystems, die an der Asthmapathogenese beteiligt sind, erklärt werden.

Neben immunpathologischen Ursachen können an der Entstehung und Entwicklung von Asthma bronchiale auch neuroendokrine Ursachen beteiligt sein. Bekannt ist beispielsweise die Beteiligung von Neuropeptiden an der Regulation der IgE-Biosynthese und an der Aktivierung der Mastzellen. Neuropeptide haben unterschiedliche Wirkungen auf T_H1- und T_H2-Lymphozyten. Einen asthmatischen Anfall können zum Beispiel physikalischer (übermäßige körperliche Belastung) oder emotioneller Stress sogar ohne Allergenanwesenheit auslösen. Die neuroendokrinen Mechanismen können mittels verschiedener Boten der Nervenzellen (Neurotransmitter, Neuropeptide) eine *neurogene Entzündung* auslösen, die sich ähnlich wie eine allergische Entzündung äußert. Neuropeptide und Neurotransmitter werden aber nicht nur von Neuronen produziert, sondern auch von Lymphozyten, was eine wechselseitige Beziehung des neuroendokrinen Systems und des Immunsystems zur Folge hat. Diese Wechselwirkung äußert sich bei krankhaften Zuständen wie Asthma bronchiale deutlicher.

Asthma kann je nach Schwere der klinischen Zeichen mehrere Formen haben:

a) *Zeitweiliges (intermittierendes) Asthma:* Zeichen treten 1-mal wöchentlich während des Tages auf und 2-mal monatlich in der Nacht.
b) *Leichtes persistierendes (dauerhaftes) Asthma:* Zeichen sind häufiger, aber nicht jeden Tag und öfter als 2-mal monatlich in der Nacht.

c) *Mittelschweres persistierendes Asthma:* Zeichen sind täglich und stören den Nachtschlaf.

d) *Schweres persistierendes Asthma (Status asthmaticus):* Die klinischen Zeichen sind tägliche sowohl am Tag als auch während der Nacht und schränken die körperliche Aktivität ein.

Die **Asthmatherapie** muss frühzeitig begonnen werden, bevor noch ein Umbau der Atemwege und der Gefäße eingetreten ist. Wenn aber bereits strukturelle anatomische Veränderungen erkennbar sind, wird die Therapie schwieriger und führt nicht mehr zur vollständigen Besserung des klinischen Zustands. Die klinischen Zeichen von Asthma bronchiale werden im Grunde durch drei Prozesse hervorgerufen: a) Verengung der Atemwege (Bronchien) b) die schädigende Entzündung und c) die Überbelastung der rechten Herzkammer und Blutdruckerhöhung im Lungenkreislauf. Deswegen konzentriert sich die Asthmatherapie auch auf das Beeinflussen dieser krankhaften Prozesse und deren Folgeveränderungen wie zum Beispiel die pulmonale Hypertonie (Hochdruck im Lungenkreislauf).

Die *bronchodilatatorische Therapie* erweitert die Atemwege und verbessert die Durchgängigkeit für Atemluft. Die grundlegenden bronchodilatatorischen Medikamente sind β_2-Mimetika (β-Agonisten), die die glatte Bronchialmuskulatur entspannen (relaxieren), die Schleimfreisetzung verbessern und die Gefäßdurchlässigkeit verringern, was eine Verringerung der Schleinhautschwellung zur Folge hat. Sowohl eine bronchodilatatorische als auch eine antiinflammatorische Wirkung haben Methylxanthine. Eine milde bronchodilatatorische Wirkung haben Antileukotriene.

Die grundlegenden *antiinflammatorischen Medikamente* sind Kortikosteroide und von den nicht steroidalen antiinflammatorischen Medikamenten (Antiphlogistika) die Cromone. In der Asthmatherapie können auch Antihistaminika wirksam sein.

Alle diese Medikamente werden in verschiedenen Formen appliziert. Am häufigsten in Form von Sprays oder Inhalationen, durch Tabletteneinnahme oder durch Injektionen. Sie werden in der Prävention, aber auch bei Linderung der schon bestehenden klinischen Zeichen verwendet.

Eine gute Behandlung (Therapie) von Asthma hat zum Ziel:

- Husten und erschwertes Ausatmen (expiratorische Dyspnoe) zu beseitigen
- Schlafen ohne Unterbrechung durch asthmatische Zeichen
- normale tägliche Aktivitäten einschließlich körperlicher Belastung
- Verwendung von beruhigenden Medikamente weniger als dreimal pro Woche

10.6. Hautallergien

Die Haut ist das größte Organ des Körpers. Sie besteht aus zwei sowohl anatomisch als auch funktionell unterschiedlichen Schichten, der oberen Epithelschicht (Epidermis) und der unteren, gefäßreichen Schicht (Dermis). Sie erfüllt mehrere wichtige Funktionen: Sie schützt die Körperoberfläche und ermöglicht den Kontakt mit der äußeren Umwelt, warnt vor Veränderungen der äußeren Temperatur, reguliert den Wasserverlust und ist ein Bestandteil der natürlichen Resistenz des Organismus. Unter dem Begriff der natürlichen Resistenz werden verschiedene anatomische Strukturen und physiologische Einrichtungen verstanden, die das „Ansiedeln" von Bakterien, Viren und anderen Parasiten und die Entwicklung von Infektionen verhindern. Diese Funktionen treffen auch für die unversehrte Haut zu. Im Hinblick auf den unmittelbaren Kontakt mit der äußeren Umgebung ist die Haut auch ein häufiges Zielorgan von allergischen Reaktionen.

Die Grundlage bildet eine allergische Entzündung, die mit zwei grundlegenden Mechanismen die Haut betreffen kann. Ein Mechanismus beruht auf der Beteiligung von Antikörpern der Klasse IgE, und er äußert sich als Ekzem oder Urtikaria (Quaddelsucht). Dieser Mechanismus gehört zum *ersten Typ* der hypersensitiven Reaktionen. Der zweite Mechanismus der allergischen Hautentzündung ist die Kontaktdermatitis, deren Ursache nicht IgE-Antikörper sind, sondern aktivierte Zellen (vor allem Helfer-T_H1-Lymphozyten, Mastzellen und Makrophagen). Dieser Mechanismus zählt zum *vierten (verzögerten) Typ* der Überempfindlichkeitsreaktionen.

Die Begriffe *Ekzem* und *Dermatitis* werden nicht immer eindeutig verwendet. Der Name „Ekzem" stammt aus dem griechischen Wort *ekzein* (aufgekocht) und bedeutet, ähnlich wie „Dermatitis", Hautentzündung. Wenn wir aber auch den Mechanismus, durch den diese Entzündung entstanden ist, näher bestimmen wollen, müssen wir zum Begriff Ekzem oder Dermatitis noch das Adjektiv „atopisch" oder die Zusatzbezeichnung „Kontakt-" hinzufügen.

10.6.1. Ekzem

Das Ekzem ist eine sehr häufige Erkrankung, die sich mit rötlichen bis braunen Papeln äußert, die häufig jucken, nach dem Kratzen schuppen und in schwereren Fällen nässende Blasen und Krusten bilden. Allgemein hält man das Ekzem für eine Erkrankung der Kinder (betrifft 15 bis 20% der Kinder), aber es kann auch Jugendliche und Erwachsene betreffen. Ungefähr bei drei Vierteln der Betroffenen tritt das Ekzem vor dem Erreichen des ersten Lebensjahrs auf. Die Mehrzahl davon heilt aber nach dem Erreichen des Erwachsenenalters wieder ab.

Das typische Ekzem mit Beteiligung von IgE-Antikörpern wird als atopisches Ekzem oder auch als *atopische Dermatitis* bezeichnet. Die genaue Ursache seiner Entstehung ist nicht bekannt. Die Patienten haben erhöhte IgE-Spiegel und eine erhöhte Anzahl an zirkulierenden Eosinophilen. Etwa die Hälfte der Kinder mit atopischem Ekzem hat auch allergischen Schnupfen oder Asthma bronchiale. Das atopische Ekzem entsteht nach einem langfristigen Kontakt mit einem spezifischen Allergen. Bei Säuglingen ist Kuhmilch das häufigste Allergen. Da an der Entstehung des atopischen Ekzems auch genetische Faktoren beteiligt sind, ist für Risikokinder (atopische Anamnese in der Familie) ein möglichst langfristiges Stillen mit Muttermilch sehr wichtig. Neben Kuhmilch verursachen häufig auch Hausstaubmilben ein atopisches Ekzem.

Die Hautentzündungen können auch durch andere Substanzen oder Faktoren als nur Allergene ausgelöst werden. In so einem Fall handelt es sich um ein Irritationsekzem. Dieses unterscheidet sich vom allergischen Ekzem vor allem darin, dass es sehr früh nach dem Kontakt mit der irritierenden Substanz entsteht. Es hat einen weniger dramatischen Verlauf und wiederholt sich immer nach einer Reizung durch die irritierende Substanz.

Ein Irritationsekzem können auslösen oder verschlechtern:

a) Verschiedene Chemikalien wie Waschpulver, Detergenzien, Seifen, Shampoos, Gesichtswasser, kosmetische Mittel, Reinigungsmittel für die Fenster, Holz und Metalle, Düngemittel für Pflanzen u.ä.
b) Stress, vor allem psychischer
c) Kleidung: Potenziell reizend sind Wolle und Nylon. Für einen Ekzematiker ist eine lockere Kleidung aus Baumwolle am besten geeignet
d) Nahrungsmittel: Einige Nahrungsmittel können neben Nahrungsmittelantigenen auch irritierende Substanzen enthalten
e) Jahreszeiten: Bei vielen Ekzematikern verschlechtert sich die Erkrankung bei kaltem Wetter

Weniger irritierende Substanzen wie zum Beispiel Seife rufen erst nach tagelangem Kontakt klinisch erkennbare Hautveränderungen hervor, die starken irritierenden Substanzen wie Säuren und Laugen praktisch sofort. Die Irritationsdermatitis kann nicht nur im Haushalt entstehen, sondern auch auf verschiedenen Arbeitsplätzen. Ihre Entstehung kann oft die Verwendung von Schutzhandschuhen verhindern. Schutzhandschuhe enthalten häufig Latex, auf das viele Menschen allergisch sind. Vor allem in Gesundheitseinrichtungen kann die Hautallergie auf Schutzhandschuhe eine schwerwiegende Komplikation darstellen.

Das **Kontaktekzem** (*Kontaktdermatitis*) entsteht als hypersensitive Antwort vom zellulären (verzögerten) Typ auf viele Substanzen, die üblicherweise nicht für typische Allergene gehalten werden. Die allergisierende Wirkung erhalten sie erst nach einem Kontakt mit bestimmten Hautproteinen. Zu den häufigsten Ursachen eines Kontaktekzems gehören:

a) Einige Metalle, besonders *Nickel*, das in der Schmuckindustrie (vergoldete Juwelen) oder bei der Herstellung von Knöpfen und Spangen auf Kleidern verwendet wird. Einige Menschen reagieren auf Nickel sogar durch eine Kleiderschicht, zum Beispiel auf nickelhältige Münzen in einer Hosentasche. Häufig sind Hautentzündungen an Stellen unter Halsketten, Spangen, auf den Händen von Friseuren und Schneidern, die nickelhaltige Scheren verwenden, und Ähnliches. In letzter Zeit verbreitet sich die Kontaktallergie auf Nickel vor allem unter den Jugendlichen als Folge des modernen *Piercings*, was eigentlich eine Rückkehr zu den Gewohnheiten der primitiven einheimischen Stämme im Dschungel ist.

b) Viele Medikamente in topischen Zubereitungen (werden auf die Haut oder Schleimhaut appliziert): Es sind zum Beispiel Salben, die bestimmte Antibiotika, Sulfonamide, Anästhetika, Antiseptika oder Ähnliches enthalten.

c) Shampoos, Sprays, Haarfarben, Deodorants usw.

d) Latex und synthetische Harze in Handschuhen, Spongien, Pflaster, Schuhen.

e) Viele Chemikalien, die bei der Herstellung von Schuhen und Kleidern verwendet werden.

f) Einige Blumenbestandteile, vor allem von geschnittenen Blumen. Vorrangige Stellen befinden sich auf Chrysanthemen und Tulpen.

Zur Diagnostik der Kontaktdermatitis (Bestimmung der auslösenden Substanz) werden *Hauttests* verwendet. Ihr Prinzip beruht darauf, dass auf die unversehrte Haut des Patienten (üblicherweise am Rücken) Substanzen aufgetragen werden, über die man aufgrund der Anamnese annimmt, dass sie die Ursache der Erkrankung sein könnten. Nach zwei bis drei Tagen (Reaktion vom verzögerten, vierten Typ) wird bestimmt, ob es auf der Kontaktstelle der getesteten Substanz mit der Haut zur Entzündungsreaktion gekommen ist. Die Rötung und Schwellung der Haut sind ein Zeichen, dass die getestete Substanz beim untersuchten Individuum ein Kontaktekzem verursacht. Die Testsubstanzen müssen auf so eine Art vorbereitet werden, dass sie keine Entzündungsreaktion beim gesunden Menschen auslösen, wohl aber beim Allergiker.

Die Therapie des atopischen Ekzems ist relativ schwierig und nicht bei jedem Patienten erfolgreich. Das Ziel der Therapie ist es, die Hautveränderungen auf einem erträglichen Niveau zu halten und nicht, die Allergie des Patienten zu heilen. Im ersten Schritt wird versucht, den Kontakt des Patienten mit den ursächlichen Allergenen oder irritierenden Substanzen zu verhindern. Dazu geeignet sind das Befeuchten der Haut durch ein kurzzeitiges Bad in warmem Wasser und das Verwenden verschiedener Feuchtigkeitscremes. Die Haut des Atopikers trocknet nämlich schneller aus als normale Haut. Zur Beseitigung des Juckreizes kann man Antihistaminika und zur Linderung der Entzündung kortiko-steroidhaltige Salben verwenden.

10.6.2. Urtikaria

Urtikaria (Quaddelsucht) hat ihren Namen bekommen, weil sie an das „Brennen" mit der Brennessel erinnert, die auf lateinisch *Urtika* heißt. Man nimmt an, dass ungefähr einer von fünf Menschen während seines Lebens „Erfahrung" mit dieser Erkrankung sammelt. Sie betrifft die oberflächliche Hautschicht, auf der juckende Quaddeln in einer verän-derlichen Form entstehen, in der Mitte blass, an den Rändern rötlich. Die Ursache ihrer Entstehung ist die Aktivierung von Mastzellen, die vasoak-tive Mediatoren freisetzen, die die kleinen Gefäße in der Haut erweitern und gleichzeitig deren Durchlässigkeit erhöhen. Die Urtikaria (Quaddel-sucht) ist eine verhältnismäßig häufige Erkrankung, die in jedem Alter auftreten kann.

Eine ähnliche Erkrankung ist das **Angioödem** (Schwellung durch extreme Erhöhung der Gefäßpermeabilität). Der Unterschied zur Urtika-ria liegt darin, dass sich die erweiterten kleinen Gefäße mit der erhöhten Durchlässigkeit vor allem im Unterhautbindegewebe befinden. Bei etwa einem Drittel der Patienten mit Urtikaria kommt auch ein Angioödem vor. Üblicherweise betrifft es die Region um den Mund oder die Augen, aber es kann auch an anderen Stellen auftreten, einschließlich der Schleimhäute. Einen anderen Entstehungsmechanismus hat das *heredi-täre Angioödem*, das eine genetisch bedingte Erkrankung ist. Es wird durch das Fehlen oder durch eine ungenügende Funktion des Inhibitors der C1-Komponente des Komplements verursacht.

Urtikaria kann an jeder beliebigen Stelle des Körper entstehen, auch in den Haaren oder auf den Handflächen und Fußsohlen. Die Quaddeln bleiben auf dem Körper üblicherweise nur ein paar Stunden bestehen, dann verschwinden sie und tauchen auf einer anderen Stelle auf. Neben dem kosmetischen Defekt verursachen sie auch einen unangenehmen und hartnäckigen Juckreiz.

Urtikaria kann durch viele Ursachen hervorgerufen werden. Einige davon sind allergischer, andere nicht allergischer Natur. Zu den häufigs-ten allergischen Entstehungsursachen gehören:

a) Medikamentenallergie, vor allem auf Acetylsalicylsäure und Peni-cillin
b) Insektenstiche

c) Pollenallergene

d) Brennnessel- und Erdbeerblätter

e) häusliche Allergene (Hausstaubmilben, Tiere)

f) Nahrungsmittelallergene

Zu den nicht allergischen Ursachen der Urtikariaentstehung gehören psychischer Stress und einige physikalische Faktoren. In letzterem Fall sprecht man von der **physikalischen Urtikaria**. Die Quaddeln treten in diesem Fall schon ein paar Minuten nach dem physikalischen Reiz auf und verschwinden nach ein bis zwei Stunden. Der häufigste Typ der physikalischen Urtikaria ist der *Dermographismus*. Er entsteht durch Streichen mit einem harten Gegenstand (zum Beispiel Fingernagel) auf der Haut. Auf der Stelle des Streichens treten Rötung und Schwellung auf. Zu so einer Reizung kann es auch beim intensiven Abreiben mit einem Handtuch kommen.

Eine physikalische Urtikaria können verschiedene Reize wie die Erhöhung der Körpertemperatur verbunden mit Schwitzen auslösen, das Absinken der Umgebungstemperatur (*Kälteurtikaria*), Sonnenlicht (*solare Urtikaria*), wie häufig bei Urlaubern zu beobachten ist, ein Kontakt mit verschiedenen Chemikalien, Textilfasern oder Pflanzen (*Kontakturtikaria* ähnlich dem Kontaktekzem) oder Druck auf die Haut (*mechanische Urtikaria*), wie es beim Tragen schwerer Gepäckstücke oder beim lang dauernden Sitzen in einem Verkehrsmittel vorkommen kann.

Bei der Urtikariatherapie muss man in erster Linie die Ursache beseitigen, falls sie bekannt ist. Die Ursache „ihrer" Urtikaria entdecken aber nur etwa 20 bis 30% der Menschen, bei denen diese Erkrankung auftritt. Viele Menschen brauchen keine spezielle Therapie. Eine kurzzeitige Gabe von Antihistaminika ist mitunter vorteilhaft vor allem zur Beseitigung des Juckreizes.

10.7. Nahrungsmittelallergien

Der Begriff **Nahrungsmittelallergie** (*Allergie auf Nahrungsmittel*) wird sehr locker verwendet, und häufig bezieht er sich fälschlicherweise auf ungünstige Reaktionen auf Nahrungsmittel, die aber nicht einer Allergie entsprechen. Die ungünstigen bis schädlichen Reaktionen auf Nahrungsmittel kann man in zwei Gruppen einteilen: toxische und nicht toxische Reaktionen (Abb. 48). Die **toxischen Reaktionen** werden durch verschiedene in den Nahrungsmitteln vorhandenen *Gifte* (sie sind anorganischer Herkunft) oder *Toxine* (giftige Stoffe organischer Herkunft) hervorgerufen. Die **nicht toxischen Reaktionen** können als Folge einer Nahrungsmittelallergie oder einer Nahrungsmittelunverträglichkeit entstehen. Der Name *Nahrungsmittelallergie* gebührt nur jenen Reaktionen, an denen

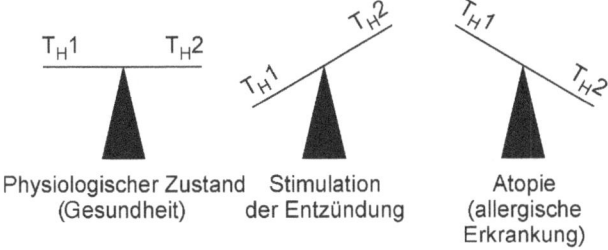

Physiologischer Zustand   Stimulation   Atopie
(Gesundheit)   der Entzündung   (allergische
                                          Erkrankung)

Abb. 48. Funktion der TH$_1$- und TH$_2$-Lymphozyten bei Immunantworten

das *Immunsystem beteiligt* ist, entweder über IgE-Antikörper oder über einen anderen Mechanismus.

Die **Nahrungsmittelunverträglichkeit (Intoleranz)** ist eine auf Nahrungsmittel unerwünschte Reaktion, an der das *Immunsystem nicht beteiligt* ist. Sie äußert sich durch mehrere krankhafte Zustände. Die Ursachen sind am häufigsten Enzymdefekte, die sich als eine veränderte Fähigkeit des Organismus zeigen, bestimmte Nahrungsmittelbestandteile normal zu verarbeiten (metabolisieren), oder aber es sind in Nahrungsmitteln vorhandene reizauslösende oder pharmakologisch wirksame Substanzen wie zum Beispiel Histamin. Die Nahrungsmittelunverträglichkeit ist viel häufiger als die Nahrungsmittelallergie. Viele Menschen glauben, dass sie auf ein bestimmtes Nahrungsmittel eine Nahrungsmittelallergie haben. In der Wirklichkeit aber leiden nur ungefähr ein Prozent (bei Kindern 5%) an einer Allergie. Die Zeichen, die andere Personen beim Genuss einiger Nahrungsmittel spüren, sind der Ausdruck einer Nahrungsmittelunverträglichkeit.

Nahrungsmittelallergien kommen bei Kindern am häufigsten auf Allergene vor, die sich in Kuhmilch, Eiern, Erdnüssen, Sojabohnen, Walnüssen und Weizen befinden. Die Allergie auf Kuhmilch, Eier, Sojabohnen und Weizen verschwindet meistens, wenn die Kinder im Laufe der ersten fünf Lebensjahre damit nicht in Kontakt kommen. Dagegen bleibt die Allergie auf Erdnüsse und Walnüsse das ganze Leben lang bestehen, ähnlich wie die Allergie auf Meeresweichtiere (Shrimps, Krabben, Tintenfische und andere).

Bei Jugendlichen und Erwachsenen wird am häufigsten eine Allergie auf Erdnüsse, Walnüsse, Fische, Meeresweichtiere, Sellerie und Äpfel festgestellt. Das Nahrungsmittelallergen ist üblicherweise ein Protein, das trotz der Küchenzubereitung seine allergisierende Aktivität nicht verliert. Verschiedene Additiva, die man zum Zweck der Konservierung, Geschmacksverbesserung, Farbintensivierung oder für andere Zwecke den Nahrungsmitteln zugibt, können auch die Funktion von Allergenen haben. Häufiger aber wirken sie als irritierende Substanzen und sind

Ursache einer Nahrungsmittelunverträglichkeit. Man muss betonen, dass die überwiegende Mehrzahl von Nahrungsmitteln jede Menge an potenziellen Allergenen enthält. Einige davon sind in sehr kleinen Konzentrationen vorhanden, und deswegen erwähnt sie der Hersteller auf der Packung nicht. Auch diese kleine Menge genügt aber, um bei einem überempfindlichen Individuum eine allergische Reaktion auszulösen.

Man sollte wissen, dass es nicht nur zwischen Nahrungsmittelallergenen häufig Kreuzreaktivitäten gibt, sondern auch zwischen Nahrungsmittel- und Inhalationsallergenen. Einige Beispiele sind in der Tabelle 7 erwähnt. Das bedeutet zum Beispiel, dass eine auf Birkenpollen allergische Person auch auf Apfel, Karotte, Kartoffel, Marille oder Pfirsich allergisch sein kann und umgekehrt.

Die Zeichen einer allergischen Reaktion auf Nahrungsmittel können verschiedenartig sein. Am häufigsten kommt es zu einer Urtikaria, die sich bis zum Angioödem (Schwellung im Gesicht, der Ohren oder anderer Körperteile) ausweiten kann. Häufig treten die klinischen Zeichen auch an den Atemwegen als allergischer Schnupfen oder als Asthma bronchiale und im Gastrointestinaltrakt in Form von Verstopfung oder Durchfall, Magen- und Bauchschmerzen, Völlegefühl, Erbrechen auf. Das schwerste Zeichen ist eine systemische anaphylaktische Reaktion, die bis zum anaphylaktischen Schock und sogar bis zum Tod führen kann.

Ein Ekzem ist bei Kindern ein häufiges Zeichen einer Nahrungsmittelallergie. Das Auftreten einer Nahrungsmittelallergie bedeutet bei Kindern nicht nur eine unangenehme Erkrankung, sondern in vielen Fällen auch Zeichen einer schlechten Prognose. Der in der frühen Kindheit auftretenden Nahrungsmittelallergie folgt später häufig ein atopisches Ekzem, das in den Jahren des Erwachsenwerdens zunehmend in einen

Tabelle 7. Einige Kreuzreaktionen zwischen Nahrungsmitteln und Inhalationsallergenen

Nahrungsmittel	Inhalationsallergen
Apfel, Karotte, Kartoffel, Marille, Pfirsich, Kastanie, Kiwi	Birkenpollen
Nuss, Tomate	Gräserpollen
Gurke, Banane, Melone	Beifußpollen
Mehl	Roggenpollen
Eidotter und Eierprodukte	Federn von Hausvögeln
Honig	Pollen mancher Blumen
Schweinefleisch	Katzenepithel
Shrimps, Langusten	Hausstaubmilben

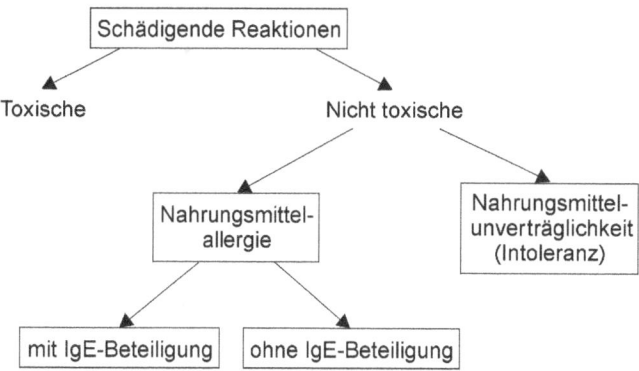

Abb. 49. Übersicht über schädliche Reaktionen durch Nahrungsmittel

allergischen Schnupfen und schließlich in Asthma bronchiale übergehen kann.

Die Einteilung der ungünstigen Nahrungsmittelreaktionen in Nahrungsmittelallergie und Nahrungsmittelunverträglichkeit ist auch wegen der unterschiedlichen Therapieformen wichtig. Die Zeichen sind ähnlich, auch wenn bei der Nahrungsmittelintoleranz neben den für die Nahrungsmittelallergie typischen Zeichen zusätzlich eine auffallende Müdigkeit und übermäßige Schläfrigkeit, Migräne, Depression, Zeichen des „Reizdarms" (Verstopfung oder Durchfall, Bauchschmerzen, vermehrte Darmblähungen) und Verschlechterung verschiedener Erkrankungen vorkommen können.

Reaktionen durch Nahrungsmittelunverträglichkeit entstehen nicht unmittelbar nach der Nahrungsaufnahme, sondern tauchen für gewöhnlich erst einige Zeit später auf. Zum Auslösen einer Unverträglichkeit ist eine größere Nahrungsmittelmenge notwendig, während bei der Nahrungsmittelallergie manchmal wortwörtlich schon der Geruch der vorbereiteten Speise genügt.

An *Kopfschmerzen* leiden viele Menschen, üblicherweise mehr Frauen als Männer. Man nimmt an, dass Kopfschmerzen etwa jeden zehnten Menschen betreffen. Bei einem Teil der Betroffenen ist die Ursache der Kopfschmerzen Migräne. Diese wird vor allem durch Unverträglichkeit von Schokolade, Käse und Alkohol (besonders Rotwein) verursacht. In diesen Nahrungsmitteln sind in relativ hohen Konzentrationen bestimmte Amine (Histamin, Tyramin, Phenylamin) enthalten, die eine Gefäßerweiterung auslösen können und deswegen auch als „vasoaktive Amine" bezeichnet werden. Die Gefäßerweiterung im Gehirn verursacht in der Folge Schmerzen, die mit der Migräne zusammenhängen. Die Ursache der Migräne sind dann eigentlich nicht die entsprechenden Nahrungsmittel, sondern die darin vorkommenden Amine.

Die *rheumatoide Arthritis* ist eine Erkrankung, die hauptsächlich die Gelenke betrifft und Gelenkschwellung und Schmerzen verursacht. Ein möglicher Zusammenhang zwischen Nahrungsmittelunverträglichkeit und dieser Erkrankung ergibt sich aus der Erkenntnis, dass sich das klinische Bild der Erkrankung bei einigen Patienten nach einer sogenannten Eliminationsdiät verbessert.

Die *Zöliakie* ist eine genetisch bedingte entzündliche Erkrankung der Dünndarmschleimhaut. Daran leiden Menschen, denen jenes Enzym fehlt, das Gliadin spalten kann. Gliadin ist ein Bestandteil von Gluten, einem Protein, das sich in verschiedenen Getreidesorten (vor allem in Weizen) befindet. Die einzige Therapie ist eine glutenfreie Diät, die allerdings nicht einfach einzuhalten ist.

Morbus Crohn ist eine migrierende regionale Entzündung des Gastrointestinaltrakts. Die Betroffenen spüren Schmerzen im gesamten Bauchraum, leiden an Übelkeit und manchmal an erhöhter Körpertemperatur. Im Darm bilden sich oft Strikturen und Fisteln, und häufig schmerzen die Gelenke. Die Ursache ist nicht bekannt, aber man nimmt an, dass an der schädigenden Entzündung immunpathologische Mechanismen beteiligt sind, die durch verschiedene Nahrungsmittelbestandteile aktiviert werden können. Eine ähnliche Erkrankung ist die *Colitis ulcerosa*, eine Dickdarmentzündung.

Auf Kuhmilch und Milchprodukte gibt es neben der Allergie auch eine Unverträglichkeit. Diese hat aber eine ganz andere Ursache als die Allergie. Die Unverträglichkeit resultiert aus dem Fehlen oder der ungenügenden Aktivität des Enzyms Laktase, das den Milchzucker Laktose in Glukose und Galaktose zerlegt. Diesen Defekt bezeichnet man als *Laktoseunverträglichkeit*.

10.8. Allergien der Augen

Die häufigste allergische Erkrankung der Augen ist die **Bindehautentzündung (Konjunktivitis)**. Üblicherweise entsteht sie im Rahmen anderer allergischer Erkrankungen, vor allem beim allergischen Schnupfen. Sie kann aber auch isoliert als Folge eines direkten Kontakts mit Allergenen vorkommen, die durch die Luft übertragen werden. Die Bindehautentzündung äußert sich durch außerordentlich starken Juckreiz vor allem in den inneren Augenwinkeln, wo sich die Allergenpartikel ansammeln. Die Augen werden rot, und mitunter schwillt die Bindehaut an. Die Schwellung kann in schweren Fällen das Auge ganz verschließen. Der intensive Juckreiz zwingt den Betroffenen, die Augen ununterbrochen zu reiben, was die Durchblutung aber noch weiter verschlechtert.

Der Juckreiz bei einer Konjunktivitis bedeutet, dass die Entzündung auch eine allergische Antwort ausgelöst hat. Wenn die Augen nur entzündet sind oder nur schmerzen, dann ist die wahrscheinlichste Ursache eine Infektion. Bei einer infektiösen Entzündung bildet sich an den Augenwimpern eine dicke Schleimschicht, die die Augen verklebt und ihr Öffnen vor allem am Morgen nach dem Aufwachen verhindert.

Die Bindehautentzündung hat mehrere Formen. Wenn sie durch Pollenallergene ausgelöst wurde, die sich in der Luft nur zu einer bestimmten Jahreszeit befinden, entsteht die *saisonale Konjunktivitis*. Bei der *ganzjährigen Konjunktivitis* sind die auslösenden Faktoren die inneren Allergene (Hausstaubmilben, Schimmelpilzsporen, Allergene der Haustiere). Die Konjunktivitis kann auch durch Nahrungsmittelallergene oder verschiedene additive Stoffe in den Nahrungsmitteln ausgelöst werden.

Die **atopische Keratokonjunktivitis** ist eine schwere Form der Augenallergie mit langfristigen Zeichen, die das Sehen schwer beeinträchtigen können. Die Ursache der Sehverschlechterung können die Narben auf der Bindehaut sein, die mechanisch die Hornhaut zerstören. In diesem Fall entsteht eine kombinierte Entzündung der Bindehaut und der Hornhaut.

Die **Frühlings- (vernale) Keratokonjunktivitis** ist eine seltene allergische Erkrankung nicht nur der Bindehaut der Augen, sondern auch der Augenlider. Sie betrifft vorwiegend Buben und junge Männer üblicherweise im Frühling (daher „vernal"; das lateinische Wort *vernus* heißt Frühling), kann aber jederzeit auch während des Jahres auftreten.

10.9. Arzneimittelallergien

Viele Arzneimittel, die bei der Therapie von Erkrankungen verwendet werden, haben neben ihren gezielten vorteilhaften Wirkungen auch unerwünschte Nebenwirkungen. Die *unerwünschte Wirkung eines Medikaments* definiert das Gesetz aus dem Jahre 1998 als „jede unerwartete und schädliche Reaktion, die nach der Gabe des Medikaments entstanden ist, das in einer Dosis verabreicht wurde, die zum präventiven, diagnostischen oder therapeutischen Zweck oder zum Beeinflussen der physiologischen Funktionen bestimmt war oder die unerwartete Reaktion nach dem Gebrauch von medizinischen Hilfsmitteln". Die unerwünschten Nebenwirkungen von Medikamenten komplizieren häufig ihre Verwendung in der medizinischen Praxis. Deswegen sollen sie beobachtet und aufgezeichnet werden. Medikamentöse Nebenwirkungen sind häufig und haben zum Beispiel in USA bereits die 4. bis 5. Stelle der häufigsten Todesursachen erreicht (nach Herz-Kreislauf-Erkrankungen, nach onkologischen Erkrankungen, nach Gefäßerkrankungen im Gehirn und nach Autounfällen).

Zu den unerwünschten Arzneimittelnebenwirkungen gehören auch die Arzneimittelallergien. Die genauen Daten über die Anzahl der Arzneimittelallergien stehen nicht zur Verfügung. Der Grund liegt im ungenügenden Erfassen von Seite der Ärzte wie auch von Seite der Patienten. Nach mehreren epidemiologischen Studien erleiden bis zu 15% der hospitalisierten Patienten eine bestimmte Art von unerwünschten Reaktionen auf verabreichte Medikamente. Von dieser Zahl trifft ungefähr ein Drittel auf allergische Medikamentenreaktionen zu. Diese Zahl ist in den am meisten qualifizierten Krankenhäusern wie Universitätskrankenhäusern am höchsten und hängt wahrscheinlich mit der Qualifikation des medizinischen Personals zusammen.

Bei der Mehrzahl der Medikamente ist nicht bekannt, ob die allergisierende Wirkung das Medikament selbst hat oder einer seiner Metaboliten, allerdings erst nach Bindung auf ein Trägerprotein von endogenem oder exogenem Ursprung. Das Immunsystem kann an der Entstehung der allergischen Reaktion auf ein bestimmtes Medikament mit jedem beliebigen der vier klassischen Typen der hypersensitiven Reaktionen beteiligt sein:

1. Typ: Anaphylaktische Überempfindlichkeit, vermittelt durch IgE-Antikörper. Äußert sich als lokale (Urtikaria, Angioödem) oder systemische Anaphylaxie, die bis zum lebensgefährlichen anaphylaktischen Schock führen kann.
2. Typ: Zytotoxische Überempfindlichkeit, vermittelt durch IgG- oder IgM-Antikörper. Typisch sind hämolytische Anämien und weitere Autoimmunerkrankungen.
3. Typ: Immunkomplexüberempfindlichkeit unter Beteiligung der löslichen Immunkomplexe. Beispiel können systemischer Lupus erythematodes oder Vaskulitiden (Gefäßentzündungen) sein, die durch ein Medikament induziert werden.
4. Typ: Verzögerte Überempfindlichkeit, eingeleitet durch Zellen. Typisch ist die Kontaktdermatitis (Kontaktekzem).

Die üblichen allergischen Reaktionen nach Medikamentengabe entstehen vor allem durch Mechanismen vom 1. (am häufigsten) und 4. Typ. Einige Medikamente wie zum Beispiel Penicillin können über jeden beliebigen dieser vier Mechanismen wirken.

An der Entstehung der Arzneimittelallergie sind innere und auch äußere Faktoren beteiligt. Bei den *inneren Faktoren* sind die physiologische und genetische Prädisposition von größter Bedeutung. Bei Kindern sind allergische Arzneimittelreaktionen weniger häufig als bei Erwachsenen. Auch sind sie bei Männern weniger häufig als bei Frauen. Das hängt aber nicht mit dem Hormonhaushalt zusammen, sondern einfach damit, dass Frauen häufiger Medikamente zu sich nehmen als Männer. Kinder von Eltern mit Medikamentenallergie (zum Beispiel auf Antibiotika) haben ein bis zu 15-fach erhöhtes Risiko, die gleiche Allergie zu bekommen. Wenn jemand auf ein Medikament allergisch ist, steigt die Wahrscheinlichkeit einer Allergie auf ein weiteres Medikament auf fast das Doppelte. Es ist noch nicht bewiesen, ob die Atopie die Wahrscheinlichkeit zur Entstehung einer Arzneimittelallergie erhöht.

Die *äußeren Faktoren* beziehen sich vor allem auf die Eigenschaften des auslösenden Medikaments. Medikamentenspezifisches IgE entsteht am häufigsten nach wiederholten Gaben von höheren Dosen des Medikaments (zum Beispiel Penicillin). Dieses IgE bindet sich nach seiner Entstehung an hochaffine Fc-Rezeptoren auf der Oberfläche von Mastzellen und Basophilen. Bei einem weiteren Kontakt des so sensibilisierten Individuums mit demselben Medikament (Penicillin) entsteht eine anaphylaktische Reaktion, die beim systemischen Verlauf bis zum anaphylaktischen Schock führen kann, häufig sogar mit tödlichem Ausgang.

So ein dramatischer Fall spielte sich vor ein paar Jahren in einem Pressburger Studentenheim ab. Ein Student der chemischen Fakultät suchte wegen Halsweh und Fieber eine Ärztin auf. Diese untersuchte ihn und fragte auch, ob er auf Penicillin allergisch sei. Er antwortete nein, und sie verschrieb ihm Penicillin in Tablettenform. Nach der Rückkehr ins Studentenheim nahm der Student eine Tablette. Ein paar Minuten später fiel er bewusstlos um. Sein Mitbewohner rief die Rettung, die innerhalb von 20 Minuten zur Stelle war. Dennoch gelang es dem Arzt nicht, den Betroffenen wieder zu beleben. Er starb beim Transport ins Krankenhaus.

Dieser Fall beweist, dass man eine allergische Arzneimittelreaktion nie vorhersagen kann, wenn es sich um einen Patienten handelt, der vorher noch nie eine Allergie hatte. Die allergische Reaktion kann auch dann entstehen, wenn der Patient in der Vergangenheit das gegebene Medikament ohne größere Probleme eingenommen hat. Jeder, der bereits eine Allergie auf irgendein Medikament hatte, sollte sich dies nicht nur gut merken, sondern es auch in den persönlichen Dokumenten durch eine Notiz festhalten, die auf diese Allergie aufmerksam macht. Besonders gefährlich sind allergische Reaktionen vom ersten Typ, die bis zum anaphylaktischen Schock führen können.

Beim ersten Kontakt mit einem bestimmten Arzneimittel können nicht nur Antikörper der Klasse IgE, sondern auch Antikörper der Klasse IgG entstehen wie zum Beispiel als Reaktion auf eine langfristige hohe Penicillinkonzentration im Serum. Die IgG-Antikörper gegen Penicillin rufen bei einer weiteren Gabe von Penicillin keine anaphylaktische Reaktion hervor, wohl aber eine hämolytische Anämie durch den Mechanismus vom zweiten Typ der hypersensitiven Reaktionen.

Allergische Reaktionen auf ein bestimmtes Arzneimittel können nach jeder beliebigen Form seiner Verabreichung entstehen. Aus der Sicht der Entstehung eines spezifischen IgE (die Antikörper sind gegen ein bestimmtes Arzneimittel gerichtet) sind die topische (oberflächliche) Gabe und Verabreichung durch Injektionen (intramuskulär, in den Muskel) am risikoreichsten. Eine allergische Reaktion kann auch ein Arzneimittel in Form eines *versteckten Allergens* wie zum Beispiel als Antibiotikum im Fleisch oder anderen Nahrungsmitteln auslösen.

Jeder allergischen Reaktion geht ein Prozess der *Sensibilisierung* in Form des ersten Kontakts mit dem Allergen voran. Die allergische Reaktion tritt erst nach dem zweiten oder wiederholten Kontakt mit demselben Allergen (einschließlich Arzneimittel) auf und kann verschiedene Zeichen haben:

– auf der Haut (die mildeste Form) – Rötung, Urtikaria, Schwellung, Juckreiz
– im Verdauungstrakt – Durchfall, Schmerzen, Krämpfe
– in den Atemwegen – Husten, Atemnot, Erstickungsgefühl
– generalisiert als anaphylaktischer Schock (die schwer wiegendste Form) – unmittelbar lebensbedrohlich

Der anaphylaktische Schock kommt in ungefähr 10 bis 15% aller Fälle von allergischen Arzneimittelreaktionen vor. In USA nimmt man an, dass bei etwa 5.000 Gaben von Penicillin G eine allergische Reaktion auftritt. Daraus folgt, dass ein anaphylaktischer Schock etwa einmal unter 40.000 bis 50.000 Gaben von Penicillin G auftreten kann. Andere Daten zeigen, dass bei wöchentlicher Gabe von Penicillin G das Risiko zur Entstehung einer allergischen Reaktion 0,2% und des anaphylaktischen Schocks 0,05% ist. Das bedeutet, dass bei 2.000 Menschen mit einer wöchentlichen Therapie mit diesem Penicillin durchschnittlich bei vier Personen eine allergische Reaktion auftritt und bei einer Person im Mittel ein anaphylaktischer Schock vorkommt. Ähnliche Prozentzahlen werden auch für anaphylaktoide Reaktionen nach der Gabe von Röntgenkontrastmitteln angegeben. Von den einzelnen Arzneimittelgruppen sind die häufigsten Auslöser des anaphylaktischen Schocks Penicilline, Sulfonamide, nichtsteroidale antiinflammatorische Arzneimittel (Antirheumatika, NSAR) und Röntgenkontrastmittel. Die letzteren rufen aber nicht eine echte anaphylaktische Reaktion mit Beteiligung von IgE-Antikörpern hervor, sondern eine anaphylaktoide Reaktion.

Die **anaphylaktoide Reaktion** hat praktisch den gleichen klinischen Verlauf wie eine anaphylaktische Reaktion. Unterschiedlich ist aber der Mechanismus der Entstehung. Für die anaphylaktoide Reaktion sind nicht die IgE-Antikörper verantwortlich, die bei der Sensibilisierung mit einem bestimmten Allergen entstanden sind, sondern die Komplementaktivierung, bei der eine große Menge an Anaphylatoxinen (C5a- und C3a-Fragmente) entstehen. Diese binden sich an „ihre" Rezeptoren an den Mastzellen und Basophilen, wodurch aus diesen Zellen Mediatoren der Anaphylaxie freigesetzt werden. Daneben haben die Anaphylatoxine alleine ähnliche pharmakologische Wirkungen wie Histamin. Die anaphylaktoide Reaktion kann bereits bei der ersten Gabe von Röntgenkontrastmitteln entstehen, ohne dass ihr eine Sensibilisierungsphase vorangeht. Anaphylaktoide Reaktionen können auch nach der Gabe von Acetylsalicylsäure (Aspirin®) und anderen nichtsteroidalen antiinflammatorischen Arzneimitteln (Antiphlogistika) entstehen. Diese Substanzen wirken als *Histaminfreisetzer*, weil sie aus Mastzellen Histamin auch ohne Anwesenheit von IgE-Antikörpern oder von Anaphylatoxinen freisetzen können, die sich vom aktivierten Komplement ableiten. Bei Asthmatikern können sie die Entstehung eines asthmatischen Anfalls initiieren.

Das Immunsystem kann an der Entstehung von unerwünschten Wirkungen durch Arzneimittel[*] auch auf eine andere Weise als allergische oder allgemein hypersensitive Reaktionen beteiligt sein. Einige Medikamente können *Medikamentenfieber* auslösen. Es entsteht dadurch, dass das Medikament die Freisetzung einer großen Menge von Zytokinen TNF, IL-1 und IL-6 einleitet, die als endogene Pyrogene (Substanzen, die Fieber auslösen) wirken.

10.10. Durch Insekten hervorgerufene Allergien

Die häufigste Ursache einer Allergie auf Insekten ist ein Stich der Biene, Wespe, Hornisse, Hummel und oder gleichzeitige Stiche einer größeren Menge an Mücken (200 Stiche von Mücken in einem kurzen Zeitintervall können tödlich sein). Die Honigbiene oder die Hornisse stechen üblicherweise nur dann, wenn sie dazu provoziert werden. Die Tiere sterben, nachdem der Stachel ausrissen wurde. Der Stachel setzt noch etwa 20 Minuten nach dem Stechen in den Körper des Opfers giftige Stoffe frei. Die Wespen sind aggressiver als Bienen, und sie können auch ohne einen äußeren Reiz stechen, wobei ihr Stachel nicht an der Stichstelle bleibt. Die Stacheln der stechenden Insekten enthalten ein Gemisch an Stoffen mit niedermolekularem wie auch hochmolekularem Charakter, die neben den toxischen Wirkungen auch als Allergene wirken können. Alljährlich werden bei sonst gesunden Menschen Todesfälle bereits nach einem einzigen Bienen- oder Wespenstich beobachtet.

Die beißenden (saugenden, stechenden) Insekten (Ameisen, Mücken, Zecken, Flöhe, Läuse, Wanzen) beißen durch die Haut und setzen wäh-

---

[*] Die Pharmakologen bezeichnen mit dem Begriff *Arzneimittel* die pharmakologisch wirksame Substanz, mit dem Begriff *Medikament* die konkrete Form, die zur Therapie einer bestimmten Erkrankung verwendet wird. Zum Beispiel ist Acetylsalicylsäure ein Arzneimittel, Aspirin® oder Acylpyrin® sind das Medikament. In diesem Sinne werden im Text des Buches beide Begriffe verwendet.

rend des Blutsaugens in die Wunde kleine Menge ihres Speichels frei, in dem sich mehrere Allergene befinden. Die Stichstelle kann auch infiziert werden, und neben der allergischen Entzündung kann auch eine infektiöse Entzündung entstehen. Einige Insektenarten übertragen direkt Infektionserkrankungen wie zum Beispiel Zecken, die die Frühsommer-meningoenzephalitis (FSME) oder Lyme-Borreliose übertragen können.

Ein Mensch, der einmal von einem Insekt gestochen wurde, kann auf dessen Allergene sensibilisiert werden, sodass sich bei einem weiteren Stich eine allergische Reaktion entwickelt. Diese hat verschiedene Formen und reicht von der relativ milden (Rötung, Schwellung und Schmerzen an der Stichstelle) Form über die mittelschwere (Ganzkörperurtikaria, Atmungsschwierigkeiten) bis zu sehr schweren Verlaufsformen, die bis zum anaphylaktischen Schock führen können. Die Sensibilisierung auf einen Insektenstich hält nicht das ganze Leben lang an. Etwa die Hälfte der Sensibilisierten verliert die Empfindlichkeit nach ein paar Jahren.

Bei einem üblichen Bienenstich sollte man den Stachel so schnell wie möglich entfernen, damit möglichst wenig Giftmenge in der Wunde dringt und eine Infektion verhindert wird. Durch Anlegen eines kalten Umschlags kann man die entstehende Schwellung und Schmerzen lindern. Die alarmierenden Zeichen nach einem Insektenstich sind auffällige Blässe, beschleunigter Puls, schnelle oberflächliche Atmung und Schwindel. Bei diesen Zeichen ist schnelle medizinische Hilfe notwendig.

10.10.1. Anaphylaktische Reaktion nach Insektenstich

Die Allergologen bezeichnen lokale Reaktionen nach einem wiederholten Kontakt des Individuums mit einem bestimmten Allergen als *allergische Reaktionen*, die systemischen Reaktionen als *anaphylaktische Reaktionen* (verkürzt *Anaphylaxie*). Aus einem praktischen Gesichtspunkt ist diese Einteilung sinnvoll, weil die Therapie der allergischen und der anaphylaktischen Reaktion verschieden ist, besonders in schweren Fällen der anaphylaktischen Reaktionen mit anaphylaktischem Schock. Aus einem theoretischen Blickpunkt ist aber der Mechanismus der beiden Reaktionen üblicherweise gleich mit Beteiligung von IgE-Antikörpern und vorwiegend aus Mastzellen freigesetzten Anaphylaxiemediatoren.

Die systemische anaphylaktische Reaktion ist ausgedehnt und betrifft den ganzen Organismus. Typisch ist, dass sich der sensibilisierte Allergiker bereits ein bis fünfzehn Minuten nach dem Insektenstich sehr schlecht fühlt. Das zeigt sich durch mehrere Zeichen wie Urtikaria, die sich auf den ganzen Körper ausbreitet, Schwellung der Lippen und Zunge, Schwellung in Gesicht und Hals, Pulsbeschleunigung, verschwommenes Sehen, Engegefühl im Hals mit Röcheln und Atemschwierigkeiten. Bei einzelnen Individuen können die Aufeinanderfolge und Intensität dieser Zeichen unterschiedlich ablaufen. In manchen Fällen kann sich ein Schock entwickeln und das bereits nach ein bis zwei Minuten. Er äußert sich durch einen plötzlichen Blutdruckabfall, der auch im Liegen bestehen bleibt, und Krämpfe der Atemmuskulatur. Der Patient hört auf zu reagieren, verliert das Bewusstsein und fällt ins Koma, das sehr häufig den Tod zur Folge hat. Wenn dieser Anfall nicht tödlich verläuft oder wenn es durch Medikamente (vor allem Adrenalin) gelingt, die Entwicklung dieser schwersten Zeichen aufzuhalten, erholt sich der Patient allmählich von diesen ungünstigen Symptomen. Wenn das möglich ist, muss man den Menschen, der in den anaphylaktischen Schock fällt, auf schnellstem Wege (der Tod kann bereits nach fünf Minuten eintreten) ins Krankenhaus bringen oder zumindest ärztliche Hilfe rufen.

Die Anaphylaxie als Folge eines Bienen- oder Wespenstichs kann auch Individuen betreffen, die vorher noch keine allergische Reaktion durchgemacht haben. Deswegen ist die Vorhersage nicht immer möglich. In Großbritannien sterben jährlich an anaphylaktischen Reaktion nach Insektenstich 6 bis 10 Menschen, in USA etwa zehnmal mehr. Die Menschen überleben einen anaphylaktischen Schock meistens dann, wenn sie in 10 bis 15 Minuten nach Beginn die erforderliche medizinische Hilfe bekommen. Wenn mehr Zeit vergeht, folgt sehr häufig der Tod. Zwei Drittel der Patienten mit anaphylaktischem Schock sterben innerhalb der ersten halben Stunde.

Beim Insektenstich können manchmal ganz unvorhersehbare Situationen entstehen. Vor ein paar Jahren fuhr in der Mittelslowakei ein junger Mann mit dem Fahrrad hektisch in ein Krankenhaus und fiel nach ein paar Metern vom Fahrrad. Auf dem Boden konnte er nur röcheln und war offensichtlich dem Ersticken nahe. Zum Glück spielte sich dieser Vorfall vor einer chirurgischen Ambulanz ab, aus der gerade ein Chirurg kam, der ein leidenschaftlicher Imker war. Der Fahrradfahrer konnte nicht sprechen und verlor zeitweise das Bewusstsein. Mit zuckenden Handbewegungen zeigte er auf seinen Mund, der rot angelaufen und geschwollen war. Die Schwellung war auch im ganzen Gesicht zu sehen. Da es mitten im Sommers war, erkannte der Chirurg schnell, dass es sich um einen anaphylaktischen Schock nach Bienen- oder Wespenstich handeln könnte. Die sofortige Adrenalingabe rettete dem Fahrradfahrer das Leben. Später bestätigte sich die Diagnose eines beginnenden anaphylaktischen Schocks. Beim Fahrradfahren war dem Buben eine Biene in den Mund geflogen und stach ihn in die Zunge. Einer der Begutachter dieses Buches rettete auf die gleiche Weise eine Frau, die auf der Zungenwurzel durch eine Wespe gestochen wurde, die auf der Wassermelone saß, die die Frau gegessen hatte, ohne die Wespe zu bemerken.

10.11. Anaphylaxie und ihre Therapie

In den Kapiteln über allergische Erkrankungen wurden mehrmals die Anaphylaxie und der anaphylaktische Schock erwähnt. Diese lebensgefährlichen Reaktionen können aber nicht nur jene Allergene auslösen, die in den Körper nach einem Insektenstich gelangen, sondern auch andere Allergene und sogar andere Ursachen als Allergene.

Die anaphylaktischen Reaktionen entstehen bei sensibilisierten Individuen (in ihrem Organismus sind spezifische IgE-Antikörper gegen ein bestimmtes Allergen, die an der Oberfläche von Mastzellen und Basophilen gebunden sind) nach dem zweiten oder wiederholten Kontakt mit dem Allergen, das spezifisch mit IgE-Antikörpern auf der Oberfläche der erwähnten Zellen reagiert. Durch dieses Signal werden aus den Mastzellen und Basophilen Histamin und andere Anaphylaxiemediatoren freigesetzt, die die klinischen Zeichen auslösen, die mit dieser Reaktion verbunden ist. Die Anaphylaxie kann mild verlaufen, wenn sie nur ein bestimmtes Organ betrifft, oder mit möglichen schwerwiegenden Folgen erscheinen, wenn der ganze Organismus betroffen ist. Die Allergologen bezeichnen die relativ milde und lokale Reaktion als *allergische Reaktion* (z.B. Urtikaria auf der Haut), und der Begriff *anaphylaktische Reaktion (Anaphylaxie)* bleibt für schwere systemische Reaktionen reserviert. Da die klinischen Zeichen, die bei einer anaphylaktischen Reaktion entstehen, praktisch gleich mit denen einer anaphylaktoiden Reaktion sind, werden manchmal in der allergologischen Literatur diese beiden Reaktionstypen unter einem Begriff „Anaphylaxie" zusammengefasst.

Zu den häufigsten Ursachen der Anaphylaxie gehören:

1. *Einige Medikamente*, besonders Penicilline, Anästhetika (betäubende Medikamente), Acetylsalicylsäure (Aspirin») und andere nicht steroidale antiinflammatorische Medikamente (Antiphlogistika), einige intravenöse Infusionslösungen, Röntgenkontrastmittel.

2. *Nahrungsmittelallergene*, die sich vor allem in Nüssen, Eiern, Milch, Sojabohnen, Weizen, Fischen und einigen Obstarten befinden. Bei Kindern entsteht die Anaphylaxie am häufigsten nach dem Genuss von Eiern und Kuhmilch.

3. Stiche durch Hautflügler (Bienen, Wespen), die beim Betroffenen zu Ohnmacht, Atmungsschwierigkeiten, roten Quaddeln und Schwellungen an anderen Stellen als der Stichstelle führen. Im Falle, dass die Schwellung nur an der Stichstelle auftritt, wird sich wahrscheinlich keine anaphylaktische Reaktion entwickeln und vermutlich auch nicht in der Zukunft.

4. *Latex* in Gummihandschuhen, Kathetern und anderen medizinischen wie auch häuslichen Produkten. Betroffen ist vor allem medizinisches Personal, das im täglichen Arbeitskontakt mit Latex steht. Auf Latex

allergische Personen können auch auf einige Obstsorten mit einer anaphylaktischen Reaktion reagieren, vor allem auf Bananen, Avocado, Kiwi und Feigen, oder auf einige Gemüsearten einschließlich Kartoffeln und Tomaten.

5. *Körperliche Belastung.* Anaphylaxie entsteht üblicherweise nach bestimmten Speisen oder Medikamenten und unmittelbar darauffolgender körperlicher Belastung wie Laufen oder schnelles Gehen. Der Mechanismus der durch körperliche Belastung induzierten Anaphylaxie auf ein bestimmtes Nahrungsmittel oder Arzneimittel ist unbekannt. Man nimmt an, dass die unmittelbare Ursache die massive Freisetzung der Anaphylaxiemediatoren durch die kombinierte Wirkung des Nahrungsmittelallergens (Arzneimittels) und der körperlichen Belastung ist.

6. *Unbekannte Ursache.* Bei 20 bis 30 % aller anaphylaktischen Reaktionen gelingt es nicht, das Allergen oder eine andere Ursache zu bestimmen. Dieser Typ wird als *idiopathische Anaphylaxie* bezeichnet. Das Wort „idiopathisch" bezeichnet einen Zustand, dessen Ursache unbekannt ist.

Die grundlegenden klinischen Zeichen der Anaphylaxie sind:

- Urtikaria (Quaddelsucht)
- Schwellung (Angioödem)
- Schwellung im Hals und Schwierigkeiten mit Schlucken und Atmen
- Asthmasymptome
- Erbrechen
- Magenkrämpfe
- Durchfall
- das Gefühl des „Ameisenlaufens" in den Lippen und im Mund, wenn die Ursache ein Nahrungsmittel war (zum Beispiel Nüsse)
- Ohnmacht und Bewusstlosigkeit als Folge des niedrigen Blutdrucks
- Tod als Folge der Undurchgängigkeit (Obstruktion) der Atemwege und des extrem niedrigen Blutdrucks (anaphylaktischer Schock)

Diese Zeichen müssen bei den Betroffenen nicht immer vorkommen und auch nicht in der gleichen Reihenfolge auftreten. Wenn nach einer möglichen Ursache der Anaphylaxie sehr schnell Ohnmacht mit Urtikaria und Schwellungen (Angioödem) auftreten, handelt es sich mit großer Wahrscheinlichkeit um eine Anaphylaxie. Diese wird einen ernsthaften Verlauf nehmen, wenn gleichzeitig Atmungsschwierigkeiten auftreten. Ohnmacht und Atemschwierigkeiten alleine können sowohl Zeichen einer Anaphylaxie als auch einer panischen Angst sein. Am Anfang dieser Zeichen ist es sehr schwer zu entscheiden, welche Möglichkeit vorliegt. Die Menschen, die auf Nahrungsmittel allergisch sind, erkennen die Anaphylaxie innerhalb weniger Sekunden, und nach ein paar weiteren Minuten ist ihr Leben unmittelbar gefährdet. Manchmal entwickelt sich die Anaphylaxie nach einer längeren Zeit (bis zu einer Stunde), aber auch in diesem Fall kann ihr Verlauf folgenschwer sein. Manchmal folgt nach dem ersten Anaphylaxieanfall noch ein zweiter, besonders bei der Anaphylaxie auf Nüsse. Solche Personen müssen nach der ersten Anaphylaxie weitere 6 Stunden oder über Nacht unter medizinischer Aufsicht bleiben.

Ein wirksames Medikament bei einer systemischen Anaphylaxie ist *Adrenalin*. Dieses muss aber als Injektion in den Muskel (am besten in der Mitte des Oberschenkels) appliziert werden. Eine falsche Verabreichung kann gefährlich sein. Deswegen muss jeder, der Adrenalin appliziert, die entsprechenden Anweisungen einhalten. Patienten mit dem Risiko einer wiederholten Anaphylaxie müssen immer das *Notfallpaket für Erste Hilfe* zur Hand haben. Es enthält einen Autoinjektor (*Adrenalin Pen EpiPen*, das eine Adrenalindosis (0,3 mg) enthält), ein Antihistaminikum, ein Kortikosteroid, ein inhalatorisches Beta-Adrenergikum für den Fall einer bronchialen Obstruktion (Verschluss der Atemwege), die auf das gegebene Adrenalin nicht reagiert. Das Päckchen für Kinder enthält EpiPenJr, das die halbe Adrenalindosis (0,15 mg) enthält. Nach der Adrenalinapplikation muss man zwei Tabletten des Antihistaminikums und zwei Tabletten des Kortikosteroids nehmen und binnen kürzester Zeit einen Arzt aufsuchen.

Im Fall einer milden Anaphylaxie ist keine Therapie erforderlich. Es besteht aber die Gefahr, dass sich die milde Anaphylaxie zu einer schweren Anaphylaxie bis zum anaphylaktischen Schock entwickeln kann. Diesen kann man nur durch entsprechende Wiederbelebungsmaßnahmen durch einen qualifizierten Arzt beherrschen. Die Tatsache, dass die ausgelöste Anaphylaxie mild war, garantiert überhaupt nicht, dass sie in der Zukunft wieder mild sein wird. Deswegen sollte jeder, der eine Anaphylaxie durchgemacht hat, neben dem Notfallpaket für Erste Hilfe in seinen persönlichen Dokumenten auch eine sichtbare Bemerkung über die Anaphylaxie und ihre unmittelbare Ursache haben.

11. Prionen, Prionerkrankungen und Immunsystem

Im zweiten Kapitel wurde bereits erwähnt, dass sich das Leben auf unserem Planeten Erde in zwei Richtungen entwickelte, nämlich auf der Grundlage der Ribonukleinsäuren (*RNA-Welt*) und auf der Grundlage der Proteine (*Proteinwelt*). Die Ribonukleinsäuren erfüllten in der RNA-Welt die genetische und katalytische (enzymatische) Funktion. Den Beweis dafür brachten in den achtziger Jahren des vergangenen Jahrhunderts Sidney Altman und Thomas Cech (Nobelpreis für Chemie 1989). Wenn die Annahme über die Proteinwelt stimmt, dann müssten auch die Urproteine nicht nur über katalytische, sondern auch über genetische Funktionen verfügt haben. Der Beweis dafür gelang ungefähr in derselben Zeit Stanley B. Prusiner, dem Entdecker der Prionen (Nobelpreis für Medizin 1997).

Die Entstehung der ursprünglichen Urzelle hat die Verbindung dieser beiden Welten und zugleich eine weitere Differenzierung erzwungen. Die genetische Funktion wurde nicht nur von der RNA erhalten, sondern vor allem durch die Desoxyribonukleinsäure (DNA), deren Molekül größer ist als das der RNA und daher mehr Informationen „speichern" kann, wie es für kompliziertere vielzellige Organismen notwendig ist. Dadurch wurde die katalytische Funktion der RNA überflüssig, weil sie durch Proteine viel qualifizierter erfüllt wurde. RNA kommt heute nur in einigen spezifischen Fällen vor. Die RNA-Moleküle haben sich vor allem auf Unterstützung der DNA beim Umschreiben der Gene in Proteinmoleküle umorientiert. Die genetische Funktion hat die RNA nur bei einigen Viren behalten.

In den Zellen aller Organismen – von den Bakterien bis zum Menschen – arbeiten die Moleküle der DNA, RNA und Proteine sehr eng zusammen. So ist es auch in Zellen pathogener Mikroorganismen, die die Erreger von ansteckenden Infektionskrankheiten sind. Als Erstes wurden sie bereits am Ende des 19. Jahrhunderts von den „Mikrobenjägern" Louis Pasteur, Robert Koch, Emile Roux, Stanislav Prowazek und vielen anderen gesehen und beschrieben. Das wurde durch Antonie Van Leewenhock mit der Konstruktion des ersten primitiven Mikroskops ermöglicht. Er beobachtete als Erster die „unsichtbaren Tierchen" unter Vergrößerungslinsen. Später zeigte sich, dass einige dieser „Tierchen", also Mikroorganismen, die Erreger von schweren Infektionserkrankungen wie Cholera, Pest, Tuberkulose, Lepra, Typhus und anderen Erkrankungen sein können. Daneben erschienen auch weitere ansteckende Erkrankungen, bei denen es aber nicht gelang, Bakterien oder andere „klassische" Mikroorganismen zu isolieren. Die Erreger dieser Erkrankungen (zum Beispiel Tollwut, Pocken, Gelbfieber, Masern) drangen durch alle Filter, die sonst die Mikroorganismen aufhielten. Sie mussten daher in den Filtraten gesucht werden. So wurden die Viren entdeckt. Ermöglicht wurde es durch die Konstruktion des Elektronenmikroskops, unter dem Viren sichtbar wurden.

Viren haben eine unterschiedliche Form und sind im Durchmesser zehn- bis hunderttausend Mal kleiner als Bakterien. Sie unterscheiden sich von den Bakterien grundsätzlich darin, dass sie sich nicht selbstständig vermehren können. Ein Virus kann sich nur in einer lebenden Zelle vermehren, weil nur in der Zelle das Zusammenspiel zwischen den Nukleinsäuren und Proteinen auf dem notwendigen Niveau stattfindet. Nur eine lebende Zelle kann die DNA „zwingen", ihre genetische Aufzeichnung in Proteine und andere notwendige Moleküle umzuschreiben, die dann dem DNA-Molekül helfen, sich „zu verdoppeln und aufzuteilen", also sich zu replizieren. Das ermöglicht die Teilung dieser Zelle in zwei Tochterzellen ohne Rücksicht darauf, ob es sich um ein Bakterium oder um eine Zelle von Pilzen, höheren Pflanzen oder verschiedenen Tierarten handelt.

Viren haben diese Fähigkeit nicht. Sie tragen nur die genetische Aufzeichnung für den Aufbau ihres „Körpers", also des Viruspartikels. Sie haben keinen proteosynthetischen Apparat, können daher nicht die notwendigen Proteine alleine synthetisieren und können somit auch nicht ihre Nukleinsäure replizieren und sich alleine nicht vermehren. Sie müssen auf eine parasitische Weise in eine Zelle gelangen und deren proteosynthetischen Apparat zu ihrer Vermehrung missbrauchen. Die Viren erfüllen also nicht die Definition einer Zelle, die die Grundlage aller lebenden Organismen bildet. Man kann sie nur für infektiöse Partikel oder Agenzien halten, aber nicht für lebende Organismen. Einige Viren enthalten DNA, andere wiederum RNA und sind von einer als *Kapsid* bezeichneten Proteinhülle umgeben.

Durch Bakterien oder Viren hervorgerufene Erkrankungen sind so alt
wie die Menschheit. Doch die Viren kennt die Wissenschaft erst seit der
Wende des 19. zum 20. Jahrhundert, nachdem sie beim Studium der
Mosaikerkrankung von Tabakpflanzen vom Holländer Martinus Willem
Beijerinck und dem Russen Dmitrij Iosifovic Ivanovskij beschrieben wurden. Ihre Existenz wurde schon von Pasteur im Zusammenhang mit der
Tollwut angenommen. Allerdings vermutete Pasteur als Tollwuterreger
eine ungewöhnliche Bakterienart, während Beijerinck für die Erreger
der Mosaikerkrankung der Tabakpflanzen Toxine (Gifte) annahm. Der
Begriff „Viren" wurde von Pasteur eingeführt, der ihn wahrscheinlich
vom lateinischen Wort „Virus", was „Gift" bedeutet, ableitete.

Die Viren, deren Genom RNA bildet, kann man vielleicht für ein
Relikt (Rest) der RNA-Welt halten. Noch mehr gilt das für die **Viroide**,
das sind sehr kleine Pflanzenviren. Ihr Genom wird nur von einer kreisförmigen einsträngigen RNA gebildet, die 246 bis 375 Nukleotide enthält. Diese RNA hat nicht nur die Funktion der genetischen Aufzeichnung, sondern verfügt auch über eine enzymatische (ribosomale) Aktivität. Neben Viroiden sind in letzter Zeit **Virusoide** oder *Satelliten-RNA*
aufgetaucht. Auch Virusoide werden von kreisförmigen einsträngigen
RNA mit der Länge einiger hundert Nukleotide gebildet. Im Unterschied
zu Viroiden brauchen sie aber zu ihrer Vermehrung und damit zum
Auslösen einer Infektion nicht nur die lebende Zelle, sondern auch die
Anwesenheit eines *Helfervirus*. Das Helfervirus hilft den Virusoiden bei
der Replikation ihrer RNA und beim Verpacken in die Proteinhülle (Kapsid). So ein Virusoid ist zum Beispiel das *Hepatitis-Delta-Virusoid*, sein
Helfervirus das Hepatitis-B-Virus.

Neben Viren, Viroiden und Virusoiden ist in der Fachliteratur in der
Vergangenheit auch der Begriff **langsame** oder **unkonventionelle Viren**
aufgetaucht. So wurden Viren genannt, die als Erreger einiger, vor allem
neurodegenerativer Erkrankungen vermutet wurden, deren Inkubationszeit abnormal lang war und bis zu einigen Jahren dauern konnte.
Die erste so bekannte Erkrankung war **Kuru** (*lachender Tod*), die Anfang
des vergangenen Jahrhunderts Angehörige des Stammes Fore in Papua-
Neuguinea betroffen hatte. „Kuru" bedeutet in ihrer Sprache „Muskel-
zittern". Die Einheimischen dieses kannibalischen Stammes öffneten
nach dem Tod ihres Verwandten seinen Schädel und verzehrten sein
Gehirn. An diesem rituellen Kannibalismus waren vor allem Kinder beteiligt. In der ersten Hälfte des vergangenen Jahrhunderts verbreitete
sich das Vorkommen von Kuru unter ihnen epidemisch. Von dieser
Krankheit betroffene Individuen verloren die Fähigkeit einer stabiler
Körperhaltung und eines normalen Gehens. In der Folge kam es zu
unkoordinierten Bewegungen von Händen und Augen, zu Anfällen mit
Schüttelfrost, zu unverständlicher Sprache, zu Muskelkrämpfen und zur

Unfähigkeit, sich zu bewegen (Ataxie) oder Nahrung zu schlucken (Dysphagie), und die Krankheit endete schließlich mit dem Tod. Die Ursache dieser seltsamen Erkrankung, die ähnliche Zeichen aufweist wie die **Creutzfeldt-Jakob-Krankheit** in der zivilisierten Welt, versuchten mehrere junge Ärzte zu ergründen, indem sie Forschungen unter den Einheimischen begannen. Darunter war auch Daniel Carleton Gajdusek, ein Angestellter am Nationalen Institut für Gesundheit in Bethesda (USA) und Sohn slowakischer Auswanderer. Er fand heraus, dass Kuru nicht eine genetisch bedingte Erkrankung ist, sondern mit höchster Wahrscheinlichkeit eine infektiöse Erkrankung, bei der sich das infektiöse Agens im Gehirngewebe befindet.

Mit dem Extrakt aus dem Gehirn von Einheimischen, die an Kuru gestorben waren, konnte er Schimpansen infizieren, die nach einigen Jahren an denselben Symptomen verstarben wie die betroffenen Einheimischen. Aufgrund weiterer biologischer Versuche und epidemiologischer Beobachtungen kam er zum Schluss, dass Kuru durch ein Virus ausgelöst wird, das eine ungewöhnlich lange, von zwei bis zu 23 Jahren dauernde Inkubationszeit hat. Das Ergebnis dieser Forschung war das Entdecken eines neuen infektiösen Agens, der langsamen Viren. Dafür erhielt Gajdusek 1976 den Nobelpreis. An Kuru war etwa ein Drittel der ursprünglich 9.000 Angehörigen des Stammes Fore verstorben. Die Regierung auf Papua-Neuguinea verbot vor etwa fünfzig Jahren den rituellen Kannibalismus, und seither kommt Kuru bei den Einheimischen nicht mehr vor.

Alle infektiösen (ansteckenden) Organismen (vielzellige wie Würmer, Einzeller, Bakterien, Schimmelpilze, Hefepilze) oder Agenzien (Viren, Viroide, Virusoide) enthalten Nukleinsäuren. Die Ausnahme sind *Prione*, die nur aus Glykoproteinmolekülen bestehen. Man kann sie daher für ein Relikt der Proteinwelt halten.

11.1. Was sind Prionen?

Auch die Entdeckung der Prione hat ihre nicht weniger interessante Geschichte. An ihrem Beginn standen einige neurodegenerative Erkrankungen von Tieren (besonders Scrapie bei den Schafen) und Menschen (Creutzfeldt-Jakob-Krankheit). Von diesen Erkrankungen nahm man ähnlich wie bei Kuru an, dass ihre Erreger langsame Viren sind. Dann aber kam der junge Neurologe Stanley B. Prusiner ins Spiel, der seine medizinische Praxis an der Neurologischen Klinik der Medizinischen Fakultät an der Universität von Kalifornien in San Francisco begonnen hatte. 1972 war ihm ein Patient an Demenz gestorben, was Folge der Creutzfeldt-Jakob-Krankheit war. Dieses Ereignis beeindruckte ihn tief und führte ihn zum Studium der Krankheitsursachen. Schon damals war bekannt, dass man die **Creutzfeldt-Jakob-Krankheit** (Abkürzung **CJD**), Kuru oder Scrapie der Schafe mit Gehirnextrakten aus kranken Individuen auf Tiere übertragen kann. Nach zehnjähriger Forschung mit einer Gruppe von 20 Mitarbeitern konnte er feststellen, dass im Gehirn von Hamstern, die mit infektiösem Material aus dem Gehirn der an Scrapie verstorbenen Schafe angesteckt waren, nur eine Art eines krankhaften Agens zu finden war, und zwar ein Protein. Er nannte es Prion. Der Name **Prion** ist ein Akronym (Abkürzungswort) abgeleitet von den Wörtern „infektiöses Proteinpartikel" (engl. *proteinaceous infectious particle*).

Diese Entdeckung verschlug vielen wortwörtlich die Sprache, weil sie die fixe Vorstellung von Laien und Wissenschaftern widerlegte, wonach eine ansteckende Erkrankung nur durch vermehrungsfähige lebende Organismen oder sich replizierende Agenzien ausgelöst werden kann. Zur Vermehrung oder Replikation brauchen Organismen Nukleinsäuren. Bei den Proteinen wurde diese Möglichkeit ausgeschlossen. Ein Protein konnte sich nach damaliger Vorstellung ohne Mithilfe von Nukleinsäuren nicht vermehren.

Prusiner konnte seine Entdeckung genial einfach bestätigen. Er bereitete einen Extrakt aus dem Gehirn eines Hamsters, der mit Scrapie von Schafen infiziert worden war. Wenn er diesen Extrakt in das Gehirn eines gesunden Hamsters injizierte, erkrankte das Tier nach ein paar Monaten und starb. Auch wenn diesem Extrakt zuerst Enzyme zugegeben wurden, die spezifisch Nukleinsäuren zersetzten und dieser so vorbehandelte Extrakt gesunden Hamstern injiziert wurde, so erkrankten diese Tiere genauso und starben. Eine völlig andere Situation aber trat ein, wenn dem Extrakt proteinzersetzende Enzyme zugegeben wurden. Wenn dieser Extrakt gesunden Hamstern injiziert wurde, dann kam es zu keinen Erkrankungen. Der Extrakt mit enzymatisch zersetzten Proteinen war für Hamster nicht mehr ansteckend.

Das ist ein klassisches Beispiel dafür, dass Genialität häufig in logischer Einfachheit versteckt ist! Zu dieser Einfachheit zu gelangen ist aber kein Zufall, sondern Ergebnis erworbener Erkenntnisse und deren Anwendung im richtigen Moment. Dies bestätigt auch Prusiner, der inzwischen nicht nur Professor für Neurologie ist, sondern auch Professor für Virologie, Biochemie und Biophysik und das an einer der angesehensten amerikanischen Universitäten. Ohne die tiefen Kenntnisse in all diesen Fachbereichen hätte er nur schwer zur Entdeckung eines so prinzipiell neuen infektiösen Agens gelangen können, wie es die Prione sind. In Science (Wissenschaft), einer der angesehensten amerikanischen Zeitschriften, wurde seine Arbeit über den Proteincharakter der Prione 1982 veröffentlicht, allerdings nach fünf Jahren der Ablehnung, weil sich weder die Begutachter noch der Redakteur der Zeitschrift mit dieser neuen Tatsache früher abfinden konnten. Nach dieser Arbeit folgten weitere, in denen Prusiner mit Mitarbeitern die Struktur und Eigenschaften der Prione erklärte. Für die Entdeckung eines *neuen biologischen Prinzips einer Infektion* wurde er 1997 mit dem Nobelpreis für Medizin/Physiologie ausgezeichnet.

Prione sind ein normaler Bestandteil von menschlichen oder tierischen Zellen. Ähnliche Moleküle kommen aber auch in Zellen von Hefen und Pflanzen vor. Prione sind Glykoproteine, deren Moleküle neben Aminosäuren auch unterschiedliche Mengen an Sacchariden enthalten. Die Grundlage ist das **Prionprotein PrP**, das beim Menschen aus 253 Aminosäureeinheiten besteht und von einem Gen auf Chromosom 20 kodiert wird. PrP befindet sich auf der Oberfläche vieler Zellen, vor allem auf Neuronen und Lymphozyten. Ein *normales* Prionprotein wird als **PrP^C** bezeichnet (^{C} bedeutet „cell" = Zelle). Wenn proteolytische Enzyme auf PrP^C einwirken, wird es allmählich in kleine Peptide und schließlich bis zu den Aminosäuren abgebaut. Neben diesem normalen PrP^C wurde im Gehirn der an Scrapie erkrankten Schafe auch ein abnormales und krankhaftes (pathologisches) Prionprotein gefunden, das als **PrP^{Sc}** bezeichnet wird. „Sc" steht als Abkürzung für den englischen Namens dieser Erkrankung **Sc**rapie (Traberkrankheit). PrP^{Sc} unterscheidet sich vom PrP^C durch eine auffallende Resistenz gegenüber proteolytischen Enzymen. Es verklumpt zu unlöslichen Fasern, die sich im Nervengewebe ansammeln. Deswegen wird PrP^{Sc} manchmal auch als PrP-res bezeichnet („res" kennzeichnet die Resistenz gegenüber Proteolyse) und PrP^C analog als PrP-sen („sen" bedeutet Sensitivität auf proteolytische Enzyme).

PrP^C (PrP-sen) – normales Prionprotein, empfindlich auf proteolytische Enzyme, kommt als Monomer vor.

PrP^{Sc} (PrP-res) – pathologisches (krankhaftes) Prionprotein, resistent auf proteolytische Enzyme, bildet unlösliche Aggregate.

Nach Bestimmung der Reihenfolge (Sequenz) der Aminosäuren in PrP^C und PrP^{Sc} kam es zur großen Überraschung, weil beide Proteine die gleiche Aminosäurensequenz hatten. Was bewirkt dann also, dass ein aus den gleichen Aminosäuren zusammengesetztes Protein einmal auf die proteolytische Degradation empfindlich ist und seine bis jetzt noch nicht gut bekannte biologische Funktion erfüllt, und ein anderes Mal kann es durch proteolytische Enzyme gar nicht angegriffen werden und ruft noch dazu eine tödlich verlaufende neurodegenerative Erkrankungen hervor? Die Antwort kann nur eine sein: Diese zwei Formen (PrP^C und PrP^{Sc}) *müssen eine unterschiedliche räumliche Anordnung ihrer Polypeptidketten haben*! Das aber widerspricht dem grundlegenden Dogma der Biochemie und molekularen Biologie, wie es in den vorangehenden 50 Jahren anerkannt wurde. Die räumliche Anordnung des Proteinmoleküls (Konformation) wird durch die primäre Struktur (Sequenz der einzelnen Aminosäuren in den Polypeptidketten) bestimmt. Das ist eine weitere „revolutionäre" Meinung von Prusiner und anderen „Prionologen".

Mit sanften physikalisch-chemischen Methoden konnte die unterschiedliche räumliche Anordnung der beiden Moleküle PrP^C und PrP^{Sc} tatsächlich festgestellt werden (Abb. 50). Das Molekül PrP^C hat im Raum etwa zur Hälfte die Struktur der α-Helix, das Molekül PrP^{Sc} hingegen nur zu einem kleinen Teil diese Struktur (20%), aber den wesentlichen Teil von der Faltblattstruktur (auch β-Struktur genannt), die im PrP^C-Molekül vernachlässigbar gering ist. In der β-Struktur ist die Polypeptidkette im Raum ähnlich angeordnet wie ein gefaltetes Blatt Papier (Abb. 51).

Für die Widerstandsfähigkeit von PrP^{Sc} gegenüber der Einwirkung proteolytischer Enzyme sind vor allem die in der Faltblattstruktur vorliegenden Teile des Moleküls verantwortlich. Dadurch können sie nicht nur den Verdauungsprozessen im Gastrointestinaltrakt widerstehen und in der Folge Infektionen auslösen, sondern auch die Bildung von unlöslichen, den Amyloidplaques ähnlichen Aggregaten verursachen (besonders im ZNS). Später zeigte sich, dass PrP nicht nur in zwei Konformationen vorkommt, einer normalen und einer pathologischen (krankhaften). Es kann mehrere Dutzend Konformationen geben. Die wenigsten sind normal, die anderen infektiös und können sich nach dem Ein

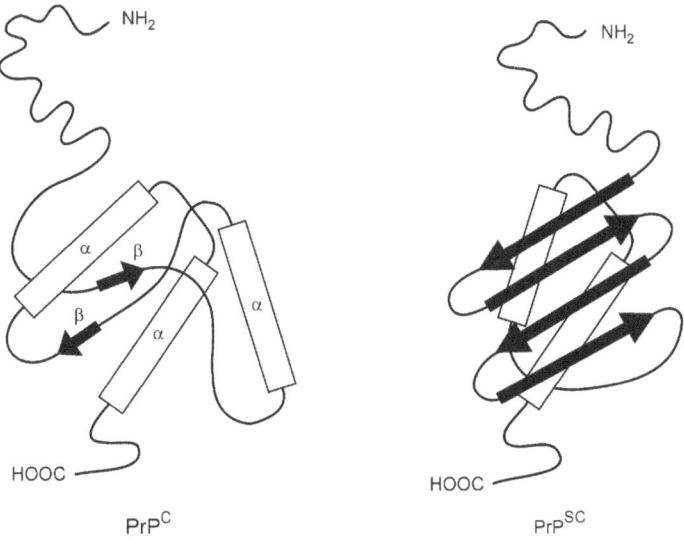

Abb. 50. Strukturmodell des normalen PrP^C (mit Übergewicht der α-Helices) und des pathologischen menschlichen Prion PrP^{Sc} (mit Übergewicht der β-Strukturen im Molekül)

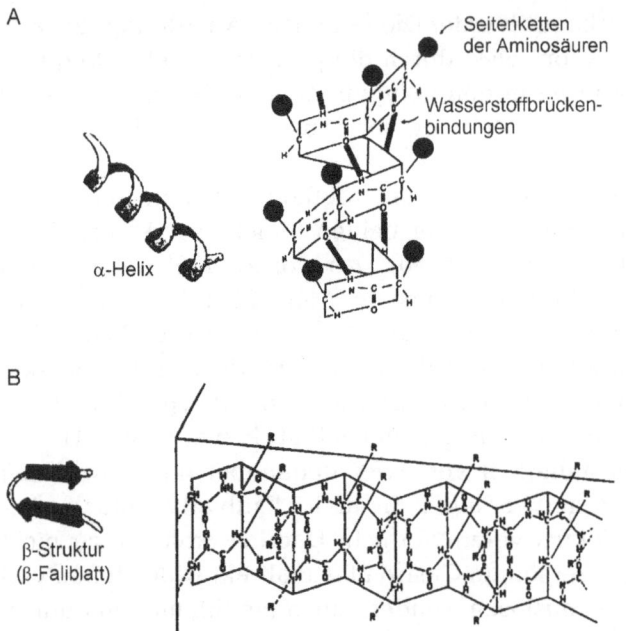

Abb. 51. Strukturschema der α-Helix (**A**) und der Faltblattstruktur (**B**; β-Struktur) einer Polypeptidkette

dringen in den gesunden Organismus vermehren und pathologische Veränderungen im Gehirn mit entsprechenden Erkrankungen auslösen, während andere Konformationen infektiös sind, aber keine Erkrankung auslösen.

Konformationen des Prionproteins

– normal (physiologisch)   – infektiös (verursachen keine Erkrankung)
– krankhaft (pathologisch)   – neurodegenerativ (verursachen Erkrankung)

Die **physiologische Funktion der Prione** ist nicht bekannt. Ihr Molekül hat in einem bestimmten Teil ein Kupferion gebunden. Es wird daher angenommen, dass PrP^C Superoxid zerlegen kann, das beim oxidativen Stress gebildet wird. Das bedeutet, dass PrP^C die Zellen (vor allem Neurone) vor oxidativem Stress schützen könnte. Vor kurzem aber sprach Eric R. Kandel, der gemeinsam mit Arvin Carlson und Paul Greengard 2000 den Nobelpreis für die Entdeckungen der Signalübertragung im Nervensystem erhielt, eine mutige Theorie aus, nach der Prione Gedächtnisprozesse beeinflussen könnten. Erich Kandel, geboren in Wien und heute tätig an der Universität von Columbia in New York, stellte bei den Versuchen mit Meeresweichtieren fest, dass diese Tiere ein Protein mit den Eigenschaften eines Prions haben, das die Verbindung zwischen benachbarten Neuronen stabilisiert. Beim Menschen und anderen höheren Tierarten ist die Dauerhaftigkeit solcher Verbindungen zwischen benachbarten Neuronen die Grundlage der Langzeitspeicherung von Gedächtniswahrnehmungen. Die pathologischen Konformationen der Prione verschwinden von der Neuronenoberfläche und bilden Verklumpungen im zwischenneuronalen Raum. Wenn Prione an Gedächtnisprozessen beteiligt sind, kann ihr „Verschwinden" von der Neuronenoberfläche den Verlust der Gedächtnisinformationen und die Demenzentstehung zur Folge haben, was bei den Prionosen tatsächlich beobachtet wird.

Die **pathologische Funktion der Prione** kann sich in zwei Richtungen äußern. Eine davon ist die Infektiosität, die zweite die Fähigkeit zur Schädigung von Nervenzellen im Gehirn. Einige Konformationen können in beiden Richtungen wirken, andere nur in einer. Die Infektiosität (Ansteckungsfähigkeit) hängt mit der Replikation pathologischer Konformationen zusammen. Normales PrP^C ist ein Produkt „seines" Gens. Wie aber sollen sich pathologische Konformationen vermehren, wenn sie kein „eigenes" Gen haben? Das ist Gegenstand verschiedener Spekulationen. Eine theoretisch denkbare, wenngleich sehr wenig wahrscheinliche Möglichkeit wäre neben der „klassischen" im DNA-Molekül oder wie in einigen Viren im RNA-Molekül kodierten Erblichkeit noch eine bisher unbekannte *Konformationserblichkeit*. Wenn es aber diese Konformationserblichkeit gibt, bleibt die Frage, ob sie nur bei Prionen oder auch bei anderen Proteinen vorkommt. Die genaue Antwort ist noch nicht bekannt. Die pathologischen Konformationen der Prione verursachen die Prionosen. Ähnliche Proteinformen wurden aber auch bei anderen neurodegenerativen Erkrankungen gefunden wie zum Beispiel das *Tau-Protein* bei der Alzheimer-Krankheit oder *Parkin* bei der Parkinson-Krankheit.

Deswegen wurde für diese Art der Erkrankungen der Begriff **Konformationskrankheiten** eingeführt, deren Prototypen die Prionosen sind. Die meisten Experimente wurden mit den Prionen der Scrapie von Schafen (Traberkrankheit) durchgeführt. Diese Prione kann man aus dem Gehirn von toten Tieren gewinnen. Im Tierexperiment verursacht die Injektion eines solchen Hirnextrakts in das Gehirn von Tieren, am häufigsten getestet wurden Mäuse oder Hamster, nach einer bestimmten Zeit neurodegenerative Zeichen, die bis zum Tod des Tieres führen können. Die Scrapieprione bilden ähnlich wie Bakterien bestimmte Stämme. Einige Prionenarten führen zur Erkrankung der Mäuse in relativ kurzer Zeit (einige Monate), andere nach längerer Zeit (mindestens ein Jahr), und wieder andere lösen überhaupt keine Erkrankung aus. Die Prionproteine von Mäusen und Schafen haben zwar eine ähnliche, aber nicht idente Aminosäurenzusammensetzung. Für eine Krankheitsentstehung muss daher die Barriere zwischen den Arten zuerst überwunden werden. Man konnte an Mäusen zeigen, dass zur Prioninfektion Mäuse über ihr eigenes Prionprotein und über ein funktionierendes Immunsystem verfügen müssen. Bei so genannten „Knock-out-Mäusen", denen das Gen für das Prionprotein entfernt wurde und die daher das Prionprotein nicht auf ihren Zellen exprimieren können, ebenso wie bei Mäusen, die nicht über ein funktionierendes Immunsystem (vor allem B-Lymphozyten) verfügen, gelingt es nicht, diese Mäuse mit Prionen zu infizieren.

Aus diesen Experimenten folgen zwei grundlegende Erkenntnisse: 1. *Infektiöse Prione können sich nur in Anwesenheit normaler Prione vermehren.* Das bedeutet, dass ein infektiöses Prion auf irgendeine Weise das normale Prion zwingen muss, sich in ein pathologisches Prion umzuwandeln. Diese Phase dauert eine relativ lange Zeit, weshalb Prionosen auch lange Inkubationszeiten haben. Wenn aber einmal die ersten paar Moleküle umgewandelt wurden, folgt die Bildung weiterer pathologischer Prione sehr schnell, weil die weitere Umwandlung nach der Gesetzmäßigkeit einer geometrischen Reihe stattfindet: Aus zwei entstehen vier, aus vier acht, aus acht sechzehn usw. 2. *Das Immunsystem erkennt die pathologischen Prionkonformationen nicht als fremd und bekämpft sie nicht*, sondern bietet im Gegenteil eine Art „Zuflucht" an, damit sie anfangen können, sich zu vermehren. Das Immunsystem erfüllt somit die Funktion eines Trojanischen Pferdes. Das beweist die Tatsache, dass es nicht gelingt, Mäuse vom Stamm der schweren kombinierten Immundefizienz (SCID-Mäuse), die kein funktionierendes Immunsystem haben, mit den Scrapieprionen zu infizieren.

Vor kurzem wurde festgestellt, dass nicht alle Prione in tierexperimentellen Studien immer die typischen neurologischen Zeichen hervorrufen, obwohl sich die Prionen am Ort der Infektion vermehren oder zumindest für eine längere Zeit persistieren.

11.2. Prionerkrankungen – durch Prionen hervorgerufene tödliche Krankheiten bei Mensch und Tier

Prionosen sind eine Gruppe neurodegenerativer Erkrankungen, die durch pathologische Konformationen der Prione ausgelöst werden. Sie äußern sich durch eine typische Schädigung des Gehirns, durch Schwund der Nervenzellen (Neuronen) und durch die Entstehung von Vakuolen (leere Stellen) in den Gehirnzellen, was im histologischen Bild einem spongioformen Aussehen gleicht. Deswegen werden diese Erkrankungen auch **übertragbare spongioforme Enzephalopathien oder TSE** (*transmissible spongioform encephalopathies*) genannt. Der Begriff „Enzephalopathie" bezeichnet die Erkrankung des Gehirns. Die Erkrankung entwickelt sich über Monate, Jahre und Jahrzehnte hinweg. Das

Endstadium ist die Gehirnschädigung, die sich durch den Verlust der
Bewegungskoordination, der kognitiven Funktion und durch die Entwicklung einer Demenz äußert. Es betrifft Menschen und mehrere Tierarten. Tabelle 8 gibt eine Übersicht über die bekanntesten Prionosen.

Die älteste bekannte Prionose beim Menschen ist die **Creutzfeldt-
Jakob-Krankheit (CJD)**, die als sporadisch auftretende, familiär (genetisch bedingte) gehäufte und als erworbene (iatrogene oder infektiöse)
Form vorkommt. Von den Prionosen der Tiere gibt es die meisten Erkenntnisse über die Scrapie der Schafe und Ziegen (Traberkrankheit)
und über die bovine spongioforme Enzephalitis (BSE), die von Journalisten als „Rinderwahnsinn" bezeichnet wurde. Prionosen hat man bis jetzt
bei etwa 20 Tierarten, die in Gefangenschaft oder in freier Natur leben,
und bei vier Arten von Raubkatzen beobachtet.

Sporadische CJD kommt aus bisher unbekannten Gründen mit einer
Frequenz von einem Fall pro Million Einwohner vor. Sie betrifft vor allem
Menschen im sechsten und siebten Lebensjahrzehnt und unterscheidet
sich damit bedeutend von der *neuen Variante* der CJD (vCJD), die
jüngere Altersgruppen betrifft (20- bis 40-Jährige). vCJD ist eine typische Infektionserkrankung, die durch den Genuss von Fleisch und anderen Produkten, die von BSE-erkrankten Rindern stammen, übertragen

Tabelle 8. Prionosen des Menschen und mancher Tiere

Tierart	Krankheit	Jahr der Be-schreibung	Ursache
Mensch	Creutzfeldt-Jakob-Krankheit (CJD)		
	– sporadisch	1920	unbekannt
	– familiär	1985	genetisch
	– neue Variante (vCJD)	1995	infektiös
	Gerstmann-Sträussler-Scheinker-Syndrom (GSS)	1928	genetisch
	Kuru	1959	infektiös
	tödlich familiäre Insomnie	1986	genetisch
Schaf, Ziege	Scrapie (Traberkrankheit)	1730	infektiös
Nerz	übertragbare Enzephalopathie der Nerze	1947	infektiös
Rinder	bovine spongioforme Enzephalo-pathie (BSE), Rinderwahnsinn	1985	infektiös
Katze	feline spongioforme Enzephalopathie	1993	infektiös
Leopard	spongioforme Enzephalopathie der Leoparden	1993	infektiös

wird. Die wesentlichen Unterschiede in den klinischen Zeichen von CJD und vCJD liegen vor allem darin, dass die sporadische CJD vorwiegend ältere Personen mit einem schnellen Krankheitsverlauf betrifft, der innerhalb von drei Monaten zum Tod führt. Die vCJD betrifft jüngere Menschen, und der Tod tritt nach etwa einem Jahr ein. In der Vergangenheit sind einige Fälle einer *iatrogener CJD* in Folge einer Übertragung von Prionen der sporadischen CJD durch kontaminierte Präparate (Wachstumshormon, isoliert aus dem menschlichen Gehirn) oder durch chirurgischer Instrumente bekannt geworden.

Ungefähr 15% aller menschlichen Prionosen sind genetisch bedingt und kommen bei den Angehörigen bestimmter Familien vor (familiäres Auftreten). Zu dieser Gruppe zählen *familiäre CJD, Gerstmann-Sträussler-Scheinker-Syndrom* und *fatale familiäre Insomnie* (tödliche familiäre Schlaflosigkeit). Die genetisch bedingten Prionosen werden durch Mutationen im Gen für das Prionprotein verursacht. Beispielsweise sind bei der familiären CJD die Kodone 178 (kodiert Asparagin statt Asparaginsäure), 200 (kodiert Lysin statt Glutaminsäure), 208 (kodiert Histidin statt Arginin) und 210 (kodiert Isoleucin statt Valin) mutiert. Die tödliche familiäre Schlaflosigkeit ist durch eine einzige Mutation im Kodon 178 (Asparagin statt Asparaginsäure) bedingt.

Die älteste bekannte Prionose ist die Scrapie (Traberkrankheit) der Schafe und Ziegen. Die Beschreibung ihrer klinischen Zeichen kann man schon in der antiken Literatur finden. In der Fachliteratur wurde sie erstmals 1730 mit Auftreten in Island erwähnt, von wo aus sich die Krankheit nach Schottland und England ausbreitete. Inzwischen kommt die Scrapie in praktisch allen Ländern und Kontinenten der Erde vor mit Ausnahme von Australien. 1985 trat in Großbritannien eine ähnliche Erkrankung an Rindern auf, die **bovine spongioforme Enzephalopathie (BSE)**. Die Erkrankung breitete sich epidemisch aus und wurde von Journalisten als Rinderwahnsinn bezeichnet. Die betroffenen Rinder sind aber nicht im wahrsten Sinne des Wortes wahnsinnig, sondern überempfindlich auf Berührung, Licht und Geräusche. Sie haben Probleme mit der Muskelkoordination und Ausführung normaler Bewegungen und sterben innerhalb weniger Wochen bis Monate. Nur ein erfahrener Veterinärmediziner erkennt vor allem im Anfangsstadium die klinischen Zeichen der BSE an infizierten Rindern. Die definitive Diagnose der Erkrankung wird erst durch die histologische Untersuchung des Gehirns bestätigt. In Großbritannien starben in den Jahren 1985 bis 2000 etwa 180.000 Rinder (die meisten 1992 und 1993). Einige Millionen Rinder aus den betroffenen Viehzuchten mussten aus Sicherheitsgründen zwangsgeschlachtet werden. Inzwischen wurde BSE in etwa 30 Staaten diagnostiziert und praktisch in ganz Europa (2001 in Österreich, der Slowakischen und in der Tschechischen Republik), außerdem in Israel, Japan und Kanada.

Die BSE-Epidemie entstand durch unbewusstes Durchbrechen der Barriere zwischen den Tierarten, indem Fleischknochenmehl aus Kadavern von Schafen, die an Scrapie gestorben waren, an Rinder verfüttert wurde. Zu dieser Verbreitung hatten drei unglückliche Umstände beigetragen:

1. Das Absenken der Temperatur in den Destruktoren der englischen Verarbeitungsbetriebe, in denen das Fleischknochenmehl hergestellt wurde, wodurch die Dekontamination der pathologischen Prione nur unzureichend erfolgte. Diese Technologieveränderung war das Ergebnis von Bemühungen, die Produktionskosten zu senken. Man wusste nichts von der ungewöhnlichen Resistenz der Scrapieprione gegenüber Temperatur und verschiedenen denaturierenden Substanzen. Die Prione bewahrten ihre Ansteckungsfähigkeit trotz Dampfdruckerwärmung auf 110 °C. Zur Dekontamination muss aber die Temperatur bei Verwendung einer Natronlaugelösung mindestens 130 °C betragen.
2. Eine besondere Art von Kannibalismus ähnlich wie bei Kuru. Das Fleischknochenmehl, das an Rinder verfüttert wurde, enthielt nicht nur die Prione von Schafen, sondern auch von Rindern, weil in den Verarbeitungsbetrieben neben Schafkadavern auch Kadaver anderer Tiere einschließlich verstorbener Rinder verarbeitet wurden.
3. Das Prionprotein der Schafe unterscheidet sich vom PrP der Rinder nur in sieben Aminosäureeinheiten. Diese Ähnlichkeit stellt kein großes Hindernis dar, um die Barriere zwischen den beiden Arten Schaf und Rind zu durchbrechen.

1996 folgte ein wortwörtlich alarmierender Aufschrei nach der Meldung des britischen Gesundheitsministers, dass in Großbritannien 10 Fälle der neuen Variante der Creutzfeldt-Jakob-Krankheit (vCJD) diagnostiziert wurden, die im ursächlichen Zusammenhang mit der BSE-Epidemie stehen könnten. Kurz darauf wurde molekularbiologisch nachgewiesen, dass *vCJD das gleiche Prion wie BSE verursacht* (PrP^BSE). Das bedeutete einen weiteren Durchbruch der Artenbarriere. Dieses Mal allerdings zwischen Rind und Mensch. In den menschlichen Organismus gelangte das pathologische PrP^BSE wahrscheinlich durch den Genuss von Fleisch oder Fleischprodukten von BSE-erkrankten Rindern.

Manche Epidemiologen leiteten daraus eine sehr schlechte bis katastrophale Prognose (Vorhersage) ab. Sie schätzten, dass allein in Großbritannien vor dem Einleiten der notwendigen gesundheitlichen und epidemiologischen Maßnahmen Produkte aus einer bis zwei Millionen BSE-infizierter Rinder in die Nahrungsmittelkette gelangt waren. Man schätzt die Zahl der Menschen, die nach dem Genuss von kontaminierten Nahrungsmitteln dem BSE-Prion exponiert (ausgesetzt) waren, auf

34 Millionen. Sie alle haben eine Dosis von etwa 1.000 IU aufgenommen. IU ist die Inokulationseinheit einer solchen Menge an BSE-Prionen, die bei der Maus nach intrazerebraler (ins Gehirn) Applikation die Erkrankung und nachfolgenden Tod verursacht. Das bedeutet, dass jeder der erwähnten Millionen von Menschen eine solche Dosis erhalten hat, die *tausend* Mäuse abtöten könnte, allerdings nicht nach peroraler Gabe, sondern nach direkter Injektion ins Gehirn. Obwohl die Menschen diese Dosis in Form von Nahrung aufgenommen haben, kann man annehmen, dass in der Zukunft noch ein bedeutender Prozentsatz der betroffenen 34 Millionen an vCJD erkranken wird.

Bis jetzt haben sich diese schrecklichen Vorhersagen noch nicht erfüllt. Bis zum Ende des Jahres 2003 starben in Großbritannien 130 Personen an vCJD, je ein Todesfall wurde aus Irland und aus Frankreich gemeldet. Die Schnelligkeit der Entstehung neuer vCJD-Fälle erhöht sich nicht bedeutend (bisher 10 bis 15 Fälle jährlich). Der Grund ist die lange Inkubationszeit. Es wird angenommen, dass es bei vCJD durchschnittlich 10 Jahre sind. Ein weiterer Grund ist die Tatsache, dass *verschiedene Teile der infizierten Tiere nicht gleich infektiös sind* (enthalten nicht die gleiche Menge infektiöser und pathogener Prione). Hochinfektiös sind das Gehirn, Rückenmark, das lymphatische Gewebe und die Augen. Mittlere bis niedrige Infektiosität haben die inneren Organe einschließlich Darm, Milz und Leber, während in der Skelettmuskulatur und Milch keine nachweisbaren Mengen an infektiösen Prionen angenommen werden. Der Ausbruch von vCJD bei einem bestimmten Individuum wird deshalb von der aufgenommenen Menge an infizierten Rindermaterial (zum Beispiel in Form von Hamburger) und auch vom Alter des Rindes abhängen, aus dem die Nahrungsmittel bereitet wurden. BSE betrifft üblicherweise Tiere, die älter als vier Jahre sind.

Bedeutend ist auch die Beobachtung, dass alle an vCJD verstorbenen Personen homozygot im Kodon 129 des Gens für das menschliche Prionprotein waren. Dieses Kodon kodiert in beiden Allelen Methionin. Das könnte bedeuten, dass Homozygote, die in beiden Allelen an dieser Stelle Kodone für Valin haben (11% der Einwohner von Großbritannien) oder Heterozygote mit den Kodonen für Valin (ein Allel) und Methionin (zweites Allel), wie es bei 51% der Einwohner Großbritanniens vorkommt, auf die Infektion mit BSE-Prionen relativ resistent sind. Möglicherweise haben sie eine längere Inkubationszeit, oder es äußert sich bei ihnen die Erkrankung mit anderen Zeichen als jenen, die bei vCJD beobachtet werden. In jedem Fall aber scheint bei der Entstehung von vCJD neben dem infektiösen BSE-Prion auch die genetische Prädisposition jedes Menschen mitzuwirken (homozygot für Methionin im Kodon 129). Solche Homozygoten sind 35 bis 40% der Menschen, und diese sind die vorrangigen Kandidaten für die Entstehung von vCJD.

Unklar ist die Art und Weise, wie sich die betroffenen Individuen mit den BSE-Prionen infiziert haben. Man nimmt an, dass die Infektion durch den Genuss von kontaminiertem Rindfleisch oder Rindfleischprodukten erfolgte. Allerdings können andere Infektionswege nicht ausgeschlossen werden. Unlängst wurde in Großbritannien vCJD bei einem elfjährigen Vegetarier diagnostiziert, bei dem die Infektion als Folge von Rindfleischgenuss eher unwahrscheinlich ist. Es könnte irgendein Zwischenglied in der Nahrungskette eine Rolle spielen. Auf eine solche Möglichkeit weisen auch Ergebnisse der letzten Experimente hin. BSE-Prione sind wesentlich ansteckender als Scrapieprione sowohl bei intrazerebraler als auch bei peroraler Applikation. Man kann damit Mäuse, Schafe, Schweine, Katzen, Nerze und viele andere Tiere anstecken, nicht aber Hühner. Auf diese Art (Füttern von Rindfleisch) entstanden auch die Prionosen der Nerze, Katzen und Leoparden, die in Tabelle 8 erwähnt sind. In einem Versuch wurden Hühnern BSE-Prione ins Hirn appliziert. Die Hühner waren nicht erkrankt. Nach einem Jahr wurden die Hühner getötet und aus ihrem Hirn ein Extrakt bereitet, der wiederum in das Hirn von Mäusen injiziert wurde, die in der Folge erkrankten! Das bedeutet, dass Hühner auf das BSE-Prion resistent sind, das Prion aber in ihrem Organismus überleben und eine Prionose bei einer anderen empfindlichen Art auslösen kann.

Auf die erwähnten Tatsachen reagierte sofort die Europäische Gemeinschaft mit dem Verbot, Fleischknochenmehl in der Nahrung von Nutztieren einschließlich Fischen zu verwenden. Gleichzeitig wurde verordnet, dass Rinder, die älter als 3 Jahre sind und deren Fleisch als Nahrungsmittel verwendet werden sollte, vorher von einem veterinärmedizinischen Dienst auf das Vorhandensein von BSE-Prione nuntersucht werden müssen. BSE-positive Tiere müssen geschlachtet und verbrannt werden. Von gesunden und zum Genuss bestimmten Tieren müssen präventiv Hirn, Rückenmark und Organe mit hoher Beteiligung lymphatischer Zellen (Milz, Tonsillen, Thymus, lymphatisches Gewebe der Darmschleimhaut) abgenommen werden und dürfen nicht in die Nahrungskette gelangen. Diese Vorsichtsmaßnahmen sind deswegen erforderlich, weil es bis jetzt keine Therapie für vCJD gibt. Die einzige Schutzmöglichkeit vor dieser tödlichen Erkrankung ist das Verhindern einer Übertragung von BSE-Prionen auf den Menschen.

11.3. Das Immunsystem hat bei Prionerkrankungen die Funktion eines Trojanischen Pferdes

Infektiöse Prione rufen bei Prionosen keine spezifische Immunantwort hervor. Weder bei experimentell infizierten Tieren noch bei Patienten mit vCJD ist es gelungen, spezifische Antikörper oder gegen pathologische

Prione gerichtete T-Lymphozyten nachzuweisen. Wie ist es möglich, dass das Immunsystem die infizierten Individuen vor einer Prioninfektion nicht schützt? Die Antwort auf diese Frage ist bisher noch nicht genau bekannt. Man kann nur vermuten, dass eine der Ursachen die große Ähnlichkeit der Prionproteine verschiedener Tierarten ist. Das Immunsystem des Menschen hat gelernt, das eigene PrP^C zu tolerieren. Bei Kontakt mit einem fremden PrP, das sich vom eigenen in nur wenigen Aminosäuren unterscheidet, wird vermutlich das Immunsystem „leicht getäuscht" und erkennt das Prion nicht als fremdes Protein, weshalb dagegen auch keine Immunantwort eingeleitet wird. Pathologisches PrP^{Sc} wird wegen seiner proteolytischen Resistenz in Antigen-präsentierenden Zellen ungenügend abgebaut. Es entstehen keine immunogenen Peptide mit Aktivierung von Helfer-T-Lymphozyten, deren Hilfe bei der Induktion einer Immunantwort unabdingbar ist. Andererseits aber hat PrP normale immunogene Eigenschaften, allerdings nur bei Mäusen, denen das Gen für PrP fehlt. Solche Mäuse (Prnp$^{0/0}$) können sich nicht die Fähigkeit aneignen, PrP als eigenes Antigen zu erkennen und zu tolerieren, weil es in ihrer Genotypausstattung nicht vorhanden ist. Deswegen werden sie auch mit einer Antikörperbildung reagieren.

Das bedeutet, dass die Prioninfektion die normale Abwehrfunktion des Immunsystems nicht aktiviert. Trotzdem sind die Zellen und Organe des Immunsystems bedeutend an der Entstehung der übertragbaren spongioformen Enzephalopathien (TSE) beteiligt. Milz und lymphatisches Gewebe im Darm sind die ersten Lokalisationen, in denen die Replikation (Vermehrung) von PrP^{Sc} nach einer peripheren Infektion (vor allem intraperitoneal und peroral) festgestellt wird. Beim Menschen wurden übermäßige Mengen an BSE-Prionen in den Tonsillen (Rachenmandeln) und im Appendix (Blinddarm) der Patienten mit vCJD gefunden. Menschen können sich mit krankheitsverursachenden Prionen auf zwei verschiedene Wege infizieren, entweder über den Verdauungstrakt (peroral) oder durch die Haut.

Die Infektion verläuft in drei Phasen: In der ersten Phase müssen sich die infektiösen Prione vermehren. Dazu benützen sie die Zellen des Immunsystems, vor allem antigen-präsentierende Zellen (dendritische Zellen, Makrophagen) und B-Lymphozyten. In der zweiten Phase müssen die pathologischen Prione von den peripheren (Rand-)Regionen des Organismus ins Gehirn gelangen. Dieser Schritt wird als *Neuroinvasion* bezeichnet. Der Transport erfolgt vor allem über sympathische Fasern des autonomen Nervensystems. In der dritten Phase beginnen die ins Hirn gelangten pathogenen Prione ihre neurotoxische Wirkung auszuüben, indem sie Neurone schädigen und deren Apoptose (vorprogrammierter Zelltod) auslösen. Es ist nicht uninteressant, dass eine solche toxische Wirkung nicht nur das ganze PrP^{Sc}-Molekül hat, sondern auch ein bestimmtes kleines Peptid, das aus PrP^{Sc} entweder isoliert oder synthetisch dargestellt werden kann. Im infizierten Hirn verschwinden die Neurone, und es entstehen leere Stellen, die das spongioforme Aussehen verursachen. Betroffene Menschen verlieren die Fähigkeit, auf normale Art den Körper zu beherrschen.

Das Reservoir infektiöser Prione (PrP^{Sc}) nach dem Genuss infizierter Nahrungsmittel sind vor allem *follikuläre dendritische Zellen* (FDC) im lymphatischen Gewebe des Darms. Diese Zellen haben auf ihrer Oberfläche viele Ausläufer und Falten, in denen sich die krank machenden Prione verstecken können. Zusätzlich haben sie hier auch einen idealen Ort zur Vermehrung, weil die Oberfläche der follikulären dendritischen Zellen mit normalen Prionen (PrP^{C}) „übersät" ist. Folglich kommen diese zwei Arten von Prionen leicht in gegenseitigen Kontakt.

Die Aufgabe der B-Lymphozyten besteht in der Freisetzung bestimmter Zytokine, die zum Reifen der follikulären dendritischen Zellen und zu ihrer voll funktionsfähigen biologischen Aktivität erforderlich sind. An der Entwicklung der Prioninfektion sind in bedeutendem Maß auch Makrophagen beteiligt, die pathogene Prione verschlingen (phagozytieren) und als Folge ihrer Mobilität diese vom Ort der Infektion in andere Teile des Organismus übertragen. Die follikulären dendritischen Zellen sind nicht so beweglich, befinden sich aber in den lymphatischen Geweben in der Nähe von B-Lymphozyten, die sie infizieren können. Die B-Lymphozyten können in den Blutkreislauf oder in den lymphatischen Kreislauf freigesetzt werden und damit zu jedem beliebigen Ort im Organismus gelangen, einschließlich des Gehirns. An der Verbreitung der pathogenen Prione sind auch einige Komplementkomponenten beteiligt. So wurde bewiesen, dass an diesen Komponenten (C3, C1q, C2) defiziente Mäuse gegen die Krankheitsentstehung nach intraperitonealer Verabreichung von PrP^{Sc} resistent sind. Ähnlich resistent waren auch genetisch „veränderte" Mäuse, denen die B-Lymphozyten fehlten, und SCID-Mäuse, die kein funktionierendes Immunsystem haben. Antikörper und T-Lymphozyten sind an der Entwicklung von Prionosen nicht beteiligt.

Alle diese experimentellen Erkenntnisse beweisen eindeutig, dass das Immunsystem bei den Prionosen statt einer Abwehrfunktion eine „Helferfunktion" hat. Somit gleicht das Immunsystem einem Trojanischen Pferd: In einigen seiner Zellen ermöglicht es den infektiösen Prionen, sich zu verstecken und zu vermehren, und in anderer Zellen erleichtert es ihre Neuroinvasion und damit den Transport zum Gehirn. Hier können Prione dann ihre destruktive und tödliche Funktion ausüben.

Diese Helferfunktion des Immunsystems ist überraschend und bis jetzt nur schwer zu erklären. Sie bringt einige unerlässliche Fragen mit sich: Warum entwickelt sich die Prioninfektion im lymphatischen Gewebe, die pathologischen Veränderungen aber im Gehirn? Durch welchen

Mechanismus gelangen die infektiösen Prione aus den peripheren lymphatischen Geweben ins Gehirn? Können die infektiösen Prione auch
andere Organe und Gewebe beeinträchtigen? Die zusammenhängenden
pathologischen Veränderungen müssen erst gefunden werden. Durch
welchen Mechanismus können die infektiösen Prione die natürliche
Funktion des Immunsystems abwenden und das Immunsystem zur Hilfe
zwingen?

Die Antwort auf diese Fragen wird die Zukunft bringen. Derzeit kann
man nur zusammenfassen, dass Prione neue infektiöse Agenzien sind,
die durch die Veränderung der Konformation (räumliche Anordnung)
ihres Moleküls die Gruppe der übertragbaren spongioformen Enzephalopathien auslösen. Deswegen werden sie den **Protein-Konformations-
krankheiten** zugeteilt, deren Pathogenese wir erst zu erkennen lernen.
Sie sind darin außergewöhnlich, dass

– sie die Barriere zwischen den Arten überwinden können, was die
  Entstehung von BSE und vCJD beweist.
– das Immunsystem in der Abwehr wirkungslos ist und im Gegenteil
  wie ein Trojanisches Pferd wirkt.
– ihre Beseitigung neue diagnostische, präventive und auch therapeutische Maßnahmen erfordert.
– sie bis jetzt nicht heilbar sind und mit dem Tod des Betroffenen enden.

12. Immunsystem und Altern

Von den einfachsten bis zu den kompliziertesten Organismen werden alle auf eine bestimmte Art reproduziert, geboren, entwickeln sich, werden alt und sterben. Diese Entwicklung (*Ontogenese*) verläuft bei einzelnen biologischen Arten mit unterschiedlicher Geschwindigkeit, findet aber immer nur in einer Richtung statt, nämlich von der Entstehung des Organismus bis zu seinem Tod. Die ontogenetische Entwicklung kann man in keiner Weise umdrehen. Im Hinblick auf ihr endgültiges Ergebnis wird sie auch als **Altern** (auch **Alterung**) bezeichnet und die Wissenschaft, die sie erforscht, als **Gerontologie** (griechischer *Geront* = Mitglied des Rates der Älteren).

Einzellige Organismen wie Bakterien sind im Grunde unsterblich und können sich in eine unbegrenzte Zahl von Generationen teilen. Das bedeutet aber nicht, dass auch die einzelne Zelle unsterblich ist. Alle Zellen der einzelligen Organismen sind gleich, und jede hat alle Funktionen, die zu ihrem Wachstum und ihrer Reproduktion notwendig sind. Anders sieht die Situation bei vielzelligen Organismen aus. Deren Zellen sind bis zu einer bestimmten Stufe differenziert und nur auf eine bestimmte Funktion spezialisiert. Beim Erfüllen dieser Funktionen werden sie abgenutzt. Sie altern und müssen daher ununterbrochen erneuert werden. Damit wird ihre relativ unveränderte Fähigkeit gewährleistet, notwendige biologische Funktionen auszuüben.

Im Organismus des Menschen erneuern sich so alle Zellen mit Ausnahme der Nervenzellen (Neuronen). Die Zellerneuerung erfolgt durch **Stammzellen**, die bei der Keimentwicklung als eine der ersten Zellen erscheinen und funktionell entweder gar nicht oder nur sehr wenig differenziert sind. Vollständig undifferenzierte Zellen werden *pluripo-*

tente Stammzellen genannt. Aus ihnen kann jede beliebige differenzierte Zelle entstehen wie zum Beispiel ein Leukozyt, eine Leber- oder Muskelzelle oder sogar ein Neuron. Der Zelltyp, der sich aus der Stammzelle entwickelt, hängt von den Signalen ab, die sie von anderen Zellen empfängt. Diese Signale berücksichtigen die Bedürfnisse des ganzen Organismus und bestimmen den Verlauf und Grad der Differenzierung jeder einzelnen Zelle. Ein Individuum hat nach seiner Geburt vor allem im Knochenmark eine bestimmte Anzahl von Stammzellen gespeichert. Jede Stammzelle kann sich mehrmals teilen, wobei neue Zellen mit gleichem oder höherem Grad der Differenzierung entstehen. Die Zellen mit einem höheren Differenzierungsgrad teilen sich weiter in noch differenziertere Zellen. Die Zellen mit dem höchsten (endgültigen) Grad der Differenzierung verlieren die Fähigkeit, sich weiter zu teilen. Ihre weitere Entwicklung endet mit dem Tod, den äußere Faktoren auslösen können oder der genetisch vorprogrammiert (Apoptose) ist. Alle Zellen im Organismus des Menschen haben daher eine bestimmte durchschnittliche Lebensdauer, wie zum Beispiel die Neutrophilen im Blut nur etwa ein bis zwei Tage „leben". Neutrophile, die ins Gewebe auswandern, um infizierende Bakterien zu phagozytieren, leben noch etwa 4 bis 6 Stunden. Sobald sie ihre Aufgabe erfüllt haben, sterben sie durch den Prozess der Apoptose. B-Lymphozyten leben nach Begegnung mit „ihrem" Antigen noch 4 bis 8 Wochen. Wenn Stammzellen zur Verfügung stehen, können sie sich teilen und die abgestorbenen differenzierten Zellen ersetzen.

Der Vorrat an Stammzellen wird somit ständig verkleinert, bis ab einer bestimmten Stufe in der Entwicklung des Organismus ein Mangel entsteht und abgestorbene differenzierte Zellen in einzelnen Geweben und Organen nicht mehr ersetzt werden können. Als Folge davon stirbt der ganze Organismus ab. Die allmähliche Verkleinerung des Stammzellvorrats und das Absterben differenzierter Zellen ist einer der Hauptmechanismen für die Alterung vielzelliger Organismen einschließlich des Menschen. Warum aber verlieren die Stammzellen nach einer bestimmten Zahl an Teilungen die Fähigkeit, sich weiter zu teilen?

Die Ursache sind Fehler bei der DNA-Replikation. Damit sich eine Stammzelle teilen kann, muss sich zuerst ihre DNA verdoppeln (replizieren). Bei der Replikation der DNA windet sich zuerst ihre doppelsträngige Helix auseinander, und an jedem einzelnen Strang wird ein neuer Strang synthetisiert. Dieser Strang in jeder menschlichen Zelle enthält etwas mehr als drei Milliarden Nukleotide. In einer Richtung linear aneinander gereiht wäre ein DNA-Strang fast zwei Meter lang. Zur einfachen Veranschaulichung der Größenverhältnisse sollte der Punkt am Ende dieses Satzes betrachtet werden. In diesen Punkt würden 200 typische menschliche Zellen wie Lymphozyten hineinpassen mit DNA-

Strängen von insgesamt 400 Meter Länge. Die DNA in menschlichen Zellen ist auf 23 Chromosomenpaare aufgeteilt und repliziert sich selbstständig in jedem Chromosom, aber in einer gegenseitigen Synchronisation. In jedem DNA-Strang ist eine unvorstellbar große Menge an Nukleotiden, die *alle genau* kopiert werden müssen, damit ein genauso funktionierender neuer DNA-Strang entstehen kann. Diese Aufgabe wird noch dadurch erschwert, dass die Geschwindigkeit des Auseinanderwindens der DNA-Doppelhelix und damit auch die Bildung des neuen DNA-Strangs etwa 8.000 Umdrehungen pro Minute beträgt, was einer Geschwindigkeit entspricht, die man sonst in Zentrifugen erreicht. Es kann nicht überraschen, dass bei der Replikation auch Fehler entstehen wie ein fehlerhaftes Einordnen, Einschieben oder Auslassen eines Nukleotids. Wenn das in einem Abschnitt passiert, in dem sich ein bestimmtes Gen befindet, kann es dessen Schädigung bis zu dessen Verlust zur Folge haben. Bestimmte Fehler bei der DNA-Replikation können die Zellen durch entsprechende *Reparaturmechanismen* beseitigen. Die Reparaturkapazität erschöpft sich aber mit der Zeit.

Die DNA in jedem Chromosom endet mit einem besonderen Gebilde, das *Telomer* genannt wird. Bei jeder Zellteilung werden die Telomere verkürzt und wirken daher wie Messinstrumente des Zellalters. Wenn die DNA in einem bestimmten Chromosom das Telomer verliert, kann sie sich nicht mehr replizieren. Daraus folgt, dass der Mangel an Stammzellen im Organismus eines alten Individuums eigentlich durch das Verschwinden der Telomere verursacht wird. Dazu trägt auch die Fehleransammlung in den DNA-Strängen bei ihrer Replikation bei.

Die Telomere an den DNA-Enden von Chromosomen synthetisiert das Enzym *Telomerase*, das in teilenden Zellen nicht mehr aktiv ist. Die Ausnahme sind die Krebszellen, in denen Telomerase aktiviert wird. Deswegen verliert die DNA in Krebszellen nicht ihre Telomere, was ihre Unsterblichkeit gewährleistet. Wenn eine Stammzelle oder ihre unvollständig differenzierten Stadien auf einer Stelle des Organismus die Fähigkeit der vollständigen Differenzierung verlieren, verwandeln sie sich in Krebszellen, die sich unbegrenzt teilen. Die Alterung und das Wachstum bösartiger Tumore kann man deswegen für zwei zusammenhängende, aber entgegengesetzt ablaufende Prozesse halten.

Die Theorie von der Abnahme der Stammzellen ist nicht die einzige Theorie, die den Mechanismus der Alterung zu erklären versucht. Es gibt einige Dutzend verschiedener Theorien. Zu den am meisten beachteten zählen die genetische Theorie, die Theorie der katastrophalen Fehler, die Theorie der freien Radikale, die neuroendokrine Theorie und die Theorie der Defekte des Immunsystems.

Die Grundlage der **genetischen Theorie** ist die Feststellung, dass es bei den Wirbeltieren eine direkte Beziehung zwischen der durchschnittlichen Lebensdauer und der Reparationskapazität ihrer DNA gibt. Die Reparationskapazität ist die Fähigkeit zur Korrektur von Fehlern, die bei der DNA-Replikation entstehen. Je größer diese Reparaturfähigkeit ist, desto länger ist die durchschnittliche Lebensdauer. Die Annahme ist berechtigt, dass die Lang- oder Kurzlebigkeit eines Menschen neben äußeren Faktoren einschließlich Krankheiten von ihrem Genom bestimmt wird. Schon längere Zeit sucht man nach dem Gen der Langlebigkeit, das auch Churchill-Gen genannt wird zu Ehren von Winston Churchill, der in voller Aktivität mehr als 90 Jahre alt wurde.

Die Theorie der katastrophalen Fehler veröffentlichte im Jahre 1963 Leslie E. Orgel. Er nahm an, dass in den Zellen alter Individuen nicht nur schädliche DNA-Mutationen angesammelt werden, sondern auch weniger funktionsfähige Proteine und vor allem weniger funktionsfähige Enzyme. Ungenügend funktionierende Enzyme sind die Ursache ungünstiger Veränderungen im Metabolismus, deren Folge ein Mangel an notwendigen Stoffwechselprodukten ist und eine den normalen Abläufen entgegenwirkende Ansammlung verschiedener Abbaustoffe, die in den Zellen und Geweben während des Metabolismus entstehen.

Es ist allgemein bekannt, dass **freie Radikale**, die sich vor allem vom Sauerstoff ableiten und bei oxidativem Stress oder anderen metabolischen Reaktionen entstehen, Zellen und Gewebe schädigen können. Der Erste, der darauf aufmerksam machte, war Irwin Fridovich. Bei der biologischen Reduktion von Sauerstoff entsteht als erstes freies Radikal *Superoxid*, das aus den Zellen durch ein besonderes Enzym, nämlich die Superoxiddismutase (SOD), entfernt wird. Aus dem Superoxid entstehen so Wasserstoffperoxid und andere reaktive Sauerstoffformen, die noch toxischer sind. Stammzellen sind auf die Einwirkung freier Radikale empfindlicher als voll differenzierte Zellen. Das hängt damit zusammen, dass Stammzellen eine niedrige SOD-Aktivität haben, die erst mit der Differenzierung der Zellen ansteigt. Es hat sich gezeigt, dass die durchschnittliche Lebensdauer verschiedener Säugetiere dem Verhältnis SOD zu Superoxid direkt proportional ist. Je größer dieses Verhältnis ist, desto besser ist der Schutz vor oxidativem Stress, und desto höher ist das durchschnittlich erreichte Alter.

12.1. Veränderungen von Immunmechanismen während des Alterns

Das durchschnittliche Alter der Menschen steigt ständig. Die Ursache liegt nicht nur in der deutlich sinkenden Kindersterblichkeit, sondern auch in dem sich ständig verlängernden Zeitabschnitt des reifen Alters. Im alten Rom zu Beginn unserer Zeitrechnung lebten 50% der damals geborenen Menschen nur 22 Jahre lang, um 1900 war in den USA das erreichte Durchschnittsalter ungefähr 60 Jahre, und derzeit beträgt dieses Alter in den Industrieländern etwa 75 bis 80 Jahre. Man nimmt an, dass Menschen 120 bis 130 Jahre alt werden könnten. Dazu müssen aber eine gesunde Umwelt, rationale Essgewohnheiten und gute medizinische Versorgung gewährleistet werden.

In der zivilisierten Bevölkerung erhöht sich ständig die Zahl der Senioren über 65 Jahre, und die Demografen sagen vorher, dass in den Industrieländern Europas und Nordamerikas im nächsten Jahrzehnt die Gruppe der Personen im Alter über 80 Jahre am schnellsten wachsen wird. Das stellt den grundlegenden Gedanken der Gerontologie noch stärker in den Vordergrund: Nicht die Jahre zum Leben geben, sondern das Leben zu den Jahren. Im Einklang damit muss gewährleistet werden, dass die Menschen in dieser Altersklasse so lange wie möglich ihre körperliche und psychische Leistungsfähigkeit erhalten, was sie mit eigenen Bemühungen oder mithilfe ihrer Umgebung erreichen können. Ein bedeutender Helfer ist dabei sicher die Kenntnis aller Faktoren, die entweder im negativen oder im positiven Sinne die körperliche und geistige Gesundheit und damit das Lebensbehagen im Senium beeinflussen.

Es ist bekannt, dass sich im höheren Alter die Bereitschaft und die Leistungsfähigkeit des Immunsystems verschlechtern. Bei Menschen über 65 Jahre haben Infektionserkrankungen wie zum Beispiel Grippe häufig einen schweren Verlauf, der mit dem Tod endet. Das Auftreten chronischer Infektionserkrankungen, Entzündungen und Tumorerkrankungen nimmt mit dem Alter zu. Eine größere Rolle spielt aber die Arteriosklerose mit Folgeschäden im Herz-Kreislauf- und Nervensystem. Diese krankhaften Zeichen sind der Ausdruck von Veränderungen in Zahl und Aktivität mehrerer Zellen des Immunsystems, in Störungen ihrer Teilung und Differenzierung, in Defekten ihrer gegenseitigen Verständigung durch Zytokine, Hormone oder durch andere Signalmoleküle.

Die erste Abwehrlinie gegen pathogene Mikroorganismen bilden Haut und Schleimhäute. Beim Altern wird die Haut dünner, trocknet aus, und die Hautdurchblutung nimmt ab. Ähnlich ist es auch mit den Schleimhäuten. Dadurch wird es Bakterien leichter, sich daran anzuhaften und Infektion auszulösen.

Relativ kleine Veränderungen im Laufe des Alterns werden in den Mechanismen der **natürlichen Immunität** erkennbar. Die Zahl der Granulozyten, Monozyten und Makrophagen ändert sich praktisch nicht mit dem Alter. An Mausmodellen wurde gefunden, dass Makrophagen von alten Tieren eine deutlich verringerte Fähigkeit besitzen, phagozytierte Bakterien abzutöten. Die Neutrophilen, die Schlüsselphagozyten bei der Abwehr gegen bakterielle Infektionen und Schimmelpilzinfektionen, haben bei alten Menschen eine nur mäßig verminderte Fähigkeit, verschlungene Mikroorganismen abzutöten. Reduziert ist aber die Fähigkeit der Mobilisation zum aktuellen Gebrauch. Das bedeutet, dass es länger dauert, bis die Neutrophilen aus dem Knochenmark auswandern und ihre Anzahl im Blut und in der Folge auch am Ort der Entzündung ansteigt. Dies hängt auch mit der verminderten Antwort auf Mobilisierungssignale zusammen, vor allem auf das Zytokin G-CSF (koloniestimulierender Faktor der Granulozyten). Keine altersbedingten Veränderungen wurden bei der Chemotaxis der Neutrophilen und Makrophagen festgestellt.

Alte Menschen sind auf virale Infektionen empfindlicher. Auch wird bei ihnen ein höheres Vorkommen verschiedener Malignome beobachtet. Die Ursachen sind Störungen in der natürlichen und spezifischen Immunität. Die erste Abwehrlinie gegen virale Infektionen sind die NK-Zellen und Interferone. Die Fähigkeit von NK-Zellen, mit Viren befallene oder tumortransformierte eigene Zellen abzutöten, sinkt allmählich nach dem 65. Lebensjahr. Ebenso verringert sich auch die Bildung von Interferonen, vor allem IFN-γ und anderer Zytokine, die für die Entwicklung von Abwehrreaktionen gegen Viren und Krebszellen wichtig sind.

In der Aktivität und den Funktionen des Komplements wurden mit steigendem Alter keine größeren Veränderungen beobachtet.

Zur verringerten Funktion der natürlichen Immunität im Alter tragen auch die Veränderungen bei, die sich im neuroendokrinen System abspielen. Nervensystem und neuroendokrines System sind durch gemeinsame Signalmoleküle und ihre Rezeptoren sehr eng miteinander verbunden. Wenn sich beispielsweise mit dem Alter die Produktion von Wachstumshormonen oder Prolaktin verringert, muss sich diese Veränderung auch in der Funktion einiger Zellen des Immunsystems widerspiegeln.

Die veränderten Immunantworten hängen bei alten Menschen oft eher mit den Erkrankungen zusammen, an denen sie leiden, als mit den altersbedingten Veränderungen. Im Vordergrund stehen die Arteriosklerose, die nicht nur die Blutzirkulation in den Organen, sondern auch in der Haut und in den Schleimhäuten verschlechtert; Diabetes mellitus (Zuckerkrankheit), chronische Atemwegs- und Lungenerkrankungen (die Zugänglichkeit von Sauerstoff ins Gewebe wird verringert), chronische funktionelle und anatomische Veränderungen im Verdauungstrakt (beeinflussen unmittelbar die Schleimhautimmunität). Weitere Faktoren könnten die im Alter zunehmend verabreichten Medikamente sein, die durch ihre Nebenwirkungen möglicherweise auch die Immunmechanismen beeinflussen.

Die im Alter eintretenden Veränderungen der **spezifischen Immunität** sind umfangreicher als die Veränderungen der natürlichen Immunität. Diese Veränderungen äußern sich durch die allmähliche *Verringerung* *der Kapazität des Immunsystems* als Folge vieler Adaptationsreaktionen an die Umweltbedingungen, denen jeder Mensch während seines Lebens begegnet. Nach Ansicht verschiedener Immunologen hat das Immunsystem die relativ größte Kapazität unmittelbar nach der Geburt (Abb. 52). Bei jedem Individuum wird sie durch sein Genom bestimmt, das es von seinen Eltern geerbt hat. Im Laufe des Lebens verringert sich allmählich die Kapazität des Immunsystems, weil sie für verschiedene Adaptationsantworten verbraucht wird, nämlich zuerst für das Essen, dann die Luft, die Besiedlung mit Mikroorganismen und später für das Überwinden verschiedener Infektionen und anderer Stressfaktoren einschließlich psychischer.

Unter der **Kapazität des Immunsystems** verstehen wir seine Fähigkeit, mit einer genügend schnellen und richtigen (Abwehr-)Reaktion (Immunantwort) auf ein Antigen oder einen anderen Stressfaktor, der die Homöostase des Organismus schädigen könnte, zu antworten.

Die Schlüsselzellen der spezifischen Immunantworten sind B- und T-Lymphozyten. Im Alter entstehen Veränderungen in der Zusammensetzung ihrer funktionell wichtigen Untergruppen.

Die bedeutendsten Veränderungen betreffen die **T-Lymphozyten**. Ihr primäres Organ („Universität"), in dem sie ihre funktionelle Reife („Universitätsdiplom") erreichen, ist der Thymus. Nur jene T-Lymphozyten, die erfolgreich im Thymus geprägt wurden, können die normale Abwehrfunktion erfüllen. Der Thymus ist aber ein Organ, das sich nach dem Erreichen der sexuellen Reife abzubauen beginnt (es kommt zu seiner Involution). Das vollständige Verschwinden des Thymus als anatomische Struktur beobachtet man etwa im vierten Lebensjahrzehnt. Daraus würde aber folgen, dass Menschen älter als 40 Jahre ihre „Universität", die zur Vorbereitung funktionsfähiger T-Lymphozyten notwendig ist, verlieren würden. Zum Glück ist dem nicht so, weil sich funktionsfähige

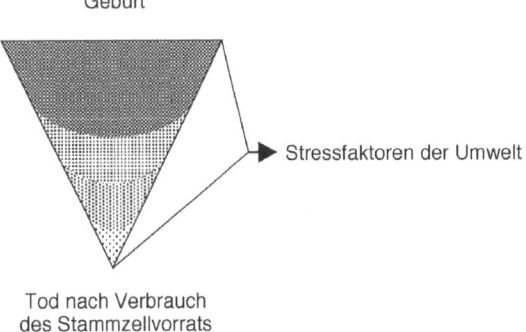

Geburt

Stressfaktoren der Umwelt

Tod nach Verbrauch
des Stammzellvorrats

Abb. 52. Kapazität des Immunsystems während der ontogenetischen Entwicklung

T-Lymphozyten auch im Blut hundertjähriger Menschen befinden. Die *Thymusinvolution* bedeutet also nicht den Verlust des „Schulungszentrums" für T-Lymphozyten, sondern nur eine Verschiebung und Reorganisation dieses Zentrums. In Fortsetzung unserer Allegorie könnten wir behaupten, dass bei älteren Personen die Thymusuniversität in der Hauptstadt geschlossen wird, aber ihre Lehrer werden nicht in die Pension geschickt. Sie unterrichten weiter ihre Studenten, die naiven T-Lymphozyten, aber in anderen Landeshauptstädten. Doch die Studienbedingungen und Ausbildungsanforderungen entsprechen nicht mehr der ursprünglichen Universität. Daher erreichen diese „sekundären Absolventen" nicht das Niveau der Absolventen der ursprünglichen Universität. Nur die Anzahl bleibt unverändert.

In Übereinstimmung mit dieser Hypothese sind die Zahlen der zirkulierenden T-Lymphozyten bei jungen und alten Menschen ungefähr gleich. Die „alten" T-Lymphozyten haben aber ein paar veränderte Funktionen. Die auffälligsten Veränderungen sind die verminderte Fähigkeit, auf Stimulationen durch Mitogene zu antworten, und das veränderte Verhältnis zwischen den einzelnen Subpopulationen von Helfer-T_H-Lymphozyten. In „alten" Lymphozyten ist die Aktivität der T_H1-Lymphozyten verringert, was sich durch eine abgeschwächte Funktion in der Entzündungsabwehr äußert. Das hat zur Folge, dass im Alter die Widerstandsfähigkeit gegenüber intrazellulären Mikroorganismen wie Mykobakterien herabgesetzt ist. Deswegen besteht auch bei alten Menschen ein erhöhtes Risiko zur Aktivierung einer latenter Form der Lungentuberkulose. Die abgeschwächte Funktion der T_H1-Lymphozyten zeigt sich auch durch Defekte bei Reaktionen vom Typ der verzögerten Überempfindlichkeit auf thymus-abhängige Antigene. Diese Störung kann man relativ einfach durch Hauttests feststellen, wie beispielsweise mit Candida-Antigen. Personen mit einer verringerten Hautreaktivität sind auf virale und mykobakterielle Infektionen empfindlicher und haben dadurch auch eine verkürzte Lebensdauer.

Das veränderte Verhältnis zwischen T_H1- und T_H2-Lymphozyten äußert sich auch in der veränderten Bildung verschiedener Zytokine. Im Alter verringert sich die Produktion von IFN-γ und IL-2 und erhöht sich die Bildung von IL-4 und IL-6. Die Abnahme der Bildung von IL-2 verursacht die schon erwähnte verringerte Proliferationsaktivität der T-Lymphozyten nach Stimulation mit Mitogenen. Die erhöhte Produktion von IL-4 und IL-6 ist der Beweis einer Verschiebung des physiologischen Gleichgewichts zwischen T_H1- und T_H2-Lymphozyten zugunsten der T_H2-Lymphozyten. Das hat eine erhöhte Stimulation der B-Lymphozyten und eine Störung in der Regulation der Antikörperbildung zur Folge, was sich durch erhöhte Produktion von Antikörpern und pathologischen Immunglobulinen zeigt. Deswegen ist bei alten Menschen auch das

Vorkommen von Autoimmunerkrankungen und monoklonalen Gammopathien (monoklonale Immunglobuline) erhöht.

Mit steigendem Alter ändert sich auch das Verhältnis zwischen Helfer- (CD4$^+$) und Suppressor-(CD8$^+$)T-Lymphozyten (zytotoxische T-Lymphozyten) zugunsten der Helfer-(CD4$^+$)Zellen. Die abgeschwächte Funktion der zytotoxischen T$_C$-Lymphozyten erhöht die Neigung der alten Menschen zu viralen Infektionen und bösartigen Tumoren.

Die Zahl der im Blut zirkulierenden **B-Lymphozyten** ändert sich praktisch nicht mit dem Alter. Die Zahl ihrer Vorläuferzellen im Knochenmark ist aber deutlich verringert. Die reifen B-Lymphozyten („die erfolgreichen Absolventen der Universität im Knochenmark") werden je nach dem, ob sie an ihrer Oberfläche das Differenzierungsmolekül CD5 haben oder nicht, in zwei Untergruppen von Lymphozyten eingeteilt. Die überwiegende Mehrzahl der B-Lymphozyten von Erwachsenen stellt jene Untergruppe dar, die *kein* CD5 besitzt. Diese CD5-negativen Zellen gewährleisten die Antikörperbildung vor allem gegen mikrobielle Antigene. Relativ klein hingegen ist im Blut von Erwachsenen der Anteil der B-Lymphozyten, die das CD5-Molekül *tragen*. Im frühen Kindesalter hingegen ist dieser Anteil hoch, weil diese Untergruppe der B-Lymphozyten vor allem natürliche Antikörper bildet. Die **natürlichen Antikörper** gehören zur Klasse IgM und haben eine niedrige Spezifität, sodass sie an der Abwehr gegen viele mikrobielle Antigene teilnehmen können. Sie sind daher bedeutende Opsonine, die die Wirksamkeit der Phagozytose erhöhen. Der Anteil CD5-positiver B-Lymphozyten erhöht sich aber wieder im Blut alter Menschen. Diese Lymphozyten reifen nach der Antigenstimulation zu Plasmazellen, die Antikörper sezernieren mit niedriger Spezifität und häufig mit den Eigenschaften von Autoantikörpern.

Im Hinblick auf diese Veränderungen ist die Antikörperantwort nach dem Impfen alter Menschen im Vergleich zu jüngeren Menschen ungenügend und erfordert eine wiederholte Verabreichung des Impfstoffs. Die verminderte Antikörperantwort im Alter spielt nur beim Impfen mit thymusabhängigen Antigenen eine Rolle, also bei Impfung mit solchen (Protein-)Antigenen, die die Mitwirkung von T$_H$2-Lymphozyten erfordern. Die Mehrzahl der verwendeten Impfstoffe enthält solche Antigene. Zur verringerten Antikörperantwort trägt auch die abgeschwächte Funktion der antigen-präsentierenden Zellen bei, durch die das Proteinantigen zu einem immunogenen Peptid aufbereitet wird.

Die geringere Spezifität der Antikörper, die im Organismus alter Menschen entstehen, hängt mit der erhöhten Bildung von Autoantikörpern zusammen. Bei ungefähr 60% der Personen im Seniorenalter kann man im Blut Autoantikörper nachweisen. Meistens sind es organunspezifische Autoantikörper. Trotzdem treten im Alter Autoimmunerkrankungen nicht vermehrt auf. In der Mehrzahl der Fälle ist die Entstehung von

Autoimmunerkrankungen an das erste Lebensdrittel gebunden. Dieses
scheinbare Paradoxon kann man teilweise mit Veränderungen im Verhältnis der T_H1- zu T_H2-Lymphozyten erklären. Die erhöhte Aktivität der
T_H2-Lymphozyten stimuliert die Bildung von Autoantikörpern, hat aber
nicht die Entwicklung einer schädigenden Entzündung zur Folge, da
diese durch T_H1-Lymphozyten unterstützt wird.

Störungen, die in den Immunmechanismen während des Alterns entstehen, kann man folgendermaßen zusammenfassen:

Natürliche Immunität
– *Makrophagen, Neutrophile*
  • verringertes Abtöten der phagozytierten Mikroorganismen
– *NK-Zellen*
  • verringerte Zytotoxizität

Spezifische Immunität
– *T-Lymphozyten*
  • erhöhte Anzahl an Helfer-T-Lymphozyten
  • verringerte Anzahl an zytotoxischen T-Lymphozyten
  • verschobenes T_H1/T_H2-Verhältnis zugunsten der T_H2-Lymphozyten
  • erhöhte Produktion von IL-4, IL-6
  • verringerte Produktion von IFN-γ, IL-2
– *B-Lymphozyten*
  • verringerte Antikörperbildung nach neuer Immunisierung
  • erhöhte Bildung von Autoantikörpern

12.2. Korrekturmöglichkeiten von Immunsystemstörungen im Alter

Die Entstehung von Immunstörungen im Alter kann man genauso wenig
aufhalten wie das Altern selbst. Man kann sie nur verlangsamen oder bis
zu einem gewissen Maß mildern. Dafür gibt es mehrere „Rezepte" oder
Vorgangsweisen. Keines davon kann man aber für hundertprozentig
wirksam und auf jedes Individuum anwendbar halten. Zu den am häufigsten empfohlenen Möglichkeiten gehören verschiedene Nahrungsfaktoren und Nahrungsergänzungsmittel mit mehr oder weniger dokumen-
tierten anregenden Wirkungen auf das Immunsystem.

Davon wird am längsten über die Einschränkung der Nahrungsaufnahme, also über die Verringerung von Kalorien in der Nahrung, diskutiert. In Experimenten mit Mäusen und Ratten konnte bewiesen werden,
dass die Tiere, die nur die Hälfte der üblichen Kalorien zu sich nehmen,
länger leben. Sie haben länger eine gut funktionierende zelluläre Immunität und neigen deswegen weniger zur Tumorentstehung. Eine solche
Reduktionsdiät verlangsamt die immunologischen Veränderungen, die

durch das Alter bedingt sind, wie die Abnahme der Funktion der NK-Zellen und der zytotoxischen T-Lymphozyten. Eine vernünftige Einschränkung der Nahrungsaufnahme wird also allgemein auch bei alten Menschen empfohlen. Man schätzt, dass eine reduzierte Kalorienaufnahme das menschliche Leben um etwa 20 bis 30% verlängern könnte. Die Wirkung ist aber sehr individuell, und es muss betont werden, dass eine allgemein vorteilhafte Wirkung der Kalorieneinschränkung auf die Langlebigkeit beim Menschen noch nicht bewiesen wurde.

Man muss sich aber bewusst sein, dass alte Menschen auf Unterernährung empfindlich reagieren. Die Unterernährung betrifft meistens spezifische Komponenten der Nahrung wie Proteine, Vitamine und Spurenelemente. Sie kann durch mangelhafte oder durch nicht genügend ausgewogene und abwechslungsreiche Nahrung verursacht sein, aber auch durch eine verringerte Resorptionsfähigkeit des Verdauungstrakts. Unterernährte ältere Personen sterben häufiger an Infektionskrankheiten, und bei längerer Bettlägerigkeit treten bei ihnen häufiger schwer heilende Druckgeschwüre (Dekubita) und Wunden auf. Eine negative Einwirkung auf das Immunsystem im Alter haben auch eine energetisch übermäßige Ernährung und Übergewicht.

Ein **Mangel an Proteinen** in der Ernährung äußert sich vor allem durch eine Verringerung der zellulären Immunität und der Antikörperbildung. Alte Menschen sollten daher eine angemessene Menge vollwertiger Proteine zu sich nehmen, also solcher Proteine, die alle Aminosäuren enthalten, die für metabolische Vorgänge im menschlichen Organismus notwendig sind. Für die normale Funktion der Lymphozyten, Makrophagen wie auch für die normale Produktion immunregulatorischer Hormone (Wachstumshormon, Prolaktin, Insulin, andere) sind vor allem Arginin und Glutamin erforderlich.

Die schlechtesten Folgen für die Funktion des Immunsystems nicht nur im Alter, sondern in jedem Lebensalter hat die **protein-kalorische Malnutrition** mit Mangel an Proteinen und Kalorien. Diese Art der Mangelernährung entsteht bei längerfristigem Hungern, bei krankhafter Appetitlosigkeit und bei einigen Erkrankungen.

Für die normale Funktion des Immunsystems sind die **mehrfach (poly-)ungesättigten Fettsäuren mit langer Kohlenstoffkette,** so genannte **PUFA** (*long-chain polyunsaturated fatty acids*), wichtig. Die Menschen in den Industrieländern bekommen 30 bis 40% ihres Kalorienbedarfs aus Fetten, die sich in der Nahrung befinden. Diese enthalten aber häufig relativ wenig der notwendigen PUFA. Ihre Hauptvertreter sind die Eikosapentaensäure und die Docosahexaensäure. Sie sind vor allem im Öl aus Meeresfischen vorhanden. Der Mensch kann sie auch aus der α-Linolensäure, die sich in Sojabohnen und anderen pflanzlichen Fetten befindet, synthetisieren.

Der Genuss von Fischöl (oder PUFA) in angemessenen Dosen (weniger als 10% aller tierischen Fette in der Nahrung) hat eine stimulierende Wirkung auf das Immunsystem, was besonders bei tierexperimentellen Untersuchungen bestätigt wurde. Klinische Studien an Menschen sind noch nicht so überzeugend, vor allem auch deswegen, weil eine größere Menge (über 10% der aufgenommenen Gesamtfette) bereits suppressiv (unterdrückend) wirkt, vor allem auf die zelluläre Immunität. Bereits viele Jahre dauern die Diskussionen darüber, ob pflanzliche oder tierische Fette vorteilhafter („besser") sind. Eine eindeutige Entscheidung ist noch nicht gefallen. Man muss sich aber bewusst sein, dass eine bestimmte Fettaufnahme mit der Nahrung notwendig ist. Erst eine übermäßige Fettzufuhr kann negative Folgen vor allem bei alten Menschen haben. Den genauen Wert der Fettaufnahme zu bestimmen ist sehr schwer, weil die Fettwirkung vom Genotyp und Phänotyp jedes einzelnen Individuums abhängt.

Vitamine sind eine weitere Substanzgruppe, deren Aufnahme in entsprechenden Mengen für die normale Funktion des Immunsystems und für andere physiologische Systeme wichtig ist. Die ausreichende Versorgung des Organismus mit Vitaminen nimmt mit dem Alter ab, vor allem in der Winterzeit oder bei unausgewogener Nahrungsaufnahme. Deswegen wird empfohlen, die Vitaminzufuhr durch Aufnahme bestimmter Nahrungsmittel (zum Beispiel Obst und Gemüse für Vitamin C) oder in Form von Vitaminpräparaten zu erhöhen. Der Mensch braucht üblicherweise nicht alle Vitamine zu ergänzen. Für die normale Funktion des Immun-, Herz-Kreislauf- und Nervensystems sind die Vitamine A, B6, B12, C, D, E und Folsäure am wichtigsten. Diese Vitamine zu ergänzen wird besonders bei alten Menschen in der Winterzeit empfohlen. Auch Vitaminpräparate soll man nur in vernünftigen Dosen einnehmen. Einige Vitamine (Vitamin A und D) wirken in hohen Konzentrationen ausgesprochen toxisch. Bei Askorbinsäure (Vitamin C) gibt es einen gewissen Gewöhnungseffekt. Eine vermehrte Aufnahme erhöht nicht mehr die Wirksamkeit.

Beispielsweise beträgt die tägliche optimale Dosis von *Vitamin A* etwa 1,5 Milligramm (5.000 internationale Einheiten). Diese Dosis enthält ein Ei, 25 Gramm Butter oder 30 Gramm Karotten in Form des β-Carotins (Präkursor von Vitamin A) oder 100 Gramm Tomaten. Die tägliche Dosis von *Vitamin C* ist 50 bis 100 Milligramm. In Zeiten vermehrter Infektionskrankheiten, vor allem bei Grippe, erhöht sich der Vitamin-C-Bedarf. Die Zufuhr von mehr als *500* Milligramm täglich stimuliert die immune Abwehrfähigkeit aber nicht weiter. 500 Milligramm Vitamin C befinden sich zum Beispiel in 100 Gramm Zitronen, einem Kilogramm Kohl oder in anderthalb Kilogramm Kartoffeln. *Vitamin E* ist eine wichtige antioxidative Substanz und schützt die Zellen vor oxidativem Stress. Der tägliche

Bedarf eines erwachsenen Menschen liegt bei etwa 20 Milligramm. Diese Menge findet sich in einem Eidotter, 300 Gramm Schweineleber oder in 50 Gramm Weizenkleieöl. Der Vitamin-E-Bedarf erhöht sich mit dem Alter und in Stresssituationen. *Vitamin B6* ist in der Natur reichlich vertreten und kommt unter anderem in Fleisch, Blattgemüse und Vollkornmehl vor. Die tägliche Dosis für den Menschen ist 5 bis 10 Milligramm. Vitamin B6 wirkt antientzündlich. Alte Menschen leiden häufig an chronisch entzündlichen Erkrankungen, und es wird empfohlen, bei ihnen die Vitamin-B6-Dosis zu steigern. Die tägliche Dosis an *Folsäure* ist etwa ein Milligramm. Folsäure kommt reichlich in Leber, Hefe und grünen Pflanzenteilen vor.

Von den **Spurenelementen** (Mikroelementen) sind für die Funktion des Immunsystems vor allem Selen, Zink, Eisen, Kupfer und Magnesium unabdingbar. Die letzten drei sind in der üblichen Nahrung in genügenden Mengen vorhanden. In ganz Europa aber herrscht im Boden und damit auch in den Nahrungsmitteln ein Mangel an *Selen*. Seine durchschnittliche Aufnahme beträgt bei uns ungefähr 35 Mikrogramm täglich, und diese Menge sollte man zumindest auf das Doppelte erhöhen. Für die optimale Funktion des Immunsystems und besonders zur Prävention von malignen und entzündlichen Erkrankungen wird für alte Menschen die tägliche Zufuhr von 200 Mikrogramm Selen empfohlen. Die Dosis über 1.000 Mikrogramm ist bereits toxisch. Das zweite wichtige Spurenelement für die normale Funktion des Immunsystems ist *Zink*. Für die richtige Funktion des Immunsystems ist die tägliche Zufuhr von etwa 15 Milligramm notwendig. Diese Menge können Fleisch- und Fischprodukte in der Nahrung gewährleisten, aber nicht eine einseitige pflanzliche Ernährung. Deswegen kann ein Zinkmangel bei strengen Vegetariern entstehen, vor allem bei körperlichen Schwerarbeitern oder bei Hochleistungssportlern. Nach einigen Angaben wirkt die genügende Versorgung des Organismus mit Zink auch präventiv gegen Grippe. Eine tägliche Dosis über 60 Milligramm wirkt aber bereits immunsuppressiv, und über 100 Milligramm können auch auf andere Organsysteme toxisch wirken.

Zusammenfassend kann der Schluss gezogen werden, dass alte Menschen ihre Nahrung ganzjährig mit Selen und in der Grippesaison mit Zink ergänzen sollten. Alle anderen Spurenelemente sollten in einer normalen und gut ausgewogenen Nahrung in ausreichenden Mengen vorhanden sein.

13. Immunmodulation: Möglichkeit zur Regelung des Immunsystems

Der Begriff „**Immunmodulation**" wird sowohl im engeren als auch im weiteren Sinne des Wortes verwendet. Im engeren Sinn bezeichnet man damit die *therapeutische Verstärkung* der Abwehrfunktionen des Immunsystems, im weiteren Sinne wird unter Immunmodulation *jeder beliebige Eingriff* in das Immunsystem verstanden. Das Ergebnis ist ein positiver oder negativer Einfluss auf seine funktionellen Reaktionen in Form der Immunantworten.

Das Beeinflussen des Immunsystems kann *absichtlich* stattfinden, was üblicherweise aus therapeutischen Zwecken erfolgt, um die Aktivität des Immunsystems zu erhöhen oder zu vermindern. Mit diesen Möglichkeiten beschäftigt sich die **Immunpharmakologie**, die an klinischen Abteilungen (klinische Immunologie, Allergologie, Kinderheilkunde, Innere Medizin, Dermatologie) praktisch angewendet wird. Mit zufälligen und unerwünschten Einflüssen auf das Immunsystem durch die Einwirkung verschiedener toxischer oder schädlicher Substanzen beschäftigt sich die **Immuntoxikologie**. Das Immunsystem ist auf die Einwirkung solcher Substanzen übermäßig empfindlich und wird üblicherweise schon durch niedrige, andere physiologische Systeme noch nicht störende Konzentrationen von toxischen Substanzen in der Nahrung, in der Luft und im Wasser negativ beeinflusst. Auch Medikamente können als Nebenwirkungen immuntoxisch wirken. Die immuntoxische Wirkung dieser **Xenobiotika** kann sich in entgegengesetzten Richtungen zeigen, entweder in pathologischer Hemmung oder in pathologischer Stimulation des Immunsystems. Eine übermäßige Hemmung des Immunsystems (*Immunsuppression*) hat eine verringerte Widerstandsfähigkeit gegen Infek-

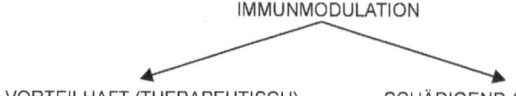

IMMUNMODULATION

VORTEILHAFT (THERAPEUTISCH)   SCHÄDIGEND (IMMUNTOXISCH)

1. Immunstimulation   **1. pathologische Stimulation**
a) spezifisch (Immunisierung)   Entstehung von Allergien durch
b) unspezifisch   Einwirkung allergotoxischer Substanzen
                                                oder von Autoimmunerkrankungen
2. Immunsuppression   durch Einwirkung immuntoxischer
Immunsuppressive Arzneimittel bei   Xenobiotika
Transplantationen und
Autoimmunerkrankungen   **2. pathologische Immunsuppression**
                                                Erhöhtes Risiko von Tumor- und
3. Immunsubstitution   Infektionserkrankungen durch
Immunglobulinpräparate   Einwirkung von Xenobiotika

4. Immunoptimierung
Therapie der schädigenden Entzündung

Abb. 53. Möglichkeiten der Immunmodulation

tionen und Tumorerkrankungen zur Folge. Die übermäßige und nicht regulierte Stimulation (*Immunstimulation*) führt zur erhöhten Neigung zu Allergien und Autoimmunerkrankungen.

Aus einem immunpharmakologischen Gesichtspunkt kann die Immunmodulation in vier Grundformen stattfinden:

1. **Immunstimulation** (*Immunpotenzierung*): Verstärkung der Abwehrreaktionen des Immunsystems vor allem gegen infektiöse Erreger und spontane Tumorbildung
2. **Immunsuppression:** Unterdrücken einer unerwünschten Aktivität des Immunsystems
3. **Immunsubstitution:** ersatzweise Gabe von fehlenden oder ungenügend aktiven Komponenten des Immunsystems
4. **Immunoptimierung:** therapeutische Korrektur einer schädigenden Entzündung oder anderer Immunantworten zum optimalen Verlauf, wie er zum Erhalt der Gesundheit notwendig ist

13.1. Immunstimulation

Die Immunstimulation ist die Verstärkung (Potenzierung) der natürlichen oder spezifischen Immunität eines Individuums und äußert sich durch eine höhere Geschwindigkeit und Intensität der Immunantworten gegen verschiedene Antigene, besonders gegen Bakterien, Viren und Tumorzellen. Deswegen wird sie auch als *Immunpotenzierung* bezeichnet. Die Stimulation der natürlichen Immunität lösen Substanzen natürlicher oder synthetischer Herkunft aus, die die Immunantwort auf jedes beliebige Antigen aktivieren und daher unspezifisch sind. Die Stimulation der spezifischen Immunität findet durch *Immunisierung* durch den Kontakt mit einem bestimmten Antigen statt und ist deswegen antigenspezifisch. Das bedeutet, dass die Abwehr nur gegen ein einziges Antigen erhöht wird, das dominant für ein bestimmtes infektiöses Agens ist, durch das die Infektionserkrankung hervorgerufen wird.

13.1.1. Immunisierung: Abwehrstimulation gegen Infektionskrankheiten

Derzeit sind ein paar Dutzend Viren, Bakterien und Schimmelpilze bekannt, die an Menschen Infektionskrankheiten hervorrufen können. Etwa 70 davon gehören zu den häufigsten Erregern menschlicher Krankheiten. Der wirksamste Schutz vor pathogenen Mikroorganismen und Viren sind die *Immunprävention* und die *Immunprophylaxe*, deren Hauptbestandteil die aktive und passive Immunisierung sind. Bei der *aktiven Immunisierung* wird eine **aktive Immunität** gegen ein bestimmtes infektiöses Agens erworben. Diese kann *natürlich* sein, indem sie nach Durchmachen einer bestimmten Infektionskrankheit entstanden ist, oder *künstlich* als Ergebnis einer Impfung (Vakzination). Die **passive Immunität** entsteht durch die Übertragung oder künstliche Verabreichung von Antikörpern in den Organismus des gefährdeten Individuums. Auch sie kann natürlich oder künstlich sein. Die *natürliche* passive Immunität findet durch die Antikörperübertragung von der Mutter auf das Kind entweder über die Plazenta (nur Antikörper der Klasse IgG) oder durch das Kolostrum (erste Muttermilch nach der Geburt) statt. Die *künstliche* passive Immunität entsteht durch die Gabe von hyperimmunen Immunglobulinen oder von Sera, die Antikörper gegen das potenziell bedrohende infektiöse Agens enthalten.

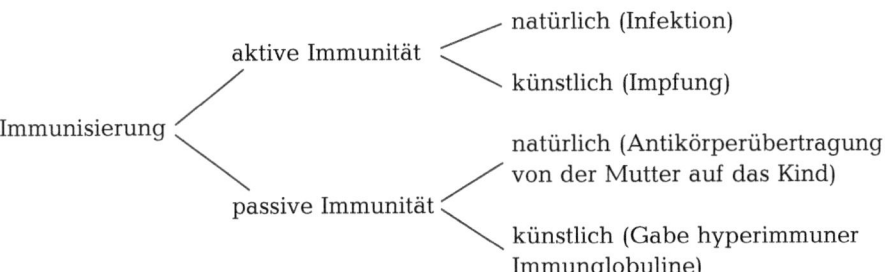

Mitte des vergangenen Jahrhunderts wurde mithilfe der Weltgesundheitsorganisation (WHO) intensiv die Entwicklung internationaler Impfprogramme begonnen, die entscheidend zur Beseitigung verschiedener Infektionskrankheiten beitrugen, die in der Vergangenheit die Menschheit plagten. Ein typisches Beispiel sind die Pocken (Variola), eine Infektionskrankheit viralen Ursprungs, an der in den ersten 75 Jahren des vergangenen Jahrhunderts etwa 30 Millionen Menschen starben, aber niemand mehr in den letzten 25 Jahren. Die aktive Immunisierung gegen verschiedene Infektionskrankheiten ist in den Industrieländern verpflichtend und wird nach einem bestimmten *Impfkalender* durchgeführt, der sich in den einzelnen Staaten geringfügig unterscheidet. Tabelle 9 ist ein Beispiel eines Impfkalenders mit dem Impfplan, wie er in der Slowakischen Republik ausgeführt wird. In Staaten mit langfristig durchgeführten aktiven Immunisierungen sinkt das Auftreten von Mumps (Parotitis), Masern (Morbilli) und Röteln (Rubeola) auf Fallzahlen nahe Null. Neben der Pflichtimpfung stehen auch Impfstoffe gegen andere Krankheiten zur Verfügung. Sie werden Menschen verabreicht, die berufsbedingt für bestimmte Erkrankungen gefährdet sind (medizinisches Personal) oder die in Regionen mit erhöhtem Vorkommen bestimmter Infektionskrankheiten reisen.

Die wirksamen Impfstoffkomponenten (Vakzine) können abgetötete Mikroorganismen, lebende abgeschwächte (*attenuierte*) Mikroorganismen, *Toxoide* (*Anatoxine*, entgiftete Bakterientoxine) oder Antigene sein, die aus Mikroorganismen isoliert oder durch rekombinante Technologien synthetisiert wurden. Seit einigen Jahren stehen auch *DNA-Vakzinen* zur Verfügung, deren wirksame Komponente ein Bakterienplasmid ist, das cDNA enthält und bakterielle oder virale Proteinantigene kodiert. Impfstoffe, deren Bestandteile Mikroorganismen oder deren Produkte sind, induzieren vor allem eine Antikörperantwort. Nach ihrer Verabreichung entsteht gegen das gegebene infektiöse Agens vorwiegend eine Antikörperimmunität. DNA-Vakzinen leiten nicht nur die Antikörperreaktion, sondern auch die zelluläre Immunität ein, die vor allem von zytotoxischen T-Lymphozyten ausgeübt wird.

Die **aktive Immunisierung** durch Impfung ist vorteilhafter als die passive Immunisierung, weil sie trotz der verspätet einsetzenden Wirkung langfristig wirkt und das immunologische Gedächtnis induziert. Das bedeutet, dass ein aktiv immunisiertes Individuum auf einen weiteren Kontakt mit dem Antigen, das bei ihm die spezifische Immunität bereits ausgelöst hat, mit einer schnelleren und intensiveren Immunantwort reagieren wird. Die **passive Immunisierung** erfolgt durch menschliche Sera oder die daraus gewonnenen Immunglobulinpräparate, die eine größere Menge (Titer) Antikörper gegen ein bestimmtes infektiöses Agens enthalten. Ein solches hyperimmunes Serum wird von Personen gewonnen, die die Infektionskrankheit bereits durchgemacht haben. Hyperimmune Seren, die von immunisierten Tieren stammen, werden heute nur noch in Ausnahmefällen verwendet (zum Beispiel Antirabiesserum gegen Tollwut, Antibotulinum Antiserum gegen Botulotoxin). Bei der passiven Immunisierung entsteht eine sofortige Immunität, die allerdings nur eine beschränkte Zeitdauer anhält.

Tabelle 9. Übersicht über empfohlene Impfungen in der Slowakischen Republik

Alter des Kindes	Art der Impfung	Typ der Impfung
Bis 24 h nach der Geburt	Virale Hepatitis B (VHB), Neugeborene HbsAg-positiver Mütter	Basis, 1. Dosis
Tag 4 bis 42	Tuberkulose (BCG)	Basis
Woche 4 bis 6	VHB	Basis, 2. Dosis
Ab Woche 10	Diphtherie, Tetanus, Pertussis (DTP)	Basis, 1. Dosis
	VHB	Basis, 1. Dosis
	Haemophilus influenzae b (Hib)	Basis, 1. Dosis
Woche 16 bis 20 (6 Wochen nach der 1. Dosis)	DTP	Basis, 2. Dosis
	VHB	Basis, 2. Dosis
	Hib	Basis, 2. Dosis
März und Mai, alle im Vorjahr geborenen Kinder, zwischen der 10. Woche und 9. Monat Auffrischung im Mai des nächsten Jahres	Kinderlähmung (Dreifachvakzine)	Basis, 1. und 2. Dosis 3. und 4. Dosis
Vom 6. bis 10. Monat	VHB, Neugeborene HbsAg-positiver Mütter	Basis, 3. Dosis
6 Monate nach der 2. Dosis	DTP	Basis, 3. Dosis
	VHB	Basis, 3. Dosis
	Hib	Basis, 3. Dosis
15. Lebensmonat	Masern, Mumps, Röteln	Basis
3. Lebensjahr	DTP	Auffrischung
6. Lebensjahr	DTP	Auffrischung
11. bis 12. Lebensjahr	Masern, Mumps, Röteln	Auffrischung
	Kinderlähmung	Auffrischung
Nach dem vollendeten 10. Lebensjahr	BCG	Auffrischung (Tuberkulin-Test negativ)
13. bis 14. Lebensjahr	Tetanus	Auffrischung, dann alle 10 Jahre

13.1.2. Unspezifische Immunstimulation

Substanzen, die auf eine unspezifische Weise die Mechanismen der natürlichen Immunität oder auch der erworbenen Immunität stimulieren, können unterschiedlicher Herkunft sein.

1. Nahrungsfaktoren wie Vitamine, Spurenelemente, ausreichend Proteine
2. Substanzen mikrobieller Herkunft
3. Probiotische Bakterien
4. Endogene immunregulatorische Substanzen
   a) Thymushormone (natürliche, rekombinante)
   b) Leukozytendialysate („Transfer-Faktor")
   c) Zytokine (natürliche, rekombinante)
5. Immunmodulatorisch stimulierende Substanzen

Von den **Nahrungsfaktoren** haben manche Vitamine (A, B6, B12, C, D, E und Folsäure), Spurenelemente (Selen, Zink) und die ausreichende Proteinzufuhr die höchste Wertigkeit für die richtige Funktion des Immunsystems.

Substanzen mikrobieller Herkunft kann man in zwei Gruppen einteilen:

1. Bakterielle immunstimulierende Substanzen
   – vollständig abgetötete oder attenuierte (abgeschwächte lebende) Bakterien (BCG, *Corynebacterium parvum*)
   – Bakterienprodukte (Muramyldipeptid, Peptidoglykane)
   – Bakterienlysate (Bronchovaxom, Urovaxom)
   – Bakterienextrakte (Biostim, Ribomunyl)
2. Produkte aus Hefen und höheren Pilzen
   – Antibiotika (Bestatin, Therafectin, Phorphenicinon)
   – Polysaccharide (Glukane, Mannane)

Die Verwendung von **bakteriellen Immunmodulatoren** in der Immuntherapie wurde vor allem in Europa in den letzten zwanzig Jahren begonnen. Bakterielle Immunmodulatoren stammen aus der Aufarbeitung ausgesuchter Bakterienarten, die die häufigsten Ursachen immer wiederkehrender und chronischer Infektionen vor allem der Atemwege und des Urogenitaltrakts sind. Sie wirken vorwiegend auf die Mechanismen der natürlichen Immunität stimulierend, potenzieren die abwehrende Entzündung und erleichtern die Einleitung der spezifischen zellulären Immunität. Die Nachteile der bakteriellen Immunmodulatoren sind die nicht genau definierbare Zusammensetzung und die fehlende Möglichkeit, sie genau zu standardisieren oder ihre immuntherapeutische Wirkung richtig einzuschätzen. Diese Nachteile sind wahrscheinlich auch die Ursache, dass bakterielle Immunmodulatoren in den USA kaum verwendet werden.

Bakterielle Immunmodulatoren werden von mehreren Firmen hergestellt. Die Präparate werden peroral verabreicht. Zu den verhältnismäßig
am besten definierten bakteriellen Immunmodulatoren gehören Biostim
und Ribomunyl. **Biostim** enthält Glykoproteine aus *Klebsiella pneumoniae*. Es potenziert die natürliche Immunität gegen Infektionen bakterieller, fungaler oder viraler Herkunft. **Ribomunyl** enthält Ribosomen, die
aus drei Arten von pathogenen Bakterien isoliert wurden: *Klebsiella
pneumoniae*, *Haemophilus influenzae* und Streptokokken. In diesem
Präparat kommen auch Proteoglykane aus *Klebsiella pneumoniae* vor.
Beide Präparate gehören zu den bakteriellen Extrakten.

Typische Vertreter bakterieller Lysate sind Bronchovaxom und Urovaxom. Die Zusammensetzung der Lysate ist im Vergleich zu den bakteriellen Extrakten weniger definiert, weil sie aus mehreren Komponenten
bestehen. **Bronchovaxom** ist der erste kommerzielle bakterielle Immunmodulator, der in der Immuntherapie eingesetzt wurde. Er enthält Lysate
aus acht verschiedenen Bakterienarten, die Atemwegsinfektionen am
häufigsten verursachen. Das Präparat **Luivac** enthält Lysate aus sieben
Bakterienarten und das Präparat **Imudon** sogar Lysate aus 13 Bakterienarten. Die riesige Menge von Substanzen, die sich in diesen Lysaten
befinden, ist praktisch nicht so zu standardisieren, dass alle Chargen
eines bestimmten Präparats quantitativ gleich wären. Trotzdem scheinen
diese Präparate in der Prävention rezidivierender Atemwegsinfektionen
(Otitiden, Sinusitiden, Tonsillitiden) günstig zu wirken. Bei der Vorbeugung vor Infektionen des Urogenitaltrakts kann **Urovaxom** vorteilhaft
sein, das ein Lysat eines bestimmten Stammes von *Escherichia coli* ist.

Eine besondere Stellung unter den immunstimulatorischen Substanzen bakterieller Herkunft hat *Mycobacterium bovis* vom Stamm **BCG**,
das als einziges Bakterium in Form einer lebenden Vakzine verabreicht
wird. Es wird zur Stimulation der Antitumorimmunität (vor allem gegen
das Adenokarzinom der Harnblase) verwendet. Auch *Muramyldipeptid*
(MDP), ein kleines, aus dem BCG-Stamm isoliertes Peptid, hat immunsti-
mulatorische Wirkung. Seine Nachteile sind die kurze biologische Halbwertzeit und das Auslösen unerwünschter Nebenwirkungen wie Fieber
und anderer Reaktionen des ZNS.

Von den Produkten aus Hefen und höheren Pilzen werden zur Stimulation von Mechanismen der natürlichen Immunität und vor allem der
Makrophagenaktivität verschiedene Glukane verwendet. Glukane sind
Polysaccharide, die sich aus einer großen Zahl an Glukoseeinheiten zusammensetzen. Man gewinnt Glukane aus den Zellwänden einiger Bakterien (*Curdlan* aus *Alcaligebes faecalis*), Hefen (Glukan aus *Saccharo-
myces cerevisiae*) und höheren Pilzen (Basidiomyceten) wie *Schyso-
phylan* aus dem japanischen holzschädigenden Pilz *Schysophyllum com-
mune* oder *Pleuran* aus dem essbaren und geschmacklich sehr guten

Austernseitling (*Pleurotus ostreatus*). In Japan werden Glukane in der Prävention und Therapie mancher Malignome und vor allem von Leukämien verwendet.

13.1.3. Probiotische Bakterien

Gesundheitlich vorteilhafte Wirkungen der sauren Milch wurden bereits im Alten Testament (Buch Genesis) erwähnt. Seit den Zeiten Metschnikows Ende 19. und Anfang 20. Jahrhundert wurden viele empirische Kenntnisse gesammelt, die die vorteilhafte Wirkung von Joghurt und anderen Produkten der Milchsäuerung auf die menschliche Gesundheit beweisen. Die Produkte der sauren Milch entstehen durch die Einwirkung von Milchsäurebakterien, die typische probiotische Bakterien darstellen. Vor allem gehören dazu verschiedene Arten von Laktobazillen, Bifidusbakterien und einige Arten von Enterokokken und Streptokokken.

Probiotika wurden ursprünglich als lebende nicht pathogene Mikroorganismen definiert, die nach der Besiedelung des Gastrointestinaltrakts gesundheitlich vorteilhaft auf den Wirt einwirken. Die heutige Definition ist breiter gefasst: *Probiotika sind Stoffe oder Produkte, die in genügender Menge lebensfähige Mikroorganismen enthalten, um nach Implantation oder Kolonisation an einem bestimmten anatomischen Ort die Mikroflora des Wirtes zu verändern und dadurch die Entfaltung ihrer gesundheitlich vorteilhaften Wirkungen zu ermöglichen.* Diese Definition folgte aus neueren Kenntnissen, nach denen einige Stämme von probiotischen Bakterien nicht nur in der Prävention von Durchfallerkrankungen, Entzündungen, Allergien, Tumorerkrankungen und anderen Erkrankungen verwendet werden können, sondern auch zu deren Therapie.

Der Mensch lebt in ständigem Kontakt mit Milliarden von Mikroorganismen, die an seinen Schleimhäuten angesiedelt sind. Der größte Anteil befindet sich im Dickdarm. Man schätzt, dass der Darm eines erwachsenen Menschen ein bis eineinhalb Kilogramm Mikroorganismen mit etwa 500 Arten verschiedener Bakterien enthält. Diese sind nicht nur passive Besiedler des Darmtrakts, sondern erfüllen auch wichtige Funktionen bei der Nahrungsverarbeitung (im GIT eines durchschnittlichen Menschen werden im Laufe seines Lebens etwa 60 Tonnen Nahrung verarbeitet) und bei der Erhaltung der physiologischen Homöostase des Wirtsorganismus.

Die normalen und gesundheitlich vorteilhaften Funktionen kann nur eine Darmmikroflora gewährleisten, die eine genügend große Menge an probiotischen Bakterien enthält. Davon gibt es am meisten im Darm von Säuglingen, und sie verschwinden zunehmend mit steigendem Lebensalter. Im Darm alter Menschen gibt es nur sehr wenige probiotische Bakterien. Den überwiegenden Anteil an Darmbakterien bilden verschiedene wenig vorteilhafte bis schädigende Bakterien. Das sind vor allem Fäulnisbakterien, die toxische Produkte wie Ammoniak und Schwefelwasserstoff produzieren und allmählich den Wirtsorganismus schädigen. Zu beträchtlichen ungünstigen Veränderungen in der Zusammensetzung der Darmmikroflora kam es in den letzten hundert Jahren vor allem in den Industrieländern, wo die natürlichen Nahrungsmittel durch künstlich mit verschiedenen Zusatzstoffen und Konservierungsmitteln versetzte Nahrungsmittel ersetzt wurden. Auch die veränderte und verschmutzte Umwelt wirkt sich häufig negativ aus. Die ungünstige Verschiebung der Darmmikroflora von probiotischen Bakterien in Richtung Fäulnisprozesse fördernde Bakterien tritt deswegen nicht nur bei alten Menschen auf, sondern auch bei Personen jüngerer Altersgruppen.

Die Grundlage der gesundheitlich vorteilhaften Funktionen einer probiotischen Darmmikroflora liegt in ihrem unmittelbaren Kontakt mit dem lokalen Immunsystem, welches das *mit Darm assoziierte lymphatische Gewebe* (abgekürzt **GALT** aus *gut-associated lymphoid tissue*) bildet. Die Darmbakterien, das Darmepithel (das natürliche Hindernis, das den Übertritt der Bakterien in andere Gewebsschichten steuert) und GALT beeinflussen sich ständig untereinander. Sie führen miteinander eine Art „Trialog", der auf einer sehr weiträumigen Fläche des GIT stattfindet, die bei einem erwachsenen Menschen 250 bis 350 m² beträgt.

Die Störung irgendeiner dieser drei Komponenten führt zu einer ungenügenden Abwehr gegen pathogene oder bedingt pathogene Mikroorganismen und zu einer mangelhaften immunologischen Toleranz (Verträglichkeit) von Nahrungsmittelantigenen. Die Störung dieser peripheren immunologischen Toleranz führt zur Immunüberempfindlichkeit, die sich in Form von allergischen Erkrankungen wie Nahrungsmittelallergien, atopisches Ekzem (Dermatitis), allergische Rhinitis (Schnupfen), Asthma bronchiale und anderen äußert. Die häufigsten Ursachen einer Störung im erwähnten Trialog sind pathogene Mikroorganismen und Viren, perorale Breitbandantibiotika, immunsuppressive und zytostatische Arzneimittel, toxische Substanzen, die sich in der Nahrung befinden, und nicht zuletzt verschiedene Stresssituationen.

Auf Grund dieser Tatsachen ist es vorteilhaft, im Laufe des menschlichen Lebens die Zusammensetzung der Darmmikroflora zu regulieren, was durch verschiedene *funktionelle Nahrungsmittel* und *Nahrungsergänzungspräparate*, die probiotische Bakterien enthalten, erfolgen kann. Zu den funktionellen Nahrungsmitteln gehören nicht nur die traditionellen Produkte der sauren Milch wie Joghurts, Kefirmilch, Joghurtmilch und ähnliches, sondern auch der natürliche (nicht thermisch verarbeitete) Brimsen (Schafkäse). Die Wirkung solcher funktioneller Nahrungsmittel ist begrenzt durch die Zahl und die Lebensfähigkeit der enthaltenen probiotischen Bakterien. Damit die Bakterien bis in den Dickdarm gelangen und seine Schleimhaut besiedeln können, muss die konsumierte Dosis mindestens 500 Millionen (5×10^8) bis eine Milliarde (10^9) sein. Eine solche Menge probiotischer Bakterien befindet sich zum Beispiel in 100 Gramm Brimsen oder etwa in 20 Liter Joghurt. Die Lebensdauer der Milchsäurebakterien ist in den funktionellen Nahrungsmitteln zeitlich begrenzt. Beispielsweise überleben Bifidusbakterien in verschiedenen Joghurts vom Zeitpunkt der Herstellung an höchstens 8 bis 10 Tage.

Daraus folgt, dass die Bedingung einer genügend großen Menge an lebensfähigen probiotischen Bakterien am besten durch Nahrungsergänzungspräparate erfüllt wird, die peroral in Form von Gelatinekapseln verabreicht werden. In diese Kapseln können Bakterien im lyophilisierten Zustand (damit wird ihre Lebensdauer von mindestens einem Jahr gewährleistet) und in genügender Menge eingefüllt werden. Daneben können zu den probiotischen Bakterien auch Vitamine oder mangelnde Spurenelemente, wie unter mitteleuropäischen Bedingungen Selen, zugegeben werden. Ein Beispiel eines solchen Nahrungsergänzungspräparats ist *Enterococcus* forte + Selen.

Probiotika entfalten ihre vorteilhaften gesundheitsfördernden Wirkungen vor allem durch ihre immunmodulatorischen Aktivitäten, die übersichtlich in der Tabelle 10 wiedergegeben werden.

Die immunstimulatorischen Wirkungen der Probiotika spielen eine präventive Rolle bei:

– Durchfällen (Diarrhoe), die durch Antibiotika oder Chemotherapeutika verursacht wurden, oder bei Reisediarrhoe

Tabelle 10. Immunmodulatorische Wirkungen der Probiotika

Stimulation	– der Mechanismen der natürlichen Immunität – der Bildung von sekretorischem IgA und der lokalen Immunantwort – der oralen Toleranz auf Nahrungsmittelantigene – der Resistenz auf spontane Tumore
Erhalten	– des physiologischen Gleichgewichts zwischen T_H1- und T_H2-Lymphozyten
Verringerung (Dämpfung)	– der nicht regulierten (schädigenden) Entzündung im menschlichen Darm – der allergischen Überempfindlichkeit auf Nahrungsmittelantigene
Normalisierung	– der Dysfunktion der Darmschleimhaut

- entzündlichen Erkrankungen des GIT (Morbus Crohn, Colitis ulcerosa);
- Tumorerkrankungen (kolorektales Karzinom, Prostatakarzinom, Harnblasenkarzinom)
- allergischen Erkrankungen (atopisches Ekzem, atopische Rhinitis, atopisches Asthma)

Das Erhalten des physiologischen Gleichgewichts zwischen T_H1- und T_H2-Lymphozyten verhindert, dass der atopische T_H2-Phänotyp das Übergewicht gewinnt. Deswegen erhöhen Probiotika die Resistenz gegen die Entstehung atopisch allergischer Erkrankungen. Man empfiehlt, dass Mütter mit atopischer Anamnese zwei Wochen vor der Geburt und während des Stillens Probiotika einnehmen sollten. Damit wird das Risiko zur Entstehung allergischer Erkrankungen bei ihren Kindern verringert. Mehrere Arbeiten deuten darauf hin, dass Probiotika den Cholesterinspiegel im Blut senken und damit eine präventive Wirkung gegen die Entstehung von Arteriosklerose haben könnten.

In den letzten Jahren wurden die Kenntnisse über Probiotika durch experimentelle Beobachtungen und kontrollierte klinische Studien sehr erweitert. Man beginnt darüber zu sprechen, dass im 21. Jahrhundert die Ära der Antibiotika durch die Ära der Probiotika ersetzt werden wird. Die pharmazeutische Industrie beginnt mit der Herstellung von Nahrungsergänzungspräparaten, die eine genau dokumentierte und klinisch überprüfte „gesundheitlich vorteilhafte Wirkung" zeigen und eine bekannte standardisierte Zusammensetzung mit Dosierungsempfehlung, Stabilität und deklarierter Zahl an lebensfähigen bakteriellen Keimen (mindestens 10^9) aufweisen. Für diese Präparate wurde der neue Begriff **Immunbiotika** eingeführt, damit sie sich von klassischen fermentierten Produkten der sauren Milch unterscheiden, die als Probiotika in Nahrungsmittelfabriken hergestellt werden. Diese Kenntnisse führten zur Ausbildung eines neuen biotechnologisch-medizinischen Faches, der **probiotischen Medizin**. Ihr Ziel ist die genaue Charakterisierung von Mechanismen, mit denen die Darmmikroflora nicht nur das Schleimhautimmunsystem beeinflusst, sondern auch den allgemeinen Gesundheitszustand und das Lebensbehagen jedes Individuums, und sollte dazu führen, diese Informationen in der Prävention und Therapie von Krankheiten auszunützen.

Die Entwicklung der probiotischen Medizin brachte neben den günstigen Ergebnissen von experimentellen und klinischen Studien auch andere Überlegungen, besonders den Vergleich zwischen Eigenschaften von Probiotika gegenüber Antibiotika.

1. Probiotika stellen eine alternative Therapieform dar und können in der Prävention und Therapie solcher Erkrankungen wirksam sein, die man weder durch Antibiotika noch durch Chemotherapeutika beeinflussen kann.

2. Im Gegensatz zu Antibiotika zerstören Probiotika nicht die vorteilhafte Darmmikroflora, verursachen nicht die Entstehung resistenter pathogener Mikroorganismen und haben keine unerwünschten Nebenwirkungen.
3. Antibiotika haben häufig eine immunsuppressive Wirkung, Probiotika dagegen wirken immunstimulatorisch.
4. Probiotika sind natürliche Substanzen, die in Form funktioneller Nahrungsmittel und Nahrungsergänzungspräparate verabreicht werden. Als Immunbiotika können sie gut standardisiert werden.
5. Probiotika sind typische Präparate einer individuellen medizinischen Versorgung, weshalb ihre Verordnung und Einnahme nicht das Budget des Gesundheitssystems belastet, außer bei registrierten probiotischen Arzneimitteln, die in Zukunft in die therapeutische Praxis eingeführt werden.
6. Die Herstellung und Gabe der Probiotika ist in voller Übereinstimmung mit den heutigen ökologischen Anforderungen.

13.1.4. Endogene immunregulatorische Stoffe

Endogene immunregulatorische Stoffe entstehen im Organismus und beeinflussen regulatorisch das Immunsystem. Man kann sie in drei Gruppen einteilen – Thymushormone, Leukozytendialysat und Zytokine.

Die **Thymushormone** werden vom Thymus produziert, einer Drüse mit innerer Sekretion. Es sind Polypeptidhormone, von denen etwa 40 bekannt sind und die bei Vorliegen einer definierten Struktur in *Thymopoetine* und in *Thymosine* eingeteilt werden. Sie stimulieren vor allem die spezifische zelluläre Immunität. Thymopoetin II besteht aus 49 Aminosäureeinheiten. Die gleiche immunmodulatorische Aktivität hat auch das Pentapeptid *Thymopentin*, das mit der Aminosäuresequenz der Position 32 bis 36 von Thymopoetin II völlig übereinstimmt. Die Thymosine entstehen aus größeren Präkursoren, den Prothymosinen. In der Therapie einer abgeschwächten T-zellulären Immunität wird vor allem *Thymosin α1* verwendet, das 28 Aminosäuren enthält. Es stimuliert die Produktion von IL-2 und damit auch die Aktivität von zytotoxischen T-Lymphozyten. *Thymulin* ist ein Nonapeptid, das Zink enthält und die Bildung von regulatorischen T-Lymphozyten stimuliert.

Leukozytendialysat (*Transfer-Faktor*) ist ein Lymphozytenextrakt, der Substanzen mit einem Molekulargewicht von 4000 bis 6000 enthält und sich vor allem aus Aminosäuren, kleinen Oligopeptiden und Nukleotiden zusammensetzt. Dieser Extrakt stimuliert die spezifische zelluläre Immunität und verbessert die Immunantwort der T-Lymphozyten bei Kranken mit chronischen Infektionen vor allem viraler Herkunft und bei Kranken mit Tumorerkrankungen.

Obwohl die **Zytokine** meistens nicht als Einzelsubstanz wirken, sondern innerhalb von bestimmten Gruppen, die ein Zytokinnetzwerk bilden, haben einige Zytokine eine Rolle als Immunmodulatoren gefunden. Dazu zählen Zytokine, die das Reifen der Blutzellen stimulieren, Interferone und einige Interleukine. Die längsten klinischen Erfahrungen gibt es mit der Gabe von rekombinantem *Erythropoetin*, das stimulierend auf das Reifen von Erythrozyten wirkt. Erythropoeitin wird zur Anhebung einer erniedrigten Zahl von roten Blutzellen (Erythrozyten) verwendet. Bei Neutropenien (verringerte Zahl von zirkulierenden Neutrophilen) wird der rekombinante *koloniestimulierende Faktor der Granulozyten*, G-CSF (*granulocyte colony stimulating factor*), oder der *koloniestimulierende Faktor der Granulozyten und Makrophagen*, GM-CSF (*granulocyte macrophage colony stimulating factor*), verabreicht. Neutropenien können aus verschiedenen Gründen wie auch durch die Behandlung onkologischer Patienten mit Chemo- oder Strahlentherapie entstehen. Bei der zytostatischen Therapie von Tumorerkrankungen verringert sich im Blut der Patienten auch die Zahl der Thrombozyten (Thrombozytopenie). Durch die Gabe von rekombinantem *Thrombopoeitin* und rekombinantem IL-11 kann man die Zahl der Thrombozyten erhöhen.

In der Behandlung von verschiedenen Infektions- und Tumorerkrankungen spielen rekombinante **Interferone** eine Rolle. *IFN-α* wird zur Behandlung der chronisch aktiven Hepatitis B und C, der Haarzell-Leukämie und zur Behandlung des malignen Melanoms verwendet. *IFN-β* wird in kleinerem Ausmaß zur Dämpfung der schädigenden Entzündung bei multipler Sklerose angewendet. *IFN-γ* stimuliert die Aktivität der NADPH-Oxidase, die bei der chronischen granulomatösen Erkrankung nicht ausreichend vorhanden ist.

Von den rekombinanten **Interleukinen** wurde in der klinischen Praxis bis jetzt am meisten IL-2 bei Patienten mit verschiedenen Tumorerkrankungen eingesetzt. Die Grundlage der Antitumorwirkung von IL-2 liegt in der Aktivierung von zytotoxischen T-Lymphozyten und NK-Zellen unter Entstehung von LAK-Zellen (*lymphokine-activated killer cells*) oder TIL-Zellen (*tumor-infiltrating lymphocytes*). Diese sind den zytotoxischen T-Lymphozyten ähnlich, aber in der Beseitigung von bösartigen Tumorzellen viel wirksamer.

Der wichtigste Vertreter von synthetischen immunmodulatorischen Substanzen ist **Levamisol** (Phenylimidazolthiasol), das ursprünglich als Medikament gegen Helminthen (parasitierende Würmer) eingesetzt wurde. Levamisol wirkt stimulatorisch auf T-Lymphozyten, Makrophagen und Neutrophile.

13.2. Immunsuppression

Immunsuppression bedeutet eine Dämpfung der Aktivität des Immunsystems und kommt entweder zufällig und unerwünscht oder gezielt zum gesundheitlichen Vorteil für den Patienten zustande. *Zufällig* wirken verschiedene toxische Xenobiotika und einige Einflüsse der natürlichen Umwelt einschließlich Infektionen. Unter den Infektionen sind es vor allem virale Infektionen wie das Syndrom der erworbenen menschlichen Immunschwäche (AIDS), das durch das Virus HIV-1 oder HIV-2 ausgelöst wird. Als Folge der immunsuppressiven Wirkung wird die Funktion des Immunsystems *immer* ungünstig beeinflusst. Die *therapeutische Immunsuppression* hingegen wird in klinischen Situationen durchgeführt, in denen die Aktivität des Immunsystems die Gesundheit des Betroffenen schädigt. Die therapeutische Immunsuppression erfolgt durch sogenannte *Immunsuppressiva* vor allem bei Autoimmunerkrankungen und nach Organtransplantationen, wenn die Abstoßung (rejection) des transplantierten Organs verhindert werden soll. **Immunsuppressiva** sind Substanzen synthetischer oder biologischer Herkunft, die die Aktivität des Immunsystems auf verschiedenen Ebenen unterdrücken (inhibieren).

Chemische Immunsuppressiva sind synthetisch oder biotechnologisch hergestellte Arzneimittel, von denen einige ursprünglich als zytotoxische Antibiotika aus Mikroorganismen isoliert wurden.

Synthetische Immunsuppressiva
- synthetische Glukokortikoide (Prednison, Prednisolon, Dexamethason, Triamcinolon)
- alkylierende Substanzen (Cyclophosphamid)
- Antimetaboliten (Azathioprin, Mykophenolsäure, Methotrexat, Leflunomid)

Produkte aus Mikroorganismen (Antibiotika)
- Ciclosporin A
- FK506 (Tacrolimus)
- Rapamycin (Sirolimus)

Nach ihrem Wirkungsmechanismus kann man chemische Immunsuppressiva in sechs grundlegende Gruppen einteilen, die übersichtlich in der Tabelle 11 wiedergegeben werden.

Glukokortikoide (synthetische) werden seit vielen Jahren als antiinflammatorische und immunsuppressive Arzneimittel verwendet. Die natürlichen Glukokortikoide (Corticosteron, Cortisol) werden von der Nebennierenrinde als Antwort auf die Aktivierung der Hypothalamus-Hypophysen-Nebennierenrinden-Achse sezerniert. Sie wirken auf die Zielzellen über intrazelluläre (zytoplasmatische) Rezeptoren. Unter physiologischen Bedingungen beeinflussen sie nicht nur die Aktivitäten des

Immunsystems, sondern auch Aktivitäten des Herz-Kreislauf-Systems (sie erhöhen den Blutdruck), der Nieren, der Skelettmuskulatur und des ZNS. Die Grundlage ihrer antiinflammatorischen und immunsuppressiven Wirkung ist die Hemmung von Genen, die verschiedene Zytokine (IL-1, IL-2, TNF) und deren Rezeptoren (IL-2R) kodieren, die Blockierung der induzierbaren NO-Synthetase und der Cyclooxygenase-2. Analog wirken auch die synthetischen Glukokortikoide Prednison, Prednisolon, Triamcinolon und Dexamethason.

In der Klinik werden Glucocorticoide vor allem zur Therapie von entzündlichen Erkrankungen wie Asthma bronchiale, rheumatoide Arthritis (chronische Polyarthritis), Vaskulitiden, manche Hauterkrankungen (Psoriasis, Ekzem) und Autoimmunerkrankungen (SLE) verwendet. In der Vergangenheit gehörten sie zu den am meisten verwendeten Immunsuppressiva zur Prävention von Transplantatabstoßungen. Inzwischen werden sie eher stoßweise zur Therapie von akuten Abstoßungsreaktionen verwendet.

Tabelle 11. Hauptgruppen der immunsuppressiven Substanzen

Gruppe	Beispiel	Wirkungsmechanismus
Regulatoren der Genexpression	Glukokortikoide	Hemmung der Gene für IL-2, NO-Synthetase
Alkylierende Substanzen	Cyclophosphamid	Alkylierung der Basen im DNA-Molekül, Hemmung der B-Zell-Antwort
Inhibitoren der Purinsynthese	Azathioprin, Mykophenolsäure	Hemmung der Guanosinnukleotidsynthese, Apoptose von aktivierten T-Lymphozyten
Inhibitoren der Pyrimidinsynthese	Leflunomid	Hemmung der Synthese von Pyrimidinnukleotiden
Inhibitoren der Purin- und Pyrimidinsynthese	Methotrexat und seine Polyglutamatderivate	Hemmung der Synthese von Purin- und Pyrimidinnukleotiden
Inhibitoren der Kinasen und Phosphatasen	Ciclosporin A und FK 506 (Tacrolimus)	Hemmung der Kalzineurinphosphatase, Hemmung der Bildung von IL-2 und anderen Zytokinen
	Rapamycin (Sirolimus)	Hemmung von Kinasen, Stimulation der Apoptose von aktivierten T-Lymphozyten

Glukokortikoide werden gut toleriert, wenn sie nur kurzzeitig verabreicht werden. Bei chronischer Verabreichung entstehen unerwünschte Nebenwirkungen, die sich aus der Immunsuppression (erhöhte Neigung zu Infektionskrankheiten), aus ihrem Überschuss (Hypertension, Osteoporose) und aus der Störung im Metabolismus der Saccharide und Lipide ergeben.

Cyclophosphamid ist eines der ersten immunsuppressiven Arzneimittel und gehört zu den alkylierenden Substanzen. Cyclophosphamid alkyliert Biopolymere (baut Alkylgruppen in deren Moleküle ein) und bildet dadurch falsche Bindungen zwischen den Strängen der DNA, RNA und Proteinen. Die Folge ist eine Schädigung der normalen biologischen Aktivität, die sich am stärksten bei B-Lymphozyten und deren Antikörperbildung bemerkbar macht. Cyclophosphamid unterdrückt aber auch die Proliferation von T-Lymphozyten und wird erfolgreich in der Therapie der rheumatoiden Arthritis (chronischen Polyarthritis), mancher Vaskulitiden, des Lupus erythematodes (SLE), der Polymyositis und der multiplen Sklerose verwendet.

Azathioprin ist das älteste Immunsuppressivum, das in der Kombinationstherapie von Abstoßungsreaktionen bei Patienten mit allogener Organtransplantation verwendet wird. Im Organismus wird es zu Metaboliten umgewandelt, die mehrere an der Purinsynthese beteiligten Enzyme inhibieren. In der Folge werden keine Purinbasen (Adenin, Guanin) gebildet, die aber ein unerlässlicher Nukleotidbestandteil der DNA- und RNA-Moleküle sind. Das führt zur Hemmung der T- wie auch B-Lymphozytenproliferation nach Antigenstimulation.

Mykophenolsäure wurde vor ungefähr 100 Jahren bereits als Fermentationsprodukt bestimmter Arten der Gattung *Penicillium* isoliert. Ihr Mofetilester **Mykophenolat Mofetil** gehört zu den neueren Immunsuppressiva, die in den letzten zehn Jahren als ein möglicher Ersatz von Azathioprin in der klinischen Verwendung versucht wurden. Im Organismus wird Mykophenolat Mofetil zur Mykophenolsäure hydrolysiert, die durch Hemmung des Enzyms Inosinmonophosphatdehydrogenase die Synthese der Guanosinnukleotide blockiert und dadurch die Proliferation von T- und B-Lymphozyten verhindert. Die Mykophenolsäure stimuliert auch die Apoptose von aktivierten T-Lymphozyten und hat bedeutende antiinflammatorische Wirkungen auf der Basis einer Bildungshemmung von Adhäsionsmolekülen, die den Übertritt von Lymphozyten und Monozyten aus der Mikrozirkulation zum Ort der sich entwickelnden Entzündung gewährleisten.

Leflunomid wurde ursprünglich als Herbizid (Substanz zur Unkrautvernichtung) synthetisiert und ist durch Hemmung der Pyrimidinnukleotidbildung eine wirksame immunsuppressive Substanz in Bezug auf T- und B-Lymphozyten. Es wird vor allem in der Therapie der rheumatoiden Arthritis verwendet.

Methotrexat ist ein Folsäureantagonist und blockiert transmethylierende Reaktionen, womit die Freisetzung von Adenosin mit nachfolgender Verringerung der Guanosinbildung erhöht wird. Damit werden die Entzündungsreaktion und die DNA-Replikation als Folge eines Purin- und Pyrimidinnukleotidmangels gehemmt. Methotrexat hemmt die Immunantworten durch Stimulation der Apoptose von aktivierten T-Lymphozyten. Die Grundlage seiner antiinflammatorischen Wirkung ist die Bildungshemmung der proinflammatorischen Zytokine IL-1 und IL-5. Methotrexat hat nach Verabreichung eine lange Halbwertzeit im Organismus und wird daher üblicherweise in kleinen Dosen nur einmal wöchentlich verabreicht. Besonders günstige Wirkungen hat Methotrexat bei der Therapie der rheumatoiden Arthritis, bei der sich die immunsuppressiven wie auch die antiinflammatorischen Aktivitäten von Methotrexat günstig auswirken. Methotrexat hat sich auch in der Therapie anderer Autoimmunerkrankungen als vorteilhaft erwiesen.

Ciclosporin A ist ein zyklisches, aus elf Aminosäureeinheiten zusammengesetztes Polypeptid, das aus dem Pilz *Tolypocladium inflatum* isoliert wurde. Seit 1983 wird es in der Transplantionsmedizin vor allem zur Langzeitprävention von Organabstoßungen (zum Beispiel transplantierte Niere) verwendet. Die „Ciclosporin-Ära" hat eine deutliche Ausbreitung der Transplantationen seit den achtziger Jahren des vergangenen Jahrhunderts ermöglicht. Ciclosporin A hat ein schmales therapeutisches Fenster. Das bedeutet, dass die therapeutische Wirkung nur in einem engen Konzentrationbereich erfolgt. Niedrigere Konzentrationen sind nicht wirksam, und höhere Konzentrationen sind toxisch. Deswegen muss bei transplantierten Patienten die therapeutische Dosis ständig kontrolliert werden. Die immunsuppressive Wirkung von Ciclosporin ist vor allem auf T-Lymphozyten beschränkt.

Ciclosporin A wirkt durch Bindung an intrazelluläre Rezeptoren, die Proteine aus der Gruppe der Immunophiline darstellen. *Immunophiline* befinden sich in allen Zellen. Sie sind an verschiedenen lebenswichtigen Prozessen beteiligt und wirken vor allem an der Übertragung intrazellulärer Signale. Immunphilin hemmt nach der Bindung von Ciclosporin die Aktivität des Kalzineurins. *Kalzineurin* ist ein Enzym mit der Funktion einer Phosphatase, die aus Proteinen Phosphatgruppen abspaltet. Damit reguliert Kalzineurin die Aktivität mehrerer *Transkriptionsfaktoren*, die das Signal zu den regulatorischen Genregionen der Kern-DNA übertragen. Nach der Aktivierung der T-Lymphozyten über Antigenrezeptoren wird das Signal vor allem mithilfe des Transkriptionsfaktors *NFAT* (**N**uclear **F**actor of **A**ctivated **T** *cells*) übertragen. Kalzineurin dephosphoryliert NFAT, was eine unerlässliche Bedingung ist, damit NFAT aus dem Zytoplasma in den Zellkern gelangt. Dort bindet es sich an regulatorische Regionen (Promotoren) der Gene für mehrere Zytokine, vor allem für IL-2. Wenn Ciclosporin mittels Immunphilin die Aktivität von Kalzineurin inhibiert, wird die Expression dieser Gene beendet. Das hat einen Mangel an jenen Zytokinen zur Folge, die zur Aktivierung von T-Lymphozyten notwendig sind. Damit folgt auch die Einschränkung ihrer Beteiligung an der Abstoßung des transplantierten Organs oder bei anderen Immunantworten. Ciclosporin A blockiert auf diese Weise nicht nur die Bildung von IL-2 und seinem Rezeptor, sondern auch die Bildung von IL-3, IL-4, IFN-γ, TNF und von einigen kostimulatorischen Molekülen (CD40L, CD69).

Auf eine ähnliche Weise wie Ciclosporin A wirken auch FK506 und Rapamycin durch inhibierende Wirkung auf Kalzineurin.

FK506 (Tacrolimus) ist ein makrozyklisches Lakton, isoliert aus dem Aktinomyzeten *Streptomyces tsukubaensis*. Es wird in gleichen immunsuppressiven Indikationen wie Ciclosporin A verwendet, aber in bedeutend niedrigeren Dosen. Deswegen wird es erfolgreich bei den Patienten verabreicht, die eine Ciclosporintherapie schlecht vertragen.

Rapamycin (Sirolimus) ist auch ein makrozyklisches Lakton, das schon früher aus dem Aktinomyzeten *Streptomyces hygroscopicus* ursprünglich als antifugale Substanz isoliert wurde. Später erst wurde seine Antitumorwirkung und seit neuestem auch seine starke immunsuppressive Wirkung bewiesen. In der klinischen Verwendung zur Prävention von Transplantatabstoßungen ist Rapamycin erst seit etwa sechs Jahren.

Tacrolimus und Sirolimus wirken nicht über die Immunophiline, sondern durch Bindung an einen anderen Proteintyp, der als FKBP (**FK**506 **B**inding **P**roteins) bezeichnet wird. Auch Komplexe FKBP mit FK506 oder Rapamycin hemmen Kalzineurin. Daneben blockieren sie auch Aktivitäten einiger Kinasen, die Proteine phosphorylieren und dadurch ihre Aktivitäten regulieren. An der Übertragung der Signale von den Oberflächenrezeptoren zur Kern-DNA sind mehrere Vermittlermoleküle beteiligt, unter denen Kinasen eine wichtige Rolle spielen. Inhibition der Kinasen blockiert die entsprechenden Signalwege, was über eine ungenügende Aktivierung der T-Lymphozyten und nachfolgend auch der B-Lymphozyten eine Hemmung der Immunantworten zur Folge hat.

Die erwähnten Immunsuppressiva werden in der immunsuppressiven Therapie bei allogener Organtransplantation, bei der Hemmung der Reaktion des Transplantats gegen den Wirt nach der Knochenmarktransplantation und in der Therapie mehrerer Autoimmunerkrankungen angewendet.

Die wichtigsten **Immunsuppressiva biologischer Herkunft** sind einige **Antikörper**. Die ersten Antikörper zur Therapie von Komplikationen nach Transplantationen und zur Unterdrückung von Transplantatabstoßungen waren *Antikörper gegen menschliche Lymphozyten*. Sie wurden durch Immunisierung von Pferden mit menschlichen Lymphozyten und der folgenden Isolierung der Immunglobuline aus dem Pferdeserum (ALG – Antilymphozytenglobulin) oder durch Immunisierung von Kaninchen mit menschlichen Thymozyten (ATG – Antithymozytenglobulin) gewonnnen. Diese Antikörper bewirkten eine starke, aber zeitlich begrenzte Abnahme der zirkulierenden T-Lymphozyten (im Fall der ATG) oder T- und B-Lymphozyten (bei Gabe von ALG). Das Ergebnis war die Suppression der zellulären und in geringerem Maße auch der Antikörperimmunität.

Später wurde begonnen, zu diesem Zweck **monoklonale Antikörper** zu verwenden, die spezifischer sind als konventionelle Antikörper. Der erste monoklonale Antikörper, der in der Transplantationsmedizin verwendet wurde, war ein monoklonaler Antikörper gegen das Molekül CD3, das ein Bestandteil des Antigenrezeptors der T-Lymphozyten ist. *Anti-CD3-Antikörper* wurden ursprünglich durch Hybridomtechnologie mit Mauszellen gewonnen. Neben der immunsuppressiven Wirkung zeigten sich auch Nebenwirkungen wie Übelkeit, Fieber, Muskelschmerzen, Durchfall und Kopfschmerzen als Folge einer erhöhten Zytokinfreisetzung. Da Anti-CD3-Antikörper murinen (aus Mäusezellen stammenden) Ursprungs waren, bildeten sich im menschlichen Organismus Antikörper, die nach der weiteren Verabreichung von Anti-CD3-Antikörpern deren immunsuppressive Aktivität blockierten. Eine solche Blockade entsteht auch nach Gaben anderer xenogener Antikörper.

Ähnliche Eigenschaften haben auch monoklonale Antikörper gegen die Differenzierungsmoleküle CD4 (kostimulatorisches Molekül der Helfer T-Lymphozyten) und CD8 (kostimulatorisches Molekül der zytotoxischen T-Lymphozyten). Sie sind aber spezifischer als Anti-CD3-Antikörper, weil sie nicht gegen alle T-Lymphozyten wirken, sondern nur gegen die entsprechenden Subpopulationen. In der Behandlung von Posttransplantationszuständen haben sich vor allem *Anti-CD4* monoklonale Antikörper bewährt.

Die Komplikationen infolge des murinen Ursprungs der monoklonalen Antikörper können durch Verwendung von chimären oder humanisierten monoklonalen Antikörpern beseitigt werden. *Chimäre monoklonale Antikörper* haben nur die variablen Domänen ihrer Moleküle von Mäusen, die konstanten Domänen sind aus dem menschlichen Genom kodiert. Noch vorteilhafter sind *humanisierte monoklonale Antikörper*, in denen aus dem Mäusegenom nur die hypervariablen Abschnitte der variablen Domänen stammen, andere Molekülteile aber humanen Ursprungs sind. Solche monoklonalen Antikörper werden mit Methoden der Gentechnologie synthetisiert. Im menschlichen Organismus bilden sich üblicherweise keine Antikörper. Ein weiterer Vorteil liegt auch darin, dass ihre Halbwertzeit *in vivo* deutlich länger ist als die Halbwertzeit von monoklonalen Mausantikörpern.

Zu den wichtigsten humanisierten monoklonalen Antikörpern, die zur Therapie von Abstoßungsreaktionen von transplantierten Organen und Geweben verwendet werden, gehören:

a) *Anti-CD25-Antikörper*, der gegen die α-Kette des IL-2 Rezeptors gerichtet ist. Der IL-2-Rezeptor kommt nur auf der Oberfläche von aktivierten T-Lymphozyten vor. Der Antikörper hemmt daher vorwiegend aktivierte T-Lymphozyten.

b) Monoklonale Antikörper, die gegen verschiedene kostimulatorische Moleküle gerichtet und an Wechselwirkungen zwischen Antigenpräsentierenden Zellen und T-Lymphozyten beteiligt sind. Solche sind vor allem *Anti-CD4*, *Anti-CD28* (CD28 ist ein kostimulatorisches Molekül auf T-Lymphozyten), *Anti-CD40* (Molekül CD40 befindet sich auf der Oberfläche von dendritischen Zellen, Makrophagen, B-Lymphozyten und Endothelzellen), *Anti-CD45* (CD45 ist auf der Oberfläche von aktivierten und Gedächtnis-T-Lymphozyten) und *Anti-CD154* (Ligand für das Molekül CD40).

c) Monoklonale Antikörper der neuesten Generation, die gegen Kinasen und andere signalübermittelnde Moleküle, die das Signal vom Antigenrezeptor zum Kern von Lymphozyten übertragen, oder die gegen Adhäsionsmoleküle auf der Oberfläche von T-Lymphozyten gerichtet sind. Dazu gehören *Anti-CD11a* (*Anti-LFA-1*), *Anti-B7* (*Anti-CD80*) und *Anti-CD45RB*-Antikörper.

13.3. Immunsubstitution

Ihr Ziel ist das Ersetzen oder Ergänzen von fehlenden oder in ungenügender Konzentration vorkommenden Komponenten des Immunsystems. In der klinischen Praxis werden zu diesem Zweck vor allem Immunglobuline und in geringerem Ausmaß einige Zytokine verwendet.

13.3.1. Therapeutische Präparate von Immunglobulinen

Es sind nur reine Immunglobulinpräparate zur klinischen Verwendung geeignet. Man bereitet sie aus Blutplasma, das von mindestens 2000 bis 5000 gesunden Spendern gesammelt wurde. Dadurch wird gewährleistet, dass in den Immunglobulinpräparationen ein breites, für eine bestimmte menschliche Population typisches Spektrum an Antikörpern vorhanden ist. Die ersten derartigen Präparate wurden etwa vor sechzig Jahren hergestellt. Ihre Entwicklung erfolgte in drei Generationen. Die Präparate der ersten Generation (*Immunes Serumgammaglobulin*) konnten nur intramuskulär verabreicht werden. Solche Präparate werden heute nicht mehr verwendet. Die Präparate der zweiten und dritten

Generation (*normales menschliches Immunglobulin*) können sowohl intravenös als auch intramuskulär verabreicht werden und müssen mehrere Kriterien der Sicherheit und Wirksamkeit erfüllen. Sie sollten nahezu reines IgG enthalten, das nicht in Form von Aggregaten (unlösliche Klumpen an Ig-Molekülen) vorhanden sein darf, da diese Molekülformationen unerwünschte anaphylaktoide Reaktionen auslösen könnten. Sie sollten keine merkbaren Konzentrationen an IgA enthalten, damit nicht nach Gabe an IgA-defiziente Menschen die Bildung von Anti-IgA-Antikörpern ausgelöst wird. Diese Autoantikörper könnten nach einer weiteren Gabe eines Immunglobulinpräparats mit IgA anaphylaktoide oder sogar anaphylaktische Reaktionen auslösen. Die meisten Hersteller entfernen daher vorhandenes IgA aus den normalen menschlichen Immunglobulinpräparaten. Eine besondere Aufmerksamkeit muss auch der mikrobiologischen Sicherheit gewidmet werden. Immunglobulinpräparate dürfen nicht mit Mikroorganismen oder Viren und seinen Antigenen (besonders Hepatitis-C-Virus und HIV-Virus) kontaminiert werden.

Für die Anwendung von intravenösen Immunglobulinpräparaten (*IVIG*) in der Klinik gibt es zwei Hauptindikationen, nämlich primäre und sekundäre Immundefizienzen und Therapie mancher Autoimmunerkrankungen. Eine Übersicht über die Anwendung von IVIG wird in der Tabelle 12 gegeben.

Intravenöse Immunglobulinpräparate werden üblicherweise Patienten mit einen Serum-IgG-Spiegel unter 4 Gramm pro Liter zur Substitution verabreicht. Bei einem verminderten Serum-Immunglobulinspiegel

Tabelle 12. Übersicht über Krankheiten, für deren Behandlung intravenöse Immunglobuline wirksam sein können

---

Immundefizienzen

	– *primäre*	X-chromosomal gebundene Agammaglobulinämie
		Variable Immundefizienz
		Selektive IgG-Defizienz
		Schwere kombinierte Immundefizienz (SCID)
	– *sekundäre*	Transplantatempfänger
		Chronisch-lymphatische Leukämie
		Multiples Myelom
		Risikoneugeborene
		Kindliches AIDS
Autoimmunerkrankungen		Kawasaki-Krankheit
		Wegener-Granulomatose
		Thrombozytopenische Purpura
		Guillain-Barré-Syndrom
		Multiple Sklerose
		Antiphospholipid-Syndrom

---

erhöht sich das Infektionsrisiko deutlich, vor allem für Infektionen durch Streptokokken und Staphylokokken. Man nimmt an, dass bei Patienten mit entsprechendem Mangel an zirkulierenden IgG eine ausreichend präventive Wirkung durch die Gabe von etwa 400 mg IVIG pro kg Körpergewicht alle drei bis vier Wochen erreicht werden sollte. Bei sekundären Immundefizienzen wird die Dosierung der Immunglobuline individuell angepasst.

Mit der Gabe von IVIG wurden auch bei einigen Autoimmunerkrankungen gute Ergebnisse erreicht. Dazu gehören Autoimmunvaskulitiden (Kawasaki-Krankheit, Wegener-Granulomatose mit Beteiligung von Autoantikörpern gegen Zytoplasmabestandteile der Neutrophilen; ANCA), idiopathische thrombozytopenische Purpura, neurologische Krankheiten (Guillain-Barré-Syndrom, Multiple Sklerose) und Antiphospholipid-Syndrom, bei dem die IVIG-Präparate bei Frauen mit Antiphospholipid-Syndrom zum Verhindern von spontanen Fehlgeburten eingesetzt wurden.

In der Vergangenheit wurden IVIG-Präparate auch zur Prävention bei potenzieller Infektionsgefahr wie bei schweren Verbrennungen oder großen anspruchsvollen Operationen prophylaktisch verabreicht. Heutzutage wird darauf verzichtet, weil IVIG immunmodulatorisch viele regulatorische Funktionen und Effektorfunktionen des Immunsystems beeinflussen. In individuellen Fällen können IVIG wirkungsunterstützend zu Antibiotika und Chemotherapeutika bei septischen Zuständen und anderen schwer wiegenden Infektionen gegeben werden.

Besondere IVIG-Präparate, die aus dem Blutplasma von Menschen isoliert werden, die bestimmte Infektionskrankheiten durchgemacht haben und deren Plasma hohe Antikörpertiter gegen die Erreger dieser Krankheiten enthält, werden zur *Prophylaxe* verwendet. Solche Präparationen sind IVIG, die hohe Titer von Antikörpern gegen Hepatitis-B-Virus, Zytomegalievirus, FSME-Virus und gegen Tetanustoxin enthalten.

Der Mechanismus der immunmodulatorischen Wirkung von intravenösen Immunglobulinen ist sehr kompliziert. Seine wichtigste Funktion ist die *Bindung von IVIG an Fc-Rezeptoren*. Für IgG gibt es verschiedene Arten von Fc-Rezeptoren mit unterschiedlichen Affinitäten für IgG-Moleküle. Sie befinden sich auf unterschiedlichen Zelltypen, die die natürliche und spezifische Immunität gewährleisten. Ein besonderer Rezeptortyp ist FcRn („n" bedeutet „neonate" für neugeboren). Mittels FcRn werden während der Schwangerschaft IgG-Antikörper über die Plazenta in den Blutkreislauf des Fötus übertragen. Diese Rezeptoren befinden sich auf Endothelzellen, auf Epithelzellen der Brustdrüse und des Darmes und auf der Oberfläche von Makrophagen und dendritischen Zellen. Die Bindung an FcRn, der sich im Zytoplasma von Endothelzellen befindet, schützt die IgG-Antikörper vor Degradation und sichert ihre Rückführung auf die Zelloberfläche, von wo aus sie in den Blutkreislauf freigesetzt werden. IgG-Antikörper, die nicht an FcRn gebunden werden, werden durch lysosomale Enzyme zersetzt. Bei deutlichem Anstieg der Immunglobulinkonzentration erhöht sich auch deren Degradation in den Endothelzellen. Über diesen Mechanismus könnten schädigende Autoantikörper nach Gabe von IVIG bei Autoimmunerkrankungen entfernt werden.

Die intravenösen Immunglobuline wirken *antiinflammatorisch*, wenn sie in hohen und üblicherweise einmaligen Dosen gegeben werden. Die Grundlage dieser antiinflammatorischen Wirkung sind Antikörper, die sich in IVIG-Präparaten befinden und die die proinflammatorischen Zytokine IL-1, TNF und IL-8 neutralisieren. Nach der Gabe von IVIG erhöht sich im Patientenserum die Konzentration von proinflammatorischen IL-1Ra (Antagonist des IL-1 Rezeptors) und verringert sich die Expression der Adhäsionsmoleküle auf Entzündungszellen. Diese antiinflammatorische Wirkung von IVIG wurde bei der Kawasaki-Krankheit und beim Guillain-Barré-Syndrom bewiesen.

Die intravenösen Immunglobulinpräparate enthalten große Mengen antiidiotypischer Antikörper, die einige Autoimmunerkrankungen verursachende Autoantikörper neutralisieren können. Dieser Mechanismus spielt möglicherweise bei der Therapie von Vaskulitiden eine Rolle, bei denen die Autoantikörper ANCA pathogenetisch wirken.

Intravenöse Immunglobuline beeinflussen auch die Aktivität des Komplementsystems. Sie wirken inhibitorisch auf die Bildung des zytotoxischen Membranangriffskomplexes (MAC) der Zielzellen.

13.4. Immunoptimierung

Unter diesem Begriff wird eine Korrektur (Modulation) der entzündlichen und sonstigen Immunantworten verstanden, die im maximal möglichen Ausmaß deren schädigende Wirkungen einschränkt und im Gegenzug deren gesundheitlich vorteilhaften Abwehrfunktionen verstärkt. Bis jetzt gibt es relativ am meisten Erkenntnisse über die Optimierung der Entzündungsreaktion.

Eine Entzündungsreaktion ohne optimale Regulation ist die Ursache vieler schwer wiegender Erkrankungen. Sie entsteht dann, wenn das schädigende Ergebnis einer Entzündungsreaktion gegenüber ihrer Schutzfunktion überwiegt. Eine *schädigende Entzündung* kann in den meisten Fällen eine schwere Infektion (Sepsis), einen chronischen Verlauf der Entzündung, eine Autoimmunreaktion oder eine hypersensitive Reaktion (allergische Entzündung) auslösen. Der Schlüsselmediator sowohl in der Abwehrreaktion als auch in der schädigenden Entzündung ist das Alarmzytokin *TNF*. TNF wird von vielen Zellen freigesetzt, aber in höchsten Konzentrationen wird es von aktivierten Makrophagen sezerniert. TNF wirkt über zwei Rezeptoren, den TNFR I und den TNFR II. Ein aktivierendes Signal wird aber nur über den TNFR I in den Zellkern übertragen. TNF stimuliert auch die Bildung von weiteren proinflammatorischen Zytokinen, Chemokinen, Metalloproteinasen, Prostanoiden, Adhäsionsmolekülen und von induzierbarer NO-Synthetase. TNF greift bedeutend in Prozesse der Apoptose und in verschiedene ZNS-Funktionen ein, weshalb die Regulation seiner Aktivität die grundlegende Aufgabe beim optimalen Verlauf der Entzündungsreaktion hat.

Eine unerwünscht hohe Aktivität von TNF kann man mit löslichen Formen von TNF-Rezeptoren oder mit monoklonalen Anti-TNF-Antikörpern einschränken. Mithilfe dieser zwei Möglichkeiten wurden sehr gute Ergebnisse in der Therapie der schädigenden Entzündung erzielt, wie sie in der Pathogenese der rheumatoiden Arthritis und des Morbus Crohn eine Rolle spielt. Ähnlich könnte man auch die proinflammatorische Aktivität von IL-1 mit seinem löslichen Rezeptor sIL-1R oder mit dem löslichen Antagonisten IL-1Ra blockieren. Diese Substanzen stehen in rekombinanter Form zur Verfügung, haben sich aber in der Klinik noch nicht durchgesetzt.

Bei der schädigenden allergischen Entzündung spielt IL-4 eine wichtige Rolle (es schaltet die Synthese der Immunglobuline zum Isotyp IgE um). Seine Aktivität kann man mit monoklonalen Antikörpern oder mit löslichen Molekülen seines Rezeptors sIL-4R blockieren. Ähnlich kann man mit monoklonalen Antikörpern die Wirkung von IL-5 (Wachstumsfaktor der Eosinophilen) inhibieren. Diese Möglichkeiten befinden sich im Stadium der klinischen Prüfungen.

Der Immunoptimierung kann man auch die systemische Enzymtherapie zuordnen, bei der in Form von Tabletten, die mit säureresistenter Hülle überzogen sind, peroral ein Enzymgemisch verabreicht wird. Die säureresistente Hülle schützt den Inhalt der Tabletten vor der Einwirkung des Magensaftes. Die Tabletten lösen sich im Dünndarm auf, wo proteolytische und andere hydrolytische Enzyme freigesetzt werden. Diese werden teilweise resorbiert und wirken in der Folge *systemisch*. Sie optimieren den Verlauf von Entzündungsreaktionen durch Unterdrücken der schädigenden Aktivität, die vor allem bei bestimmten Autoimmunerkrankungen (rheumatoide Arthritis, einige Vaskulitiden) und bei chronischen Entzündungen der Atemwege oder des Gastrointestinal- und Urogenitaltrakts auftreten, oder bei Muskelverletzungen, wie sie vor allem Leistungssportler betreffen. Der Wirkmechanismus dieser Präparate (dazu gehört zum Beispiel Wobenzym) ist nicht genau bekannt. Man nimmt aber an, dass die verabreichten Enzyme a) den Abbau pathologischer Immunkomplexe und deren Beseitigung durch professionelle Phagozyten erleichtern, b) die Inaktivierung einer übermäßigen Konzentration von proinflammatorischen Zytokinen und anderen Mediatoren beschleunigen und c) durch Hilfe bei der Beseitigung von beschädigten Gewebeteilen den Prozess der Heilung beschleunigen.

13.5. Immuntoxikologie und Ökoimmunologie

Auf das Immunsystem wirkt neben den genetischen und anderen inneren Faktoren auch die äußere Umwelt ein. Den komplexen Einfluss physikalischer, chemischer, biologischer und psychosozialer Faktoren erforscht die **Immunologie der Umwelt** oder **Ökoimmunologie**. Zu den Faktoren der äußeren Umwelt gehören **Xenobiotika** (fremdartige Substanzen), die normalerweise nicht im Organismus von Menschen und Tieren vorkommen. Xenobiotika gelangen aus verschiedenen Gründen in den Organismus. Mögliche Aufnahmemodalitäten sind als *Gifte* (aus Versehen oder absichtlich), in Form von *Pestiziden* durch Nahrungsmittelkontamination, über *toxische Verbindungen* aus Industrieabfällen und durch verschiedene *Arzneimittel* bei der Therapie von Krankheiten. Xenobiotika können verschiedene Chemikalien sein, die sich in der Umwelt befinden (in der Luft, im Wasser, im Boden, in den Nahrungsmitteln), Arzneimittel oder biologische Materialien, wie sie zum Beispiel beim Ersatz von Herzklappen oder Gelenkteilen verwendet werden. Die Wirkung von natürlichen, synthetischen oder biotechnologisch aufbereiteten chemischen Stoffen studiert die **Immunpharmakologie** und **Immuntoxikologie**. Die Immunpharmakologie beschäftigt sich mit der Wirkungsbeobachtung im Organismus aus der Sicht der therapeutischen Gabe. Das Ergebnis ist der bewusste regulatorische Eingriff in Immunmechanismen (*Immunmodulation*). Die Immuntoxikologie studiert den unerwünschten, meistens schädlichen und zufälligen Einfluss der Xenobiotika auf das Immunsystem.

Xenobiotika kommen vor allem mit der Haut, den Atemwegen oder den Schleimhäuten des Gastrointestinaltrakts in Kontakt. Hier können sie entweder ihre direkte toxische Wirkung initiieren oder nach Resorption über das Blut in die Leber gelangen, wo sie sich metabolischen Reaktionen unterziehen, durch die verschiedene Abbauprodukte entstehen. Die metabolischen Veränderungen der Xenobiotika werden Biotransformationen genannt. Ihr Ergebnis kann sowohl die *Detoxikation* mit Bildung einer weniger toxischen Verbindung sein als auch umgekehrt die Entstehung eines Metaboliten mit einer stärkeren toxischen Wirkung als das ursprüngliche Xenobiotikum. Die Detoxikation ist die einfachste Abwehrfunktion gegen toxisch chemische Substanzen, die sich bei den einfachsten bis zu den kompliziertesten Organismen in der äußeren und inneren Umwelt befinden.

Die Biotransformationen der Xenobiotika finden vor allem im endoplasmatischen Retikulum der Leberzellen, den *Mikrosomen*, statt. Die

Biotransformation erfolgt mithilfe von mehr als hundert Enzymen, die man üblicherweise in zwei Phasen einteilt: *Enzyme der ersten Phase* sind *Aktivatoren*, weil sie in das Molekül des Xenobiotikums reaktive Gruppen wie -OH, -COOH, -NH$_2$ und -SH einbauen. Mithilfe dieser Gruppen kann sich das Molekül in verschiedene Konjugationsreaktionen eingliedern, die durch die *Enzyme der zweiten Phase* zustande kommen, die man als *Exkretoren* bezeichnen kann. Diese modifizieren die Metaboliten der ersten Phase zu verschiedenen Acyl-Derivaten, methylierten Verbindungen oder zu Konjugaten mit Glukuronsäure, Glycin, Glutamin und ähnlichem. So ein metabolisch modifiziertes Molekül kann aus dem Organismus leichter ausgeschieden werden als das ursprüngliche Xenobiotikum.

Aus der Sicht der Toxizität oder der pharmakologischen Aktivität (bei Arzneimitteln) können in der ersten Phase mehr oder weniger toxische (pharmakologisch aktive) Substanzen entstehen oder Substanzen mit einem anderen Typ an Toxizität oder einer anderen pharmakologischen Wirkung. In der zweiten Phase entstehen aber fast immer nicht toxische und inaktive Substanzen.

Gene, die Enzyme der Biotransformation kodieren, gehören meistens zu den *Oxidasen mit einer gemischten Funktion*, die ein Bestandteil des Cytochrom-P450-Systems sind. Beim Menschen wurden bis jetzt mehr als 100 solcher Gene charakterisiert, die man mit der Abkürzung *Cyp* bezeichnet. Ihre Produkte mit enzymatischer Wirkung bestimmen die Geschwindigkeit, mit der im Organismus die einzelnen Xenobiotika und Arzneimittel abgebaut werden. Damit bestimmen sie eigentlich die Zeit ihrer Wirkung, Verteilung und Ausscheidung aus dem Organismus, also deren *Pharmakokinetik*. Die einzelnen Gene der Biotransformation (Detoxikation) kommen in mehreren polymorphen Formen vor. Die Enzyme, die durch die einzelnen polymorphen Formen kodiert werden, zeigen unterschiedliche Aktivitäten. Eine Form (Allele) des Gens kann ein bestimmtes Enzym mit 800- bis 1000-mal höherer Aktivität kodieren als eine andere Form desselben Gens.

Diese Genpolymorphismen sind die Ursache einer unterschiedlichen Empfindlichkeit von Individuen auf verschiedene Noxen, Arzneimittel und andere Xenobiotika. Deswegen kann sich bei einem bestimmten Individuum die Exposition bei einer gegebenen Konzentration eines Xenobiotikums als sehr ungünstig erweisen, bei einem anderen Individuum hingegen kann die gleiche Menge desselben Xenobiotikums noch ohne toxische Zeichen toleriert werden.

Dasselbe gilt auch bei der Gabe vieler Arzneimittel. Die Dosis eines bestimmten Arzneimittels, die für einen Menschen therapeutisch ist, kann für einen anderen Menschen bereits toxisch sein. Diese individuellen Unterschiede versucht die *klinische Pharmakologie* durch eine indivi-

duell optimale therapeutische Dosis des notwendigen Arzneimittels beim
kranken Menschen zu berücksichtigen.

Daraus folgt, dass die Empfindlichkeit jedes Menschen nicht nur auf
der pharmakologischen Wirkung der Arzneimittel beruht, sondern bis zu
einem gewissen Maß auch die genetische Veranlagung die toxische oder
immuntoxische Wirkung aller Xenobiotika bedingt. Sie wird sowohl durch
den Genotyp als auch durch den Phänotyp (aktuelle Aktivität) der Enzyme, die an den Reaktionen der Biotransformation beteiligt sind, bestimmt.

Die Immuntoxikologie als ein wissenschaftliches Fach ist erst vor etwa
dreißig Jahren entstanden. Als Begründer gilt Joseph G. Vos, Professor
für toxikologische Pathologie an der Veterinäruniversität in Utrecht (Nie-
derlande), der den Begriff „Immuntoxikologie" in der Fachliteratur erstmals 1976 verwendete. Ihre Entstehung beruht auf drei wesentlichen
Gründen:

1. Fehler bei der Applikation von Pestiziden (Chemikalien, die vor allem
   in der Landwirtschaft zum Schutz der Pflanzen und zum Abtöten der
   Schädlinge verwendet werden) und Unfälle in chemischen Fabriken,
   bei denen große Mengen toxischer Chemikalien in die Umwelt freigesetzt wurden.
2. Kommerzielles Interesse der Pharmafirmen und deren Bemühungen,
   ihre Produkte (Arzneimittel) zu testen und damit Unannehmlichkeiten
   aus ihren unerwünschten Wirkungen auf das Immunsystem zu vermeiden.
3. Besonderheiten des Immunsystems, dass sich immuntoxische Wirkungen mehrerer Xenobiotika potenzieren können und bereits in niedrigeren Konzentrationen und früher in Erscheinung treten, als man es
   durch traditionelle toxikologische Analysen erwarten würde. Die erhöhte Empfindlichkeit des Immunsystems auf die toxische Noxe ist
   dadurch verursacht, dass sie durch Zellen entsteht, die sich ständig
   erneuern, reifen und absterben. Junge Zellen reagieren auf eine
   Schädigung empfindlicher, und zusätzlich sind an diesem Prozess
   viele regulatorische Substanzen und Effektormoleküle beteiligt. Die
   Schädigung eines einzigen Reaktanten kann sich ungünstig vor allem
   in ungenügender Abwehr gegen bösartige Tumore und gegen infektiöse Agenzien auswirken.

Die bisher größten und folgenschwersten Massenintoxikationen an Menschen durch immuntoxische Pestizide waren:

1. 1968 führte der Genuss von Speiseöl aus Reis, das mit polychlorierten
   Biphenylen kontaminiert war, zu Krankheitssymptomen in Japan
   („Yusho" genannt) und Taiwan („Yu-Cheng" genannt). Betroffen
   waren mehrere tausend Personen einschließlich Kinder, wobei in Taiwan ungefähr 20% der betroffenen Personen starben.

2. 1973 gelangten versehentlich polybromierte Biphenyle in Rinderfutter und in der Folge durch Milch und Fleisch in die Nahrungskette in einer bestimmten Region des Staates Michigan (USA). Die Folge war die Aufnahme dieser übermäßig toxischen Substanzen durch mehrere tausend Personen. In den nachfolgenden 25 Jahren wurde beobachtet, dass verschiedene Krebsarten bei den betroffenen Personen und deren Nachkommen etwa 18-mal häufiger auftraten als in einer vergleichbaren Bevölkerungsgruppe einer nicht kontaminierten Region.

3. 1975 explodierte in Seveso (Italien) eine Fabrik für Herbizide, wobei einige Tonnen von 2,3,7,8-Tetrachlordibenzo-p-Dioxin (TCDD) in die Luft gelangten. TCDD zählt zu den stärksten toxischen Substanzen unserer Umwelt. Die dortige Bevölkerung wurde damit zu unfreiwilligen Objekten zur Erforschung von toxischen und immuntoxischen Wirkungen dieses Xenobiotikums.

4. Weitere Massenintoxikationen traten bei Menschen auf, die in den achtziger Jahren des vergangenen Jahrhunderts Fische aus den Seen in Michigan und Ontario gegessen hatten. Das Wasser in diesen Seen ist mit polychlorierten Biphenylen kontaminiert.

Die Folge einer Xenobiotikaexposition kann allgemeiner Stress, Gewebeschädigung mit möglicher Entstehung pathologischer Autoimmunreaktionen, pathologische Immunsuppression oder pathologische Immunstimulation sein (Abb. 54).

Die Xenobiotika können die Immunsuppression direkt durch Schädigung der Lymphozytenfunktion oder indirekt durch Stress mit nachfolgenden neuroendokrinen Antworten auslösen. Das Ergebnis der Immunsuppression sind *Störungen der immunologischen Überwachung*, die zur

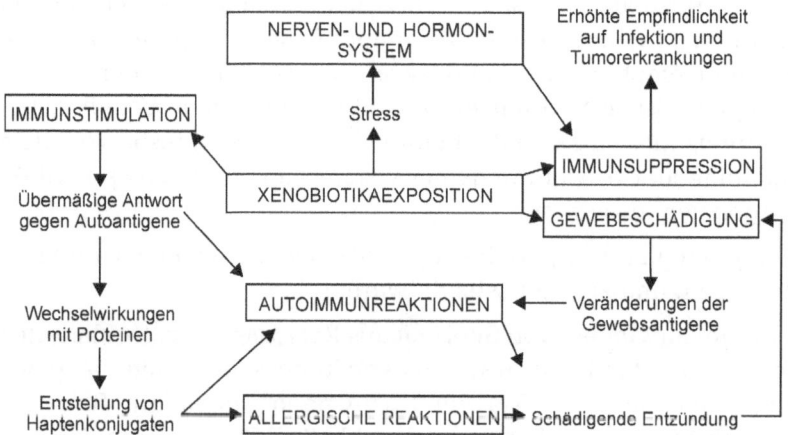

Abb. 54. Wirkung von Xenobiotika auf das Immunsystem

Bildung bösartiger Tumore und zu einer erhöhten Neigung zu Infektionskrankheiten führen. Immunsuppressive Xenobiotika können auch eine
verminderte Immunantwort auf Impfung auslösen. Die direkte Gewebs-
schädigung durch Xenobiotikaeinwirkung kann auch die Immunogenität von Gewebsantigenen auslösen und zusammen mit einer pathologischen Immunstimulation die Entstehung von Autoimmunreaktionen bewirken. Auch niedermolekulare Xenobiotika können Autoimmunreaktionen auslösen, indem sie sich in der Funktion von Haptenen an Gewe-
beproteine binden. Das so entstandene Konjugat eines Haptens mit kör-
pereigenem Protein kann die Bildung von Autoantikörpern auslösen
oder zu allergischen Reaktionen führen. Diese Entwicklung unterstützt
die pathologische Immunstimulation, die Xenobiotika genauso bewirken. Autoimmunreaktionen und allergische Reaktionen führen zur schädigenden Entzündung, die noch weiter die primäre Wirkung von Xenobiotika verschlechtert.

Jene Xenobiotika, bei denen die immunsuppressive und toxische Wirkung nach den Kriterien des immunotoxikologischen Programms in den
USA bewiesen ist, sind in Tabelle 13 aufgeführt.

Polyzyklische aromatische Kohlenwasserstoffe gehören zu den am
meisten verbreiteten Umweltnoxen (*Schadstoffen*). Sie entstehen durch
unvollkommene Verbrennung fossiler Brennstoffe und finden sich in
Tabakrauch, Ruß und Auspuffgasen von Verbrennungsmotoren. Sie haben eine deutliche Krebs bildende (karzinogene) und immunsuppressive
Wirkung. Die Grundlage dieser immuntoxischen Wirkung ist die Suppression der Antikörperbildung und die Suppression der spezifischen
T-zellulären Immunität, die Verringerung der Aktivität von NK-Zellen
und Störung mehrerer Zytokinfunktionen. Die karzinogene Wirkung
zeigt sich erst nach metabolischer Umwandlung durch Enzyme der ersten Reaktionsphase der Biotransformation, über die *Prokarzinogene* in
Karzinogene umgewandelt werden.

Polyhalogenierte aromatische Kohlenwasserstoffe umfassen eine
Gruppe von mehr als 200 Verbindungen, die neben immuntoxischen
auch karzinogene, neurotoxische, hepatotoxische und teratogene Wirkungen haben. Die schwerwiegendsten Folgen haben Intoxikationen mit
polychlorierten Dibenzo-p-Dioxinen, polychlorierten und polybromierten
Biphenylen und mit Hexachlorbenzol. Das sind Stoffe, die bei der Herstellung von Industriechemikalien entstehen oder die in der Vergangenheit als Pestizide, Kühlflüssigkeiten, Wärmeleiter, hydraulische Öle und
ähnliches verwendet wurden. Polychlorierte Biphenyle wurden in der
Vergangenheit als Füllstoffe in Reifen verwendet. Beim Verbrennen solcher Reifen entstehen die noch stärker toxischen Dibenzodioxine. Deshalb ist es auch in vielen Staaten verboten, Reifen in der freien Natur zu
verbrennen.

Tabelle 13. Immuntoxische Xenobiotika mit deutlich ausgeprägter immunsuppressiver Wirkung

Art	Beispiel	Vorkommen oder Verwendung
polyzyklische aromatische Kohlenwasserstoffe	Benzpyren, 7,12-Dimethyl-Benzanthracen	Zigarettenrauch, Steinkohlenteer
polyhalogenierte aromatische Kohlenwasserstoffe	Polychlorierte Dibenzo-p-Dioxine, polybromierte Biphenyle	Kühlflüssigkeiten in Transformatoren, Füllstoffe in Reifen
aromatische Kohlenwasserstoffe	Benzol, Toluol	Lösungsmittel
aromatische Amine	Benzidine	Farbstoffe
Schwermetalle	Blei, Cadmium, Quecksilber, Arsen, Kupfer, Chrom	Auspuffgase, Fungizide, Industrieabgase
Organozinnverbindungen	Di-n-Oktylzinndichlorid, Tri-n-Butylzinnoxid	Pestizide, Temperaturstabilisatoren
chlorierte Pestizide	DDT, Lindan, Chlordan	Insektizide
Östrogenxenobiotika	Diethylstilbestrol	Rinderfutter
Mykotoxine	Aflatoxin B, Ochratoxin	schimmeliges Korn und schimmelige Nahrungsmittel
Oxidative Reizgase	NO_2, O_3, SO_2	Auspuffgase, Industrieexhalate
Nitrosamine	Dimethylnitrosamin	Zigarettenrauch, gegrillte Speisen
irritierende Substanzen	Asbest- und Kieselstaub, Berrylium	Bergbau, Abgase von Raketenantrieben
immunsuppressive und zytotoxische Arzneimittel	Azathioprin, Cyclophosphamid, Indomethacin	Immunsuppressiva, antiinflammatorische Medikamente

Aufgrund der hohen Toxizität wurde die Produktion dieser Substanzen in den USA bereits 1977 eingestellt und ungefähr zur selben Zeit auch in den westeuropäischen Ländern. In der Ostslowakei aber wurden polychlorierte Biphenyle noch bis Ende der achtziger Jahre des vergangenen Jahrhunderts hergestellt. Ihre Beseitigung ist sehr schwierig und kann nur in besonderen Verbrennungsanlagen bei hohen Temperaturen stattfinden. Auf natürliche Weise werden polyhalogenierte aromatische

Kohlenwasserstoffe nicht abgebaut. Deswegen verunreinigen diese Substanzen dauerhaft die Umwelt, vor allem Böden und Wasserquellen. Davon zeugen auch beobachtete Intoxikationen an Fischen und Nutzvieh und in der Folge auch an Menschen in verschiedenen Staaten.

Polyhalogenierte aromatische Kohlenwasserstoffe greifen negativ in mehrere Immunmechanismen ein. Eine nieder dosierte Exposition muss sich klinisch nicht unmittelbar äußern, sondern kann erst nach Jahren in Form einer verringerten Abwehrfähigkeit gegen Tumore und Infektionserkrankungen auffallen.

Polyzyklische und polyhalogenierte aromatische Kohlenwasserstoffe wirken toxisch über besondere Ah-Rezeptoren (AhR, Ah = *aromatic hydrocarbon*), die sich im Zytoplasma von Hepatozyten (Leberzellen) und anderen Zellen befinden. Ah-Rezeptoren sind *Transkriptionsfaktoren*, die nach Bindung mit diesen Verbindungen aktiviert werden und in den Zellkern gelangen, wo sie verstärkend auf die Transkription von Genen wirken, die Enzyme der Biotransformation der Gruppe Cytochrom P-450 kodieren. Mäuse mit niedriger Anzahl an Ah-Rezeptoren in den Leberzellen sind deutlich resistenter gegenüber der toxischen Wirkung von polyhalogenierten aromatischen Kohlenwasserstoffen als Mäuse mit hoher Anzahl an AhR. Die hohe Zahl von AhR gewährleistet in der ersten Phase der Biotransformationsreaktionen eine schnellere Umwandlung der ursprünglichen Verbindungen in die noch stärker toxischen Metabolite.

Zu den am stärksten toxischen Chemikalien in der Umwelt gehören die **Organozinnverbindungen**, vor allem Tri-n-Butylzinnchlorid und Tri-n-Butylzinnoxid, die als Pestizide, Industriekatalysatoren und Wärmestabilisatoren verwendet werden. Bereits in sehr niedrigen Konzentrationen blockieren sie die zelluläre Immunität, induzieren eine Thymusatrophie und die Apoptose von Lymphozyten.

Chlorierte Insektizide wie DDT (Dichlordiphenyltrichloräthan), Lindan (Hexachlorcyklohexan), Chlordan und andere werden seit vielen Jahren zur Schädlingsbekämpfung verwendet. Es handelt sich um Substanzen, die in der Umwelt sehr lange verbleiben und ein hohes immuntoxisches Potenzial aufweisen. DDT hat auch eine Östrogenaktivität. Seine weite Verbreitung dokumentiert am eindrucksvollsten die Tatsache, dass es auch im Fett von Pinguinen in der Antarktis nachgewiesen werden kann.

Oxidative Reizgase wie Ozon (O_3), SO_2, NO_2 und andere Stickstoffoxide schädigen vor allem die Mechanismen der lokalen Immunität der Atemwege und besonders die Funktion von Makrophagen. Ähnlich wirken auch **Asbestfasern**, die zusätzlich auch die T-zelluläre Immunantworten hemmen.

Immunsuppressive Arzneimittel, die in der Prävention und Therapie einer Transplantatabstoßung oder in der Therapie von Autoimmunerkrankungen verwendet werden, erhöhen deutlich das Risiko zur Entstehung von bösartigen Tumoren und Infektionskrankheiten.

Mehrere Xenobiotika einschließlich einiger Arzneimittel können, statt immunsuppressiv zu wirken, **Autoimmunerkrankungen** auslösen (Tabelle 14).

Der häufigste Mechanismus zur Entstehung der Autoimmunerkrankung erfolgt durch die Wirkung des Xenobiotikums als *Hapten*, das sich an das körpereigene Antigen des Wirtes bindet. Es entsteht ein *konjugiertes Antigen*, das vom Immunsystem als fremd erkannt wird und wogegen es durch Antikörperbildung reagiert. So können Methyldopa oder Penicillin wirken, die sich an ein Protein auf der Oberfläche von Erythrozyten binden, wodurch sich ein neues Epitop bildet, gegen das sich Antikörper zu bilden beginnen. Nach Bindung der Antikörper entstehen auf der Erythrozytenoberfläche Immunkomplexe, die Komplement aktivieren. Komplement schädigt die Membran und führt zur Lyse von Erythrozyten und damit zur Verringerung ihrer zirkulierenden Menge. Das äußert sich klinisch als autoimmun hämolytische Anämie.

Viele Xenobiotika können Allergien auslösen (Tabelle 15). Das Xenobiotikum kann dabei die Funktion des *Allergens* oder des *Auslösers* der allergischen Reaktion haben. Typische Allergene sind zum Beispiel Schimmelpilze, organischer Staub, verschiedene Arzneimittel und Chemikalien. Die allergische Reaktion betrifft am häufigsten die Haut (Urtikaria, verschiedene Ekzeme) oder die Atemwege (allergischer Schnupfen, Asthma bronchiale). Bei der Entstehung spielt der Mechanismus der Überempfindlichkeit vom ersten (Soforttyp mit der Beteiligung von IgE), dritten (Immunkomplextyp) oder vierten Typ (verzögerter Typ) eine Rolle. Xenobiotika, die durch den Mechanismus vom ersten Typ wirken (z.B. Penicillin), können die systemische Anaphylaxie auslösen, die bis zum anaphylaktischen Schock führen kann.

Tabelle 14. Xenobiotika, die Autoimmunerkrankungen auslösen können

Xenobiotikum	Autoimmunerkrankung
Hydralazin, Procainamid, Chlorpromazin, Isoniazid, Penicillamin	Systemischer Lupus erythematodes
Methyldopa, Penicillin	Hämolytische Anämie
Chlorothiazid, Goldsalze, Rifampicin, p-Aminosalicylsäure	Thrombozytopenie
Vinylchlorid	Sklerodermie
Penicillamin	Pemphigus
Rekombinantes IL-2	Thyreoiditis

Tabelle 15. Xenobiotika, die allergische Erkrankungen auslösen können

Xenobiotikum	Vorkommen
Penicillin, Ampicillin, Neomycin, Sulfathiazol, Acetylsalicylsäure (Aspirin®)	Arzneimittel
Formaldehyd, Chloramin, Latex	Gesundheitswesen, Desinfektion
Ethylendiamin, Phthalanhydrid, Diisocyanate, Berylliumsalze	Chemische Industrie, Plastikmaterialien
Phenylglycin, Sulfonchloramide, Piperazin, Hexachlorophen, Staub mehrerer Antibiotika, Enzyme (Papain, Amylase, Bromelain)	Pharmazeutische Industrie
Grüner Kaffee, Papain, organischer Staub, Schimmelpilze, Antioxidanten, mehrere Nahrungsmitteladditiva, Enzyme (Pepsin, Trypsin, Amylase)	Nahrungsmittelindustrie
Staub aus Getreide oder schimmeligem Korn, Mehl	Landwirtschaft, Bäckereien, Mühlen
Organophosphatinsektizide	Landwirtschaft
Baumwollestaub	Textilindustrie
Holzstaub	Holzindustrie
Metalle – Platin, Nickel, Cobalt, Aluminium, ihre Salze Chrom, Quecksilber und andere	Metallverarbeitung, Armbänder, Knöpfe

Die typischen **Auslöser der allergischen Reaktion** sind verschiedene *Gasverunreinigungen*, die technischer (SO_2, Ozon, Auspuffgase von Fahrzeugmotoren und Industriefabriken) oder häuslicher (CO, CO_2, Stickstoffoxide) Herkunft sind. Diese können die Haut und Schleimhäute direkt durch ihre irritierende Wirkung schädigen (oxidative Reizgase, flüchtige organische Chemikalien), allergische Reaktionen bei atopischen Individuen aktivieren oder pseudoallergische Reaktionen auslösen. *Pseudoallergische Reaktionen* werden durch Ozon, Staubpartikel (Ruß, Flugasche) aus Industriefabriken und Verbrennungsmotoren oder durch Pestizide ausgelöst. Bei pseudoallergischen Reaktionen wirken die Xenobiotika durch direkte Freisetzung von Entzündungsmediatoren (Zytokine, Prostaglandine und Leukotriene) aus stimulierten Zellen, was die Entstehung einer akuten Entzündungsantwort zur Folge hat.

Verschiedene Veruneinigungen und Noxen der Umwelt können nicht nur als direkte Allergene wirken, sondern können auch die Wirkung anderer Allergene wie Pflanzenpollen oder häusliche Allergene aktivieren. Daneben können sie pseudoallergische Reaktionen ohne einen objektiven Befund einer allergischen Sensibilisierung auslösen. Diese komplexen Zeichen beginnt man als „Ökosymptome" oder „umweltbedingte Krankheit" zu bezeichnen. Im Hinblick auf die intensiv wachsende Zahl dieser Krankheitszustände entwickelt sich die Allergotoxikologie als neue Fachrichtung zwischen Allergologie und Immuntoxikologie.

Die Wirkung immuntoxischer Xenobiotika hat einige Besonderheiten:

1. Der Nachweis einer immuntoxischen Wirkung eines bestimmten Xenobiotikums ist schwierig. Man kann ihn nicht mit einem einzigen Test erreichen, sondern nur über verschiedene Laboruntersuchungen, die sowohl eine objektive Information über die Veränderungen der einzelnen Komponenten des Immunsystems als auch über seine komplexen Funktionen (Widerstandsfähigkeit gegen Tumore und Infektionskrankheiten, Möglichkeit des Auslösens von Autoimmunerscheinungen und allergischen Reaktionen) bieten müssen.

2. Das Immunsystem ist eine dynamische Gruppe von Geweben, Zellen und Molekülen, deren Aktivitäten das Antigen auslöst. Xenobiotika können deren Zusammenspiel auf mehreren Ebenen beeinflussen. Ihr Einfluss muss nicht auf alle Bestandteile des Immunsystems gleich sein. Auf einige Zellen kann ein bestimmtes Xenobiotikum suppressiv wirken, auf andere dagegen stimulierend.

3. Nicht nur das Xenobiotikum kann die Funktion des Immunsystems beeinflussen, sondern auch das Immunsystem kann die Wirkung und vor allem die Pharmakokinetik des Xenobiotikums beeinträchtigen. Gegen manche Xenobiotika können zum Beispiel Antikörper entstehen, die deren immuntoxische Aktivität beeinflussen können.

4. Viele Xenobiotika sind lipophil und werden daher in höherem Ausmaß im lymphatischen Gewebe resorbiert. In Makrophagen können Xenobiotika metabolisiert und ihre Immuntoxizität verändert werden. Auf der anderen Seite können sich Xenobiotika wie zum Beispiel Schwermetalle oder polyhalogenierte aromatische Kohlenwasserstoffe im Organismus auch ansammeln. Dann äußern sich ihre toxischen Wirkungen erst nach unterschiedlich häufiger Aufnahme kleiner Dosen und nach unterschiedlich langer Zeit.

5. Die immuntoxische Wirkung mehrerer Xenobiotika ist sowohl aus qualitativer als auch quantitativer Sicht artenspezifisch. Das bedeutet, dass sie vom Genom der biologischen Art und des Individuums und auch von seinem Phänotyp bedingt werden.

6. Das Immunsystem hat relativ große Reserven und alternative Regulationswege. Deswegen muss sich die immuntoxische Schädigung einer Komponente des Immunsystems nicht ausschließlich durch eine Gesamtveränderung in der Widerstandsfähigkeit des Individuums äußern.

14. Immunsystem und neuroendokrines System

Dieses Buch handelt vom Immunsystem, aber das Immunsystem existiert nicht isoliert, sondern ist ein integraler Bestandteil jener Systeme, welche die Existenz des menschlichen Organismus unter physiologischen und pathologischen Bedingungen gewährleisten. Alle Systeme und anatomischen Strukturen des Organismus bilden eine Einheit, jeder Bestandteil erfüllt wie ein „Spieler" eine unersetzliche Rolle für die Gesamtqualität des symphonischen Orchesters, das täglich in unserem Organismus auftritt. Wenn irgendein beliebiger Spieler nicht richtig spielt, resultieren daraus falsche Töne, die das ganze musikalische Werk verderben. Es ist nicht möglich, im begrenzten Rahmen eines Buches alle Spieler dieses riesigen Orchesters vorzustellen. Deswegen wird deren Funktion meistens individuell abgehandelt, auch wenn man erkennen muss, dass in bestimmten Teilen der „Symphonie" einige „Spieler" wichtiger sein können als andere.

Der menschliche Organismus ist eine psychosomatische Einheit, die aus thermodynamischer Sicht ein *offenes System mit hierarchischer Anordnung* darstellt. Folglich muss der Anteil der einzelnen „Spieler" an der Qualität der gespielten „Symphonie" nicht gleich sein.

Für jedes offene System sind die **Informationen** am wichtigsten. Sie müssen eine relative Unabhängigkeit von jenen Veränderungen gewährleisten, die in der umgebenden Umwelt entstehen. Das bedeutet, dass der menschliche Organismus zur logischen Verarbeitung eine Möglichkeit zur Aufnahme von Informationssignalen aus der äußeren und inneren Umwelt haben muss. Aufgrund dieser Informationen kann er seine physiologischen Prozesse so verändern, dass er unter gegebenen

Bedingungen am besten überleben kann. Informationssysteme spielen daher in der täglich aufgeführten Symphonie des menschlichen Organismus „die erste Geige" entsprechend einem Spieler mit dominanter Rolle im Orchester.

Während der Phylogenese haben sich im menschlichen Organismus **drei grundlegende Informationssysteme** voll entwickelt: **endokrines System, Nervensystem und Immunsystem**. Die klassischen Informationsmoleküle im endokrinen System sind *Hormone*, im Nervensystem *Neurotransmitter, Neurotrophine, Neuropeptide, Neurohormone* und bestimmte Zytokine (*Neurozytokine*). Im Immunsystem sind es vor allem *Antigene, Antigenrezeptoren auf Lymphozyten, Produkte des Haupthistokompatibilitätssystems (HLA), Antikörper, Immunhormone* und *Zytokine (Immunzytokine)*.

Jedes dieser Systeme ist Erforschungsgebiet einer besonderen wissenschaftlichen Disziplin. Endokrinologie und Neurologie oder Neurobiologie haben eine längere Tradition als moderne Immunologie, weil das Immunsystem isoliert von anderen Organsystemen studiert wurde. Daneben wurde aufgrund von Versuchen durch Sir Brian Medawar (Nobelpreis 1960) vermutet, dass das Gehirn ein immunologisch privilegiertes Organ sei. Heute gelten diese Vermutungen nicht mehr. Das **Immunsystem (IS)** ist nicht nur ein integraler Bestandteil der physiologischen Systeme des gesamten Organismus, sondern auch sehr eng verbunden mit den beiden anderen Informationssystemen zu einem einzigen **Superinformationssystem**.

Alle drei Systeme verwenden dieselbe *biochemische Verständigungssprache*. Ihre Komponenten sind **Zytokine, Neurotransmitter, Neuropeptide und Hormone**, die in jedem einzelnen System gebildet werden können und über spezifische Rezeptoren nicht nur innerhalb der einzelnen Systeme wirken, sondern auch zwischen den Systemen durch wechselseitige Kommunikation. Die Aufklärung dieser gegenseitigen Kommunikation führte zur Entdeckung einiger neuer Funktionen, die eine zunehmende Rolle in der diagnostischen, präventiven und klinischen Medizin spielen. Zusätzlich verfügen das Nervensystem und das endokrine System über wichtige immunregulatorische Funktionen. Das Immunsystem wirkt auch als ein *sensorisches Organ*, das solche Stimuli (nicht kognitive wie infektiöse Agenzien oder Tumore) erkennen kann, die weder durch das zentrale noch durch das periphere Nervensystem erkannt werden können.

Die starke Entwicklung der Immunologie in den letzten Jahren und der Übertritt ihrer Erkenntnisse in die Endokrinologie, Neurologie, Psychiatrie und Psychologie führten zur Entstehung von neuen wissenschaftlichen Grenzdisziplinen wie endokrine Immunologie, Neuroimmunologie, Psychoneuroimmunologie, Immunpsychiatrie, neuroendokrine

Immunologie und Immuntoxikologie. Ihre Erkenntnisse bringen neue Ansichten sowohl in die theoretische als auch praktische Medizin.

14.1. Trialog zwischen Nerven-, Hormon- und Immunsystem

Zwischen dem Nerven-, Hormon- und Immunsystem findet ständig ein „Trialog" statt. Das Ergebnis ist die gegenseitige Koordination aller drei Systeme, die eine Schlüsselrolle bei der Erhaltung der Homöostase des Organismus spielt. Die Koordination findet auf drei Ebenen statt:

1. Das neuroendokrine System kann die Aktivität des Immunsystems durch nachfolgende Einbeziehung der primären und sekundären lymphatischen Organe modulieren.
2. Es wirken gemeinsame Signalmoleküle und deren Rezeptoren auf Neuronen und auf Zellen des Immunsystems.
3. Die ausführenden und regulatorischen Moleküle aus dem Immunsystem können sich direkt an den Aktivitäten des Nervengewebes beteiligen.

Der **Einfluss der primären und sekundären lymphatischen Organe** erfolgt über autonome afferente und efferente Nervenfasern, aus denen mehrere Neurotransmitter, Neurotrophine, Neuropeptide und andere neuroendokrine Signalmoleküle freigesetzt werden. Die afferenten Nervenfasern gewährleisten die Übertragung der Information aus dem ZNS. Die Endigungen efferenter Nervenfasern können Signale mit vorwiegend peripherer (lokaler) Wirkung produzieren und somit die entsprechenden Rezeptoren auf den Zellen des Immunsystems beeinflussen. Über die gleichen Wege erfolgt auch die Signalübertragung von Zellen des Immunsystem in das ZNS oder auf die präsynaptischen Rezeptoren von efferenten Nervenendigungen.

Ein grundsätzlicher Neurotransmitter ist **Noradrenalin**, das nicht synaptisch aus postganglionären noradrenergen Nervenfasern freigesetzt wird. Noradrenalin breitet sich durch Diffusion aus und kann dadurch auch die am weitesten entfernten Zellen des Immunsystems erreichen. Die Zellen des Immunsystems haben auf ihrer Oberfläche neben adrenergen Rezeptoren auch Rezeptoren für Acetylcholin, Adenosin, Endorphine, Enkephaline, Substanz P (SP), Somatostatin, vasoaktives intestinales Peptid (VIP) und andere Neuropeptide. Durch die Aktivierung der β-Adrenorezeptoren wird in der Folge die Bildung von proinflammatorischen Zytokinen (TNF, IFN-γ, IL-2) gehemmt und die Bildung von antiinflammatorischen Zytokinen (IL-4, IL-10) durch Helfer-T-Lymphozyten stimuliert.

Zu den **gemeinsamen Signalmolekülen**, die im Nerven-, Hormon- und auch im Immunsystem wirksam sind, gehören:

1. **Klassische Hormone und Neurotransmitter**, deren Rezeptoren sich nicht nur auf Zellen des neuroendokrinen Systems, sondern auch auf den Zellen des Immunsystems befinden.
2. **Zytokine**, die zwar typische Kommunikationsmoleküle der Zellen des Immunsystems darstellen, aber über spezifische Rezeptoren auch bedeutende Aufgaben im neuroendokrinen System erfüllen können.
3. **Neuropeptide, Neurotrophine und Neurotransmitter**, die grundlegenden Signalmoleküle des Nervensystems, die zusätzlich auch in den Zellen des Immunsystems nach Einleitung ihrer Bildung durch Antigene, Zytokine oder durch hypothalamische Hormone (Liberine), die die Freisetzung tropischer Hormone stimulieren, entstehen können. Diese regulieren in erster Linie die Funktionen von Immunozyten, können aber auch die Aktivitäten der Zellen des neuroendokrinen Systems beeinflussen.
4. **Zytokine**, die durch Zellen des Immunsystems produziert werden oder direkt im Nervengewebe entstehen, beeinflussen einige Eigenschaften wie auch Funktionen von Zellen des neuroendokrinen Systems vor allem in pathologischen Situationen (Infektionen, Entzündung, neurodegenerative und bestimmte psychiatrische Erkrankungen).

Hormone sind nicht nur die Produkte des endokrinen Systems, sondern können in niedrigeren Konzentrationen auch aus Lymphozyten entstehen und beeinflussen deutlich viele Immunmechanismen wie zum Beispiel das Wachstumshormon oder Prolaktin, das für die normale Entwicklung und Reifung der lymphatischen Organe unentbehrlich ist. Die Antikörperbildung inhibiert adrenokortikotropes Hormon (ACTH), Somatostatin und VIP und stimuliert aber im Gegensatz dazu thyreotropes Hormon (TSH), Wachstumshormon, Prolaktin und Nervenwachstumsfaktor (NGF). ACTH wirkt inhibitorisch und TSH stimulatorisch auf die Aktivität von NK-Zellen. Der wirksamste Immunmodulator ist Cortisol, das ein Endprodukt der Achse Hypothalamus-Hypophyse-Nebenniere ist, die beim Stress aktiviert wird. Cortisol hat ähnlich wie ACTH und CRH (Corticotropin Releasing Hormone, Corticoliberin) eine deutliche immunsuppressive Wirkung.

 Zytokine wurden ursprünglich als Effektor- und Regulationsmoleküle von Immunantworten charakterisiert. Inzwischen wurde aber erkannt, dass diese Substanzen auch an anderen physiologischen und pathologischen Prozessen beteiligt sind einschließlich verschiedener Aktivitäten des peripheren (PNS) und des zentralen Nervensystems (ZNS). Andererseits aber können Neurotransmitter und Neuropeptide deren Produktion, Freisetzung und aktuelle Aktivitäten beeinflussen. Diese Wirkung ist wechselseitig. Das bedeutet, dass Zytokine die Aktivität, die Differenzierung und das Überleben von Neuronen modulieren können und auf der anderen Seite Neurotransmitter und Neuropeptide die Aktivitäten und Funktionen von Zytokinen beeinflussen können.

Die Zytokine im Gehirn stammen aus zwei Quellen, nämlich endogenen und exogenen. Endogene Zytokine (*Neurozytokine*) werden vor allem von Mikrogliazellen, Astrozyten, Neuronen und Endothelzellen produziert. Exogene Zytokine werden aus Zellen des Immunsystems sezerniert. Sie gelangen aus der Blutzirkulation an Stellen mit erhöhter Durchlässigkeit des Gefäßendothels ins Gehirn oder überwinden die Blut-Hirn-Schranke mithilfe spezifischer Transportmechanismen.

Die erhöhte Zytokinkonzentration im Gehirn äußert sich in Form einer übermäßigen Aktivierung von Funktionen, an deren Regulation sie beteiligt sind. Das Ergebnis ist ein **Syndrom**, dessen Zeichen Defekte im sozialen Verhalten sind und das sich aus erhöhter Körpertemperatur (Fieber), erhöhter Schläfrigkeit (Somnolenz), niedrigem Appetit (Anorexie) und merkbarer Lethargie ergibt. Physiologische Zytokinkonzentrationen im Gehirn haben regulatorische Wirkungen bei Stressreaktionen, bei verschiedenen Verhaltens- und Bewusstseinsformen, bei Gedächtnisleistungen und bei Lernfunktionen von normalen gesunden Individuen.

14.2. Das Gehirn ist kein immunologisch privilegiertes Organ

1948 beschrieb Peter Medawar, der spätere Nobelpreisträger (1960) für die Entdeckung der immunologischen Toleranz, das Gehirn als eine immunologisch privilegierte Stelle aufgrund der Beobachtung, dass im Tierexperiment ein in das Gehirn transplantiertes Allotransplantat keine Transplantationsabstoßungsreaktion auslöst. Es wurde angenommen, dass die Ursache die Blut-Hirn-Schranke ist, die den Übertritt von Effektorzellen und Molekülen des Immunsystems verhindert. Später hat sich aber gezeigt, dass die Blut-Hirn-Schranke bestehend aus Gefäßendothel, Basalmembran, Perizyten, perivaskulärer Mikroglia und Astrozyten nicht eine einfache physikalische Barriere bildet, sondern eine dynamische Struktur darstellt, die das Blut vom Gehirngewebe trennt, aber nicht absolut undurchlässig ist.

Die Theorie über das Gehirn als ein immunologisch privilegiertes Organ wurde auch durch die Beobachtungen unterstützt, dass im gesunden Gehirn nur sehr selten die typischen Zellen des Immunsystems gefunden werden und Moleküle des Haupthistokompatibilitätskomplexes (beim Menschen HLA-Moleküle), die eine Schlüsselrolle bei der Antigenpräsentation und damit auch bei der Einleitung von Immunantworten einnehmen, auf den Gehirnzellen nur in einem geringen Maß exprimiert werden. Anders ist die Situation bei Infektionen wie Meningitis oder Abszess oder bei einer Antwort auf abgestorbenes Gewebe (zum Beispiel als Folge von Hypoxie oder traumatischer Schädigung), wobei das Gehirn auf eine ähnliche Weise reagiert wie andere Organe.

Später aber hat man festgestellt, dass auch unter normalen physiologischen Bedingungen etwa 0,1% der peripher injizierten Zytokine die Blut-Hirn-Schranke überwinden können und dass es für die grundlegenden Entzündungszytokine IL-1, TNF, IL-6 wie auch für Chemokine besondere Transportmechanismen gibt, die den Übertritt aus dem Blut ins Gehirngewebe ermöglichen. Daraus könnte man schließen, dass ein peripherer Entzündungsimpuls eine Reaktion im Gehirn bewirken könnte. Eine wichtige Rolle bei schädigenden Entzündungsprozessen spielt das aktivierte Komplement. Überraschend war die Erkenntnis, dass Nervenzellen im Gehirn alle Komponenten und Faktoren des Komplements in praktisch gleichen Konzentrationen produzieren können wie Leberzellen, die die Hauptquelle des Komplements im Blutplasma sind. Mikroglia, perivaskuläre Makrophagen und Endothelzellen können HLA-Moleküle der Klasse II exprimieren und damit auch die Antigenpräsentation, die eine lokale Immunantwort bewirkt, durchführen.

Durch den eindeutigen Nachweis, dass Hirngewebe mehrere Zellen mit potenziellen Aktivitäten von Zellen des Immunsystems (Effektormoleküle und regulatorische Moleküle des Komplementsystems, Adhäsionsmoleküle, andere typische Bestandteile des Immunsystems) enthält, kann man das Gehirn nicht mehr für ein immunologisch isoliertes Organ halten. Ähnlich wie in anderen Geweben und Organen können sich auch im Gehirn Immunantworten einschließlich der schützenden und schädigenden Entzündung entwickeln.

Es ist überraschend, dass diese sehr **enge Verbindung zwischen Nervensystem und Immunsystem** erst in den letzten zwanzig Jahren aufgeklärt wurde, obwohl diese Beziehung schon lange durch viele gemeinsame Eigenschaften angezeigt wurde.

1. ungefähr gleiche Anzahl von Zellen
2. Gedächtnis (Fähigkeit, sich die aufgenommene Information zu merken und aus den vorangegangenen Erfahrungen zu lernen)
3. Abwehr- und Anpassungsfunktionen
4. die Fähigkeit, das Eigene vom Fremden zu erkennen
5. gleiche biochemische Verständigungssprache (gleiche Rezeptoren und Signalliganden)
6. Existenz mehrerer Krankheiten, die beide Systeme befallen
7. In beiden Systemen kann die Krankheit eine unangemessene Abwehrreaktion auslösen (*Neurose, Allergie*).
8. Beide Systeme können schädigend gegen sich selbst reagieren (*Depression, Autoimmunität*).

14.3. Stress und Immunsystem

Ein *allgemeines Adaptationssyndrom* und seine quantitativ höhere Stufe, der **Stress,** bieten Menschen und Tieren die Fähigkeit zur Autoregulation, um eine dynamische Konstanz der physiologischen Prozesse zu gewährleisten und eine relative Unabhängigkeit von den Veränderungen der äußeren Umwelt zu bewahren. Dem Stress geht eine *Alarmreaktion* voran, die man für eine „Gefahrenerklärung" halten könnte. Dieser Alarmreaktion folgt die „Mobilisierung der Reservisten" in Form eines allgemeinen Adaptationssyndroms, das unter dem Motto „Kampf, Krieg" zum Stress führt.

Die Alarmreaktion ist kompliziert und ähnelt im Grunde dem Mechanismus der Homöostase (Blutdruckregulation, Frequenz der Herzaktionen, Volumen der Körperflüssigkeiten und andere). Mechanismen der Homöostase gewährleisten aber die Integrität des Organismus und eine relative Ausgewogenheit seiner Funktionen unter normalen Bedingungen. Die Stressmechanismen treten in Erscheinung, wenn die Existenz des ganzen Organismus gefährdet ist.

Die ursprüngliche Aufgabe von Stress war vermutlich die Bildung eines stabilen Zustands, bei dem der Organismus eine außerordentliche körperliche und damit verbunden auch eine psychische Leistung erbringen konnte, die zur wirksamen Abwehr oder zur Flucht vor dem Feind erforderlich war. Heutzutage äußert sich diese ursprüngliche Funktion von Stress vor allem bei den so genannten „Adrenalinsportarten". An der Stressantwort ist das **neuroendokrine System** beteiligt und kommt aufgrund von verschiedenen, als **Stressoren** bezeichneten Reizen zustande. Stress kann man formulieren als die *Einwirkung von* **echten** *oder* **erwarteten** *Stressoren* (physikalischen, chemischen, biologischen oder psychosozialen), *welche die Homöostase des Organismus gefährden können.*

Physikalische (Verbrennung, Verletzung), chemische (Ätzmittel, Gifte, Reizgase) oder psychosoziale Stressoren (Verlust des Lebenspartners, Jobverlust, Prüfungsangst unter dem Druck, die Prüfung auch zu bestehen) kann man durch die Sinne wahrnehmen; sie werden als **kognitive Stressoren** bezeichnet. Biologische Faktoren (Viren, Bakterien, Schimmelpilze, Einzeller und andere Parasiten) kann man durch die Sinne nicht erkennen; sie werden als **nicht kognitive Stressoren** zusammengefasst. Diese erfasst aber das Immunsystem. Man könnte das Immunsystem vereinfacht auch als eine Art *sechsten Sinn* bezeichnen und **die Immunantwort für einen Bestandteil des allgemeinen Adaptationssyndroms (Stress) halten.** Die Immunantwort auf pathogene Reize führt zur direkten Abwehr (Zerstörung oder Lokalisierung des pathogenen Agens) oder zur Anpassung (Adaptation).

Stressoren können aus der äußeren (wirken über Sinnesorgane oder Immunsystem) oder aus der inneren Umwelt (wirken über Rezeptoren in den Geweben) stammen. Daraus gelangt die Information ins ZNS, das regulatorisch die Motorik der quergestreiften Muskulatur, den Tonus und die Bewegung der glatten Muskulatur und die Sekretion der endokrinen Organe beeinflusst. Zuerst werden die sympathischen Nerven zur Freisetzung von Adrenalin und Noradrenalin an ihren Nervenendigungen stimuliert. Gleichzeitig wird das Hormonsystem des Hypophysenvorderlappens (ACTH, TSH, Wachstumshormon) aktiviert. In diesem Mechanismus spielt das Immunsystem eine besondere Rolle, da es im Organismus nicht nur die Anwesenheit der Bakterien erkennt, sondern auch die Anwesenheit von virusinfizierten oder tumortransformierten eigenen Zellen und auch von anderen nicht kognitiven Stressoren wie Antigenen. Gegen erfasste Antigene wird die Immunantwort eingeleitet.

Im Rahmen der Immunantwort werden nicht nur Antikörper gebildet und Zellen der spezifischen zellulären Abwehr aktiviert, sondern auch verschiedene Zytokine, Prostanoide, neuroendokrine Hormone, Neuropeptide und weitere Mediatoren freigesetzt. Diese aktivieren neben ihren Zielorganen im Immunsystem auch die Hypothalamus-Hypophysen-Nebennierrindenachse und die sympathischen Nerven, wodurch die Produktion von Glukokortikoiden, ACTH, Endorphinen und Katecholaminen erhöht wird. Alle diese Substanzen haben eine *deutliche immunsuppressive Wirkung.* Zytokine und andere bei der Immunantwort entstehende Mediatoren induzieren auf diese Art im neuroendokrinen System die Bildung von immunsuppressiven Substanzen, die durch Rückkopplungsmechanismen den Verlauf bis zum Beenden der Immunantwort regulieren (Abb. 55). *Jede dieser immunsuppressiven Substanzen kann entscheidend die Wirksamkeit der nachfolgenden Immunantwort vor allem gegen infektiöse Agenzien und Tumoren abschwächen.*

Der Mechanismus der Immunsuppression beim Stress ist aber wahrscheinlich komplizierter, als in der Abbildung 55 gezeigt wird. Aus Tierversuchen weiß man, dass es auch bei hypophysektomierten und adrenalektomierten Versuchstieren zu einer solchen Immunsuppression kommt. Daneben muss Stress nicht immer nur die Immunsuppression auslösen, sondern kann auch eine Immunstimulation bewirken oder überhaupt keinen Einfluss auf die Immunantwort haben.

Das Immunsystem beeinflusst auch sportliche Aktivitäten. Freizeit- und meistens auch Leistungssport haben auf das Immunsystem eine stimulierende Wirkung. Dagegen wirkt Hochleistungssport mit dem dazu notwendigen Training und der langfristigen körperlichen Belastung üblicherweise immunsuppressiv, was sich nicht nur durch mikrotraumatische entzündliche Muskelschädigungen zeigt, sondern auch durch verringerte Resistenz gegen Infektionen der Atemwege und des

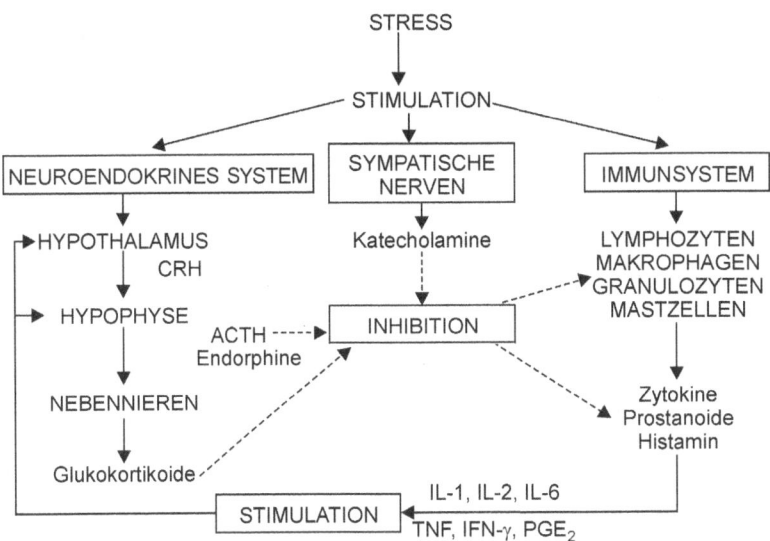

Abb. 55. Vereinfachtes Schema der Stimulation des neuroendokrinen Systems, des Immunsystems und der sympathischen Nervenfasern unter Stressbedingungen

Gastrointestinaltrakts. Ein Marathonlauf kann sogar ein Modell der akuten Entzündung sein. Der Läufer kann nach dem Marathonlauf Fieber (bis zu 38,5 °C) haben und zeigt üblicherweise Veränderungen von Immunparametern, wie man es sonst nur bei schweren akuten entzündlichen Erkrankungen beobachtet.

Die meisten experimentellen und klinischen Daten gibt es über immunsuppressive Wirkungen verschiedener psychischer und traumatischer (einschließlich chirurgischer) Stressoren. Die Intensität und Art der Immunantworten, die durch psychische Stressoren hervorgerufen werden, sind Inhalt der Fachrichtung **Psychoneuroimmunologie**:

– Stressorintensität
– Dauer der Exposition
– Zeit zwischen Stressoreinwirkung und Einleiten der Immunantwort (Antigenkontakt)
– Zeit zwischen Bestimmung eines bestimmten immunologischen Parameters (Funktion) und Stressexposition
– Zustand des Immunsystems (Alter) des beobachteten Individuums

Die **psychischen Stressoren** kann man in akute und chronische Stressoren unterteilen. Zu den *akuten psychischen Stressoren* gehören schulisches Prüfen, geplante Operation, das Betreuen einer nahe stehenden schwer kranken Person, Schlafentzug, Mitteilung einer schweren Erkrankung und ähnliches. Beispiele *chronischer psychischer Stressoren* sind der Tod einer nahe stehenden Person, Scheidung, Einsamkeit, lebensgefährliche Krankheit, Jobverlust und andere.

Ein lang dauernder Stress bewirkt praktisch immer die Suppression mehrerer Immunfunktionen und betrifft vor allem die antiinfektiöse Abwehr und Antitumorwirkung. Zu den stärksten psychischen Stressoren gehört das Sterben des Lebenspartners oder des Kindes. Beispielsweise wurde beobachtet, dass die Mortalität und Morbidität von verwitweten Personen auf Infektionen und Tumorerkrankungen im ersten Jahr nach dem Verlust des Partners deutlich erhöht ist und sich vor allem bei Witwern in der Altersgruppe über 65 Jahren zeigt.

Ein kurzfristiger Stress kann suppressiv oder stimulierend wirken. Die Immunsuppression äußert sich in einer messbaren Abschwächung unterschiedlicher Funktionen wie zum Beispiel der NK-Aktivität, der Reaktion von peripheren Lymphozyten auf Mitogene oder der Freisetzung von IFN-γ. Diese Veränderungen sind aber nur kurzfristig und führen üblicherweise nicht zu einer Abschwächung des Immunsystems. Sie werden bei den Universitätsstudenten vor Prüfungen beobachtet, kehren aber anschließend rasch wieder zu den ursprünglichen Werten zurück. Auf der anderen Seite kann kurzfristiger Stress auch eine Erhöhung der Immunfunktionen auslösen. Die Erhöhung der NK-Aktivität wurde zum Beispiel bei Menschen in Los Angeles unmittelbar nach dem Erdbeben vor einigen Jahren beobachtet. Nach wenigen Tagen kehrte die NK-Aktivität aber nicht zu den ursprünglichen Werten zurück, sondern blieb auf einem verminderten Niveau. Das bedeutet, dass eine kurzfristige Erhöhung der Immunfunktionen nach akutem Stress üblicherweise zu einer verspäteten immunsuppressiven Phase führt. Einige Funktionen des Immunsystems wie die Aktivität der Neutrophilen können nach einem kurzfristigen mentalen Stress ohne nachfolgende Verringerung in der zweiten Phase erhöht werden.

Die Tatsache, dass emotionelle Zustände wie Trauer, Beklemmung oder Depression die Entstehung von Krebs beschleunigen können, ist schon lange bekannt. Der bekannte im zweiten Jahrhundert n. Ch. wirkende griechische Arzt Klaudios Galenos (lateinisch Claudius Galenus) aus Pergam in Kleinasien hat bereits beschrieben, dass melancholische Frauen mit höherer Wahrscheinlichkeit zu Krebserkrankungen neigen. Dazu tragen auch Alterungsprozesse bei. Neben Veränderungen im Immunsystem ist die Alterung auch mit einer Verringerung der sympathischen Innervation lymphatischer Organe und mit Veränderungen im endokrinen System verbunden. Dies spiegelt sich in einer ungenügenden Kommunikation zwischen dem endokrinen System und dem Immunsystem wider. Die Folge sind Veränderungen im ZNS, die zu Schlafstörungen und endogener Depression führen, aber auch Veränderungen im Immunsystem, die sich besonders in einer Verringerung der „Leistungsfähigkeit" der zellulären Immunität zeigen und folglich das Vorkommen bösartiger Tumoren erhöhen. Diesen ungünstigen Zustand kann man bis zu einem bestimmten Maß durch die Verabreichung von Immuntherapeutika oder antidepressiven Substanzen korrigieren, die bei alten Menschen die altersbedingt abgeschwächte Resistenz gegen Tumore erhöhen können.

Inzwischen gilt als gesichert, dass in die Schwächung der Tumor- und Infektionsabwehr neben Alter und emotionellen Stressoren auch die Umweltfaktoren negativ eingreifen, vor allem verschiedene immuntoxische Xenobiotika. Diese einzelnen Faktoren potenzieren sich gegenseitig. Beispielsweise haben Raucher und Nichtraucher vergleichbare Aktivitäten der NK-Zellen, die eine Schlüsselrolle in der Tumorabwehr einnehmen. Raucher, die an Depression leiden, haben aber deutlich verringerte Aktivitäten der NK-Zellen. Das bedeutet, dass sich Rauchen (namentlich polyzyklische aromatische Kohlenwasserstoffe im Zigarettenrauch) und Depression gegenseitig bezüglich Krebsanfälligkeit potenzieren.

Der Einfluss von psychischen Faktoren auf die Funktionen des Immunsystems ist aus klinischen Beobachtungen schwierig zu beurteilen, weil eine Vielzahl variabler Faktoren mitwirkt, die bei jedem Individuum unterschiedlich sein können. Dennoch ist ihre negative Einwirkung besonders bei einsamen, alten oder langfristig schwer kranken Menschen eine Realität, mit der man rechnen muss. Dieser Tatsache müssen sich nicht nur die behandelnden Ärzte bewusst sein, sondern auch die Patienten selbst und ihre Verwandten. Ein geeignetes Management des psychischen Zustands kann manchmal genauso erfolgreich sein wie eine kausale pharmakologische Intervention. In einem nicht unerheblichen Maß kann dazu auch das betroffene Individuum mit seiner aktiv positiven Einstellung zur Lösung der entstandenen Lebenssituationen beitragen.

Personenverzeichnis

Sachverzeichnis

SpringerMedizin

Albrecht Falkenbach (Hrsg.)

Morbus Bechterew

Beratung – Betreuung – Behandlung

2005. XIX, 913 Seiten. Zahlreiche, zum Teil farbige Abbildungen.
Gebunden **EUR 129,80**, sFr 205,50
ISBN 3-211-00808-X

Unter den rheumatischen Erkrankungen nimmt der Morbus Bechterew eine zentrale Rolle ein. Allein in deutschsprachigen Ländern leiden rund eine Million Menschen an dieser chronischen Erkrankung oder an der verwandten Spondylarthropathie. Die Standardlehrbücher beschränkten sich bisher lediglich auf Ätiologie, Pathogenese und Diagnostik. Die Therapie wurde in der Regel nur kurz dargestellt, wobei die medikamentöse Behandlung im Vordergrund stand.

Das Werk füllt dieses Informationsdefizit, da der Herausgeber den Schwerpunkt auf unterschiedliche therapeutische Möglichkeiten legt. Neben der medikamentösen Therapie werden unter anderem auch Strahlentherapie, Physikalische Therapie, chirurgische Möglichkeiten, Bewegungstherapie und Kurortbehandlung ausführlich und praxisbezogen beleuchtet. Ärzte, Kliniker, Physiotherapeuten und Betroffene erhalten einen wissenschaftlich fundierten Überblick zur Behandlung von Patienten mit diagnostiziertem Morbus Bechterew.

SpringerWien NewYork

P.O. Box 89, Sachsenplatz 4–6, 1201 Wien, Österreich, Fax +43.1.330 24 26, books@springer.at, **springer.at**
Haberstraße 7, 69126 Heidelberg, Deutschland, Fax +49.6221.345-4229, SDC-bookorder@springer.com, springer.com
P.O. Box 2485, Secaucus, NJ 07096-2485, USA, Fax +1.201.348-4505, service@springer-ny.com, springer.com
Preisänderungen und Irrtümer vorbehalten.

SpringerMedizin

Miroslav Ferencik, Jozef Rovensky,
Vladimir Matha, Erika Jensen-Jarolim

Wörterbuch Allergologie und Immunologie

Fachbegriffe, Personen und klinische Daten von A – Z

2005. IX, 349 Seiten. 77 Abbildungen. Mit CD-ROM
Gebunden **EUR 49,80**, sFr 85,–
ISBN 3-211-20151-3

Die Immunologie und Allergologie zählen zu den schnellsten wachsenden Bereichen der Wissenschaft, vor allem in Hinblick auf experimentelle
und klinische Forschung. Um diesem Wachstum gerecht zu werden, ist
es notwendig, über gesicherte Grundlagen Bescheid zu wissen. Mit
diesem Werk können auf einfache Art und Weise wichtige allergologische und immunologische Fachbegriffe, als auch klinisch relevante
Themen nachgeschlagen werden.

Auch aktuelleThemen, wie etwa Anthrax, Hühnergrippe, DNS-Vakzine,
Prionosen, SARS werden umfassend und praxisnah dargestellt. Das
Spektrum der präsentierten Themen umfasst daher unterschiedliche
Fachdisziplinen, wie Molekularbiologie, Mikrobiologie, Biotechnologie
und Klinische Medizin. Aufgrund der didaktischen Aufbereitung und
den zahlreichen anschaulichen Abbildungen ist dieses Werk auch als
Lehrbuch für Studenten der Naturwissenschaften bestens geeignet.
Die Farbabbildungen auf der beigelegten CD-ROM eignen sich gut für
Vorträge, Präsentationen und Lehrzwecke.

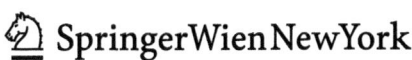

SpringerWien NewYork

P.O. Box 89, Sachsenplatz 4–6, 1201 Wien, Österreich, Fax +43.1.330 24 26, books@springer.at, **springer.at**
Haberstraße 7, 69126 Heidelberg, Deutschland, Fax +49.6221.345-4229, SDC-bookorder@springer-sbm.com, springer.com
P.O. Box 2485, Secaucus, NJ 07096-2485, USA, Fax +1.201.348-4505, service@springer-ny.com, springer.com
Preisänderungen und Irrtümer vorbehalten.

SpringerMedizin

Gerd Egger

Die akute Entzündung

Grundlagen, Pathophysiologie und klinische
Erscheinungsbilder der Unspezifischen Immunität

2005. XIV, 314 Seiten. 117 Abbildungen.
Broschiert **EUR 49,80**, sFr 85,–
ISBN 3-211-24491-3

In der Vielfalt an angebotenem Lehrmaterial zur Immunologie fehlt eine
Darstellung, die das Basiswissen über die unspezifische Immunität auf
universitärem Niveau vermittelt. Diese Lücke soll dieses Buch schlie-
ßen, das die Grundlagen der Zytologie und Steuerung der akuten
Entzündung zusammenfasst und einen Bezug zu aktuellen klinischen
Problemen herstellt.

Themenschwerpunkte sind: Biosynthese, Abbau, Chemie und
Wirkung der Mediatorsysteme Complement, Kallikrein-Kinin, lipogene
Regulatorstoffe, Histamin, Cytokine und ihre natürlichen Antagonisten;
Physiologie und Molekularbiologie der Granulozyten, Makrophagen,
Thrombozyten, Fibroblasten und Endothelzellen; Stoffwechsel und
Allgemeinreaktionen bei Entzündung. Von der Pathophysiologie ausge-
hend werden Symptomatik und Therapiemöglichkeiten entzündlicher
Erkrankungen entwickelt.

Zielgruppen sind Studierende medizinisch-biologischer Fachrichtungen,
aber auch Postgraduierte, die einen leicht fassbaren Zugang zu diesem
schwierigen Arbeitsgebiet suchen.

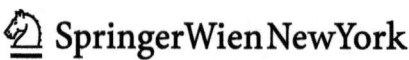

SpringerWienNewYork

P.O. Box 89, Sachsenplatz 4–6, 1201 Wien, Österreich, Fax +43.1.330 24 26, books@springer.at, **springer.at**
Haberstraße 7, 69126 Heidelberg, Deutschland, Fax +49.6221.345-4229, SDC-bookorder@springer.com, springer.com
P.O. Box 2485, Secaucus, NJ 07096-2485, USA, Fax +1.201.348-4505, service@springer-ny.com, springer.com
Preisänderungen und Irrtümer vorbehalten.

SpringerMedizin

Eckhard Beubler

Kompendium der Pharmakologie

Gebräuchliche Arzneimittel in der Praxis

2006. IX, 209 Seiten.
Broschiert **EUR 29,90**, sFr 51,–
ISBN 3-211-25535-4

Das sehr komplexe Fachgebiet der Pharmakologie wird in diesem Buch anschaulich und zudem auch leicht lesbar vermittelt. Nach einer kurzen Einleitung über pharmakodynamische und pharmakokinetische Grundlagen sowie über die wichtigsten Arzneiformen werden die heute in der allgemeinen Praxis wichtigen und häufig verwendeten Arzneimittel und Arzneimittelgruppen systematisch beschrieben.

Ausgehend von den Organsystemen werden Wirkungsmechanismus, Wirkungen, Nebenwirkungen, wichtige Wechselwirkungen und spezielle Ratschläge für Schwangerschaften und Stillzeit so knapp wie möglich ausgeführt. Jedem Kapitel sind dabei die gängigsten Arzneimittel auf einen Blick vorangestellt.

Das Buch liefert eine einfache Basisinformation für Studierende der Medizin und Pharmazie. Es ist sowohl Vademekum für den niedergelassenen Arzt, als auch Lehrbuch für das Studium der Pflegewissenschaften und als Nachschlagewerk für das Pflegepersonal im Krankenhaus und für die Hauskrankenpflege geeignet.

Springer Wien New York

P.O. Box 89, Sachsenplatz 4–6, 1201 Wien, Österreich, Fax +43.1.330 24 26, books@springer.at, **springer.at**
Haberstraße 7, 69126 Heidelberg, Deutschland, Fax +49.6221.345-4229, SDC-bookorder@springer.com, springer.com
P.O. Box 2485, Secaucus, NJ 07096-2485, USA, Fax +1.201.348-4505, service@springer-ny.com, springer.com
Preisänderungen und Irrtümer vorbehalten.

Springer und Umwelt